▶ 国家卫生和计划生育委员会"十二五"规划教材
▶ 全国高等医药教材建设研究会规划教材
▶ 全国高等学校医药学成人学历教育（专科）规划教材
▶ 供护理学专业用

妇产科护理学

第3版

主　　编　张新宇　张秀平

副 主 编　柳韦华　赵红云

编　　者　（以姓氏笔画为序）

孙红军（辽东学院医学院）	陈梦香（唐山高等职业技术学院）
李晋琼（长治医学院附属和济医院）	赵红云（昆明医科大学）
邱萍萍（福建医科大学）	柳韦华（泰山医学院）
张　平（大连医科大学附属第一医院）	葛莉娜（中国医科大学附属盛京医院）
张秀平（济宁医学院）	董　蔷（哈尔滨医科大学附属第二医院）
张振荣（大庆医学高等专科学校）	富晓敏（山西大同大学医学院）
张新宇（大连医科大学）	

秘　　书　周　丹（大连医科大学附属第一医院）

人民卫生出版社

图书在版编目（CIP）数据

妇产科护理学/张新宇,张秀平主编. —3 版. —北京：人民卫生出版社,2013.9

ISBN 978-7-117-17670-5

Ⅰ.①妇… Ⅱ.①张…②张… Ⅲ.①妇产科学-护理学-医学院校-教材 Ⅳ.①R473.71

中国版本图书馆 CIP 数据核字（2013）第 160354 号

人卫社官网　www.pmph.com	出版物查询，在线购书
人卫医学网　www.ipmph.com	医学考试辅导，医学数据库服务，医学教育资源，大众健康资讯

妇产科护理学

第 3 版

主　　编：张新宇　张秀平
出版发行：人民卫生出版社（中继线 010-59780011）
地　　址：北京市朝阳区潘家园南里 19 号
邮　　编：100021
E - mail：pmph @ pmph.com
购书热线：010-59787592　010-59787584　010-65264830
印　　刷：北京人卫印刷厂
经　　销：新华书店
开　　本：787×1092　1/16　印张：24
字　　数：599 千字
版　　次：2000 年 9 月第 1 版　　2013 年 9 月第 3 版
　　　　　2016 年 11 月第 3 版第 5 次印刷（总第 29 次印刷）
标准书号：ISBN 978-7-117-17670-5/R·17671
定　　价：38.00 元

打击盗版举报电话：010-59787491　E-mail：WQ @ pmph.com
（凡属印装质量问题请与本社市场营销中心联系退换）

全国高等学校医药学成人学历教育规划教材第三轮

修订说明

随着我国医疗卫生体制改革和医学教育改革的深入推进，我国高等学校医药学成人学历教育迎来了前所未有的发展和机遇，为了顺应新形势、应对新挑战和满足人才培养新要求，医药学成人学历教育的教学管理、教学内容、教学方法和考核方式等方面都展开了全方位的改革，形成了具有中国特色的教学模式。为了适应高等学校医药学成人学历教育的发展，推进高等学校医药学成人学历教育的专业课程体系及教材体系的改革和创新，探索医药学成人学历教育教材建设新模式，全国高等医药教材建设研究会、人民卫生出版社决定启动全国高等学校医药学成人学历教育规划教材第三轮的修订工作，在长达2年多的全国调研、全面总结前两轮教材建设的经验和不足的基础上，于2012年5月25～26日在北京召开了全国高等学校医药学成人学历教育教学研讨会暨第三届全国高等学校医药学成人学历教育规划教材评审委员会成立大会，就我国医药学成人学历教育的现状、特点、发展趋势以及教材修订的原则要求等重要问题进行了探讨并达成共识。2012年8月22～23日全国高等医药教材建设研究会在北京召开了第三轮全国高等学校医药学成人学历教育规划教材主编人会议，正式启动教材的修订工作。

本次修订和编写的特点如下：

1. 坚持国家级规划教材顶层设计、全程规划、全程质控和"三基、五性、三特定"的编写原则。

2. 教材体现了成人学历教育的专业培养目标和专业特点。坚持了医药学成人学历教育的非零起点性、学历需求性、职业需求性、模式多样性的特点，教材的编写贴近了成人学历教育的教学实际，适应了成人学历教育的社会需要，满足了成人学历教育的岗位胜任力需求，达到了教师好教、学生好学、实践好用的"三好"教材目标。

3. 本轮教材的修订从内容和形式上创新了教材的编写，加入"学习目标"、"学习小结"、"复习题"三个模块，提倡各教材根据其内容特点加入"问题与思考"、"理论与实践"、"相关链接"三类文本框，精心编排，突出基础知识、新知识、实用性知识的有效组合，加入案例突出临床技能的培养等。

本次修订医药学成人学历教育规划教材护理学专业专科教材12种，将于2013年9月陆续出版。

全国高等学校医药学成人学历教育规划教材护理学专业
（专科）教材目录

教材名称	主编	教材名称	主编
1. 内科护理学	魏秀红　赵书娥	7. 护理学导论	隋树杰
2. 外科护理学	芦桂芝	8. 基础护理学	杨立群
3. 妇产科护理学	张新宇　张秀平	9. 健康评估	桂庆军
4. 儿科护理学	张玉兰	10. 临床营养学	史琳娜
5. 护理心理学	曹枫林	11. 急危重症护理学	周会兰
6. 护理管理学	苏兰若	12. 社区护理学	涂英

第三届全国高等学校医药学成人学历教育规划教材
评审委员会名单

前　言

　　为了适应我国医疗卫生体制改革和发展的需要，全面推进医药学成人学历教育教材体系的创新，由大连医科大学、济宁医学院等7省12所院校的14名从事护理教育的专职教师和临床教师，根据多年在妇产科护理学临床教学及教学改革的经验，结合当前国外护理教育进展及国内本专业护理工作的需求情况，经过认真研讨，集体修订了这本《妇产科护理学》（专科）教材，供成人学历教育护理学专业学生学习之用，也可以作为临床护士及护理学专业教师的参考书。

　　本教材是在第2版经过5年教学实践的基础上，吸收了许多院校教师、学生的意见和建议，重新修订而成的。针对成人学历教育学生的特点，在编写过程中坚持了以人为本、以患者为中心的现代护理理念，本着为学生服务、为临床护理工作服务的原则，编写中注重了内容的临床实用性，以护理程序为主线，突出整体化护理，增加了预防、保健及健康教育的新知识。在编写模式方面，本着简单明了、易于掌握的原则，突出教材的指导性和实用性，坚持以案例为导入的形式，保留了"相关链接"、"理论与实践"和"实践与理论"栏目，使教材具有连续性；增加了"学习目标"、"本章小结"栏目；增加了表格、图片、护理操作流程等直观教学内容；将护理技能知识穿插到各相关章节中；每章结尾配有复习题，文末统一附参考答案，以利于成人学员方便学习，掌握重点。同时，为了方便教学，配有教学大纲和教学进度表，供教师参考。

　　我们是站在第2版教材编写团队的肩上，参考了许多相关书籍和文献，完成了本教材的编写。在此谨代表我们的编写团队，向本专业的前辈和同行们表示衷心的感谢。由于水平和时间有限，书中难免有不当之处，恳请广大师生在教学实践中斧正。

张新宇

于大连医科大学

2013年5月

目　录

第 一 章

绪 论

随着高等护理教育事业的不断发展和进步，妇产科护理学作为护理学专业的一个亚学科，已经与内科护理学、外科护理学及儿科护理学等临床护理学科一起被公认为高等护理教育体系中的主干课程之一。妇产科护理学是一门集对女性生殖系统现存和潜在健康问题全面认识、系统评估以及实施治疗和护理的科学，为妇女的健康提供服务。

【妇产科护理学的发展史】

在人类医学史上，护理学发展的本身就是一个漫长的过程，而妇产科护理与妇产科临床是紧密相连的两个学科。自从有人类以来，就有了专人参与照顾女性生育过程的活动，因此可以说妇产科护理最早源于产科护理。我国建国后，医疗和护理事业飞速发展，党和政府高度重视妇女儿童的健康保健工作，大批受过专业训练的护理人员参与女性妊娠及分娩全过程的照顾与护理工作，分娩场所也由过去简单的家庭接生转移到医院的新法接生，遍布全国的三级妇幼健康保健工作，大大降低了围生期母儿并发症及妊娠合并症的风险，极大地促进了产科护理的发展。同样，随着社会的进步，妇科临床护理也得到了很大促进与发展，目前临床对于妇科常见疾病，尤其是妇科肿瘤患者的诊治水平不断提高，同时伴随着微创手术技术的发展，各种腔镜技术在妇产科应用越来越多，这些都为妇产科护理领域的未来发展奠定了良好的基础，也提出了新的挑战。

随着医学模式的转变和社会的不断发展与进步，健康需求引起服务模式的改变，使护理专业面临挑战，女性的生育观念以及自身健康保健的观念也在发生变化，妇产科护理的模式必然随时代的发展趋势作出相应调整。目前妇产科护理强调：人是整体，护理中要重视人的心理和生理变化的理念，要对女性患者生理、心理、社会、精神与发展等多方面进行全面评估，有针对性地制定和实施护理方案，才能更好地满足护理对象的需求。

【妇产科护理学的主要任务】

妇产科护理学主要包括对女性患者的产科护理、妇科护理，实施对女性的计划生育指导及相应护理，与妇产科医生一道完成对妇女的健康保健任务。产科护理涉及产科学基础，女性妊娠、分娩、产褥全过程；妇科护理研究非妊娠期女性生殖系统生理、心理与病理变化，对其进行评估及护理；计划生育主要包括妊娠的预防以及非意愿妊娠的处理等；妇女保健则以群体为服务对象，以预防为主，以基层为重点，以妇女各期保健和生殖健康为中心，达到维护和促进妇女健康之目的。妇产科护理学总体课程内容体系如下：

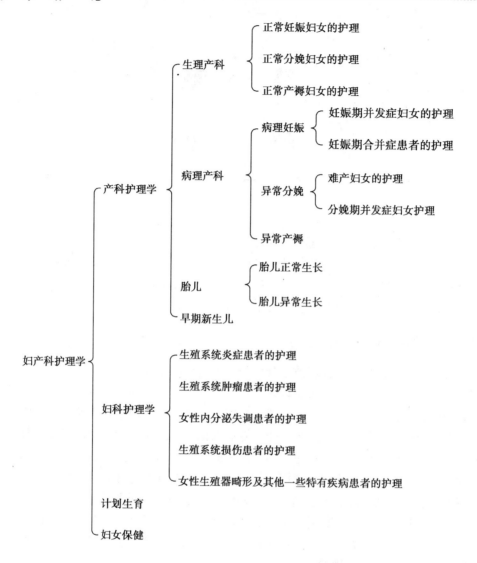

【妇产科护理学的特点】

妇产科护理学虽然是研究女性生殖系统疾病患者的科学，但由于人体是生理、心理、社会、精神、文化的统一体，女性的身心健康与其所处的家庭及社会环境有着密切的联系，女性的生殖系统与全身其他系统也存在不可分割的密切联系，在女性所处的各种环境发生变化或者女性体内其他系统发生变化的同时，生殖系统可能会随之变化，因此教材中除介绍与女性生殖系统相关的生理、病理知识以外，还涉及了许多护理学基础知识、内、外科和急救等相关的护理知识及护理心理方面的知识。结合女性的生理和心理特点，妇产科护理学的特点主要有：

1. 护理对象的"特殊性" 妇产科护理中，服务的对象都是女性，需要护理的部位又常常涉及女性身体或心理的"隐私"，患者有时对护理人员的语言非常敏感，容易出现害羞、情绪不稳定等表现。很多患者由于患病部位涉及身体的隐私难以启齿，甚至讳疾忌医，给临床治疗和护理都带来了一定影响。因此，护理人员在工作中要特别理解患者的心理，以真诚的情感和亲切的语言尽快得到患者的充分信任，在实施护理措施中，处处注意保护患者的隐私。

2. 护理对象的"家庭性" 随着我国社会生育观的发展,妊娠、分娩在一个家庭中具有极其重要的地位,妊娠、分娩已不仅仅是女性的个人行为,而是夫妻及其家庭支持系统共同参与的家庭行为。产科护理特别提倡"以家庭为中心"的护理理念,在护理工作中除照顾好孕妇之外,同样要帮助并指导家庭成员,尤其是其丈夫积极参与,以协助女性顺利度过妊娠和分娩期,并在促进产后新家庭的建立与和谐发展中起到重要作用。

3. 护理对象的"兼顾性" 在产科护理工作中,护理对象既包括母亲也包括其胎儿与新生儿,因此在实施护理时既要保护孕产妇的健康和安全,也要兼顾胎儿的正常发育以及产后新生儿的健康。在妇科护理工作中,对于患有妇科疾病,尤其是患恶性肿瘤而实施放、化疗的患者,护理人员不但要关心与照顾住院患者,还要教会其家庭成员实施对患者出院后的生活护理和健康指导等。

4. 呵护女性心理的重要性 在某种程度上来说,女性的心理是脆弱的,尤其在女性几个特殊的生理时期和女性患病后,其心理的变化更要给予特殊关注。在妇产科护理中,无论是对不同年龄段女性的健康保健指导,还是对女性患者的生活与治疗中实施护理,护理人员都要充分理解女性心理,特别注意尊重女性,处处注意在语言和行动上都要保护女性的隐私,从真诚关怀与帮助为出发点的心理护理应当始终贯穿于护理的全过程。

【学习妇产科护理学的意义】

虽然成人学历教育学员可能原来有自己的专科,在自己的专科方面有一定基础,但是医学各个学科之间有着千丝万缕的联系,掌握坚实的妇产科护理学的基础理论和基本知识,是指导一个妇产科专科护士完成全面的护理评估,做出准确的护理诊断以及制定完善的护理措施的基础和前提,只有这样,妇产科专科护士才能够为广大女性患者更好地服务,更好地实施整体护理。参加成人学历教育学员,一般已经具备了初级的护理学知识,但是当代妇产科护理工作的内容和范畴比传统的内容扩展了很多,作为从事妇产科护理的人员,应充分认识自身工作的特殊性,努力学好专业理论,掌握好专科技术,同时要具有高度的工作责任心和充满对女性关爱、关心和真诚帮助的职业道德和情感。

妇产科护理学,虽然是研究如何对女性的生殖系统健康和患病情况下护理的学科,但人体的生殖系统与全身其他系统均存在密切联系,女性的身心健康与其所处的内外环境也都有着不可分割的密切联系,它们之间相互影响并可能随之变化。同时,基础护理学,作为临床各护理学科的基础,在妇产科护理工作中占据重要地位,拥有了熟练的护理学基本技术,会极大地提高专科护理操作质量,更好地为女性患者服务。

学习妇产科护理学,要具有为女性解除病痛、为女性健康服务的目标,只有牢记"健康所系,性命相托"的责任,充满对女性强烈的爱心与责任心,秉承无微不至的人文关怀理念,掌握坚实的基础护理学知识和娴熟的妇产科护理技术,才能成为一名合格的为女性健康服务的白衣天使。

(张新宇)

第 二 章

女性生殖系统基础知识

学习目标

1. 掌握女性内生殖器官的构成及功能；掌握妊娠附属物的构成、胎盘的功能。
2. 熟悉骨盆的构成；熟悉月经周期的调节激素，以及雌、孕激素的生理功能及对生殖器官的不同影响；熟悉孕妇的心理特点。
3. 了解骨盆各平面的形态及特点；了解女性一生不同阶段的生理特点；了解孕妇的心理护理。

女性生殖系统基础知识是妇产科护理学的基础，也是重要的内容之一，主要包括解剖、生理和妊娠生理的相关知识。

第一节 女性生殖系统解剖

女性生殖系统由内生殖器、外生殖器及相关组织构成，其周围有邻近器官。骨盆与分娩关系密切，首先阐述。

【骨盆】

骨盆（pelvis）是由骨骼、关节和韧带构成的一个空腔器官，内生殖器坐落其中，是胎儿娩出的通道，骨盆的大小和形态对女性的分娩有直接影响。

（一）骨盆的构成

1. 骨骼 骨盆由 2 块髋骨、1 块骶骨和 1 块尾骨组成。髋骨由髂骨、耻骨和坐骨共同融合而成；骶骨由 5～6 块骶椎合成；尾骨由 4～5 块尾椎构成。

2. 关节 骨盆的关节主要有骶髂关节、骶尾关节和耻骨联合。骶髂关节连接骶骨与髂骨之间；骶尾关节连接骶骨与尾骨之间；两块耻骨之间的纤维软骨构成耻骨联合（图 2-1）。

3. 韧带 骨盆主要有 2 条韧带，包括骶结节韧带和骶棘韧带。前者为骶、尾骨与坐骨结节之间的韧带；后者为骶、尾骨与坐骨棘之间的韧带。女性妊娠期间由于受到激素变化的影响，各韧带松弛，关节之间活动度略有增加，尤其骶尾关节的活动增加有利于分娩，但少数孕妇可能因为耻骨联合之间的分离造成疼痛。

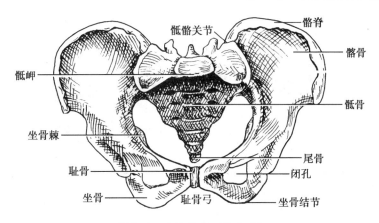

图 2-1 女性骨盆（前上观）

（二）骨盆的特点

1. 骨盆的分界　骨盆以耻骨联合上缘、髂耻缘和骶骨岬上缘之间的连线为界，分界线以上部分为假骨盆（大骨盆）；分界线以下部分为真骨盆（小骨盆，又称骨产道）。真骨盆各径线的大小直接影响胎儿能否顺利通过阴道分娩，临床上一般通过直接测量假骨盆的某些径线，间接了解真骨盆的大小。

2. 骨盆的标记　①骶骨岬：由第一骶椎向前突出形成，是骨盆内测量的重要骨点；②坐骨棘：坐骨后缘中点的突出部分，是分娩时胎先露高低的重要标志；③耻骨弓：两个耻骨降支前部相连构成弓状，正常角度为 90°～100°。

3. 骨盆的平面　真骨盆被人为地分为三个与分娩有关的假想平面：①骨盆入口平面，多呈横椭圆形，其前后径线的大小在分娩中有重要意义；②中骨盆平面，多呈纵椭圆形，其横径即为两侧坐骨棘间径；③出口平面，由两个不同平面的三角形构成，两坐骨结节之间的距离构成其共同的底边。

4. 骨盆的类型　骨盆有四种基本类型，其中女型占大多数，最利于分娩（图 2-2）。

（三）骨盆底

骨盆底主要由肌肉和筋膜构成，封闭骨盆出口，尿道、阴道和直肠穿过骨盆底。骨盆底的前、后方分别为耻骨联合下缘和尾骨尖，两侧为耻骨降支、坐骨升支和坐骨结节。骨盆底由外向内分为 3 层：

1. 外层　由会阴浅层筋膜、3 对肌肉（球海绵体肌、坐骨海绵体肌、会阴浅横肌）和肛门外括约肌构成，各肌肉的肌腱会合于阴道外口与肛门之间，构成中心腱。

2. 中层　即泌尿生殖膈，由上下两层坚韧的筋膜和一薄层肌肉形成，筋膜之间有会阴深横肌和尿道括约肌。

3. 内层　即盆膈，由肛提肌和筋膜构成。骨盆底主要承托盆腔内脏器，使其保持正常位置，尤其与分娩关系密切。

阴道口与肛门之间的软组织称为会阴，表面为皮肤及皮下组织，内层为会阴中心腱，又称会阴体。分娩时会阴部特别容易撕裂，故临床在分娩时一般做会阴切开，以保护会阴组织的完整性。

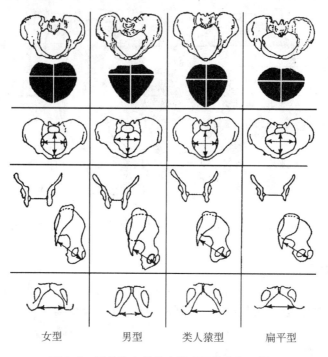

女型　　　　男型　　　　类人猿型　　　扁平型

图2-2　骨盆的4种基本类型及其各部比较

【外生殖器】

外生殖器（external genitalia）是女性生殖器官外露的部分，又称外阴，是指两股内侧从耻骨联合到会阴之间的区域（图2-3）。

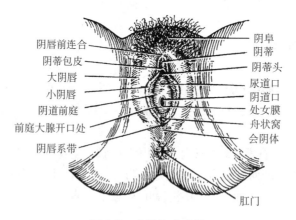

图2-3　女性外生殖器

1. 阴阜　指耻骨联合前方的皮肤隆起。青春期此处开始生长阴毛，形状如尖端向下的三角形，是女性第二性征之一。

2. 大阴唇　指靠近两股内侧隆起的一对皮肤皱襞，起自阴阜，止于会阴。未婚女性两侧大阴唇呈自然合拢状态，经产后向两侧分开。大阴唇皮下组织中有丰富的血管、神经和淋巴管，尤其骑跨伤后容易形成血肿，常需要紧急处理。

3. 小阴唇　指位于大阴唇内侧的一对薄皱襞，前端互相融合包绕阴蒂，后端与大阴唇会合形成阴唇系带。因小阴唇中神经末梢丰富，较敏感。

4. 阴蒂　指小阴唇前端类似男性阴茎的海绵样组织，有勃起性。阴蒂神经末梢丰富，极敏感。

5. 阴道前庭　指两小阴唇之间，从阴蒂到阴唇系带的菱形区。此区内上方为尿道口，下方为阴道口，阴道口表面有一层较薄的黏膜称为处女膜，分娩后的妇女仅有处女膜痕。

【内生殖器】

女性内生殖器（internal genitalia）由阴道、子宫、输卵管和卵巢构成，后两者被称为子宫附件（图2-4）。

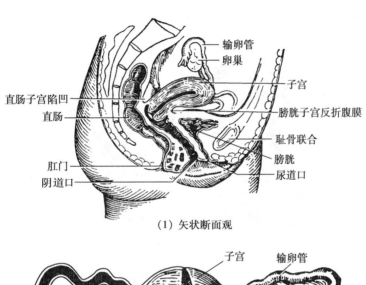

（1）矢状断面观

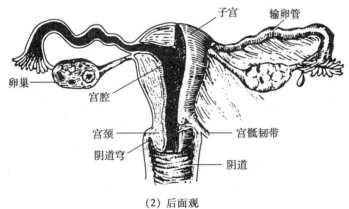

（2）后面观

图2-4　女性内生殖器

（一）阴道（vagina）

1. 阴道的结构　阴道是一个上宽下窄的肌性管道，由前壁、后壁和两侧壁构成，上端包围子宫颈，下端开口于阴道前庭区尿道口的下方。阴道前壁与膀胱和尿道相邻，长约 7～9cm；后壁与直肠紧贴，约 10～12cm。青春期以后在女性激素的作用下，阴道黏膜有周期性变化，对女性有保护性作用，但幼女和老年妇女由于性激素少，容易发生阴道感染。

2. 阴道穹隆　阴道上端包围子宫颈形成阴道穹隆，分为前、后、左、右4部分。阴道后穹隆较深，与腹腔最低点仅有阴道壁相隔，临床上常经过此处向腹腔内穿刺或做腹腔引流，以诊断和治疗某些疾病。

3. 阴道的功能　阴道是性生活的器官，也是月经血排出和胎儿娩出的通道。

（二）子宫（uterus）

子宫位于盆腔中央，呈倒置的梨形，上宽下窄，由子宫颈和子宫体两部分构成，是一个有腔的肌性器官。下端的子宫颈被阴道穹隆包绕，上端的子宫体两侧连接输卵管和卵巢，中央连接子宫颈与子宫体之间的部分最狭窄，称为子宫峡部。成人子宫重量约50g，长7~8cm，宽4~5cm，厚2~3cm，宫腔容量5~10ml。子宫是产生月经的器官，也是孕育胚胎和胎儿的器官（图2-5）。

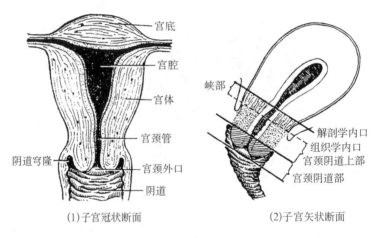

(1)子宫冠状断面　　　　　(2)子宫矢状断面

图2-5　子宫各部

1. 子宫体　子宫体壁较厚，可分为三层，表面为一层浆膜，是脏腹膜的连续；中间由平滑肌构成，肌肉厚约0.8cm，肌纤维呈编织状排列，其间有血管穿过，使子宫具有很强的伸展和收缩能力，肌纤维收缩时具有止血功能；内层是黏膜层，也叫子宫内膜，可分为基底层和功能层。功能层受卵巢激素的影响，可发生周期性变化。

2. 子宫颈　成年妇女子宫颈长3cm，内腔呈梭形，称子宫颈管。未产女性的子宫颈外口呈圆形，已产妇因受分娩的影响外口呈横裂状，将子宫颈分成前后两唇。子宫颈外口柱状上皮与鳞状上皮的交界处，是子宫颈癌的好发部位，应定期检查。

3. 子宫峡部　在非孕期长约1cm，妊娠期逐渐伸展变长可达7~10cm。由于此处的肌肉较薄，血管少，剖宫产时一般在此处做切口，易于术后恢复。

4. 子宫的韧带　子宫依靠其周围的4对韧带维持其在盆腔中的正常位置。

（1）圆韧带：起于子宫角的前面，终止于大阴唇前端，具有维持子宫前倾位置的作用。

（2）阔韧带：是子宫体两侧延伸至骨盆壁的一对翼型双层腹膜皱襞，保持子宫在盆腔正中位置。

（3）主韧带：也叫子宫颈横韧带，是从子宫颈两侧伸向骨盆侧壁的一对坚韧的纤维结缔组织，在固定子宫颈位置，防止子宫脱垂中起重要作用。

（4）宫骶韧带：从子宫颈后面向两侧绕过直肠达第2、3骶椎前面的筋膜，将宫颈向后、向上牵引，间接维持子宫前倾位置（图2-6）。

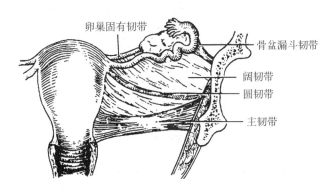

图2-6　子宫各韧带（前面观）

（三）输卵管（oviduct）

输卵管是一对长8～14cm弯曲的管道，内侧与子宫体相连，其管腔与宫腔相通，外端游离于盆腔。

1. 输卵管的结构　由内向外可分为4部分：①间质部：为通入子宫壁内的部分，长约1cm，周围肌层较厚；②峡部：是管腔较狭窄的部分，长约2～3cm，周围肌层最薄弱；③壶腹部：管腔较宽大，长约5～8cm，是正常情况下卵子受精的部位，也是临床发生异位妊娠最常见的部位；④伞部：是输卵管的末端，长约1～1.5cm，开口于腹腔，有"拾卵"功能（图2-7）。

2. 输卵管的功能　输卵管是精子和卵子相遇的场所，具有将卵巢排出的卵子"拾起"和将受精卵运送到子宫腔的功能。

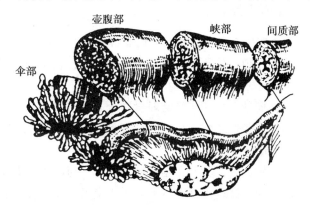

图2-7　输卵管各部及其横断面

（四）卵巢（ovary）

1. 卵巢的构成　卵巢是一对扁椭圆形腺体，成年女性的卵巢灰白色，约为4cm×3cm×1cm，重5～6g，由皮质和髓质两部分构成。皮质中有数以万计的原始卵泡，髓质在卵巢的中心，富含血管、神经等（图2-8）。

2. 卵巢的功能　卵巢具有产生卵细胞和分泌性激素的功能，是保持女性特征的重要器官。

【血管、淋巴及神经】

1. 血管　女性生殖器官的血液供应主要来自卵巢动脉、子宫动脉、阴道动脉及阴部内动脉。静脉均与同名动脉伴行，并在相应器官及周围形成静脉丛，故盆腔静脉感染易蔓延。

2. 淋巴　女性生殖器官淋巴系统主要分为外生殖器淋巴与盆腔淋巴两组。当生殖器官感

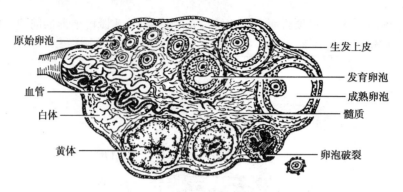

图 2-8 卵巢的构造（切面）

染或出现肿瘤时，往往沿淋巴管传播，导致相应淋巴结肿大。

3. 神经

（1）外生殖器神经：主要由阴部神经支配，含感觉和运动神经纤维，在坐骨结节内侧下方分成 3 支，分布于会阴、阴唇、阴蒂和肛门周围。

（2）内生殖器神经：主要由交感神经与副交感神经支配。但子宫平滑肌有自律活动，完全切除其神经后仍能节律收缩并完成分娩，故下半身截瘫的产妇一般能够自然分娩。

【邻近器官】

女性生殖系统主要的邻近器官有尿道、膀胱、输尿管、直肠和阑尾。

1. 尿道　位于阴道前、耻骨联合后，长 4cm。尿道口位于前庭区阴道口上方，容易发生泌尿系统感染。

2. 膀胱　位于子宫与耻骨联合之间，其大小及形态随充盈与否而变化。膀胱充盈妨碍临床检查子宫的大小，妇科手术也容易误伤膀胱，故妇科检查前患者必须排尿，一般妇科手术前需要安放留置导尿。

3. 输尿管　为肾盂至膀胱之间的一对圆索状管道，其下端进入膀胱之前，在子宫颈外侧约 2cm 处，穿过子宫动脉下方形成交叉。在妇科子宫切除术中应避免损伤输尿管。

4. 直肠　位于子宫后方及阴道后壁，经阴道手术及分娩时应注意避免损伤。

5. 阑尾　与右侧输卵管和卵巢邻近，女性患右下腹部疼痛时，应注意鉴别阑尾炎和右附件炎。

第二节　女性生殖系统生理

女性的一生可以分为胎儿期、新生儿期、幼年期、青春期、性成熟期、围绝经期和老年期共七个阶段，每个阶段并无严格界限，但都有不同的生理特点。女性的生理特点正反映了女性下丘脑-垂体-卵巢轴发育、成熟和衰退的变化过程。

【女性一生各阶段的生理特点】

1. 胎儿期（fetal period）　从来源于父系和母系带有 XX 的两条性染色体结合成的受精卵

开始，到胎儿从母体娩出为胎儿期。

2. 新生儿期（neonatal period）　生后 4 周内为新生儿期。此期由于受母体女性激素的影响，新生儿可能出现乳房稍肿大，阴道排出少量血性分泌物的现象，短期内可自然消失。

3. 儿童期（childhood）　出生 4 周到 12 岁左右为儿童期。10 岁以前的女童主要表现为身体发育很快，生殖器官处于幼稚状态，子宫小，宫颈长，约占全子宫的 2/3。10 岁以后卵巢开始发育，女性特征也逐渐显现。

4. 青春期（adolescence）　从月经初潮到生殖器官发育成熟的时期为青春期，世界卫生组织（WHO）规定为 10～19 岁。此期卵巢功能逐渐成熟，女性内、外生殖器官逐渐发育成熟（第一性征），并呈现音调较高，乳房丰满，皮下脂肪增多等女性特征（第二性征）的变化。第一次月经来潮（初潮）是女性进入青春期的重要标志。

5. 性成熟期（sexual maturity period）　从 18 岁开始，持续 30 年左右，是女性卵巢功能最好、生殖能力最旺盛的时期，又称为生育期。此期女性各生殖器官在卵巢分泌激素的作用下，发生周期性变化。

6. 绝经过渡期（menopausal transition period））　是指卵巢功能开始衰退直到女性最后一次来月经（即绝经）的时期，一般从 40 岁开始，历时 10 余年。WHO 将卵巢功能开始衰退至绝经后 1 年内的时期称为围绝经期，此期女性生殖器官逐步萎缩，生育能力丧失，可出现潮热、出汗、失眠、烦躁等自主神经紊乱的症状。

7. 绝经后期（postmenopausal period）　女性绝经以后的生命时期为绝经后期，60 岁以后的妇女即进入老年期。

【月经及其临床表现】

（一）月经的概念

1. 月经　女性随卵巢的周期性变化，子宫内膜周期性脱落及出血称为月经，是女性生殖功能成熟的外在标志之一。

2. 初潮　女性第一次月经来潮称为初潮，多数出现在 13～14 岁。初潮的迟早受遗传、营养、环境和气候等因素的影响，近年初潮年龄有提前趋势。

3. 月经周期　两次月经第 1 天的间隔时间为一个月经周期，一般为 21～35 天，平均为 28 天。

4. 月经期　每次月经持续的天数称月经期，一般为 2～7 天。一次月经量约为 30～50ml，超过 80ml 则为月经过多。

（二）月经的临床表现

1. 月经血的特点　月经血一般呈暗红色，主要特点是不凝固。其成分除血液外，还含有脱落的子宫内膜碎片、阴道上皮细胞和宫颈黏液等。

2. 月经期症状　月经期由于盆腔充血，可以引起下腹部或腰骶部酸胀感等不适。女性在月经期可以正常生活和工作，应当避免剧烈运动及受凉等。

【卵巢的功能及其周期性变化】

（一）卵巢的功能

卵巢是女性的重要内分泌器官，具有产生卵子并排卵的生殖功能和产生性激素的内分泌功能。

（二）卵巢生殖功能的周期性变化

卵巢生殖功能的周期性变化主要表现为卵泡的发育及成熟、排卵、黄体形成及退化。

1. 卵泡的发育及成熟 新生儿出生时，卵巢内约有 200 万个原始卵泡（图 2-9），临近青春期绝大多数原始卵泡自行闭锁退化，在女性的一生中仅有 400～500 个卵泡能够发育成熟，一般每个月经周期只有一个卵泡发育为成熟卵泡，直径约 15～20mm，通过 B 型超声清晰可见（图 2-10）。

2. 排卵 随着卵泡的发育成熟，卵泡逐渐向卵巢表面移行。当接近卵巢表面时，成熟的卵泡破裂，卵泡中的卵子和卵泡液流到腹腔称为排卵。排卵时间多发生在两次月经中间，一般在下次月经来潮之前 14 天左右。排卵前后是女性最容易受孕的时间。

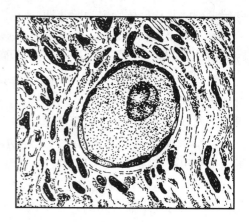

图 2-9 原始卵泡

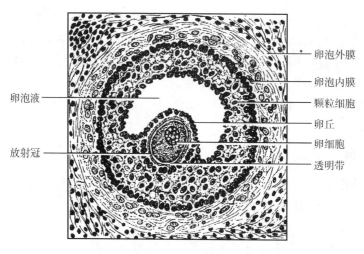

图 2-10 成熟卵泡

3. 黄体形成及退化 排卵后残留的卵泡壁塌陷形成黄体（图 2-11），黄体寿命平均 14 天。若未受孕，在排卵后 9～10 天黄体萎缩，月经来潮，新的周期开始。

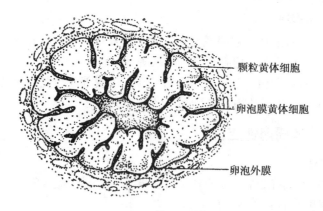

图 2-11 卵巢黄体

（三）卵巢内分泌功能的周期性变化

卵巢分泌的性激素主要为雌激素、孕激素，也分泌少量雄激素，均为甾体激素。

1. 雌激素（estrogen） 由雌二醇、雌酮和雌三醇构成。随卵泡发育雌激素分泌量逐渐增多，排卵前形成第一个高峰；排卵后黄体分泌雌激素形成第二个高峰；月经前雌激素降至最低水平。

2. 孕激素（progestin） 主要为孕酮，孕二醇是其降解产物。排卵后黄体开始分泌孕激素，至黄体成熟时形成分泌高峰，以后逐渐下降，月经前降至最低水平。

3. 雄激素（androgen） 卵巢能分泌少量雄激素，主要是睾酮。

（四）雌、孕激素的生理功能

1. 雌激素的主要功能

（1）生殖系统：①促进子宫发育，增加子宫平滑肌对缩宫素的敏感性；促进子宫内膜增殖及修复；使子宫颈口松弛，宫颈黏液量增加并稀薄。②促进输卵管发育及加强收缩。③促进阴道上皮增生角化。

（2）乳腺：促进乳腺腺管增生，使乳头着色。

（3）代谢作用：促进钙盐和磷盐在骨质中的沉积；促进水钠潴留。

2. 孕激素的主要功能

（1）生殖系统：①抑制子宫收缩，降低妊娠子宫对缩宫素的敏感性，有利于胎儿生长发育；使子宫内膜从增殖期转化为分泌期；使子宫颈口闭合，黏液减少并变稠。②抑制输卵管收缩。③促进阴道上皮细胞的脱落。

（2）乳房：促进乳腺腺泡发育。

（3）代谢作用：促进水钠排泄。

（4）体温调节：兴奋下丘脑体温调节中枢，使女性在排卵后体温升高 0.3～0.5℃，此特点可以作为检测卵巢是否排卵的重要指标。

【月经的周期性变化】

（一）月经周期的调节

月经周期主要通过下丘脑、垂体和卵巢的共同作用下调节，称为下丘脑-垂体-卵巢轴，即女性的内分泌调节轴，三者之间通过性调节激素的变化完成其功能。

1. 下丘脑 分泌促性腺激素释放激素（GnRH），通过下丘脑与垂体之间的门静脉系统进入垂体，调节垂体的功能。

2. 垂体 在 GnRH 的刺激下，垂体分泌促性腺激素和催乳激素。促性腺激素包括促卵泡素（FSH）和促黄体生成素（LH）。两者经血液循环到达卵巢，具有刺激卵泡发育、促进排卵和促使黄体形成的功能。

3. 卵巢 在垂体激素的作用下分泌雌激素和孕激素进入血液循环，直接影响女性的生殖器官。

血液中的性调节激素具有周期性变化，而生殖器官在卵巢激素的作用下也会发生相应的变化。

（二）调节激素的周期性变化

1. 促卵泡素（FSH）的变化 在卵泡发育的前半期水平较低，至排卵前 24 小时出现高峰，持续 24 小时呈直线下降，此后维持在较低水平，直至月经来潮。

2. 促黄体生成素（LH）的变化 在卵泡发育的前半期处于较低水平，在排卵前 24 小时左右出现一陡峰，并于 24 小时左右骤降，至月经前达最低水平。

3. 雌激素的变化 排卵前达到第一个高峰后下降，在排卵后黄体成熟时达第二个高峰，在月经前降至最低水平。

4. 孕激素的变化 排卵后随黄体的发育孕激素分泌增加，至黄体成熟时达高峰，月经前降至最低水平（图 2-12）。

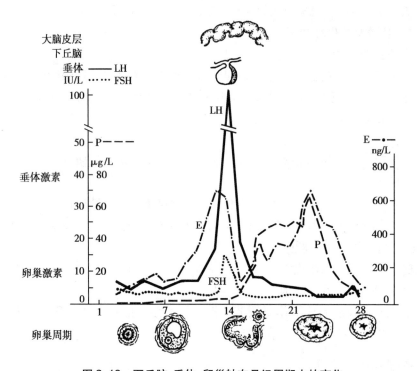

图 2-12 下丘脑-垂体-卵巢轴在月经周期中的变化

（三）生殖器官的周期性变化

女性各生殖器官，尤其是内生殖器受卵巢激素的影响而发生周期性变化。

1. 子宫内膜的变化 子宫内膜在卵巢分泌的雌、孕激素影响下变化最明显。

（1）增生期：月经周期的第 5～14 天，即月经周期的前半期（排卵前），在卵泡发育中雌激素的影响下，子宫内膜逐渐生长变厚，形成增殖样改变。

（2）分泌期：月经周期第 15～28 天，即月经周期后半期（排卵后），此时卵巢排卵、黄体形成，分泌大量雌、孕激素，使子宫内膜继续增厚，腺体增大，出现分泌样变化。

（3）月经期：月经周期第 1～4 天，体内雌、孕激素水平降低，子宫内膜螺旋小动脉收缩，痉挛，内膜因缺血坏死而脱落，表现为月经来潮。

2. 子宫颈的变化

（1）月经周期前半期（排卵前）：随雌激素水平逐渐增高，子宫颈黏液量增多，变得稀薄透明，至排卵前黏液拉丝度可长达 10cm 以上，有利于精子通行而受孕。子宫颈黏液涂片干燥后在显微镜下呈现羊齿叶状结晶状态。

（2）月经周期后半期（排卵后）受孕激素影响，子宫颈黏液分泌量减少，变黏稠，拉丝易断，涂片在镜下可见成排的椭圆体。

3. 输卵管的变化　输卵管黏膜在雌、孕激素作用下也发生周期性变化，但不如子宫内膜明显。

4. 阴道黏膜的变化　月经周期前半期（排卵前）受雌激素影响，阴道黏膜上皮增生，表层细胞角化，细胞内糖原在乳酸杆菌作用下分解为乳酸，使阴道保持酸性环境，不利于细菌繁殖。月经周期后半期（排卵后）受孕激素影响，阴道黏膜上皮大量脱落，以中层细胞或角化前细胞为主。

临床上常常可以根据上述变化的特点，检查子宫内膜、宫颈黏液及阴道上皮细胞的变化，间接了解卵巢的功能（图 2-13）。

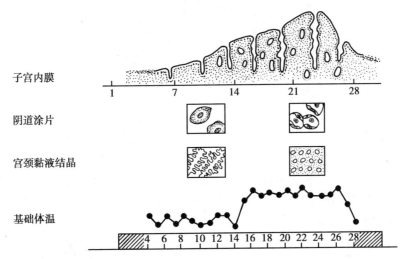

图 2-13　月经周期中子宫内膜、阴道涂片、宫颈黏液及基础体温的周期性变化

第三节　妊　娠　生　理

妊娠（Pregnancy）是胚胎和胎儿在母体内发育成长的过程，是一个复杂而又变化极为协调的生理过程。卵子受精标志着妊娠的开始，胎儿及其附属物自母体排出是妊娠的终止。妊娠全过程约 40 周。

【受精与着床】

（一）受精（fertilization）

1. 定义　精子与卵子在输卵管内结合的过程称为受精。受精通常发生在排卵后 12 小时内，约 24 小时完成。已受精的卵子称为受精卵或孕卵，标志着新生命的诞生。

2. 受精途径　男性的精子通过性生活进入女性阴道后，经子宫颈管进入宫腔，穿过宫腔到达输卵管内；女性成熟的卵细胞（卵子）从卵巢排出后，经输卵管伞端的"拾卵"作用被送到输卵管壶腹部，精子和卵子在输卵管壶腹部结合而完成受精。

（二）受精卵的输送与发育

受精卵在分裂发育的同时，在输卵管肌肉和纤毛的作用下，向宫腔方向移动，约在受精后第 4 天，即月经周期的第 18～19 天进入宫腔，在子宫内继续发育，形成晚期囊胚。

（三）着床（implantation）

晚期囊胚侵入到子宫内膜的过程称孕卵植入，也叫着床。着床约在受精后 6～7 天开始，11～12 天结束（图 2-14）。

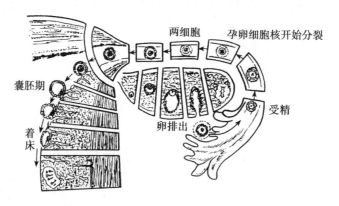

图 2-14　卵子受精与孕卵植入

（四）蜕膜的形成

受精卵着床后的子宫内膜称为蜕膜（decidua）。依其与孕卵的关系分为三部分：

1. **底蜕膜**　即受精卵着床部位的子宫蜕膜，将来发育成胎盘的母体部分。

2. **包蜕膜**　覆盖在囊胚表面的蜕膜。随着囊胚的发育成长逐渐凸向宫腔，约在 12 周左右，包蜕膜与真蜕膜贴近并融合在一起。

3. **真蜕膜**　指除底蜕膜和包蜕膜以外的子宫蜕膜，因其覆盖在子宫腔表面，故又称壁蜕膜（图 2-15）。

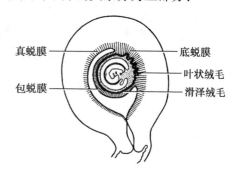

图 2-15　早期妊娠的子宫蜕膜与绒毛的关系

【胎儿附属物的形成及功能】

胎儿附属物由胎盘、胎膜、脐带和羊水构成。

（一）胎盘（placenta）

1. **胎盘的构成**　胎盘由羊膜、叶状绒毛膜和底蜕膜构成。羊膜是胎盘的胎儿部分；叶状绒毛膜居中，是胎盘的主要部分；胎盘贴近于子宫的部分是底蜕膜，构成胎盘的母体部分。

2. **胎盘的结构**　妊娠足月时，胎盘为圆形或椭圆形盘状，重 450～650g，直径 16～20cm，厚约 2.5cm。胎盘的羊膜部分为胎儿面，其中央或稍偏处附着脐带；胎盘贴近子宫的一面又称母体面，呈暗红色，由 18～20 个胎盘小叶组成。

3. **胎盘的功能**　胎盘是母体和胎儿间进行物质交换的重要器官，也是妊娠期特有的器官。胎盘主要有以下五大功能：

（1）气体交换：替代胎儿呼吸功能。在母体和胎儿之间，可以通过胎盘进行氧气和二氧化碳的交换。

（2）营养物质供应：替代胎儿消化功能。葡萄糖、氨基酸、电解质和维生素等可以在胎盘内通过不同方式供应给胎儿。

（3）排出胎儿代谢产物：替代胎儿泌尿系统功能。胎儿的代谢产物如尿酸、肌酐、肌酸等，经胎盘进入母血，由母体排出。

（4）防御功能：母血中的免疫物质可以通过胎盘，对胎儿起保护作用。但是，胎盘的防御功能很有限：各种病毒（如流感病毒、风疹病毒等）也可以通过胎盘侵袭胎儿；细菌、弓形虫、衣原体等可破坏胎盘感染胎儿；某些药物可以通过胎盘作用于胎儿，导致胎儿畸形甚至死亡，故妊娠期用药应慎重。

（5）合成功能：胎盘能合成多种激素和酶。

1）人绒毛膜促性腺激素（human chorionic gonadotropin，hCG）：受精卵一着床，胎盘合体滋养细胞就开始分泌 hCG；在受精后 10 天左右，即月经周期的第 24～25 天可用放射免疫法自母体血清中测出，是诊断早孕的敏感方法之一。hCG 至妊娠第 8～10 周分泌达到高峰，约 12 周逐渐下降，一般产后 2 周内消失。

2）人胎盘生乳素（human placental lactogen，HPL）：胎盘合体滋养细胞于妊娠第 2 个月开始分泌 HPL，约妊娠 34～36 周达到高峰直至分娩，为产后泌乳做好准备，产后迅速下降。

3）雌激素：妊娠早期由卵巢黄体产生雌激素；妊娠 10 周后由胎盘产生更多雌激素；至妊娠末期雌三醇值为非孕妇女的 1000 倍，雌二醇及雌酮值为非孕妇女的 100 倍。

4）孕激素：妊娠早期由黄体产生，妊娠 10 周后由胎盘产生并随妊娠进展而逐渐增高。妊娠期孕激素与雌激素协同，共同参与妊娠期母体各系统的生理变化。

5）酶：胎盘能合成多种酶，主要有催产素酶和耐热碱性磷酸酶，具体功能不详。

（二）胎膜（fetal membranes）

胎膜是一层膜状物，由绒毛膜和羊膜组成。胎膜外层为绒毛膜，在发育过程中逐渐退化成平滑绒毛膜；内层为羊膜，与覆盖胎盘、脐带的羊膜层相连接形成羊膜腔。绒毛膜和羊膜虽然紧贴，但产后检查胎膜时可以将其完全分开。

（三）脐带（umbilical cord）

脐带是系于胎儿和母体之间的纽带，一端连接于胎儿腹壁，另一端附着于胎盘。足月胎儿的脐带长约 30～70cm，平均 50cm，直径约 1～3cm。脐带表面由羊膜覆盖，内有一条脐静脉和两条脐动脉，完成胎、母之间营养和代谢产物交换的功能。

（四）羊水（amniotic fluid）

1. 来源　羊水是充满于羊膜腔内的液体，妊娠早期的羊水来自母体血清；妊娠中期后胎儿尿液为羊水的重要来源。羊水通过胎膜、胎儿不断循环更新，保持羊水量的动态平衡。

2. 羊水量　正常足月妊娠羊水量为 1000～1500ml，超过 2000ml 为羊水过多，少于 300ml 为羊水过少。羊水量的过多或过少与胎儿的某种先天性畸形有关，妊娠期可通过检测羊水，早期诊断某些先天性畸形。

3. 性状 羊水呈中性或弱碱性，在 PH 试纸上呈蓝色，临床上可以通过 PH 试纸检测胎膜是否破裂。

4. 羊水功能

（1）保护胎儿：羊水可以保持羊膜腔处于恒温状态利于胎儿发育，并且保护胎儿不受外力挤压。

（2）保护母体：羊水可以缓冲胎动给母体带来的不适感，同时在临产后可以通过前羊膜囊促进宫颈扩张，利于产程进展。

【胎儿的发育及生理特点】

（一）胎儿的发育特点

妊娠 8 周前称为胚胎，是主要器官分化发育的时期；从妊娠第 9 周起至足月，各器官进一步发育成熟，称为胎儿。胎儿发育的大致特征见表 2-1。

表 2-1 胎儿发育的特征

胎龄（孕周）	身长（cm）	体重（g）	特征
8 周末			初具人形，超声下可见心脏搏动
12 周末	9	20	外生殖器发育，部分可辨男女
16 周末	16	100	可确定性别，X 线下见脊柱影
20 周末	25	300	孕妇自觉胎动，临床可听到胎心
24 周末	30	700	各脏器均已发育
28 周末	35	1000	若出生，有条件者可存活
32 周末	40	1700	生活能力尚可，注意护理可存活
36 周末	45	2500	生活能力良好，出生者基本存活
40 周末	50	3000	出生后哭声响亮，吸吮能力强

（二）胎儿的生理特点

1. 循环系统 胎儿的一条脐静脉内带有来自胎盘的含氧和营养物质丰富的血液进入胎体，而两条脐动脉主要携带来自胎儿含氧较低的混合血，通过胎盘与母血交换。

2. 血液系统 在胎儿体内，红细胞、白细胞的总数均较高；胎儿的血红蛋白随妊娠的进展，逐渐由原始血红蛋白过渡为胎儿血红蛋白和成人血红蛋白。

3. 呼吸系统 胎儿在母体内不能自主呼吸，由母儿血液在胎盘进行气体交换来完成呼吸功能，但胎儿在出生前呼吸系统已经发育成熟。

4. 消化系统 在妊娠 16 周时胎儿的胃肠功能已基本建立，胎儿可吞咽羊水并通过排出尿液以控制羊水量。

5. 泌尿系统 在妊娠 11～14 周时胎儿肾脏具有排泄功能。

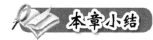 **本章小结**

1. 女性外生殖器官又称外阴，指从耻骨联合到会阴及两股内侧之间的组织，主要包括阴阜、大阴唇、小阴唇、阴蒂和阴道前庭、阴道口和处女膜，内生殖器包括阴道、子宫、输卵管和卵巢。

2. 阴道开口于外阴前庭区，主要是月经血排出及胎儿娩出的通道。子宫分为宫体及宫颈，中间为最狭窄的子宫峡部；宫体肌壁由子宫内膜层、子宫肌层和子宫浆膜层构成，子宫具有产生月经和孕育胎儿的功能。输卵管从宫体部发出，由内向外分为间质部、峡部、壶腹部和伞部，具有"拾卵"和运送受精卵的功能。卵巢是女性最重要的性腺器官，主要有产生卵细胞的生殖功能和分泌女性激素的内分泌功能。

3. 骨盆由骶骨、尾骨及左右两块髋骨组成，由耻骨联合、骶髂关节和骶尾关节等连接，内生殖器官位于骨盆中央。

4. 月经是随卵巢的周期性排卵而出现的子宫内膜周期性脱落及出血，是生殖功能成熟的标志之一。相邻两次月经第1日间隔时间为一个月经周期，一般为21~35日，月经持续的天数为月经期，一般为3~7日。

5. 从青春期开始到绝经前，卵巢的生殖功能主要体现在卵泡的发育及成熟、排卵、黄体形成及退化这种变化中，称为卵巢的周期性变化；卵巢主要分泌雌激素和孕激素。雌、孕激素主要作用于子宫内膜、阴道黏膜、宫颈及乳腺等器官，使其产生周期性变化，其中子宫内膜的周期性变化最显著。

6. 女性的内分泌调节由下丘脑-垂体-卵巢轴完成。下丘脑分泌促性腺激素释放激素，刺激垂体分泌促卵泡素和黄体生成素，卵巢在垂体激素的作用下分泌的雌、孕激素。三者之间通过正、负反馈相互影响，从而保证月经周期的循环变化。

（张新宇）

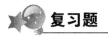 **复习题**

1. 简述子宫韧带及其作用。
2. 简述雌、孕激素的生理功能。
3. 子宫内膜和宫颈黏液的周期性变化有哪些？
4. 简述胎盘的功能。

第 三 章

妊娠期妇女的护理

学习目标 ▮▮▮

1. 掌握妊娠各期的诊断及护理措施；掌握胎产式、胎先露及胎方位的概念。
2. 熟悉妊娠期妇女的评估及护理要点。
3. 了解妊娠期监护方法及妊娠期妇女的生理和心理变化。

围生医学是研究胚胎、胎儿的生理、病理以及新生儿和孕产妇疾病的诊断与防治的科学。围生期是指产前、产时、产后的一段时期。国际上对围生期的界定有 4 种：①围生期 Ⅰ：从妊娠满 28 周（即胎儿体重 ≥1000g 或身长 ≥35cm）至产后 1 周；②围生期 Ⅱ：从妊娠满 20 周（即胎儿体重 ≥500g 或身长 ≥25cm）至产后 4 周；③围生期 Ⅲ：从妊娠满 28 周至产后 4 周；④围生期 Ⅳ：从胚胎形成至产后 1 周。我国目前采用围生期 Ⅰ 的时间分期。

学习对妊娠期妇女的护理，首先要掌握妊娠诊断的方法，熟悉妊娠期母体变化，学会对妊娠期母儿的评估及护理措施，以保证母儿安全。

第一节　妊娠诊断

妊娠是胚胎和胎儿在母体内发育成长的过程，卵子受精标志着妊娠的开始，胎儿及其附属物自母体排出是妊娠的终止。妊娠全过程约 40 周。临床上根据妊娠不同时期的特点，将妊娠全过程分为 3 个时期：妊娠 13 周末以前（13^{+6} 周）称早期妊娠（early pregnancy）；妊娠第 14 ～ 27 周末称中期妊娠（second trimester）；妊娠第 28 周及其后称晚期妊娠（late pregnancy）。

【早期妊娠的诊断】

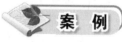 **案 例**

刘某，女，27 岁，已婚，未采取避孕措施。因停经 45 天，畏寒、乏力、恶心 3 天就诊。既往月经规律，末次月经 2012 年 6 月 8 日。妇科检查：外阴、阴道正常，阴道黏膜及宫颈呈紫蓝色，子宫体略增大，球形，质软，双附件未触及异常。辅助检查：尿 HCG（＋）。该

患者得知此消息后，表现为惊讶、焦虑。

问题：刘某目前的诊断及诊断依据是什么？

（一）临床表现

1. 停经 生育年龄有性生活史的妇女，平时月经周期规律，一旦出现月经过期10日以上应怀疑妊娠，若停经达8周，妊娠的可能性更大。

2. 早孕反应 停经6周左右出现畏寒、乏力，晨起恶心、呕吐，食欲减退和偏食等症状，称早孕反应。这些症状多于停经12周后自然消失。

3. 尿频 妊娠早期因增大的子宫压迫膀胱常引起孕妇尿频，约至妊娠12周左右随子宫升入腹腔后尿频症状自然消失。

4. 乳房变化 自妊娠8周起，在雌、孕激素作用下，孕妇乳房逐渐增大可伴有轻度胀痛，乳头及乳晕着色，乳晕周围有深褐色蒙氏结节出现。

5. 妇科检查 阴道黏膜和宫颈充血呈紫蓝色，子宫增大变软，呈球形。在妊娠6~8周，双合诊检查子宫峡部极软，子宫体与子宫颈似不相连，称黑加征（Hegar sign）。一般妊娠8周子宫约为非妊娠子宫的2倍，妊娠12周后可在耻骨联合上触及子宫底。

（二）辅助检查

1. 妊娠试验 一旦用放射免疫法测出血HCG增高，可确诊为妊娠。临床上普遍用早孕诊断试纸进行尿液检测，阳性者可以协助诊断早孕，但注意假阳性的出现。

2. 超声检查

（1）B型超声检查：经阴道B型超声检查最早在停经5周左右子宫内可见妊娠囊，如宫腔内见到胚芽和原始心管搏动，可确诊为宫内活胎。

（2）超声多普勒法：在增大的子宫区内，能听到有节律、单一高调的胎心音，胎心率多在150~160次/分，可确诊为早期妊娠、活胎。

3. 基础体温测定 基础体温双向型的妇女，如停经后高温相持续18日不见下降，早孕可能性大。

理论与实践

该妇女的诊断应考虑为早孕。诊断依据为：患者平时月经规律，现停经45天，且有畏寒、乏力、恶心和食欲减退等反应，妇科检查支持早孕诊断。为明确诊断，可进一步B型超声检查确定宫内妊娠。

【中、晚期妊娠诊断】

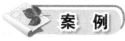案 例

李某，女，28岁，已婚，停经20周，胎动1周。既往月经周期正常，停经45天时有早孕反应，尿妊娠试验阳性，B超检查确定为早孕、活胎。自觉下腹部逐渐隆起，近1周来自觉有胎动。检查：下腹部膨隆，宫底高度脐下一横指，听诊胎心152次/分。

问题：1. 李某目前的临床诊断及诊断依据？
　　　2. 该孕妇胎心及胎动是否正常？

（一）病史

孕妇有早期妊娠的经过，逐渐出现下腹部膨隆，感觉到胎动。

（二）临床表现

1. 子宫增大　随妊娠进展，子宫逐渐增大。检查腹部时，手测子宫底高度或尺测耻上子宫长度，可以判断子宫大小与妊娠周数是否相符，见表3-1，图3-1。

表 3-1　不同妊娠周数的宫底高度及子宫长度

妊娠周数	手测宫底高度	尺测耻子宫长度（cm）
12 周末	耻骨联合上 2～3 横指	
16 周末	脐耻之间	
20 周末	脐下 1 横指	18（15.3～21.4）
24 周末	脐上 1 横指	24（22.0～25.1）
28 周末	脐上 3 横指	26（22.4～29.0）
32 周末	脐与剑突之间	29（25.3～32.0）
36 周末	剑突下 2 横指	32（29.8～34.5）
40 周末	脐与剑突之间或略高	33（30.0～35.3）

2. 胎动　胎儿在子宫内冲击子宫壁的活动称胎动。初产妇一般于妊娠 18～20 周自觉胎动；经产妇可于妊娠 16～18 周自觉胎动。胎动每小时约 3～5 次，随妊娠周数增加，胎动越活跃，但至妊娠末期胎动逐渐减少。

3. 胎心音　正常胎心为 120～160 次/分。妊娠 18～20 周，用听诊器在孕妇腹壁可听到胎心音；目前临床在妊娠 12 周后多采用超声多普勒仪听诊胎心。妊娠 24 周前，胎心音多在脐下正中或稍偏左、右听到。妊娠 24 周以后，胎心音多在胎儿背侧听得最清楚。

4. 胎体　妊娠 20 周以后，可经腹壁触到子宫内的胎体。妊娠 24 周以后，通过四步触诊法可区分胎头、胎背、胎臀和胎儿肢体，进一步判断胎儿情况。

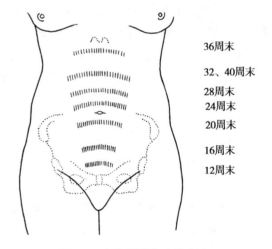

图 3-1　妊娠周数与宫底高度

（三）辅助检查

1. 超声检查　一般二维超声能显示胎儿数目、胎心、胎盘及羊水情况，也能测量胎头双顶径、股骨长度等，了解胎儿生长发育情况；目前临床上也采用三维超声仪，在妊娠 22～26 周时对胎儿进行系统超声检查，以及时发现胎儿畸形。

2. 胎儿心电图　常用间接法检查胎儿心电图，通常于妊娠 12 周后显示较规律的图形，妊娠 20 周后的成功率更高。

理论与实践

1. 该孕妇有早期妊娠的经过，B超检查确定宫内妊娠。结合孕妇停经时间、出现胎动时间、目前子宫底高度以及胎心情况，应诊断为中期妊娠20周。为了解胎儿发育情况及是否存在畸形，可在妊娠22~26周行超声检查。

2. 正常孕妇的胎心应当为120~160次/分，该孕妇胎心152次/分，属于正常范围；初孕妇胎动出现时间为妊娠18~20周，该孕妇胎动出现时间为妊娠19周，属于正常。

【胎姿势、胎产式、胎先露、胎方位】

妊娠28周以前，羊水较多、胎体较小，胎儿在宫内的活动范围较大，胎儿在宫内的位置和姿势不固定。妊娠32周以后，胎儿生长迅速，羊水相对减少，胎儿的姿势和位置相对恒定。

（一）胎姿势

胎儿在子宫内的姿势称胎姿势（fetal attitude）。正常胎姿势为胎头俯屈，颏部贴近胸壁，脊柱略前弯，四肢屈曲交叉于胸腹前，整个胎体成为头端小、臀端大的椭圆形，适应椭圆形子宫腔的形状。

（二）胎产式

胎体纵轴与母体纵轴关系称胎产式（fetal lie）（图3-2）。两纵轴平行者称纵产式，占分足月分娩总数的99.75%；两纵轴垂直者称横产式，占足月分娩总数0.25%；两纵轴交叉者称斜产式，在分娩过程中多转为纵产式，偶尔转成横产式。

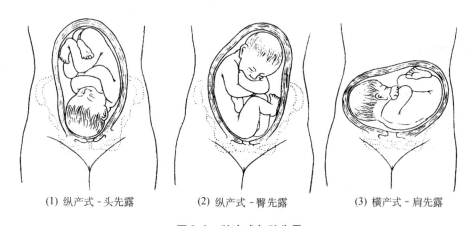

(1) 纵产式 - 头先露　　　　(2) 纵产式 - 臀先露　　　　(3) 横产式 - 肩先露

图3-2　胎产式与胎先露

（三）胎先露

最先进入骨盆入口的胎儿部分称胎先露（fetal presentation）。纵产式有头先露、臀先露，横产式为肩先露。头先露因胎头屈伸程度不同分为枕先露、前囟先露、额先露、面先露（图3-3）。臀先露分为混合臀先露、单臀先露、单足先露和双足先露（图3-4）。偶尔头先露或臀先露与胎手或胎足同时入盆，称为复合先露。

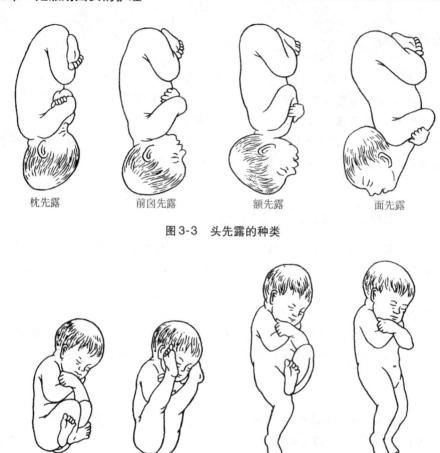

| 枕先露 | 前囟先露 | 额先露 | 面先露 |

图 3-3 头先露的种类

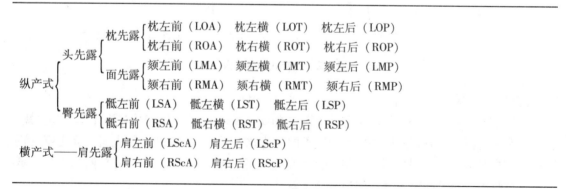

| (1) 混合臀先露 | (2) 单臀先露 | (3) 单足先露 | (4) 双足先露 |

图 3-4 臀先露的种类

（四）胎方位

胎儿先露部指示点与母体骨盆的关系称胎方位（fetal position），（简称胎位）。枕先露以枕骨、面先露以颏骨、臀先露以骶骨、肩先露以肩胛骨为指示点。根据指示点与母体骨盆左、右、前、后、横的关系而有不同的胎方位（表3-2）。

表 3-2 胎产式、胎先露及胎方位的种类及关系

纵产式	头先露	枕先露	枕左前（LOA）	枕左横（LOT）	枕左后（LOP）
			枕右前（ROA）	枕右横（ROT）	枕右后（ROP）
		面先露	颏左前（LMA）	颏左横（LMT）	颏左后（LMP）
			颏右前（RMA）	颏右横（RMT）	颏右后（RMP）
	臀先露		骶左前（LSA）	骶左横（LST）	骶左后（LSP）
			骶右前（RSA）	骶右横（RST）	骶右后（RSP）
横产式——肩先露			肩左前（LScA）	肩左后（LScP）	
			肩右前（RScA）	肩右后（RScP）	

第二节 妊娠期母体变化

【妊娠期母体的生理变化】

由于胚胎、胎儿生长发育的需要，在胎盘产生的激素参与和在神经内分泌的影响下，孕妇体内各系统发生一系列适应性的解剖和生理变化，以满足胎儿生长发育和分娩的需要，同时为产后的哺乳做好准备。熟知妊娠母体的变化，有助于护理人员帮助孕妇了解妊娠期的解剖及生理方面的变化；减轻孕妇及其家庭由于知识缺乏而引起的焦虑；教会孕妇及其家庭应对症状和体征；帮助孕妇识别潜在的或现存的非生理性的变化。

（一）生殖系统的变化

1. 子宫

（1）子宫体：妊娠期子宫肌纤维肥大、变长，间质的血管和淋巴管增多，因此子宫增大且变软。子宫的大小由非孕时的（7~8）cm×（4~5）cm×（2~3）cm至足月妊娠时的35cm×22cm×22cm。妊娠早期，子宫略呈球形且不对称，受精卵着床部位的子宫明显突出。妊娠12周后增大的子宫超出盆腔，妊娠晚期子宫多呈不同程度的右旋，与盆腔左侧有乙状结肠占据有关。

（2）宫腔及宫壁：子宫腔的容量由非孕时的5ml至足月妊娠时的5000ml。子宫的重量由非孕时的70g至足月妊娠时的约1100g。子宫壁厚度非孕时约1cm，至妊娠中期逐渐增厚达2.0~2.5cm，至妊娠末期又逐渐变薄为1.0~1.5cm或更薄。

（3）子宫峡部：是子宫体与子宫颈之间最狭窄的部分。子宫峡部在非孕期长约1cm，妊娠后变软，妊娠12周后逐渐伸展拉长变薄，成为宫腔的一部分，形成子宫下段，至临产后可伸展达7~10cm。

（4）子宫颈：妊娠早期宫颈黏膜充血及组织水肿，宫颈肥大、变软，呈紫蓝色。宫颈管内腺体肥大，宫颈黏液分泌量增多，形成较稠的"黏液栓"，可防止细菌侵入宫腔。接近临产时，宫颈管变短并出现轻度扩张，宫颈鳞柱交接部外移，宫颈柱状上皮覆盖于宫颈表面出现糜烂，称假性糜烂。

2. 卵巢 妊娠后卵巢略增大，一侧卵巢可见妊娠黄体，于妊娠10周前产生雌激素和孕激素，以维持正常妊娠，妊娠10周后黄体功能由胎盘取代，黄体萎缩。

3. 输卵管 妊娠期输卵管伸长，但肌层无明显肥厚，黏膜上皮细胞变扁平，在基质中可见蜕膜细胞。有时黏膜也可见到蜕膜反应。

4. 阴道 妊娠期黏膜充血、水肿、变软、呈紫蓝色；皱襞增多，结缔组织变松软，伸展性增加。阴道脱落细胞增多，分泌物增多呈糊状。阴道上皮细胞糖原含量增加，自净作用增强，有利于防止一般致病菌感染。

5. 外阴 妊娠期外阴局部充血，皮肤增厚，大小阴唇有色素沉着呈褐色；大阴唇结缔组织松软，伸展性增加。

（二）乳房的变化

1. 乳房发育 妊娠早期乳房开始增大，充血明显，孕妇自觉乳房发胀。乳头敏感性增强，乳头、乳晕着色加深，乳晕上的皮脂腺肥大形成散在的小隆起，称蒙氏结节。

2. 泌乳准备 胎盘分泌的雌激素刺激乳腺腺管的发育，孕激素刺激乳腺腺泡的发育，垂体催乳素、胎盘生乳素等多种激素参与乳腺发育，为泌乳做准备。在妊娠后期，尤其近分娩期，挤压乳房时可有数滴稀薄黄色液体溢出，称初乳。

（三）血液的改变

1. 血容量 母体的循环血容量从妊娠6~8周开始增加，至32~34周达高峰，平均约增加1450ml，以后维持此水平至分娩。血浆增加40%~50%，血浆增加多于红细胞增加，血浆平均增加1000ml，红细胞平均增加450ml，血液相对稀释，出现生理性贫血。若血红蛋白值下降到100g/L以下，应考虑为贫血。

2. 血液成分 正常孕妇的红细胞计数约为3.6×10^{12}/L，血红蛋白值约为110g/L。白细胞从妊娠7~8周开始增加，30周达高峰，约为$(5~12) \times 10^9$/L，以中性粒细胞增加为主，淋巴细胞改变不大。这些改变在分娩后6日左右恢复正常。妊娠期因纤维蛋白原和大部分凝血因子如凝血因子Ⅱ、Ⅴ、Ⅶ、Ⅷ、Ⅸ、Ⅹ增加，使血液黏稠度增加，孕妇血液处于高凝状态，有利于产后止血，血沉也增快。

（四）循环系统的变化

1. 心脏 妊娠期由于膈肌升高，心脏向左、向上、向前移位，更贴近胸壁，心尖部左移，心浊音界稍扩大。心脏容量从妊娠早期至孕末期约增加10%，心率每分钟增加约10~15次。由于血流量增加、血流加速及心脏移位使大血管扭曲，多数孕妇心尖区及肺动脉区可闻及柔和的吹风样收缩期杂音，产后逐渐消失。

2. 心搏出量 心搏出量自妊娠10周即开始增加，至妊娠32~34周时达高峰，较未孕时约增加35%，维持此水平直至分娩。

3. 静脉压 妊娠期盆腔血液回流至下腔静脉的血量增加，右旋增大的子宫又压迫下腔静脉使血液回流受阻，使孕妇下肢、外阴及直肠的静脉压增高，加之妊娠期静脉壁扩张，孕妇易发生痔、外阴及下肢静脉曲张。孕妇如长时间仰卧位，可引起回心血量减少、心搏量降低、血压下降，称仰卧位低血压综合征。因此中晚期孕妇左侧卧位，可解除对子宫的压迫，改善静脉回流。

（五）呼吸系统

1. 妊娠早期胸廓即发生改变，表现为胸廓横径加宽，周径加大，横膈上升，呼吸时膈肌活动幅度增加。妊娠中期肺通气量增加大于耗氧量，孕妇有过度通气现象，这有利于提供孕妇和胎儿所需的氧气。

2. 妊娠中、晚期因子宫增大，腹肌活动幅度减少，使呼吸以胸式为主，气体交换保持不减。呼吸次数在妊娠期每分钟不超过20次，但呼吸较深。平卧后有呼吸困难感，睡眠时稍垫高头部可减轻症状。由于呼吸道黏膜充血、水肿，妊娠期易发生上呼吸道感染。

（六）消化系统

1. 妊娠早期常出现恶心、呕吐、食欲不振等症状，约妊娠12周左右可自行消失。因大量雌激素的影响，孕妇牙龈充血、水肿、增生，易患牙龈炎以致牙龈出血。

2. 妊娠中、晚期由于激素的影响以及妊娠子宫增大压迫，使胃肠蠕动减少、减弱，胃排空时间延长，易出现上腹部饱胀感、肠胀气及便秘。胆囊排空时间延长，胆汁稍黏稠使胆汁淤积，妊娠期间容易诱发胆囊炎及胆结石。

（七）泌尿系统

1. 由于孕妇及胎儿代谢产物增多，肾负担加重。肾血浆流量（RPF）及肾小球滤过率（GFR）于妊娠早期均增加，并在整个妊娠期维持高水平。GFR 比非妊娠时增加 50%，RPF 则增加 35%。由于 GFR 增加，而肾小管对葡萄糖再吸收能力不能相应增加，故孕妇饭后可出现糖尿，应注意与真性糖尿病相鉴别。

2. 妊娠早期由于增大的子宫压迫膀胱，引起尿频，妊娠 12 周以后子宫体高出盆腔，压迫膀胱的症状消失。妊娠末期，由于胎先露进入盆腔，孕妇再次出现尿频。

3. 妊娠中期肾盂及输尿管增粗，蠕动减弱，尿流缓慢，且右侧输尿管受右旋子宫压迫，孕妇易发生肾盂积水，因此孕妇易患泌尿系统感染，且以右侧多见，可通过左侧卧位预防。

（八）内分泌变化

1. 垂体　妊娠期腺垂体增生 1~2 倍，嗜酸细胞肥大增多称"妊娠细胞"，约产后 10 日左右恢复。妊娠期垂体分泌的促性腺激素减少，故卵巢内的卵泡不再发育成熟，也无排卵。垂体催乳激素（PRL）随妊娠进展逐渐增量，妊娠足月分娩前为非妊娠期的 10 倍，为产后泌乳作准备。

2. 甲状腺　促甲状腺激素（TSH）增多，但游离甲状腺激素并未增多，故孕妇通常无甲状腺功能亢进表现。

3. 其他　睾酮略有增加，孕妇表现为阴毛及腋毛增多增粗。

（九）其他方面变化

1. 体重增加　妊娠 4 个月后，由于胎儿发育较快，孕妇体重明显增加。整个妊娠期平均增加 12.5kg，妊娠晚期体重增加的速度减慢，每周体重的增加不应超过 0.5kg，如增加过多，应注意水肿的发生。

2. 皮肤　由于垂体前叶分泌的促黑素细胞激素增加，孕妇的面部、乳头、乳晕、腹白线、外阴等部位出现色素沉着。随着妊娠子宫的增大，孕妇腹壁皮肤的弹性纤维断裂出现紫红色条纹，称妊娠纹，多见于初产妇，产后变为银白色。

3. 无机盐代谢　妊娠期供给胎儿生长发育及体内储存，需要大量的钙、磷、铁。孕妇如对钙的摄入不足或吸收不良，可引起低血钙、肌肉痉挛，严重缺钙时胎儿从母体骨骼中吸取钙，从而引起骨质疏松、骨软化症。妊娠期随胎儿生长发育，孕妇对铁的需要量不断增加，孕妇如对铁的摄入量不足，易出现贫血。

【妊娠期母体的心理变化】

妊娠虽然是一种自然的生理现象，但对于妇女而言，仍是一生中尤为重要的事情，是一种挑战，是家庭生活的转折点，因此会伴有不同的压力和焦虑。妊娠期良好的心理适应有助于产后亲子关系的建立及母亲角色的完善。了解孕妇妊娠期心理的变化，护理人员及家庭成员给予适当的照顾，使孕妇能妥当的调适，迎接新生命的来临。

1. 惊讶和震惊　在怀孕初期，不管是否是计划妊娠，几乎所有的孕妇都会产生惊讶和震惊的反应。

2. 矛盾心理　一旦确定妊娠，孕妇可能会出现矛盾心理，尤其是在妊娠早期，原先未计划妊娠的孕妇，可能因工作、学习、家庭条件、妊娠前物质及精神准备不足等原因暂时不想妊娠，此时既享受妊娠的喜悦又觉得孩子来的不是时候。但随胎儿发育，多数孕妇会改变当初对妊娠的态度。

3. 接受 随着妊娠进展，尤其是可听到胎心音或感受到胎动时，孕妇真正感到了孩子的存在，可出现"筑巢反应"，如：想象孩子的外貌、憧憬未来的幸福，开始计划孩子的一切，主动学习孕育胎儿的知识。

4. 情绪不定 由于妊娠期体内激素的作用，孕妇的情绪波动起伏较大，可表现为容易激动，尤其对家庭成员容易不满，甚至挑剔、不能控制个人情绪等。

5. 内省 妊娠期孕妇表现处以自我为中心，变得专注于自己及身体，注重穿着、体重和一日三餐，同时也较关心自己的休息。这种专注使孕妇能计划、调节、适应，以迎接新生儿的来临。

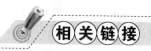

妊娠期心理变化

据国外研究报告，在妻子妊娠期间，其配偶经历了三个阶段的感情冲突：预告期、延缓代偿期和焦点期。在妻子妊娠尚未被确定诊断之前即称为预告期，此期无论妊娠是否在期望之中，配偶在心理上均会有压力感；在延缓代偿期，配偶的主要任务是接受妊娠的事实；在焦点期，配偶们又经历了如何从一个男人，一个丈夫转变到一个父亲的情感冲突，此时的配偶可能会对分娩过程存有害怕等心理压力。研究认为，这三个阶段情感冲突适应的好坏，可以影响到父亲角色的调整。

【孕妇的心理调节】

根据美国妇产科护理学专家鲁宾（Rubin，1984）的研究，提出以下调整方法，以促进妊娠期孕妇更好的接受新生命的诞生，维持个人及家庭的功能完整。孕妇在经过一段时间自我调整后，大多数能够适应新的生理和心理环境，顺利度过妊娠期，完成孕育胎儿的任务。

1. 确保自己及胎儿顺利度过妊娠期、分娩期 为了确保自己和胎儿的安全，孕妇会寻求良好的产科护理方面的知识，如阅读有关书籍、遵守医生的建议和指示，使整个妊娠保持最佳的健康状况。孕妇会遵照建议，补充维生素，摄取均衡饮食，保证足够的休息和睡眠等。

2. 促使家庭重要成员接受新生儿 孩子的出生会对整个家庭产生影响。最初是孕妇自己不接受新生儿，随着妊娠的进展，孕妇逐渐接受了孩子，并开始寻求家庭重要成员对孩子的接受和认可。在此过程中，配偶是关键人物，由于他的接受和支持，孕妇才能完成孕期心理发展任务和形成母亲角色的认同。

3. 学习贡献自己 无论是生育或养育新生儿，都包含了许多给予的行为。孕妇必须发展自制的能力，学习延迟自己的需要以迎合另一个人的需要。在妊娠过程中，她必须开始调整自己，以适应胎儿的成长，顺利担负起产后照顾孩子的重任。

4. 情绪上与胎儿连成一体 随着妊娠的进展，孕妇和胎儿建立起亲密的感情，尤其是胎动出现以后，孕妇常借助抚摸、对着腹部讲话等行为表达她对胎儿的情感。如果幻想理想中孩子的模样，会使她与孩子更加亲近。这种情绪及行为的表现将为她日后与新生儿建立良好情感奠定基础。

第三节 妊娠各期妇女的护理

对孕妇的护理主要是通过产前检查来实现。产前检查应从确诊早孕时开始，经检查未发现异常者，应于妊娠 20 周起进行产前系列检查。妊娠 20 ~ 36 周期间每 4 周检查 1 次；自妊娠 36 周起每周 1 次，即于妊娠 20、24、28、32、36、37、38、39、40 周共进行系列产前检查 9 次。凡属高危孕妇或有异常情况，应酌情增加产前检查次数。

【早期妊娠妇女的护理】

（一）护理评估

1. 健康史

（1）一般情况：①年龄：孕妇年龄 <18 岁或 >35 岁，容易患妊娠并发症及增加难产发生率。②职业：放射线能诱发基因突变，造成染色体异常。因此，妊娠早期接触放射线者，可造成流产、胎儿畸形。如接触铅、汞、苯及有机磷农药、一氧化碳中毒等，均可引起胎儿畸形。

（2）既往史：重点了解有无高血压、心脏病、肝肾疾病、血液病、传染病等，应注意其发病时间和治疗情况。此外，还应了解手术史及手术名称。

（3）月经史：询问月经初潮年龄、月经周期、月经持续时间，同时还应了解每次月经量，有无痛经，以及末次月经日期，以便推算预产期。

（4）孕产史：①了解有无流产、早产、死胎、死产等异常情况。②了解本次妊娠有无早孕反应及出现时间，胎动开始时间，妊娠过程中有无阴道流血、心悸、下肢水肿等症状。③了解本次妊娠期间有无病毒感染史及用药史，有无接触放射线及是否饲养宠物等。

（5）丈夫健康状况：了解孕妇的丈夫有无烟酒嗜好及遗传性疾病。

（6）家族史：询问家族中有无高血压、糖尿病、双胎、传染病等病史。

（7）推算预产期

根据孕妇末次月经（LMP）的日期，推算预产期（EDC）。按末次月经第一日算起，月份减 3 或加 9，日数加 7。如末次月经第一日是公历 2011 年 10 月 21 日，预产期应为 2012 年 7 月 28 日。若孕妇仅知农历日期，应为其换算成公历后再推算预产期。实际分娩日期与推算预产期可能相差 1 ~ 2 周。若孕妇记不清末次月经的日期，则可根据早孕反应开始时间、胎动开始时间、手测宫底高度、尺测子宫长度加以推算。

2. 身体评估

（1）一般情况：评估孕妇的生长发育、营养、精神状态、身高及步态，如身高低于 145cm 者常伴有骨盆狭窄；检查心、肺、肝、肾有无异常；乳房发育情况；脊柱及下肢有无畸形，有无骨盆发育不对称。测量血压和体重，正常孕妇血压不应超过 140/90mmHg。

（2）盆腔检查：妊娠早期行盆腔检查时，应注意手法轻柔。此时可见阴道黏膜和宫颈充血呈紫蓝色，子宫增大，变软，可出现黑加征。

（3）辅助检查：血绒毛膜促性腺激素（β- HCG）升高或尿妊娠试验阳性；B 超示宫内

有妊娠囊或胎心搏动均可确诊早孕。早期妊娠时一般给孕妇做血、尿常规检查；血型、血生化、肝、肾功能测定及心电图检查等。

3. 心理社会评估　妊娠不仅会引起身体各系统的生理变化，孕妇的心理也会随着妊娠而有不同的变化，护理人员在提供妊娠期护理时，也应对孕妇进行心理社会评估，主要内容包括：

（1）孕妇对妊娠的态度及接受程度。

（2）孕妇有无不良情绪反应，对即将为人母和分娩有无恐惧和焦虑心理。

（3）家庭经济状况及生活环境的评估，其经济状况能否维持医疗、护理费用的支出、家庭的生活空间、周围环境等。

（4）孕妇寻求健康指导的态度、动力及能力。

（5）孕妇及家庭成员目前所得到的实际健康知识情况。

（6）丈夫对此次妊娠的态度、孕妇在家庭中的角色等。

（二）护理措施

1. 心理护理　讲解妊娠早期出现的早孕反应，为正常生理现象，一般于妊娠 12 周左右可自然消失，不必治疗，如有剧烈呕吐出现代谢性酸中毒时，需及时到医院就诊。

2. 生活指导　做好饮食指导，告知孕妇在有早孕反应期间，应注意饮食清淡、多样化，保证蛋白质、碳水化合物、矿物质及维生素的足量供应，以满足胚胎、胎儿的发育需要。另外还要进行包括沐浴、口腔卫生和外阴清洁、性生活、工作或休息以及用药等多方面的指导。（详见第四节）

3. 预约复诊　产前检查从确诊早孕开始，于妊娠 20～36 周期间每 4 周检查一次，自 36 周每周检查一次。凡属高危妊娠者，应酌情增加产前检查次数。

【中、晚期妊娠妇女的护理】

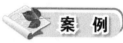 案 例

李某，女，28 岁，G_1P_0，平时月经周期正常，末次月经 2010 年 2 月 20 日，现妊娠 32 周。检查：子宫底位于脐剑之间，四步触诊结果为宫底是软而宽、形态不规则的胎儿部分，耻骨联合上方硬而圆的胎儿部分，胎背位于母体腹部右侧。胎心 148 次/分，胎动正常。

问题：1. 李某产前检查内容包括哪些？

2. 如何推算李某预产期？

3. 针对该孕妇应采取哪些护理措施？

（一）产前评估

1. 病史　询问有无头痛、水肿、阴道流血、胎动是否正常等。

2. 身体评估

（1）身体检查：测量体重及血压，孕妇正常血压不超过 140/90mmHg 或比基础血压升高不超过 30/15mmHg，超过者属病理状态。注意有无水肿或隐性水肿发生，妊娠晚期体重每周增加不应超过 500g。

（2）产科检查：包括腹部检查、骨盆测量、阴道检查、肛门指诊。

1）腹部检查：孕妇排尿后，仰卧于检查床上，头部稍抬高，露出腹部，双腿略屈曲分

开，放松腹肌。检查者站在孕妇右侧进行检查。

①视诊：观察腹形及大小，腹部有无妊娠纹、手术瘢痕和水肿。对腹部过大者考虑双胎、巨大儿、羊水过多的可能。对腹部过小，应考虑胎儿生长受限、孕周推算错误等。如孕妇腹部向前突出或向下悬垂应考虑有骨盆狭窄的可能。

②触诊：注意腹壁肌肉的紧张度，注意羊水情况。用手或尺测耻骨上子宫长度及腹围。用四步触诊法检查子宫大小、胎产式、胎先露、胎方位及胎先露是否衔接。在做前3步手法时，检查者面向孕妇，做第4步手法时，检查者则应面向孕妇足端（图3-5）。

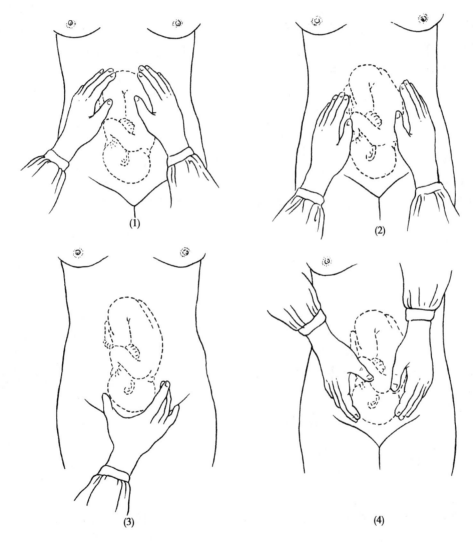

(1)

(2)

(3)

(4)

图3-5 胎位检查的四步触诊法

第1步：检查者将双手置于子宫底部，了解子宫外形并摸清子宫底高度，估计胎儿大小与孕周是否相符；然后以双手指腹相对轻推，判断子宫底部是胎头或胎臀，触及圆、硬、形态规则、有明显浮球感者为胎头；触及较圆、但质软、形态欠规则、浮球感不明显者为胎臀。

第2步：检查者两手分别置于腹部左右两侧，一手固定，另一手轻轻深按检查，两手交替。分辨胎背及胎儿四肢的位置、子宫形态及子宫壁软硬度。触及较硬、较宽、较平坦饱满者为胎背；触及较软、可变形的高低不平部分是胎儿的肢体，有时可以感到胎儿肢体活动。

第3步：检查者右手置于耻骨联合上方，拇指与其余4指分开，握住胎先露部，并进一步查清是胎头或胎臀，并左右推动先露部是否衔接。若胎先露可以左右移动，表示尚未衔接；若胎先露部不能被推动，则表示已衔接。

第4步：检查者应面向孕妇足端，两手分别置于胎先露部的两侧，沿骨盆入口向下深按。再次验证先露部的判断是否准确，并确定先露部入盆的程度。当胎先露部难以确定时，可作肛诊及B超协助诊断。

③听诊：妊娠18~20周起可在孕妇腹部听到胎心，一般在靠近胎背、肩胛骨处听得最清楚，枕先露时，胎心在脐右（左）下方；臀先露时，胎心在脐右（左）上方；肩先露时，胎心在靠近脐部下方听得最清楚。正常胎心率为120~160次/分，<120次/分或>160次/分或不规则提示有胎儿宫内窘迫可能。

2）骨盆测量：了解骨产道情况，以判断胎儿能否经阴道分娩。分为骨盆外测量和内测量两种。

①骨盆外测量

a. 髂棘间径：孕妇取伸腿仰卧位，测量两髂前上棘外缘的距离（图3-6），正常值23~26cm。

b. 髂嵴间径：孕妇取伸腿仰卧位，测量两髂嵴外缘最宽的距离（图3-7），正常值25~28cm。

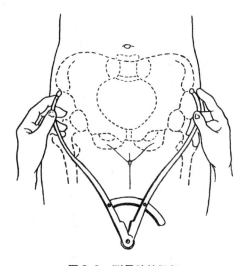

图3-6　测量髂棘间径

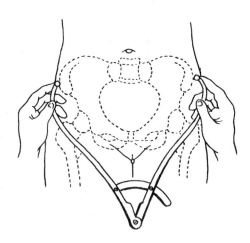

图3-7　测量髂嵴间径

c. 骶耻外径：孕妇取左侧卧位，右腿伸直，左腿屈曲，测量第5腰椎棘突下至耻骨联合上缘中点距离（图3-8），正常值18~20cm。此径线可间接推测骨盆入口前后径长度，是骨盆外测量中最重要的径线。

d. 坐骨结节间径或称出口横径：孕妇取仰卧位，两腿向腹部屈曲，双手抱膝。测量两坐骨结节内侧缘距离（图3-9），正常值8.5~9.5cm。

e. 耻骨弓角度：正常值90°，小于80°为异常。此角度反映骨盆出口横径的宽度。

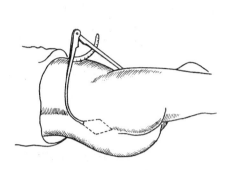

图 3-8　测量骶耻外径

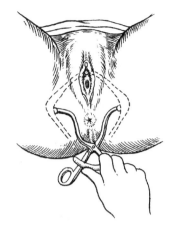

图 3-9　测量坐骨结节间径

②骨盆内测量：若骨盆外测量有狭窄者，则行骨盆内测量。测量时，孕妇取膀胱截石位，外阴消毒，检查者须戴消毒手套并涂以润滑油。主要测量下列径线：

a. 对角径：也称骶耻内径。自耻骨联合下缘至骶岬上缘中点的距离。检查者戴消毒手套后，一手示指、中指伸入阴道，用中指尖触骶岬上缘中点，示指上缘紧贴耻骨联合下缘，另一手手指标注此接触点。用标尺测量中指尖至此接触点的距离，即为对角径。正常值为 12.5 ~ 13cm，此值减去 1.5 ~ 2cm，即为骨盆入口前后径的长度，又称真结合径值。如触不到骶岬，说明此径线大于 12.5cm。此径可判断骨盆入口前后径的大小（图 3-10）。

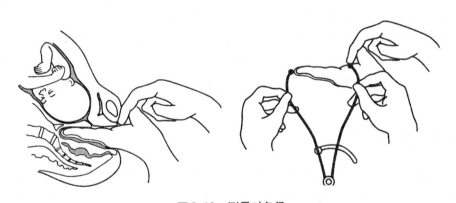

图 3-10　测量对角径

b. 坐骨棘间径：即中骨盆横径。检查者一手示指、中指伸入阴道内，分别触及两侧坐骨棘，估计其间的距离，正常值约 10cm。判断中骨盆横径的大小（图 3-11）。

c. 坐骨切迹宽度：为坐骨棘与骶骨下部间的距离，即骶骨韧带的宽度，检查者将伸入阴道内的示、中指并排置于韧带上，正常值为 5 ~ 5.5cm（能容纳 3 横指），评估中骨盆的大小（图 3-12）。

3）肛门指诊：可以了解胎先露部、骶骨前面弯度、坐骨棘间径及坐骨切迹宽度以及骶尾关节活动度。

4）绘制妊娠图：将检查结果，包括血压、体重、子宫长度、腹围、胎位、胎心率、水

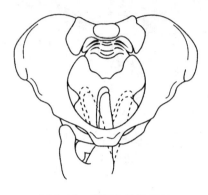

图 3-11　测量坐骨棘间径

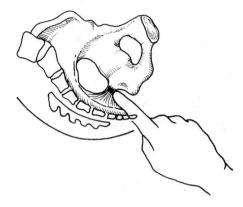

图 3-12　测量坐骨切迹宽度

肿、B超测得的胎头双顶径值等项填于妊娠图中，观察动态变化，能及早发现孕妇或胎儿的异常情况。

3. 心理社会评估

孕妇在妊娠期中晚期有即将为人母的喜悦，也有对分娩未知的焦虑和恐惧心理。随子宫逐渐增大，使孕妇行动不便，甚至出现睡眠障碍、腰背痛等症状并日趋加重，大多数孕妇都急切盼望分娩日期的到来。随着预产期的临近，孕妇常因婴儿将出生而感到愉快，但又对分娩将产生的痛苦而焦虑，也有的孕妇担心胎儿有无畸形、婴儿性别能否为家人接受等。

（二）护理措施

1. 心理护理　鼓励孕妇参加孕妇学校，了解孕期的生理变化及病理体征，并能及时就医。帮助孕妇消除由体形改变而产生的不良情绪，保持心情愉快。

2. 指导孕妇进行自我监护，了解胎儿在宫内的安危，对出现的不良反应能够有效应对。

3. 指导平衡饮食，及时补充钙、铁等，协助进行各项检查，并预约下次检查时间，告知孕妇如有异常情况及时就诊。

理论与实践

1. 根据妊娠周数、子宫底高度及四步触诊检查，目前考虑妊娠 32 周，G_1P_0，ROA。

询问孕妇有无头痛、水肿、阴道流血、胎动是否正常，测量体重及血压，注意有无水肿或隐性水肿发生；行腹部检查、骨盆测量、阴道检查及肛门指诊，绘制妊娠图。

2. 该孕妇月经周期正常，末次月经 2010 年 2 月 20 日，则预产期 2010 年 11 月 27 日。

3. 对该孕妇的护理措施：①提供心理支持；②让孕妇获得孕期保健知识；③给予营养指导；④充足的休息和睡眠；⑤预约 4 周后来院复查。

【妊娠期监护】

妊娠期监护主要是监护胎儿在宫内的情况，主要方法为人工监护和仪器监护。

（一）人工监护

1. 确定孕龄　根据末次月经、早孕反应的时间、胎动出现时间推算孕龄。

2. 宫底高度及腹围　以估计胎龄及胎儿大小，了解胎儿宫内发育情况。简单易记的胎儿体重（g）估算方法为子宫长度（cm）×腹围（cm）+200。

3. 胎动计数　可判断胎儿在宫内的状态，正常每小时约3~5次，若12小时胎动计数>30次为正常，<10次提示胎儿缺氧。胎儿缺氧早期往往躁动不安常表现为胎动活跃，胎动次数增加。当缺氧严重时，胎动则逐渐减弱，次数也减少。胎动消失12~48小时后胎心音消失。

（二）妊娠图

妊娠图是反映胎儿在宫内发育及孕妇健康情况动态曲线图。将每次产前检查所得的血压、体重、子宫底高度、腹围、胎位、胎心率、胎头双顶径值等数值记录于妊娠图上，制成曲线图，动态观察其变化并与正常妊娠图形比较，以及早发现母儿异常并及时处理。

（三）电子胎心监护仪

胎儿监护仪在临床广泛应用，它不仅可以连续记录胎心率（FHR）的变化，而且可以同时观察胎动和宫缩对胎心率的影响。胎心监护有内、外监护两种形式。内监护是将单极电极经宫口与胎头直接连接进行监测，有一定风险；外监护是将宫缩探头和胎心率探头直接放在孕妇腹壁上，操作方便，可以反复应用。

1. 胎心率监测　用胎儿监护仪记录的胎心率有两种基本变化——胎心率基线及胎心率一过性变化。

（1）胎心率基线（FHR）：指在无胎动、无宫缩影响时，10分钟以上的胎心率的平均值，正常值120~160次/分。胎心率基线变异包括摆动幅度和摆动频率。摆动幅度是指胎心率上下摆动的高度，以bpm表示，正常为10~25bpm；摆动频率指计算1分钟内波动的次数，正常为≥6次。正常范围胎心率变异表示胎儿有一定储备能力，是胎儿健康的表现（图3-13）。

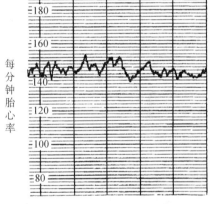

图3-13　胎心率基线与摆动

（2）胎心率一过性变化：受胎动、宫缩、触诊及声响等刺激，胎心率发生暂时性加快或减慢，持续数秒或数十秒后又恢复到基线水平。有加速和减速两种情况，是判断胎儿安危的重要指标。加速是指子宫收缩后胎心率基线暂时增加15bpm以上，持续时间>15秒，是胎儿良好的表现；减速是指随宫缩出现的短暂性胎心率减慢，分为三种类型：

1）早期减速：特点是胎心率曲线下降与宫缩曲线上升同时发生。胎心率曲线最低点与宫缩曲线顶点相一致，子宫收缩后即恢复正常，下降幅度<50bpm，时间短，恢复快（图3-14），多为宫缩时胎头受压所致，不受孕妇体位或吸氧而改变。

2）变异减速：特点是胎心率减速与宫缩的关系不确定，一旦出现，下降迅速且下降幅度大（>70bpm），持续时间长短不一，恢复也迅速（图3-15），多为宫缩时脐带受压兴奋迷走神经所致。

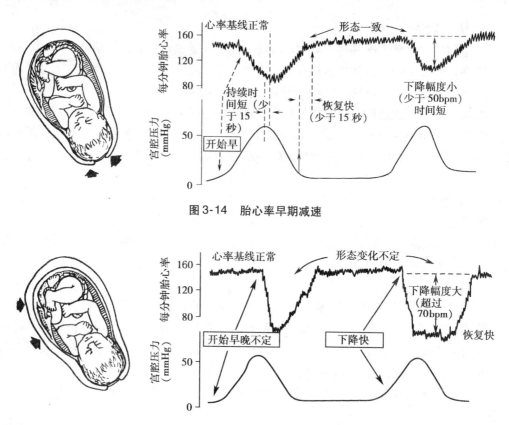

图 3-14　胎心率早期减速

图 3-15　胎心率变异减速

　　3）晚期减速：特点是胎心率下降起点常落后于宫缩曲线上升的起点，多在宫缩波峰处开始，胎心率曲线减速的最低点落后于宫缩曲线的顶点，下降幅度＜50bpm，时间差多在30~60秒，恢复也缓慢（图3-16）。一般认为晚期减速是胎儿缺氧的表现，应引起临床高度注意。

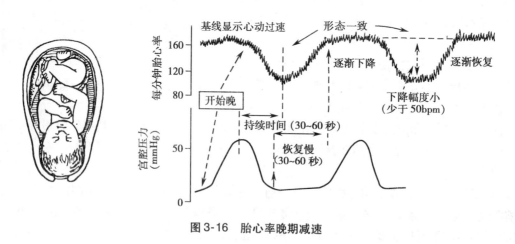

图 3-16　胎心率晚期减速

　　2. 预测胎儿宫内储备能力　包括无应激试验、缩宫素激惹试验。
　　（1）无应激试验（NST）：是指在无宫缩、无外界负荷刺激情况下，对胎儿进行胎心率宫缩图的观察和记录。一般认为20分钟内至少有3次以上胎动伴胎心率加速>15bpm，持续时间>15秒为正常，称反应型；胎动数与胎心率加速少于前述情况或胎动时无胎心率加速为异常，称无反应型。当NST无反应时，若孕周>36周者应行缩宫素激惹试验。

（2）缩宫素激惹试验（OCT）：又称宫缩应激试验（CST），其原理为用缩宫素诱导宫缩并用胎儿监护仪记录胎心率变化。若宫缩时或宫缩后胎心率变异正常或无晚期减速者为OCT阴性，提示胎盘功能良好，1周内无胎儿死亡危险，1周后可重复本试验。若多次宫缩后重复出现晚期减速，变异减少，胎动后无胎心率增快者为OCT阳性，提示胎盘功能减退，因假阳性多，不如阴性意义大。

（四）实验室检查

1. 测定孕妇尿中雌三醇值 24h>15mg为正常值，10～15mg为警戒值，<10mg为危险值。也可测尿雌激素/肌酐比值：>15为正常值，10～15为警戒值，<10为危险值。若妊娠晚期多次测得值<10mg，表示胎盘功能低下。

2. 测定孕妇血清人胎盘生乳素（HPL）值 采用放免法，妊娠足月HPL值为4～11mg/L，若该值于妊娠足月<4mg/L或突然降低50%，提示胎盘功能减退。

3. 阴道脱落细胞检查 舟状细胞成堆，无表层细胞、嗜伊红细胞指数（EI）<10%、致密核少者，提示胎盘功能良好；舟状细胞极少或消失，外底层细胞出现EI>10%，致密核多者，提示胎盘功能减退。

4. 羊水检查

（1）羊水卵磷脂/鞘磷脂（L/S）比值>2，提示胎儿肺成熟。

（2）羊水肌酐值≥176.8μmol/L（2mg%），提示胎儿肾成熟。

（3）羊水胆红素类物质，用$\triangle OD_{450}$测该值<0.02，提示胎儿肝成熟。

（4）羊水淀粉酶值≥450U/L，提示胎儿唾液腺成熟。

（5）羊水含脂肪细胞出现率达20%，提示胎儿皮肤成熟。

5. 甲胎蛋白测定（AFP） 测定母血中甲胎蛋白可帮助诊断开放性神经管缺陷畸形。

第四节　妊娠期健康指导

【妊娠早期健康指导】

妊娠早期的健康指导是指开始于妊娠早期的对孕妇及其家庭成员健康指导，大部分内容则需要孕妇在整个妊娠期都要掌握并运用。

（一）自我护理指导

1. 个人卫生 包括沐浴、口腔卫生和外阴清洁。

（1）沐浴：由于妊娠期新陈代谢旺盛，孕妇应经常洗澡，具体次数可依季节和个人习惯而定，应采用淋浴方式，减少阴道逆行感染机会。

（2）口腔卫生：由于体内激素水平改变，易造成牙龈肿胀及出血，孕妇应保持良好的口腔卫生习惯。饭后及临睡前用软毛牙刷仔细刷牙。如患牙病应及早就医，以免因口腔及牙齿疾病影响进食而致营养不良，或细菌经血液循环传至身体其他部位而引起疾病。

（3）外阴清洁：妊娠期由于激素作用，阴道分泌物增加，外阴部充血，容易引起泌尿系感染，所以孕妇应注意外阴清洁，勤换内裤，外阴以清水洗即可，每日 1～2 次，便后使用清洁卫生纸，从前向后擦干净。

2. 工作与休息　健康孕妇能胜任正常工作，但不能从事会危及孕妇自身及胎儿健康的工作，多数孕妇一般可工作至妊娠 28 周，也有工作至分娩，但应适当减轻工作量。孕妇应保证充足的睡眠。

3. 安全　妊娠早期应避免接触有害物质和放射线；需戒烟、戒酒、戒毒，避免过量饮咖啡因；也应避免噪声刺激。孕妇应尽量避免到人员集中的公共场所，勿接触传染病患者，以防止交叉感染。

4. 孕期用药　药物具有二重性。用药恰当可以治愈疾病，用药不当可以带来危害。

（1）慎重药物：有些药物可以通过胎盘影响胚胎及胎儿发育，对胚胎或胎儿产生的毒害或导致胎儿畸形。特别是妊娠最初 2 个月，是胚胎器官形成时期，更应注意。因此孕妇用药要慎重，需在医师指导下合理用药。

（2）合理用药：目前有一种倾向，孕妇因担心药物对胎儿的不良影响，常拒绝所有用药，甚至有并发症、合并症时也拒绝用药物治疗，以致病情加重，影响母儿健康。故应权衡利弊，正确对待治疗性用药，在医师指导下合理用药，以免贻误治疗，给母儿带来不良后果。

5. 性生活指导　妊娠初 3 个月及末 3 个月，均应避免性生活，以防流产、早产及感染。

（二）早期妊娠的不适及应对措施

1. 恶心、呕吐　约半数妇女在妊娠 6 周左右出现早孕反应，12 周左右消失。在此期间避免进食不易消化的食物。若妊娠 12 周后仍继续呕吐，孕妇营养摄入不足时应考虑妊娠剧吐可能，应住院治疗，纠正水电解质紊乱。

2. 尿频、尿急　由于妊娠子宫增大，压迫膀胱所致。常发生在妊娠初 3 个月及末 3 个月。孕妇无需减少液体摄入量来缓解症状，此现象产后可逐渐消失。

3. 白带增多　妊娠时随盆腔血流增加，阴道分泌物增加是常见生理现象，于妊娠初 3 个月及末 3 个月明显。阴道分泌过多或伴有瘙痒的孕妇应及时到医院就诊；发生阴道感染时，应在医生指导下治疗。嘱孕妇保持外阴部清洁，穿透气性好的棉质内裤，经常更换。

【妊娠中、晚期健康指导】

妊娠中、晚期，由于胎儿的生长发育，母体的负担逐渐增加，孕妇应注意休息、活动。同时，随妊娠的进展，胎儿的各器官逐渐发育，各种并发症在妊娠中、晚期发生较多。因此还需注意监测胎儿的发育情况及孕妇有无妊娠并发症的发生。自我监护是早期发现妊娠合并症的重要手段之一。

（一）妊娠期自我监护

1. 胎动计数　胎动是胎儿身体在子宫内运动，是生命存在象征。嘱孕妇每日早、中、晚各数 1 小时胎动，每小时胎动数应不少于 3 次，12 小时胎动累计数不得少于 10 次。若 12 小时胎动累计数少于 10 次，提示胎儿有缺氧，需及时到医院就诊，进一步诊断并采取措施。

2. 活动与休息　妊娠期孕妇因身心负荷加重，易疲惫，需要充足的休息和睡眠。每日应有 8 小时的睡眠，午休 1～2 小时。居室内保持安静、空气流通，卧床时宜左侧卧位，以增加胎盘供血。一般孕妇可坚持工作到28周，28周后可适当减轻工作量，避免长时间站立或重体力劳动。

3. 正确的体位 随妊娠的进展，腹部逐渐膨隆，孕妇应努力地适应这一变化，正确的体位是：

（1）站立时，将身体重心放到脚跟，两脚分开约30cm，以保持身体平衡。

（2）坐位时，椅子应稍矮，以使双脚能着地，最好膝关节能高于髋关节。

（3）尽量避免长时间站立，如不可避免，应在一只脚下垫一矮脚凳，并不断更换。

（4）当取地面上或近于地面的物品时，应弯曲膝部以下代替腰部的弯曲，去取物品。

4. 衣着 孕妇衣服应宽松、柔软、舒适，冷暖适宜。不宜穿紧身衣，以免影响血液循环及妨碍胎儿发育和活动。胸罩的选择宜以舒适、合身、足以支托增大的乳房为标准，以减轻不适感。孕期宜穿轻便舒适的平底鞋，不宜穿高跟鞋，以免引起身体重心前移，而导致腰背疼痛及身体失去平衡。

5. 乳房护理 妊娠后需为母乳喂养做准备，应在妊娠6个月后，常用温水清洗双侧乳房，除去污垢，于乳头上涂以油脂，每日以手指轻轻捏乳头数分钟，锻炼乳头的皮肤韧性，以防母乳喂养时发生乳头皲裂，造成感染，引起乳腺炎。乳头凹陷者，应常提起乳头向外牵拉，以免喂奶时发生吸吮困难。每次产前检查时应检查乳房护理情况，必要时反复示教，直至孕妇熟练掌握，认真执行。

6. 胎教 胎教是有目的、有计划地为胎儿的生长发育提供最佳环境。目前主要有两种胎教方法：①对胎儿进行抚摸训练，调动胎儿的活动积极性；②对胎儿进行音乐训练，注意选择轻松愉快的音乐，音量不可过强。

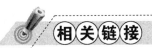

相关链接

　　胎教发源于中国古代，胎教具有惊人的能力，为开发这一能力而施行胎儿教育，近年愈来愈引起人们的关注。美国著名的医学专家托马斯的研究结果表明，胎儿在6个月时，大脑细胞的数目已接近成人，各种感觉器官也趋于完善，对母体内外的刺激能做出一定的反应。这就给胎教的实施提供了有力的科学依据。不管何种方式的胎教，其本质是指孕妇自我调控身心的健康与欢愉，为胎儿提供良好的生存环境；同时也指给生长到一定时期的胎儿以合适的刺激，通过这些刺激，促进胎儿的生长。

（二）妊娠中、晚期异常征象

凡妊娠中、晚期，出现下列异常征象者，应尽早就医：

1. 体重异常 妊娠中、晚期体重平均每周增加350g，正常应不超过500g。孕妇应注意监测体重，体重增加过快，考虑有无水肿或羊水过多；增加过慢，考虑有无胎儿生长受限。

2. 头晕、眼花 是妊娠期高血压疾病的自觉症状，若有发生，孕妇需注意休息，及时到医院就诊。

3. 阴道出血 妊娠中、晚期阴道出血的主要疾病有前置胎盘和胎盘早剥，如孕妇有阴道出血，不论量多少都应引起重视，并及时到医院就诊，得以相应的治疗和护理。

4. 胎膜早破　在临产前胎膜破裂，称胎膜早破。孕妇突感有较多的液体从阴道流出，一旦发生胎膜早破，孕妇应取平卧位，如可能应及时听胎心，并及时到医院就诊。

5. 寒颤、发热　是感染的症状，可由多种感染性疾病引起，如上呼吸道感染、泌尿系统感染、消化道感染等。无论何种感染，孕妇都应及时就诊。

（三）妊娠中、晚期不适及应对措施

1. 水肿　孕妇在妊娠后期易发生下肢水肿，经休息后可消退，多属正常。若下肢明显凹陷性水肿或休息后不消退者，应及时诊治，考虑妊娠期高血压疾病的发生。嘱孕妇左侧卧位，以缓解增大的子宫对下腔静脉的压迫，避免长时间坐或站引起下肢静脉回流不畅，加重水肿的发生。适当限制盐的摄入，但不必限制水分。

2. 便秘　是妊娠期常见的症状，尤其是妊娠前即有便秘者。与肠蠕动减缓，液体入量少及缺乏户外运动有关。嘱孕妇养成每日定时排便的习惯，增加纤维素食品及水果、流质食物的入量。未经医生允许不可随便使用大便软化剂或轻泻剂。

3. 痔　增大的子宫压迫和腹压增高，使痔静脉回流受阻和压力增高导致痔静脉曲张，故妊娠期痔的发生及症状均较明显，疼痛及出血较常见。应多吃蔬菜，少吃辛辣食物，必要时服缓泻剂软化大便。痔脱出可用手法还纳。

4. 下肢及外阴静脉曲张　约有 20% 孕妇患静脉曲张，以经产妇多见。孕妇应避免两腿交叉或长时间站立、行走，并注意时常抬高下肢；指导孕妇穿弹力裤或弹力袜，避免穿妨碍血液回流的紧身衣裤；会阴部有静脉曲张者，分娩时应防止曲张静脉破裂导致大出血。

5. 腰背痛　指导孕妇穿平底鞋，在俯拾或抬举物品时，保持上身直立，弯曲膝部，用两下肢的力量抬起。若工作长时间要求弯腰，妊娠期间应适当调整。疼痛者，必须卧床休息（硬床垫），局部热敷。产后 6 ~ 8 周腰背痛自然消失。

6. 下肢痉挛　妊娠后期孕妇常发生腓肠肌挛缩，夜间发作较重。指导孕妇饮食中增加钙、维生素 D 的摄入，避免腿部疲劳、受凉，伸腿时避免脚趾尖伸向前，走路时脚跟先着地。若发生痉挛，局部热敷按摩，直至痉挛消失。必要时遵医嘱口服钙剂。

7. 仰卧位低血压　于妊娠末期，孕妇若较长时间取仰卧姿势，由于增大子宫压迫下腔静脉，使回心血量及心排出量突然减少，出现低血压，此时嘱孕妇左侧卧位后症状可自然消失，不必紧张。

8. 失眠　每日坚持户外活动，如散步。睡前用梳子梳头，温水洗脚，或喝热牛奶帮助入眠。

9. 贫血　孕妇应适当增加含铁食物的摄入，如动物肝脏、瘦肉、蛋黄、豆类等。如病情需要补充铁剂时，可用温水或水果汁送服，以促进铁的吸收，并且应在餐后 20 分钟服用。医护人员应告知孕妇，服用铁剂后大便可能会变黑，也可导致便秘或轻度腹泻。

【妊娠期营养指导】

母体是胎儿成长的环境，孕妇的营养状况直接或间接地影响自身和胎儿健康。妊娠期间孕妇必须增加营养的摄入以满足自身及胎儿双重需要。另外，亲属尤其是丈夫的支持与配合也起着重要的作用。

（一）妊娠期的营养需求

1. 热量　妊娠早期热量的需要量增加不多，每日约需增加 209KJ（相当于每日增加 50g

主食）。需注意孕妇根据体重增长控制热量的摄入，以免胎儿过大，增加难产的机会。安排食谱时，应当考虑三大营养素所占比例，碳水化合物占热量的 60%～65%，脂肪占 20%～25%，蛋白质占 15% 为宜。

2. 蛋白质　我国营养学会提出在妊娠 4～6 个月期间，孕妇每日应增加进食蛋白 15g；在 7～9 个月期间，孕妇每日应增加进食蛋白 25g。孕妇每日多吃鸡蛋 2 个，可补充蛋白质 15g。孕妇摄入蛋白质不足，不仅影响胎儿体格生长、发育，而且影响胎儿大脑的发育，同时可使孕妇贫血、妊娠期高血压疾病的发生率增加。

3. 碳水化合物　是机体主要的供给热量的食物。孕妇主食中的碳水化合物主要是淀粉，经淀粉酶作用后，葡萄糖迅速经小肠上段黏膜吸收，以糖原形式贮存在肌肉和肝内，以后逐渐释放至血液中，经氧化产生热量，孕中期以后，每日进主食 0.4～0.5kg 可以满足需要。

4. 维生素　妊娠期间孕妇对维生素的需要量增加，加之维生素参与机体重要的生理过程，是生命活动中不可缺少的物质，主要从食物中获取。维生素分为水溶性（维生素 B 族、C）和脂溶性（维生素 A、D、E、K）两大类。

（1）维生素 A 与胡萝卜素：维生素 A 与胡萝卜素有助于胎儿正常生长发育，若孕妇体内缺乏维生素 A，胎儿有致畸的可能。我国推荐孕妇每日膳食中维生素 A 供给量为 1000μg，比非孕妇女多 200μg，胡萝卜素 6mg。肝脏、蛋黄、肾脏等均为胡萝卜素丰富的食品。

（2）维生素 D：维生素 D 能促进钙和磷的吸收，使骨骼硬化。我国推荐孕妇每日膳食中维生素 D 的供给量为 10μg。比非孕妇女 5μg 多一倍。鱼肝油含量最多，肝脏、蛋黄、鱼等含量也较多。

（3）维生素 B：包括维生素 B_1、B_2、B_c（叶酸）、B_6、B_{12} 等，是细胞呼吸、葡萄糖氧化及能量代谢等作用的辅酶，若孕早期缺乏叶酸，易发生胎儿神经管畸形。我国推荐孕妇每日膳食中分别为维生素 B_1（1.8mg）、维生素 B_2（1.8mg）、叶酸（0.8mg），均比非孕妇女需求量增多。广泛存在于谷类、动物肝脏、干果、绿叶菜、牛奶、肉、鱼、家禽、黄豆中。

（4）维生素 C：为形成骨骼、牙齿、结缔组织及一切非上皮组织间黏结物所必需。若维生素 C 缺乏，胎儿及孕妇易发生贫血及坏血病，还易造成流产及早产。我国推荐孕妇每日膳食中维生素 C 供给量为 80～100mg。维生素 C 广泛存在于新鲜蔬菜和水果中。

5. 矿物质

（1）铁：孕妇的食物中，若铁的含量不足易致缺铁性贫血。我国营养学会建议孕妇每日膳食中铁的供给量为 28mg，比非孕妇女 18mg 增多 10mg，因很难从膳食中得到补充，故主张自妊娠 4～5 个月开始口服硫酸亚铁或富马酸亚铁。动物肝脏、血、瘦肉、蛋黄、豆类、贝类及各种绿叶菜均为含铁多的食物。

（2）钙和磷：妊娠后期母体必须吸收和保留钙 200mg、磷 100mg，才能保证胎儿生长发育的需要。我国饮食结构以植物性食物为主，故我国营养学会建议自妊娠 16 周起每日摄入钙 1000mg，于晚期增至 1500mg，以服用枸橼酸钙为佳。牛奶中含钙、磷较多，其他如肉类、豆类、海产品等。

（3）碘：孕期碘的需要量增加，若孕妇膳食中碘的供给量不足，可发生单纯性甲状腺肿。我国营养学会建议孕妇每日膳食中碘的供给量为 175μg、比非孕妇女多 25μg，提倡在整个孕期必须用含碘食盐。

（4）锌：也是蛋白质和酶的组成部分，参与蛋白质的积累，对胎儿生长发育很重要。若孕妇于妊娠后期摄入不足可导致胎儿生长受限、流产、先天畸形、胎死宫内等。妊娠期锌的总需求量增至375mg，推荐孕妇每日从饮食中补锌20mg。

（二）亲属的配合

妊娠对孕妇而言，是充满幸福、企盼且艰辛的过程。对亲属尤其对丈夫而言，同样也经历着焦虑或兴奋的情感，一方面为即将到来的小生命感到骄傲，另一方面，又担心孕妇及胎儿的安危。因此，亲属应了解孕期的有关知识，尽量陪同孕妇一道去孕妇学校学习及陪同孕妇去医院定期检查，尽可能地为孕妇提供帮助，包括提供可口饮食、分担家务以及情感支持，及时发现孕妇的不良反应，并督促到医院就诊。及早做好住院分娩的物资包括婴儿物品的准备工作。

【分娩前准备】

多数妇女，特别是初孕妇，往往会积极主动参与分娩的准备，但由于对分娩方面的知识缺乏，对分娩时疼痛和不适的恐惧，担忧对分娩过程中自身和胎儿安全，使产妇精神心理因素发生变化而影响产程进展和母婴安全。因此，帮助孕妇做好分娩前的准备至关重要。

（一）心理准备

1. 参加孕妇学校培训学习，获得妊娠期和分娩有关知识，也可以接触大众媒介或向自己母亲、姐妹或朋友学习这方面知识。

2. 讲解有关分娩不适的应对技巧，可用示范及角色扮演等形式进行。

3. 鼓励孕妇提出问题，并对错误概念加以纠正。

4. 鼓励孕妇诉说心中的焦虑，针对不同情况给予心理支持。

5. 鼓励其丈夫及家人参与分娩准备过程，给予孕妇分娩的信心。

（二）物品准备

分娩物品的准备对如何一位孕妇及其家庭都非常重要，尤其是缺乏社会支持系统的年轻夫妻，缺乏物品准备经验，护理人员应提供指导。

1. 母亲物品的准备

（1）根据气候的冷暖准备合适的衣服，要柔软、舒适和吸汗，厚薄适中，夏季要防止引起多汗和中暑。

（2）棉线袜、软底拖鞋1～2双。

（3）足够的消毒卫生纸、卫生巾、内裤。

（4）棉质内衣数套，腹带、大小合适的胸罩。

（5）干毛巾数条，消毒敷料数块，哺乳前擦拭乳头乳晕使用。

（6）吸奶器，备产后以吸空乳房使用。

（7）孕妇的保健手册。

2. 新生儿物品准备

（1）准备数套柔软、舒适、宽大、便于穿脱，衣缝宜在正面以防摩擦新生儿皮肤的衣服，以免新生儿皮肤柔嫩，易受损伤而引起感染。

（2）足够量柔软、吸水、透气性好的尿布和尿不湿。

（3）准备基本生活用品，如沐浴盆、新生儿浴皂、毛巾、包被、小毯子、帽子、围嘴、爽身粉和温度计等。

（4）对不能进行母乳喂养者，还要准备奶瓶、水瓶、奶粉、奶嘴及清洗用品等。

（5）有声响、色泽鲜艳、不易褪色、对婴儿无伤害的玩具。

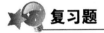

本章小结

1. 妊娠全过程（平均40周）分为3个时期：妊娠13周末以前称早期妊娠；第14~27周末称中期妊娠；第28周及其后称晚期妊娠。早期妊娠有停经、早孕反应、尿频、乳房逐渐增大、宫颈紫蓝着色及子宫增大变软等临床表现，孕妇血液或尿中HCG升高可以确定妊娠诊断。妊娠18~20周孕妇自觉胎动；正常胎心120~160次/分。

2. 胎体纵轴与母体纵轴关系称胎产式；最先进入骨盆入口的胎儿部分称胎先露；胎儿先露部指示点与母体骨盆的关系称胎方位，正常妊娠时胎儿一般为纵产式、头先露和枕前位。

3. 妊娠期孕妇的身体和心理都发生了很大的变化，对孕妇的护理主要是通过产前检查来实现，应于妊娠20周起进行系列产前检查。妊娠期应指导并帮助孕妇学会识别生理反应和异常症状，督促孕妇掌握自测胎动的方法，以确保安全顺利地度过妊娠期。

（富晓敏）

复习题

1. 早期妊娠的临床表现及辅助诊断方法？

2. 妊娠中晚期常见不适有哪些？

3. 如何定期进行产前检查？

4. 怎样推算预产期？

5. 如何指导早孕的妇女做到安全？

6. 不同妊娠时期孕妇的心理变化有哪些？如何进行心理护理？

第 四 章

分娩期妇女的护理

妊娠满 28 周及以上，胎儿及其附属物从临产开始到从母体娩出的过程，称为分娩（delivery）。妊娠满 28 周至不满 37 足周期间分娩，称为早产（premature delivery）；妊娠满 37 周至不满 42 足周期间分娩，称为足月产（term delivery）；妊娠满 42 周及以后分娩，称为过期产（postterm delivery）。

第一节 影响分娩的因素及分娩机制

【影响分娩的因素】

影响分娩的因素为产力、产道、胎儿及待产妇的精神心理因素。若各因素均正常并能相互适应，胎儿顺利经阴道自然娩出，为正常分娩。

（一）产力

将胎儿及其附属物从宫腔内逼出的力量称产力。产力包括子宫收缩力（简称宫缩）、腹肌及膈肌收缩力（统称腹压）和肛提肌收缩力。

1. 子宫收缩力　是临产后的主要产力，贯穿于分娩全过程。正常宫缩具有以下特点：

（1）节律性：节律性宫缩是临产的重要标志。正常宫缩是宫体部肌肉不随意、有规律的阵发性收缩并伴有疼痛，故称为"阵痛"。每次宫缩由弱渐强，维持一定时间，随后由强渐弱，直至消失进入间歇期，间歇期子宫肌肉松弛。临产开始时，每次宫缩持续约 30 秒，间歇期 5~6 分钟；当宫口开全后，宫缩持续时间长达 60 秒，间歇期仅 1~2 分钟，宫缩强度随产程进展也逐渐增加。

（2）对称性：正常宫缩起自两侧宫角部，以微波形式向宫底中线集中，左右对称，再以每秒2cm的速度向子宫下段扩散，约需15秒均匀协调地扩散至整个子宫，此为子宫收缩的对称性。

（3）极性：宫缩以宫底部最强、最持久，向下逐渐减弱，宫底部收缩力的强度几乎是子宫下段的2倍，此为子宫收缩力的极性（图4-1）。

（4）缩复作用：子宫收缩时，宫体部肌纤维缩短变宽，间歇期不能恢复到原来长度，经过反复收缩，肌纤维越来越短，称为缩复作用。

2. 腹肌及膈肌收缩力 是第二产程时娩出胎儿的重要辅助力量。每当宫缩时，前羊膜囊或胎先露部压迫骨盆底组织及直肠，反射性引起排便动作，产妇主动屏气，喉头紧闭向下用力，腹壁肌及膈肌收缩使腹内压增高，促使胎儿娩出。

3. 肛提肌收缩力 能协助胎先露内旋转，协助胎头仰伸及娩出，协助胎盘娩出。

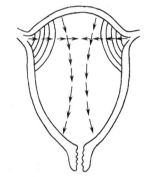

图4-1 子宫收缩对称性和极性

（二）产道

产道是胎儿娩出的通道，分为骨产道与软产道两部分。

1. 骨产道 骨产道是指真骨盆。将骨盆分3个假想平面。

（1）骨盆入口平面：呈横椭圆形。前方为耻骨联合上缘，两侧为髂耻缘，后方为骶岬上缘。共有四条径线（图4-2）：

1）入口前后径：即真结合径。耻骨联合上缘中点至骶岬前缘正中间距离，平均值约11cm。

2）入口横径：两髂耻缘间最大距离，平均值约13cm。

3）入口斜径：左右各一。左骶髂关节至右髂耻隆突间的距离为左斜径；右骶髂关节至左髂耻隆突间距离为右斜径，平均值约12.75cm。

（2）中骨盆平面：为骨盆最小平面，呈纵椭圆形。前方为耻骨联合下缘，两侧为坐骨棘，后方为骶骨下端。有两条径线：

1）中骨盆前后径：耻骨联合下缘中点通过坐骨棘连线中点至骶骨下端间距离，平均值约11.5cm。

2）中骨盆横径：也称坐骨棘间径。两坐骨棘间的距离，平均值约10cm。

（3）骨盆出口平面：由两个不同平面的三角形组成。前三角平面顶端为耻骨联合下缘，两侧为耻骨降支；后三角平面顶端为骶尾关节，两侧为骶结节韧带。坐骨结节间径为两三角共同的底边。有四条径线（图4-3）：

1）出口前后径：耻骨联合下缘至骶尾关节间距离，平均值约为11.5cm。

2）出口横径：也称坐骨结节间径。两坐骨结节内缘间的距离，平均值约为9cm。

3）出口前矢状径：耻骨联合下缘中点至坐骨结节间径中点间的距离，平均值为6cm。

4）出口后矢状径：骶尾关节至坐骨结节间径中点间距离，平均值约为8.5cm。若出口横径稍短，而出口后矢状径较长，两径之和＞15cm时，正常大小的胎儿可经后三角区阴道分娩。

（4）骨盆轴：为连接骨盆各假想平面中点曲线。此轴上段向下向后，中段向下，下段向下向前。阴道分娩时胎儿沿此轴娩出。

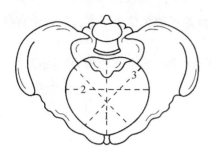 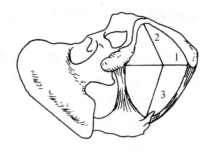

图 4-2　骨盆入口平面各径线　　　　　图 4-3　骨盆出口各径线（斜面观）

1. 前后径 11cm；2. 横径 13cm；3. 斜径 12.75cm　　1. 出口横径；2. 出口前矢状径；3. 出口后矢状径

（5）骨盆倾斜度：指妇女站立时，骨盆入口平面与地平面所成角度，一般为 60°。若角度过大，影响胎头衔接。

2. 软产道　是由子宫下段、宫颈、阴道及骨盆底软组织构成的弯曲通道。

（1）子宫下段形成：由非孕时长约 1cm 的子宫峡部至妊娠末期被拉长形成子宫下段，临产后规律宫缩进一步使其拉长达 7~10cm，肌壁变薄成为软产道的一部分（图 4-4）。由于子宫上下段的肌壁厚薄不同，在两者间的子宫内面形成一环状隆起，称生理性缩复环。

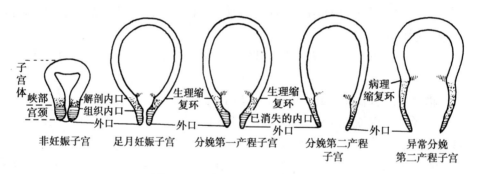

图 4-4　子宫下段形成及宫口扩张

（2）宫颈的变化：临产前宫颈管长 2~3cm，临产后的规律宫缩使宫颈管逐渐短缩直至消失。初产妇多是先宫颈管短缩消失，后宫口扩张；经产妇多是宫颈管短缩消失与宫口扩张同时进行。临产前，初产妇的宫颈外口仅容一指尖，经产妇能容一指。临产后宫口扩张主要是子宫收缩及缩复作用向上牵拉结果。随着产程进展，子宫颈口扩张至 10cm，足月胎头方能通过。

（3）骨盆底、阴道及会阴的变化：胎先露部及前羊水囊先将阴道上部撑开，破膜后胎先露部直接压迫骨盆底，使阴道扩张形成一个向前弯曲的长筒，前壁短，后壁长，阴道外口开口向前上方，阴道黏膜皱襞展平使腔道加宽。同时肛提肌向下及两侧扩展，肌纤维拉长，使会阴体变薄，以利胎儿娩出。

（三）胎儿

胎儿能否顺利通过产道，还取决于胎儿大小、胎位及有无畸形。

1. 胎儿大小　在分娩过程中，胎儿大小是决定分娩难易的重要因素之一。胎儿过大导致胎头径线大时，尽管骨盆正常大，也可引起相对性骨盆狭窄造成难产。

（1）胎头颅骨：由两块顶骨、额骨、颞骨及一块枕骨构成。颅骨间膜状缝隙称颅缝，两顶骨之间为矢状缝，顶骨与额骨之间为冠状缝，顶骨与枕骨之间为人字缝，颞骨与顶骨之间为颞缝，两额骨之间为额缝。两颅缝交界较大空隙处为囟门，胎头前部菱形的称前囟（大囟门），后部三角形的称后囟（小囟门）（图4-5）。在分娩过程中，颅缝与囟门的存在，使骨板间有一定的活动余地，可缩小头颅体积，有利于胎儿娩出。

（2）胎头径线：主要有4条：

1）双顶径（BPD）：两顶骨隆突间的距离，足月胎儿平均值约为9.3cm，是胎头最大横径，可通过B超检测此值判断胎儿大小。

2）枕额径：鼻根至枕骨隆突间的距离，足月胎儿平均值约为11.3cm，胎头以此径衔接。

3）枕下前囟径（小斜径）：前囟中点至枕骨隆突下方的距离，足月胎儿平均值约为9.5cm，胎头俯屈后以此径通过产道。

4）枕颏径（大斜径）：颏骨下方中央至后囟顶部的距离，足月胎儿平均值约为13.3cm（图4-5）。

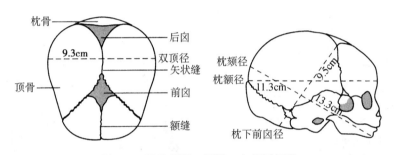

图4-5 胎儿颅骨、颅缝、囟门及径线

2. 胎位 若为纵产式，胎儿容易通过产道。头先露时，在分娩过程中颅骨重叠，使胎头变形，周径变小，有利于胎头娩出。臀先露时，较胎头周径小且软的胎臀先娩出，阴道扩张不充分，当胎头娩出时头颅又无变形的机会，使胎头娩出困难。横位时，妊娠足月活胎不能通过产道。

3. 胎儿畸形 胎儿某一部分发育异常，如脑积水、联体儿等，由于胎头或胎体过大，通过产道常发生困难。

（四）精神心理因素

分娩是女性的正常生理过程，又是一种持久而强烈的应激过程。很多产妇听到有关分娩的负面诉说，致使临产后情绪紧张，处于焦虑和恐惧的精神心理状态，影响机体产生一系列变化，如心率加快，呼吸急促，肺内气体交换不足，致使子宫缺氧收缩乏力，宫口扩张缓慢，胎先露部下降受阻，产程延长；同时交感神经兴奋，释放儿茶酚胺，血压升高，导致胎儿缺血缺氧，出现胎儿窘迫等，因此，分娩期做好产妇的心理疏导是十分必要的。

【分娩机制】

分娩机制是指胎儿先露部随骨盆各平面的不同形态，被动地进行一系列适应性转动，以其最小径线通过产道的全过程。临床上枕先露占95.55%～97.55%，以枕左前位最多见，故以枕左前位分娩机制为例说明。

（一）衔接

胎头双顶径进入骨盆入口平面，胎头颅骨最低点接近或达到坐骨棘水平，称为衔接（图4-6）。胎头以半俯屈状进入骨盆入口，以枕额径衔接（图4-6）。由于枕额径大于骨盆入口前后径，胎头矢状缝坐落在骨盆入口右斜径上，胎头枕骨在骨盆的左前方。经产妇多在分娩开始后胎头衔接，部分初产妇在预产期前1～2周内胎头衔接。若初产妇临产后胎头仍未衔接，应警惕头盆不称。

（二）下降

胎头沿骨盆轴前进的动作称下降。下降贯穿于分娩的全过程，与其他动作相伴随。下降动作呈间歇性，子宫收缩时胎头下降，间隙时稍回缩。临床上观察胎头下降速度，作为判断产程进展的重要标志之一。

（三）俯屈

当胎头继续下降至骨盆底时，处于半俯屈状态的胎头枕部遇到肛提肌阻力，借杠杆作用进一步俯屈，变胎头衔接时的枕额径为枕下前囟径（图4-7），以适应产道，有利于胎头继续下降。

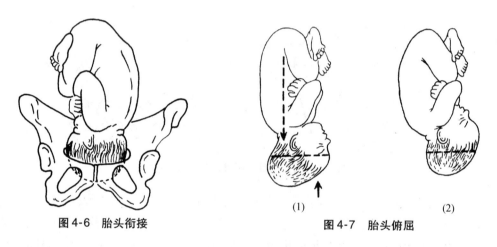

图4-6 胎头衔接   图4-7 胎头俯屈

（四）内旋转

胎头围绕骨盆轴旋转，使其矢状缝与中骨盆及骨盆出口前后径相一致的动作称内旋转。胎头枕部到达骨盆底最低位置，肛提肌收缩力将胎头枕部推向阻力小、部位宽的前方，枕左前位的胎头向前旋转45°，后囟转至耻骨弓下（图4-8）。胎头于第一产程末完成内旋转动作。

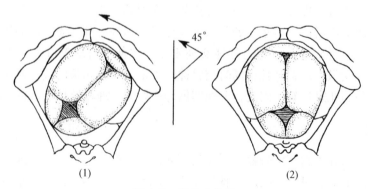

(1)   (2)

图4-8 胎头内旋转

（五）仰伸

完成内旋转后胎头继续下降，到达阴道外口时，宫缩和腹压继续迫使胎头下降，而肛提肌收缩力又将胎头向前推进，两者的合力使胎头沿骨盆轴下段向下向前的方向转向前，当枕骨到达耻骨联合下缘时，以耻骨弓为支点，使胎头逐渐仰伸，胎头顶、额、鼻、口、颏由会阴前缘相继娩出（图4-9）。当胎头仰伸时，胎儿双肩径沿左斜径进入骨盆入口。

（六）复位及外旋转

胎头娩出后，为与胎肩恢复正常关系，枕部向左旋转45°，称复位。胎肩在盆腔内继续下降，前（右）肩向前向中线旋转45°时，胎儿双肩径转成与骨盆出口前后径一致的方向，胎头枕部需在外继续向左旋转45°，以保持胎头与胎肩的垂直关系，称外旋转（图4-10、图4-11）。

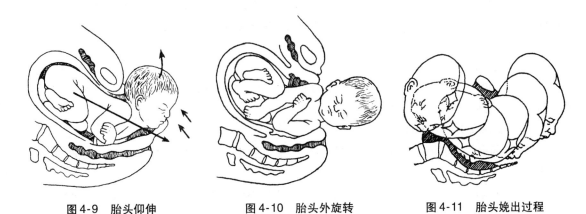

图4-9 胎头仰伸　　　　　图4-10 胎头外旋转　　　　　图4-11 胎头娩出过程

（七）胎儿娩出

胎头完成外旋转后，胎儿前（右）肩在耻骨弓下娩出，随即后（左）肩从会阴前缘娩出。胎儿双肩娩出后，胎体及胎儿下肢随之顺利娩出。

分娩机制各动作是连续进行的，下降动作贯穿于分娩全过程。

第二节　正常分娩妇女的护理

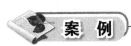 **案　例**

初产妇，29岁，因妊娠39周，腹部阵痛6小时入院。该产妇因腹痛、担心胎儿能否顺利娩出，出现情绪焦虑。产科检查：骨盆外测量正常，宫高32cm，腹围95cm，胎方位LOA，胎心142次/分，宫缩30″～40″/3′～4′，阴道检查宫口开大4cm，前羊膜囊膨隆。B超检查BPD 9.1cm，羊水指数12.5cm，胎盘成熟度Ⅲ级。

问题：1. 提出该产妇目前主要的护理问题？

2. 针对护理问题采取哪些护理措施？

【临产的诊断及产程分期】

（一）先兆临产

分娩发动之前，往往出现一些预示孕妇不久将临产的症状称先兆临产。

1. 假临产 特点是宫缩持续时间短（不超过 30 秒）且不恒定，间歇时间长且不规律，宫缩强度不增加，常在夜间出现而于清晨消失。假临产的宫缩可使孕妇产生下腹部不适感，但不能使其宫颈管短缩及宫口扩张。出现假临产时，可以给予镇静剂抑制。

2. 胎儿下降感 随分娩临近，多数初孕妇感到上腹部较前舒适，呼吸较前轻快，系胎儿先露部下降进入骨盆入口，子宫底随之下降的缘故。

3. 见红 分娩发动前 24～48 小时内，因宫颈内口附近的胎膜与子宫壁分离，使局部毛细血管破裂，带来少量血液并与宫颈管内的黏液栓相混后经阴道排出，习称见红。见红是分娩即将开始的比较可靠的征象，若阴道流血超出平时月经量，应考虑妊娠晚期出血，应立即就医。

（二）临产的诊断

临产开始的标志为有规律且逐渐增强的子宫收缩，持续 30 秒或以上，间歇 5～6 分钟，同时伴随进行性宫颈管消失、宫口扩张和胎先露下降。

（三）总产程及产程分期

总产程即分娩全过程，是指从有规律宫缩至胎儿及其附属物娩出的全过程，临产上分为 3 个阶段：

1. 第一产程（宫口扩张期） 从有规律宫缩开始至宫口开全。初产妇约需 11～12 小时；经产妇约需 6～8 小时。

2. 第二产程（胎儿娩出期） 从宫口开全至胎儿娩出。初产妇约需 1～2 小时；经产妇约需数分钟，但也有长达 1 小时者。

3. 第三产程（胎盘娩出期） 从胎儿娩出至胎盘胎膜娩出。约需 5～15 分钟，不超过 30 分钟。

【第一产程妇女的护理】

（一）临床表现

1. 规律宫缩 产程开始时，宫缩持续时间较短（约 30 秒）且弱，间歇期较长（约 5～6 分钟）。随产程进展，持续时间渐长（约 50～60 秒）且强度逐渐增加，间歇期渐短（约 2～3 分钟）。当宫口近开全时，宫缩持续时间可达 1 分钟或更长，间歇期仅 1 分钟或稍长。

2. 宫口扩张 阴道检查可以确定宫口扩张程度。当宫缩渐频且增强时，宫颈管逐渐短缩直至消失，宫口逐渐扩张，宫口扩张于潜伏期较慢，进入活跃期后加快。当宫口开全（10cm）时，宫口边缘消失，子宫下段及阴道形成宽阔的筒腔。

3. 胎头下降 是决定能否经阴道分娩的重要观察项目。定时阴道检查能明确胎头颅骨最低点的位置，并能了解胎方位。

4. 胎膜破裂 宫缩时，子宫羊膜腔内压力增高，胎先露部下降，将羊水阻断为前后两部分，胎先露部前面羊水约 100ml 称前羊水，形成前羊水囊，有助于扩张宫口。当羊膜腔压力增加到一定程度时自然破膜。自然破膜多发生在宫口近开全时。

（二）护理评估

1. 健康史　仔细询问此次妊娠经过，过去妊娠史，一般健康状况和家族史。

（1）此次妊娠经过：包括孕次、产次、末次月经和预产期，产前检查、实验室检查及特殊检查的项目结果，妊娠期有否并发症及处理情况。

（2）过去妊娠史：包括妊娠的次数，是否有合并症，胎儿出生体重，产程及分娩方式，新生儿出生状况。

（3）一般健康状况与家族史：有否过敏史，有否患内外科疾病，家族中是否有慢性疾病、血液病、遗传性疾病。

2. 身体评估　评估产妇生命体征、胎心率、胎产式、胎方位、羊水的性状，胎先露部的下降程度，子宫颈管扩张、阴道流血的量、会阴情况、子宫收缩力、子宫底高度、骨盆大小、乳房、皮肤、体重等。

3. 心理社会评估　产妇容易产生焦虑、紧张和急躁情绪。此时的产妇往往担心腹中孩子是否健康，能否顺产，母子是否安全，自己将面临怎样的痛苦，应如何应对，家人能不能陪伴在身边等；同时，新入院的待产妇会产生陌生和孤独感。

（三）护理诊断/问题

1. 焦虑　与担心分娩是否顺利、母子能否安全有关。

2. 疼痛　与子宫收缩有关。

3. 知识缺乏　与缺乏有关分娩知识有关。

（四）预期目标

1. 产妇能描述正常分娩过程并主动配合。

2. 产妇疼痛程度减轻。

（五）护理措施

1. 心理护理　专人陪伴在产妇身边，向产妇及家属做自我介绍和环境介绍，建立良好护患关系。认真听取产妇对自身情况的叙述及提问，尊重产妇的生活习惯，及时向产妇提供产程进展的信息，宫缩时按摩背部，教会正确呼吸，多给一些安慰和鼓励，消除紧张情绪，可以减轻疼痛，加快产程进展。

2. 生命体征测量　第一产程期间，每隔 2 ~ 4 小时测量一次体温、脉搏、呼吸、血压。血压宫缩时常升高 5 ~ 10mmHg，间歇时恢复原状，若有异常，酌情增加测量次数并予相应处理。

3. 观察产程进展

（1）子宫收缩：最简单的方法是助产人员将手掌放于产妇腹壁上，宫缩时宫体部隆起变硬，间歇期松弛变软。定时连续观察宫缩，持续时间、强度、规律性及间歇时间，并予以记录。用胎儿监护仪描记的宫缩曲线，可以看到宫缩强度、频率和每次宫缩持续时间，是反映宫缩的客观指标。

（2）胎心：产程潜伏期在宫缩间歇期时，应每隔 1 ~ 2 小时听胎心一次；进入活跃期后应每 15 ~ 30 分钟听胎心一次，每次听诊 1 分钟。用胎儿监护仪连续描记胎心曲线，可观察胎心率的变异及其与宫缩、胎动的关系，可以动态判断胎儿在宫内的状态。

（3）宫口扩张及先露部下降：为了直观了解产程，目前多绘制产程图（图 4-12），将检查结果及时记录，发现异常尽早处理。产程图横坐标为临产时间（小时），纵坐标为宫口扩张程度（cm），右侧为先露部下降程度（cm），用红色"0"表示宫颈扩张，蓝色"X"表示胎先露部最低点所处的水平，并用红线连接"0"，蓝线连接"X"，所绘成的两条曲线分别为宫口扩张曲线和胎头下降曲线。画出宫口扩张曲线和胎头下降曲线，可以对产程进展情况一目了然。

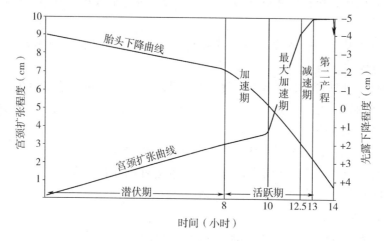

图4-12　产程图

　　1）宫口扩张曲线：将第一产程分为潜伏期和活跃期。潜伏期是指从出现规律宫缩至宫口扩张3cm。此期扩张速度较慢，平均每2~3小时扩张1cm，约需8小时，最大时限为16小时，超过16小时称潜伏期延长。活跃期是指宫口扩张3~10cm，此期扩张速度明显加快，约需4小时，最大时限为8小时，超过8小时称活跃期延长。

　　2）胎头下降曲线：以胎头颅骨最低点与坐骨棘平面的关系标明。坐骨棘平面是判断胎头高低的标志。胎头颅骨最低点平坐骨棘时，以"0"表示；在坐骨棘平面上1cm时，以"-1"表示；在坐骨棘平面下1cm时，以"+1"表示，余依次类推（图4-13）。胎头于潜伏期下降不明显，于活跃期下降加快，平均每小时下降0.86cm，可作为评估分娩难易的有效指标。

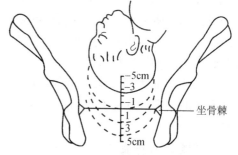

图4-13　胎头高低判断

　　（4）胎膜破裂：胎膜多在宫口近开全时自然破裂，见羊水流出。一旦胎膜破裂，应立即听胎心，并观察羊水性状、颜色和流出量，并记录破膜时间。

　　（5）肛门检查：

　　1）目的：可以了解宫颈软硬程度、厚薄、宫口扩张程度，是否破膜，骨盆腔大小，胎方位及胎头下降程度。

　　2）时间：肛门检查简称肛查，应当在宫缩时进行。检查次数不宜过多。一般情况下，宫口扩张<3cm时，每2~4小时肛查一次；宫口扩张>3cm时，每1~2小时肛查一次。

　　3）方法：产妇仰卧，两腿屈曲分开，检查前用消毒纸覆盖阴道口避免粪便污染，检查者右手示指戴指套蘸润滑油，轻轻伸入直肠内，拇指伸直，其余各指屈曲以利于示指深入。

示指向后触及尾骨尖端，了解尾骨活动度，再触摸两侧坐骨棘是否突出并确定胎头高低，然后用指端掌侧探查宫口，摸清其四周边缘，估计宫口扩张厘米数。宫口近开全时，仅能摸到一窄边。当宫口开全时，摸不到宫口边缘。未破膜者，在胎头前方可触到有弹性的前羊膜囊。已破膜者能直接触到胎头，若无胎头水肿，还能扪清颅缝及囟门的位置，有助于确定胎方位。

（6）阴道检查：严格消毒后进行，能直接触清矢状缝及囟门确定胎方位和宫口扩张程度。适用于肛查不清、宫口扩张及胎头下降不明、疑有脐带先露或脐带脱垂、轻度头盆不称已试产4小时产程进展缓慢者。

4. 促进舒适

（1）提供良好的环境：待产室温馨安静，护理人员态度温和、动作轻柔体贴，可以使产妇放松休息。

（2）补充液体和热量：临产后产妇胃肠功能减弱，加之宫缩引起不适，多不愿意进食，加之临产过程中产妇长时间的呼吸运动及流汗，致使产妇体力消耗并有口渴，因此鼓励产妇在两次宫缩间歇期少量多次饮水、进食，以保证精力和体力充沛。

（3）活动和休息：宫缩不强且未破膜者，产妇可在室内走动，有助于加速产程进展。初产妇宫口近开全或经产妇宫口扩张4cm时应卧床。

（4）排尿与排便：鼓励产妇每2～4小时排尿1次，以免膀胱充盈影响宫缩及胎头下降。因胎头压迫引起排尿困难者，必要时导尿。产妇有便意上厕所时，需有人陪伴。

（5）保持床单元整洁，维持身体舒适：临产过程中，出汗、见红、羊水经常弄湿并污染产妇的衣服和床单、产垫，护理人员应帮助产妇擦汗，经常更换产垫和床单，大小便后行会阴清洁，以促进产妇舒适并预防感染。

（六）结果评价

1. 产妇疼痛程度减轻，保持适当的摄入和排泄。

2. 产妇能简要描述正常分娩过程及产程如何配合。

3. 产妇能适当休息与活动。

【第二产程妇女的护理】

（一）临床表现

1. 子宫收缩增强 进入第二产程以后，宫缩增强，持续1分钟或更长，间歇期1～2分钟。胎膜多已自然破裂，若未破膜，应予人工破膜，以利于胎头下降。

2. 胎儿下降娩出 随着产程进展，当胎头降至骨盆底部时，产妇有排便感，不自主地向下屏气用力。胎头宫缩时露出阴道口，露出部分不断增大，在宫缩间歇期，胎头又缩回阴道内，称胎头拨露。直至胎头双顶径越过骨盆出口，宫缩间歇时胎头不再回缩，称胎头着冠。此时会阴极度扩张，产程继续进展，胎头娩出，接着出现复位及外旋转，随之前肩和后肩娩出，胎体很快娩出，后羊水随之涌出。经产妇的第二产程短，有时仅需几次宫缩即可完成胎头娩出。

（二）护理评估

1. 健康史 护理人员需要了解第一产程的经过，持续评估产妇及胎儿宫内情况。

2. 身体评估 此期产妇身体活动明显增加，体力消耗极大，易出现脸部发红，出汗增多，肌肉乏力和震颤，应及时测量血压、脉搏和呼吸，同时评估子宫收缩情况，产妇的膀胱充盈情况，以免影响胎头下降。

3. 心理社会评估 常担心自己无能力分娩而极度恐慌，若获知胎儿即将娩出，又会信心倍增，希望得到助产者的指导和帮助。

（三）护理诊断/问题

1. 焦虑 与缺乏顺利娩出胎儿的信心和担心胎儿健康有关。

2. 有受伤的危险 与可能会阴裂伤、新生儿产伤有关。

（四）预期目标

1. 产妇情绪稳定，信心增强。

2. 产妇正确使用腹压，积极参与、控制分娩全过程。

3. 产妇及新生儿没有产伤。

（五）护理措施

1. 密切监测胎心 此期宫缩频而强，需 5 ~ 10 分钟听一次胎心，必要时用胎儿监护仪监测。若发现胎心异常，应立即行阴道检查，尽快结束分娩。

2. 指导产妇屏气 宫口开全后指导产妇运用腹压，方法是产妇双足蹬在产床上，两手握产床把手，宫缩时深吸气屏住，然后如解大便样向下用力屏气以增加腹压。宫缩间歇时，产妇全身肌肉放松安静休息。宫缩时再作屏气动作，以加速产程进展。若产妇做得好，应及时鼓励。

3. 接产准备 初产妇宫口开全，经产妇宫口扩张 4cm 宫缩有力时，应将产妇送至产室做好接产准备工作。让产妇仰卧于产床上，两腿屈曲分开，用消毒肥皂水纱球擦洗外阴部，顺序是大阴唇、小阴唇、阴阜、大腿内上 1/3、会阴及肛门周围（图 4-14）。然后用温开水冲掉肥皂水，最后用 0.1% 新洁尔灭液消毒。冲洗时，用消毒纱球盖住阴道口，以防冲洗液流入阴道。取出便盆和湿巾，臀下再铺上消毒巾。

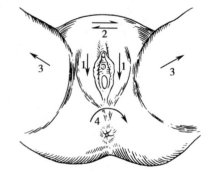

图 4-14 外阴部擦洗顺序

4. 接产

（1）接产要领：保护会阴的同时，协助胎头俯屈，让胎头以最小径线（枕下前囟径）在宫缩间歇时缓慢通过阴道口娩出。胎肩娩出时应继续保护会阴。

（2）接产步骤：

1）接产者站在产妇右侧，当胎头拨露使阴唇后联合紧张时，开始保护会阴。方法是：在会阴部盖消毒巾，接产者右肘支在产床上，右手拇指与其余四指分开，利用手掌大鱼际肌顶住会阴部。每当宫缩时，应向内上方托压，同时左手应轻轻下压胎头枕部协助胎俯屈和使胎头缓慢下降。宫缩间歇时，保护会阴的右手稍放松，以免压迫过久引起会阴水肿。

2）当胎头枕部在耻骨弓下露出时，左手应按分娩机制协助胎头仰伸。若宫缩强时，嘱产妇哈气消除腹压，让产妇在宫缩间歇期稍向下屏气，使胎头缓慢娩出，仍应注意保护会阴。

3）胎头娩出后，以左手自鼻根向下颏挤压，挤出口鼻内的黏液和羊水，然后协助胎头复位及外旋转，使胎儿双肩径与骨盆出口前后径相一致。接产者的左手将胎儿颈部向下轻压，使前肩自耻骨弓下娩出，继之再托胎颈向上，使后肩从会阴前缘缓慢娩出。双肩娩出后，保护会阴的右手方可放松，然后双手协助胎体及下肢相继以侧位娩出。

4）胎儿娩出后 1~2 分钟断扎脐带，在距离根部 15~20cm 处，用两把止血钳夹住脐带，在两钳之间剪断脐带。

（六）结果评价

1. 产妇对分娩过程中得到的指导和帮助感到满意。

2. 产妇积极参与，顺利分娩。

3. 产妇和新生儿没有产伤。

【第三产程妇女的护理】

（一）临床表现

胎儿娩出后，子宫底降至脐平，产妇感到轻松，宫缩暂停数分钟后重又出现。由于宫腔容积突然缩小，胎盘不能相应缩小而与子宫壁发生错位剥离。剥离面有出血，形成胎盘后血肿。由于子宫继续收缩，增加剥离面积，直至胎盘完全剥离而排出。

1. 胎盘剥离征象

（1）子宫体变硬呈球形，宫底升高达脐上。

（2）外露阴道口的一段脐带自行延长。

（3）出现阴道少量流血。

（4）在产妇耻骨联合上方向下轻压子宫下段时，子宫底上升而脐带不回缩。

2. 胎盘剥离及娩出方式

（1）胎儿面娩出式：即由胎盘中央先剥离，而后向周围剥离，其特点是胎盘娩出后才有血液流出，此方式临床多见。

（2）母体面娩出式：即胎盘边缘先剥离，血液沿剥离面流出，其特点是先有血液流出后胎盘娩出，此方式临床少见。

（二）护理评估

1. 病史　了解第一、第二产程的经过及有无特殊处理。

2. 身心状况评估

（1）产妇情况　监测产妇的生命体征，了解有无电解质紊乱，子宫收缩情况，阴道流血情况以及有无软产道裂伤。

（2）新生儿情况　了解新生儿的健康状况，进行阿普加（Apgar）评分，以出生后 1 分钟内的心率、呼吸、肌张力、喉反射及皮肤颜色 5 项体征为依据，每项为 0~2 分（表 4-1），满分为 10 分，判断有无新生儿窒息及窒息严重程度。评估新生儿身长、体重、有无畸形。

表 4-1　新生儿 Apgar 评分法

体征	0 分	1 分	2 分
每分钟心率	0	<100 次	≥100 次
呼吸	0	浅、慢、不规则	佳
肌张力	松弛	四肢稍屈曲	四肢屈曲活动好
喉反射	无反射	有些动作	咳嗽、恶心
皮肤颜色	全身苍白	躯干红，四肢青紫	全身粉红

（3）心理社会评估 了解产妇是否有分娩后的轻松感，评估产妇及家属对新生儿的性别是否满意，是否接受新生儿。

（4）辅助检查 根据产妇的状况选择必要的检查。

（三）护理诊断/问题

1. 组织灌注不足 与消耗过大和产后失血有关。

2. 有父母不称职的危险 与产后疲惫或新生儿性别不理想有关。

（四）预期目标

1. 产妇不发生产后出血，及时补液。

2. 产妇接受新生儿，并开始亲子互动。

（五）护理措施

1. 新生儿护理

（1）清理呼吸道：用新生儿吸痰器轻轻吸咽部及鼻腔的黏液和羊水，防止发生吸入性肺炎。当确认已吸净而仍未啼哭时，可用手轻轻拍新生儿足底，使其啼哭。若新生儿大声啼哭，面色红润，表示呼吸道已通畅。

（2）Apgar 评分：新生儿 Apgar 评分 8~10 分属正常新生儿；4~7 分为轻度窒息，需清理呼吸道、人工呼吸、吸氧、用药等措施才能恢复；0~3 分为重度窒息，需紧急抢救，喉镜直视下气管内插管给氧。缺氧严重的新生儿，出生后 5 分钟、10 分钟时再次评分，直至两次评分均≥8 分。

（3）脐带处理：用 75% 酒精消毒脐带根部周围，在脐根部用无菌气门芯结扎，在结扎处外 0.5cm 剪断脐带，挤出残余血液。用 20% 高锰酸钾液消毒脐带断面，药液不可接触新生儿皮肤，以免皮肤灼伤，必要时双重结扎，断面以无菌纱布覆盖，暴露脐根部利于干燥。处理脐带时，注意新生儿保暖。

（4）新生儿检查及护理：脐带处理完毕后，要检查身体外观各部位是否正常，记录在新生儿记录上。擦净新生儿足底胎脂，按足印及母亲的拇指印于新生儿病历上，将标记新生儿性别、体重、出生时间、母亲姓名和床号的腕带系于新生儿右手腕。将新生儿抱给母亲，让母亲将新生儿抱在怀中进行早吸吮。

2. 产妇护理

（1）协助胎盘娩出：确定胎盘剥离后，左手按压宫底，同时右手轻拉脐带，协助胎盘娩出。当胎盘娩出至阴道口时，接生者用双手捧住胎盘，向同一方向旋转并缓慢向外牵拉，使胎膜完全娩出。

（2）检查胎盘胎膜：先检查胎盘母体面，有无胎盘小叶缺损；提起脐带，检查胎膜是否完整，胎盘胎儿面边缘有无血管断裂，及时发现副胎盘。

（3）检查软产道：胎盘娩出后，仔细检查会阴、阴道及宫颈有无裂伤，若有裂伤立即缝合。

（4）预防产后出血。

（5）做好产妇生活护理。

（6）协助母子皮肤接触和早吸吮。

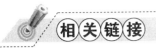

相关链接

第四产程

近年有学者提出第四产程这个概念。第四产程指从产妇胎盘娩出至产后2小时内这段时间，也是产妇容易发生产后出血的重要时段。护士应严密观察产妇的一般情况，监测生命体征变化，检查宫底高度、阴道出血量、膀胱充盈程度以及会阴伤口情况等，每30分钟记录一次，同时护士应鼓励和协助产妇尽早与新生儿进行皮肤接触、早吸吮。目的是减少产后出血的发生，促进产后康复。

（六）结果评价

1. 产妇组织灌流正常，情绪稳定。
2. 产妇接受新生儿，积极进行皮肤接触及早吸吮。

第三节 分娩期阵痛及护理

【概述】

疼痛是个体在应对有害刺激过程中所经受的不舒适体验。分娩疼痛是产妇在阴道分娩时感到不同程度的疼痛，是间断的"痉挛性、压榨性、撕裂样"疼痛，不仅限于下腹部，还会放射至腰骶部及大腿根部，由轻、中度疼痛开始，随宫缩的力度加大逐渐加剧。对于多数产妇尤其是初产妇而言是极其痛苦的，这使得更多的产妇因为畏惧疼痛，放弃了自然分娩，选择剖宫产。分娩疼痛的产生可能与下列因素有关：

1. 宫缩时子宫血管收缩引起子宫缺氧。
2. 宫颈生理性扩张刺激了盆壁神经，引起后背部疼痛。
3. 胎头压迫引起会阴部被动伸展而致会阴部固定性疼痛。
4. 分娩过程中膀胱、尿道、直肠受压。
5. 会阴切开或裂伤。
6. 产妇紧张、焦虑或恐惧可导致紧张-疼痛综合征。

【护理评估】

（一）健康史

详细询问孕期接受健康教育情况，分娩知识的了解程度，产妇过去对疼痛的耐受性。通过产前检查记录了解相关信息，包括既往痛经史、生育史、本次妊娠经过、妊娠合并症及并发症、孕期用药情况等。

（二）身体评估

对产妇的身高、体重、骨盆等因素做全面评估。一些产妇疼痛时，感觉身不由己、失去控制、疲惫不堪，表现为浑身发抖、呻吟、哭泣等。疼痛还可以引起出汗、呕吐、心率加快、血压升高等生理反应，需要硬膜外麻醉等镇痛疗法的产妇应该评估针刺部位皮肤的完整性。

（三）心理社会评估

产妇分娩时害怕疼痛会增加疼痛的敏感性，如果产妇相信自己有能力战胜分娩疼痛，对分娩有信心，则有助于减轻分娩疼痛。分娩的环境、氛围、对分娩过程的认知、其他产妇的表现、家人的鼓励支持等都会影响分娩疼痛的程度。

（四）辅助检查

1. 胎儿心电监护。

2. 实验室检查测定血、尿常规及出凝血时间。

（五）治疗原则

分娩镇痛不仅可以降低产妇分娩时的痛苦，而且能够减少产妇不必要的耗氧量和能量消耗，理想的分娩镇痛方法应是既能达到止痛的目的，又不影响产程的进展，还要对母婴安全。目前尚未有一种十分完美的方法，但一般可以采用非药物性镇痛和药物性镇痛两大类。

【护理诊断/问题】

1. 恐惧　与缺乏应对阵痛的知识有关。

2. 个人应对无效　与过度疼痛却未采取应对措施有关。

【预期目标】

1. 产妇自觉疼痛程度减轻。

2. 产妇积极运用有效的应对技巧。

3. 产妇情绪稳定，能以正常心态分娩。

【护理措施】

（一）非药物性分娩镇痛法的护理

非药物性的分娩镇痛对产程和胎儿是最安全的，但临床镇痛效果往往不满意，适合于轻、中度疼痛的产妇。

1. 精神预防性镇痛　焦虑和恐惧会加重分娩阵痛，若在产前对孕妇进行教育使其对分娩过程有了基本的了解，让产妇有充分的思想准备，增加分娩自信心和自控感，可提高疼痛的阈值和耐受性，会减少惧怕心理而使产程中的疼痛减轻。精神预防镇痛的效果还与医护人员的服务态度、服务质量有着密切关系。

2. 导乐陪伴分娩　指在整个分娩过程中有一个富有生育经验的妇女陪伴在身旁，传授分娩经验，不断提供生理上、心理上、感情上的支持，充分调动产妇的主观能动性，使产妇在轻松、舒适的环境下充分发挥自己的能力，顺利完成分娩过程。根据产妇的需求可选择丈夫或母亲陪伴，导乐陪伴人员应接受专业培训，并在产前与孕妇建立相互信任的关系。

3. 拉梅兹呼吸法　指导产妇在分娩过程中采取各种呼吸方式，达到转移注意力、放松肌肉、减少紧张和恐惧，有效减轻分娩疼痛。护士应根据宫缩的强度、频率和持续时间以及产程分期指导产妇主动地调整呼吸的频率和节律以缓解疼痛。

4. **水中分娩**　是指在充满温水的分娩池中利用水的浮力和适宜的温度，自然分娩的过程。在水中通过温热的水温和按摩的水流缓解产妇紧张的情绪，使身体肌肉放松，软产道弹性增加，水的向上托力减轻胎儿对会阴部的压迫，适宜的水温减少疼痛信号向大脑传递，从而减轻分娩的疼痛。但水中分娩要实施系统化管理，严格遵守无菌操作的原则（图4-15）。

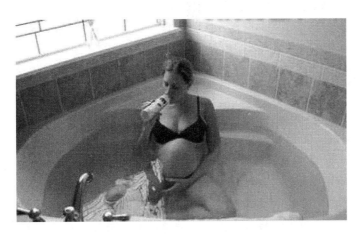

图 4-15　水中分娩

5. **针刺麻醉镇痛法**　是我国传统医学中的一种止痛方法，常用于分娩镇痛的穴位是合谷、三阴交、足三里、次髎，通过针刺穴位达到抑制痛觉信号的传递，从而达到镇痛的目的。近年来西方国家也在应用。

此外，还有催眠术法、香薰法、经皮神经电刺激法等。

（二）药物性分娩镇痛法的护理

药物性分娩镇痛的效果要优于非药物性，但药物对母儿有一定的影响，我们要注意观察药物的不良反应，如恶心、呕吐、呼吸抑制等；严密观察麻醉的并发症，如硬膜外感染、硬膜外血肿、神经根损伤、下肢感觉异常等，一旦出现异常，应按医嘱对症护理。

常用的药物镇痛方法有：

1. **吸入镇痛药物**　通过吸入氧化亚氮抑制中枢神经系统兴奋性神经递质的释放及神经冲动的传导，达到镇痛作用。

2. **肌注镇痛药物**　临床常用地西泮和哌替啶，由于均可通过胎盘抑制新生儿的呼吸，要根据情况严格掌握给药剂量和给药时间。

3. **硬膜外镇痛**　是当前国际公认的镇痛效果最可靠，使用最广泛的分娩镇痛方法。常用药物是布比卡因、芬太尼，随着新技术的不断改进及新药物的应用，目前的镇痛水平已经达到了运动阻滞最小的硬膜外镇痛，即"可行走的硬膜外镇痛"（图4-16）。

分娩疼痛是产妇的主观感受，镇痛只能减轻痛感而并不是完全无痛，应该对分娩镇痛有正确的认

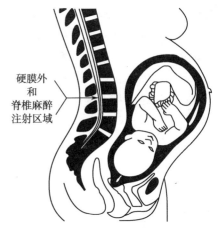

硬膜外和脊椎麻醉注射区域

图 4-16　硬膜外镇痛

识，根据产程的进展情况和产妇的不同需求，选择适合自己的镇痛方式。

【结果评价】

1. 产妇运用有效的应对技巧，自觉疼痛程度减轻。
2. 产妇运用分娩镇痛法，以正常心态接受分娩。
3. 产妇情绪稳定。

本章小结

1. 分娩指妊娠满 28 周及以上，胎儿及其附属物从临产开始，到从母体娩出的过程。妊娠满 28 周至不满 37 足周期间分娩，称为早产；妊娠满 37 周至不满 42 足周期间分娩，称为足月产；妊娠满 42 周及以后分娩，称为过期产。

2. 影响分娩的因素为产力、产道、胎儿及待产妇的精神心理因素。产力包括子宫收缩力、腹肌及膈肌收缩力和肛提肌收缩力。子宫收缩力贯穿于分娩全过程。产道又包括骨产道和软产道。胎儿因素包括胎儿大小、胎位及有无畸形。产妇及家属的心理以及医护人员对正常分娩的态度构成了影响分娩的精神心理因素。各因素相互协调，可以正常分娩。

3. 总产程是从临产发动至胎儿及其附属物娩出的全过程。分为三个产程：从规律宫缩至宫口开全为第一产程；主要表现为规律宫缩、宫口扩张、胎头下降和胎膜破裂；主要护理措施：提供心理护理，选择舒适体位，鼓励饮水进食，协助排便排尿，严密监测胎心，定时肛门检查了解产程进展情况。从宫口开全至胎儿娩出为第二产程；主要表现为宫缩增强伴有胎儿下降及娩出；主要的护理措施是指导产妇用力并接产。从胎儿娩出至胎盘胎膜娩出为第三产程；主要表现是产后宫缩、胎盘剥离和阴道流血；主要护理措施是处理新生儿和协助胎盘娩出。现有提出从胎盘娩出至产后 2 小时为第四产程；主要护理措施是观察产妇生命体征、子宫收缩和阴道流血情况，同时要协助产妇进行早吸吮。

4. 分娩阵痛是产妇在分娩时感到不同程度的疼痛，是间断的"痉挛性、压榨性、撕裂样"疼痛。分娩镇痛可以降低产妇分娩时的痛苦，可分为非药物性和药物性镇痛两大类。非药物性镇痛对产妇和胎儿是最安全的，但镇痛效果往往不满意，适合于轻、中度疼痛的产妇；药物镇痛效果要优于非药物性镇痛，但对母儿有一定的影响，无论采用怎样的方法，都有一定的适应证及禁忌证，产妇在产程开始前，根据自己的实际情况，及时与医生沟通，寻求适合自己的镇痛方法。

（张　平）

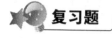 复习题

1. 影响分娩的四大因素有哪些？

2. 简述临产开始的标志。

3. 简述产程的分期。

4. 在分娩第一产程中，如何促进产妇舒适？

5. 简述胎盘剥离征象。

6. 简述新生儿 Apgar 评分及其意义。

第 五 章

产褥期管理

产褥期（puerperium）是指产妇从胎盘娩出至全身各器官（除乳腺外）恢复至非孕期状态的一段时期，一般为6周。产妇在产褥期全身各系统要恢复至未孕状态，同时伴随着新生儿的出生，产妇及其家庭成员要经历着心理、社会调适过程。因此，产褥期是产妇身心恢复的关键期，做好产褥期管理对保证母婴身心健康非常重要。

第一节　产褥期妇女生理及心理调适

【产褥期妇女的生理变化】

随着分娩期结束产妇便进入了产褥期，产妇全身各器官将发生一系列的生理变化以恢复至未孕状态（除乳腺外），正常情况下产妇将发生以下生理变化。

（一）生殖系统的变化

1. 子宫　是产褥期变化最大的器官。胎盘娩出后的子宫逐渐恢复至非孕状态的过程，称为子宫复旧，包括子宫体纤维的缩复、子宫内膜的修复、子宫颈复原和子宫血管变化。

（1）子宫体肌纤维的缩复：子宫缩复不是肌细胞数目减少，而是肌细胞缩小，是肌细胞胞浆蛋白被分解排出所致。

子宫体积变化：产后第一天宫底平脐，以后每日下降1~2cm。产后1周，子宫缩小至妊娠12周大小，在耻骨联合上可扪到宫底，产后10日，子宫降至骨盆腔内，腹部检查扪不到宫底，产后6周恢复到非妊娠期大小。

子宫重量变化：分娩后子宫重约1000g，产后1周重约500g；产后2周重约300g，产后6周恢复未孕大小，重约50g。

产后宫缩痛：产褥早期因子宫收缩引起产妇下腹部阵发性疼痛，一般产后 1~2 天出现，持续 2-3 天自然消失，经产妇较为严重，哺乳时反射性子宫收缩可使疼痛加重。

（2）子宫内膜的修复：胎盘、胎膜从蜕膜海绵层分离娩出，剩余的蜕膜分为两层，外层细胞发生变性、坏死、脱落，随恶露自阴道排出，深层即子宫内膜的基底层再生新的功能层进行修复，约产后 3 周除胎盘剥离面外，宫腔内膜基本修复；胎盘附着处的子宫内膜完全修复需要 6 周。

（3）子宫下段及子宫颈的变化：产后子宫下段收缩逐渐恢复至非孕时的子宫峡部；子宫颈在分娩后松软，子宫颈外口如袖口状；产后 2~3 日，宫口可通过 2 指；产后 1 周子宫颈外形及内口完全恢复至非孕状态，产后 4 周时子宫颈完全恢复正常形态；子宫颈外口由于分娩时常有轻度裂伤，故形状由未产时的圆形变为产后的"一"字形横裂（已产型）。

（4）子宫血管变化：胎盘娩出后子宫肌肉的缩复使子宫胎盘附着面立即缩小一半，开放的螺旋动脉及静脉窦压缩、变窄，数小时内即可形成血栓，使出血逐渐减少至停止。若在此期间胎盘附着面修复欠佳，血栓脱落可引起晚期产后出血。

2. 阴道及外阴 分娩后阴道壁松弛，肌张力下降，产褥期内阴道壁肌张力可逐渐恢复，但阴道在产褥期结束时不能完全恢复至妊娠前的紧张度；分娩时外阴因受压发生水肿，产后 2~3 天自行消退；若有轻度的裂伤或会阴切口缝合后，可在 3~5 日愈合；处女膜在分娩时撕裂仅留残痕，称处女膜痕。

3. 盆底组织 盆底肌肉及筋膜常因过度扩张而弹性减弱，也可出现部分肌纤维断裂。产后 1 周内，盆底组织水肿消失，张力逐渐恢复。若盆底肌及筋膜发生严重裂伤，产褥期过早参加体力劳动均可导致阴道壁膨出，甚至子宫脱垂。因此，产后产妇坚持盆底肌肉的康复训练是十分必要的。

（二）乳房的变化

乳房的主要变化是泌乳。妊娠期雌激素、孕激素及胎盘生乳素水平均高，抑制垂体生乳激素的泌乳作用，使乳腺发育但不泌乳。分娩后，产妇雌、孕激素和胎盘生乳素水平急剧下降，催乳素升高，乳汁开始产生。婴儿吸吮刺激是保持持续泌乳的关键；不断排空乳房，也是维持泌乳的重要条件。此外，产妇的营养、睡眠、健康情况和情绪状态都与乳汁的分泌密切相关，因此必须保证产妇充足睡眠、饮食及愉快的心情。

（三）循环系统及血液的变化

1. 血容量 妊娠期增加的血容量，于产后 2~3 周逐渐恢复至未孕状态。胎盘娩出后，胎盘循环停止，子宫收缩，大量血液从子宫进入体循环；妊娠期间过多的组织间液产后回吸收，以上均使回心血量增加，产后 3 日内，血容量增加 15%~25%，特别是产后 24 小时内，心脏负担加重。因此，心脏病产妇此时极易发生心力衰竭。

2. 血液成分 产褥早期白细胞、红细胞及血红蛋白值逐渐增高，白细胞总数可达 $15 \times 10^9/L \sim 30 \times 10^9/L$，一般产后 1~2 周恢复至正常水平；纤维蛋白原、凝血酶、凝血酶原于产后 2~3 周降至正常。因此，产褥早期产妇血液仍处于高凝状态，有利于胎盘剥离面血栓形成，减少产后出血。

（四）消化系统的变化

产妇因分娩时体力消耗及体液流失，产后 1~2 天内常感口渴，喜进流食。产后因卧床时间长，缺乏运动，腹直肌及盆底肌肉松弛，加之肠蠕动减弱，易发生便秘和肠胀气，有时会发生痔疮和肛裂。

（五）泌尿系统的变化

1. 尿量增多 妊娠期潴留在体内的大量水分，于分娩后的最初几天经由肾脏排出，故产后最初 1 周尿量明显增多，每天可达 3000ml。

2. 尿潴留 分娩过程中，因膀胱受压导致黏膜充血、水肿、肌肉张力降低；会阴伤口疼痛；不习惯床上排尿等因素，产妇容易发生尿潴留。

3. 尿路感染 女性尿道短而直，距离阴道、肛门较近，分娩过程中肛诊、阴道操作较多，产后抵抗力较低，或有尿潴留等原因均易发生尿路感染。

（六）内分泌系统的变化

产后雌激素、孕激素水平急剧下降，至产后 1 周时降至未孕水平。胎盘生乳素于产后 6 小时已不能测出。产褥期月经复潮和恢复排卵的时间与哺乳有关，一般不哺乳的产妇于产后 6 ~ 10 周恢复月经，10 周左右恢复排卵；哺乳产妇月经复潮延迟，有的整个哺乳期间月经一直不来潮，可恢复排卵平均在产后 4 ~ 6 个月，哺乳期产妇在月经复潮前多有排卵。因此，哺乳期妇女虽月经未复潮但仍可能受孕。

（七）腹壁的变化

产妇腹壁色素沉着于产褥期逐渐消退；妊娠纹由紫红色逐渐变为银白色；产后腹壁明显松弛，其紧张度需至产后 6 ~ 8 周或更长的时间逐渐恢复。

【产褥期产妇的心理调适】

妊娠和分娩是妇女一生中的重大改变，产后产妇需要从妊娠期和分娩期的不适、疼痛、焦虑中恢复，并接纳家庭新成员，这一过程称为心理调适。此时产妇面临着家庭关系改变，经济需求增加，社会支持系统需要增强。因此，产妇心理处于不稳定状态，产褥期心理疏导和情感支持是十分重要的。

（一）产褥期妇女的心理变化

产后产妇将经历不同的心理感受，若分娩过程顺利，新生儿健壮活泼，性别理想时，则产妇会感到满足、兴奋和愉快；而若分娩过程异常，或新生儿畸形、产伤以及新生儿窒息等，产妇则表现为悲痛、忧伤和焦虑；有的产妇还会因为胎儿娩出后生理上的排空而感到心理空虚。因此会出现因为理想中的母亲角色与现实的差距而发生心理冲突，因为新生儿相貌、性别不理想而感到失望；因为太多的母亲责任而感到恐惧；因为丈夫的注意力转移而感到失落等。

（二）产褥期妇女的心理调适

产褥期妇女的心理调适主要表现在两个方面：确立家长与孩子的关系；承担母亲的责任。确立家长和孩子的关系指母亲接纳新生儿，认识及重视其作为家庭成员的特殊需要，调节好从夫妇两人的生活方式到夫妇与孩子三人的生活方式；承担母亲的责任表现为情感性和动作性护理孩子，情感性是指母亲用积极的态度去认识、考虑孩子的需求；动作性是指具体护理孩子的行为。

美国心理学家 Rubin 将产褥期妇女的心理调适分为 3 期：

1. 依赖期 产后 1 ~ 3 天，产妇很疲倦，完全没有接受母亲角色，表现出被动和依赖，对孩子的关心、喂奶、淋浴等是通过别人来满足，只是用语言表达对孩子的关心。此期充分的休息、丰富的营养饮食及与孩子间的接触可使产妇顺利进入第二期。因此，此期丈夫及家人的关心、帮助和医务人员的指导是十分重要的。

2. 依赖-独立期 产后第 3 ~ 14 天，产妇表现出独立的行为，主动学习喂哺和护理自己的孩子，注意力集中在母亲的职责上，但此期容易产生产后压抑，可能与心理上感情脆弱、太多的母亲责任、痛苦的分娩过程、体内糖皮质激素和甲状腺激素水平低等因素有关。产后压抑的产妇可表现为哭泣、焦虑、缺乏耐心及对周围漠不关心等。此期医务人员要提供婴儿喂养和护理知识与技能，鼓励产妇表达自己的感受，提醒其丈夫及家庭其他成员更多关心产妇，及时指导和帮助产妇纠正这种压抑，使产妇平稳地度过依赖-独立期。

3. 独立期 产后 2 周至 1 个月，此期，新家庭形成并正常运作，产妇适应母亲的角色，根据孩子的需要调整自己的生活，夫妻共同分享快乐和责任，也会承担更多的压力，如事业与家庭的矛盾，哺育孩子、承担家务及维持夫妻关系中各种角色的矛盾等。因此，产妇需要积极进行调节，以完成心理适应过程。

第二节 产褥期妇女的护理

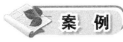 案 例

初产妇，35 岁，于昨日清晨 5 点行会阴侧切娩出一男婴，今日查房产妇自述下腹部阵发性疼痛，切口也疼痛，夜间睡眠 5 ~ 6 小时，没有食欲，婴儿喂养奶粉。查体：T36.8℃，P88 次/分，血压 120/85mmHg；乳头凹陷，乳房胀痛，已泌乳；子宫收缩良好，宫底脐下一指；阴道流血如月经量，会阴切口水肿，产妇感觉不适，不能主动护理新生儿。

问题：1. 该产妇目前主要的护理问题有哪些？

2. 针对以上护理问题采取哪些护理措施？

【护理评估】

（一）健康史

认真阅读产前记录、分娩记录、用药史，尤其注意异常妊娠或分娩情况及处理经过，如产程延长、产时出血多、软产道裂伤、新生儿窒息或畸形等。

（二）身体评估

1. 生命体征 大多数产妇产后体温正常，少数产妇因产程中过度疲劳、产程较长或机体脱水可导致 24 小时内体温轻度升高，但一般不超过 38℃，可自然恢复。产后 3 ~ 4 天因泌乳所致乳房极度充盈而导致体温升高 37.8 ~ 39℃，称为泌乳热，一般持续 4 ~ 16 小时降至正常；产后脉搏略慢，60 ~ 70 次/分，约 1 周左右恢复；呼吸深慢，14 ~ 16 次/分；血压无明显变化，妊娠期高血压疾病的产妇产后血压明显下降。

2. 生殖系统

（1）子宫复旧：产后每天在同一时间评估产妇子宫复旧情况，评估的方法是检测子宫底高度、位置及软硬度。检查前产妇先排空膀胱，仰卧床上，双膝屈曲，腹部放松，检查者先

按摩子宫使其收缩，正常产后子宫圆而硬，位于下腹部中央，产后当日宫底平脐或脐下一横指，以后每日下降 1～2cm，产后 10 天耻骨联合上触不到子宫底。如宫底上升，宫体变软，可能有宫缩乏力或宫腔积血；子宫偏向一侧应考虑膀胱充盈。

（2）恶露：产后随子宫蜕膜的脱落，血液、坏死的蜕膜组织经阴道排出称恶露（lochia），根据恶露的颜色及形状分为 3 种：

1）血性恶露（lochia rubra）：含有大量血液、脱落的蜕膜组织及少量胎膜，色鲜红，量多，有时有小血块，有血腥味，产后最初 3～4 天排出，此后转为浆液性恶露。

2）浆液恶露（lochia serosa）：含少量血液，有较多的坏死蜕膜组织、宫颈黏液、阴道排液、白细胞并有细菌，色淡红似浆液，一般持续 10 天左右即转为白色恶露。

3）白色恶露（lochia alba）：含大量白细胞，坏死退化蜕膜组织，表皮细胞及细菌，粘稠、色泽较白，一般持续约 3 周干净。

正常恶露有血腥味，但无臭味，持续 4～6 周，总量为 250～500ml。若产后子宫复旧欠佳，血性恶露可增多，持续时间长，应怀疑子宫收缩乏力或胎盘残留所致的产后出血；若阴道流血不多但子宫收缩不佳，宫底上升应考虑宫腔积血；若产妇自感肛门坠胀，多有阴道后壁血肿；若子宫收缩好，但阴道持续流出鲜红色恶露，应高度怀疑软产道裂伤出血；若恶露有臭味，可能有感染。

（3）外阴：产后评估外阴水肿程度，会阴部有缝线者应注意伤口疼痛评估以及观察伤口周围有无渗血、红肿、硬结及分泌物等，及早发现伤口感染。

3. 排泄

（1）褥汗：产后大量的组织间液经皮肤排出，使皮肤排泄功能旺盛，大量出汗，尤其是睡眠或初醒时明显，产后 1 周左右好转，这是正常的生理现象。但要评估产妇出汗的多少及时间，有无虚脱症状等。

（2）排尿、排便情况：产后应注意评估膀胱充盈及第一次排尿情况。膀胱充盈可影响子宫收缩引起宫缩乏力，导致产后出血；评估产妇第一次排尿时间及尿量，预防尿潴留；询问有无尿频、尿急或尿痛症状，及时发现尿路感染；产妇因分娩时大便已排空，产后 1～2 天多不排大便，但要注意是否有便秘的症状。

4. 乳房　评估乳房类型，乳房有无胀痛，乳头有无平坦、凹陷或皲裂；评估乳汁质量，产后 7 天所分泌的乳汁为初乳，因内含 β-胡萝卜素故呈淡黄色、质稠；产后 7～14 天所分泌的乳汁为过渡乳；产后 14 天以后所分泌的乳汁为成熟乳，呈白色。

（三）心理-社会评估

1. 评估产妇对分娩的感受　是舒适或痛苦，直接影响母亲角色的适应。

2. 评估母亲的行为　是属于适应性还是不适应性，母亲若能满足孩子的需要并积极学习护理孩子的知识与技能，并表现出喜悦，是适应性行为；若不愿意接触孩子，认为孩子给自己带来太多的痛苦和压力，不亲自喂哺和护理孩子，表现出不悦，不愿意交流，食欲差，属于不适应性行为。

3. 评估母亲对孩子的看法　认为孩子吃得好、睡得好、不哭闹即为好孩子，自己也是好妈妈。而常哭闹、睡眠少、喂哺困难的孩子是坏孩子，自己是不称职的妈妈，不能正确评价孩子的母亲将影响日后母子良好关系的建立。

4. 评估产妇是否有产后压抑　产后因体内雌孕激素水平急剧下降、产后心理压力及疲劳等因素使产妇在产后 2~3 天内容易发生轻度或中度的情绪反应，表现为易哭、易激惹、忧虑、不安，有时喜怒无常等症状，一般几天后自然消失，称为产后压抑。

5. 评估影响心理调适的因素 产妇的年龄、心理状态、对分娩的承受能力、环境及社会支持、夫妻关系、经济条件等均不同程度的影响产妇的心理调适。年轻产妇可能在母亲角色的学习上会遇到很多困难，影响其心理适应；年龄较大的产妇身体恢复较年轻产妇慢，往往有疲乏感，需要更多的休息。一般来说，分娩过程顺利，经济条件较好，夫妻关系和亲友关系良好的产妇更有助于心理调适。

（四）辅助检查

根据产妇情况做血常规、尿常规等相关检查。

（五）治疗原则

产褥期母婴问题的处理原则主要以护理、保健与指导为主，提供相关的知识与信息，给予心理支持和帮助，促进舒适与健康，预防产后并发症。

【护理诊断/问题】

1. 焦虑 与担心婴儿健康有关。
2. 知识缺乏 与缺乏产后自我保健及婴儿护理知识技能有关。
3. 舒适的改变 与产后宫缩、会阴切口疼痛、乳房胀痛、褥汗等因素有关。
4. 活动无耐力 与产后贫血、产程延长、产后虚弱有关。
5. 尿潴留 与产时损伤、不习惯床上小便、膀胱肌肉麻痹等因素有关。
6. 有感染的危险 与产道的损伤、贫血、营养不良等因素有关。
7. 便秘 与产后活动少、饮食不合理、肠蠕动减少等因素有关。
8. 睡眠型态紊乱 与婴儿哭闹，哺乳及照料婴儿有关。
9. 母乳喂养无效 与母乳喂养技能不熟，母亲产后疲劳及缺乏自信心有关。

【预期目标】

1. 产妇情绪稳定。
2. 产妇获得正确的产褥期健康生活指导。
3. 产妇舒适感增加。
4. 产妇适当活动，掌握产后保健操。
5. 产妇没有发生感染、尿潴留和便秘。
6. 产妇营养丰富、睡眠充足。
7. 产妇母乳喂养成功。

【护理措施】

（一）心理护理

1. 建立良好关系，耐心倾听产妇诉说分娩经历及感受，了解产妇对孩子的看法及新家庭的适应情况；实行母婴同室，在产妇充分休息的基础上，让产妇多抱孩子，参与孩子的生活护理，培养母子感情。

2. 主动提供自我护理和新生儿护理知识与技能，减少产妇的困惑和无助感，减轻心理压力，尽快适应母亲角色；指导丈夫和家人参与母婴护理活动，不仅从生活上给予照料，还要从心理上给予产妇足够的帮助、关心和支持，使其情绪稳定，减轻或避免产后压抑的发生，顺利地度过产褥期。

（二）一般护理

1. 环境 产后应为产妇提供一个温度和湿度适宜、安静舒适的休养环境。室内空气新鲜，经常通风换气，有充足的光线，室温保持 18～20℃左右，湿度为 55%～60%，保证产妇有足够的睡眠，护理活动集中进行，不打扰产妇休息。

2. 生命体征 产后 24 小时内应密切观察血压、脉搏、体温、呼吸的变化，以便及时发现产后出血及其他变化。

3. 个人卫生 产褥期早期褥汗较多，产后衣着被褥薄厚要适当，要勤用热水擦身或淋浴，但须注意保暖，每天梳头刷牙，勤换衣裤及床单。

4. 活动与休息 产后要鼓励产妇早期下床活动，一般产后 24 小时可下床活动，以增强血液循环，促进子宫收缩，恶露排出，会阴伤口愈合，促进大小便排泄，并可预防盆腔或下肢静脉血栓形成；2 周后可从事少量家务活动；避免蹲或站立太久，预防子宫脱垂；充足的休息对保证乳汁分泌十分重要，产妇要学会与婴儿同步休息，生活应有规律。

5. 营养 产后 1 小时可让产妇进流食或易消化的半流质饮食，以后可根据产妇具体情况进普食。产后的饮食应营养丰富，易于消化，少食多餐，多进蛋白质及汤汁类食物，适当补充维生素和铁剂。

（三）生殖器官的观察与护理

1. 子宫复旧的观察与护理 产后 2 小时内易发生因子宫复旧不良导致的产后出血，故产后即刻、30 分钟、1 小时、2 小时各观察 1 次子宫收缩，并按摩子宫，同时观察阴道流血情况；以后每日应在同一时间观察子宫复旧情况，观察时首先按摩子宫，然后测量子宫底高度，检查宫底高度的同时注意子宫及双侧附件有无压痛，如宫底上升，宫体变软，可能有宫腔积血，应按摩子宫排除血块，促使收缩。

2. 恶露的观察与护理 每次会阴护理时，应观察恶露的量、性质和气味。若产后子宫复旧欠佳，血性恶露增多，持续时间长应按摩子宫，遵医嘱给予宫缩剂；若有臭味，可能有残留胎盘、胎膜或感染，应仔细观察及时报告医生并处理；阴道有组织物掉出时，应保留送病理检查；疑有感染时，应查白细胞及中性分类计数，做阴道拭子细菌培养及药物敏感试验，同时应注意体温和脉搏的变化，遵医嘱用抗生素。

3. 会阴护理

（1）会阴冲洗或擦洗：每日用 1:5000 高锰酸钾溶液或 1:2000 苯扎溴铵溶液冲洗或擦洗外阴两次，大便后亦应冲洗。冲洗或擦洗的具体方法见本章第五节"产褥期母婴护理技术"。

（2）会阴水肿的护理：尽量保持会阴部清洁与干燥。会阴水肿者局部用 50% 硫酸镁或 95% 酒精湿热敷，每日 2～3 次，每次 20 分钟，以消肿并促进伤口愈合。若伤口疼痛剧烈或有肛门坠胀感应通知医生检查，以便发现外阴及阴道壁深部血肿并及时处理。

（3）会阴侧切的护理：嘱产妇健侧卧位，勤换会阴垫。观察伤口周围有无渗血、血肿、红肿、硬结及分泌物。正常会阴侧切缝合伤口可 3～5 天拆线，若伤口感染，应提前拆线，并在产后 7～10 天行高锰酸钾坐浴，并定时换药。伤口局部有硬结者可用红外线照射。

（四）排尿、排便的护理

1. 排尿的护理　产后产妇尿量增多，充盈的膀胱可影响子宫收缩。因此，护士应于产后4小时鼓励产妇排尿，但产妇常因产后会阴伤口疼痛，卧床小便不习惯，产后疲乏及分娩过程中膀胱受压、肌张力减低等原因影响排尿，此时护士应向产妇讲明排尿的意义，解除思想顾虑，并协助产妇坐起或下床排尿；用温开水熏蒸或冲洗尿道外口；听流水声诱导排尿；下腹部无伤口者可放置热水袋，刺激膀胱收缩；若有尿潴留发生，可按摩膀胱或针刺三阴交、关元、气海等穴位刺激膀胱肌收缩。必要时肌注新斯的明 0.5mg 可使膀胱平滑肌收缩有助排尿。用上述方法无效时，应在无菌操作下留置导尿管，使膀胱肌肉休息并逐渐恢复其张力。

2. 排便的护理　产后应鼓励产妇多饮水，多食蔬菜类及水果，尽早下床活动及做产后操，以防发生便秘，必要时给缓泻剂。因痔疮疼痛影响排便时，可遵医嘱用痔疮栓或洗净肛门后涂 20% 鞣酸软膏，有收敛止痛作用。

（五）乳房护理

产妇应穿棉质胸罩，大小适宜，避免过松或过紧；保持乳房清洁、干燥，每次哺乳前，产妇应洗净双手，用温水毛巾清洁乳头和乳晕，乳头处如有痂垢应先用油脂浸软后再用温水洗净，切忌用肥皂或乙醇之类擦洗，以免引起局部皮肤干燥、皲裂；每次哺乳前热敷或按摩乳房，刺激泌乳反射。

（六）健康教育

1. 一般指导　产妇要合理的饮食，保证充足营养，适当活动，经阴道分娩者产后 6～12 小时即可下床活动，会阴侧切或剖宫产者根据产妇情况适当延迟，但注意预防产妇跌倒。合理安排家务和婴儿护理，注意个人卫生及会阴部清洁，保持良好的心情，尽快适应新家庭。

2. 计划生育指导　产褥期生殖器官尚未完全复原，不宜性生活，以免引起感染。排卵可在月经未复潮前即先恢复。因此，产后 42 天就应采取避孕措施，避孕方法以不影响哺乳为原则，可选用工具或宫内节育器避孕，不宜使用药物避孕。

3. 出院指导　产妇产后 6 周进行复查，检查内容包括产妇全身检查和妇科检查，以了解产妇全身及生殖器官恢复的情况；同时对婴儿进行全身检查，了解喂养及发育状况，并进行保健咨询。对有并发症的产妇应及时给予治疗处理，有合并内外科疾患者，督促去内外科随诊。

4. 产褥期保健操　产褥期保健操可促进腹壁、盆底肌肉张力的恢复，避免腹壁皮肤过度松弛，预防尿失禁、膀胱直肠膨出与子宫脱垂；有利于恶露排出、子宫复旧；促进血液循环，预防血栓性静脉炎；促进肠蠕动，增进食欲、预防便秘；减少腰痛及腰骶骨疼痛；促进产妇机体复原，保持健康体型。

（1）操作方法：运动前的准备。保持室内空气通畅，穿着宽松衣服，排空膀胱，移去枕头，在硬板床上运动，操作方法如下（图5-1）。

第1节：仰卧，深吸气，收腹部，然后呼气。

第2节：仰卧，两臂直放于身旁，进行缩肛与放松动作。

第3节：仰卧，两臂直放于身旁，双腿轮流上举和并举，与身体呈直角。

弟4节：仰卧，髋与腿放松，分开稍屈，脚底放在床上，尽力抬高臀部及背部。

第5节：仰卧坐起。

第6节：跪姿，双膝分开，肩肘垂直，双手平放床上，腰部进行左右旋转动作。

第7节：全身运动，跪姿，双臂支撑在床上，左右腿交替向背后高举。

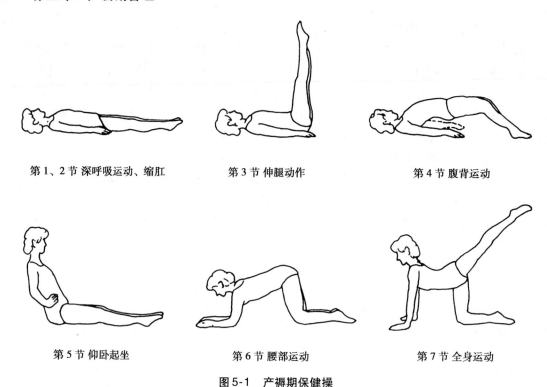

第 1、2 节 深呼吸运动、缩肛　　　　第 3 节 伸腿动作　　　　　第 4 节 腹背运动

第 5 节 仰卧起坐　　　　　　　第 6 节 腰部运动　　　　　第 7 节 全身运动

图 5-1　产褥期保健操

（2）注意事项

1）根据产妇的情况，运动量由小到大，由弱到强循序渐进练习。

2）一般在产后第 2 天开始，每 1～2 天增加 1 节，每节做 8～16 次。出院后继续做好保健操直至产后 6 周。

3）不要在饭前或饭后一小时内做操。

4）运动有出血或不适感时，应立即停止。

5）运动后出汗要及时补充水分。

6）剖宫产妇女可先执行促进血液循环的项目，如深呼吸运动，其他项目待伤口愈合后再逐渐执行。

7）在哺乳期间，关节可能会变得松弛，应避免做会给关节增加压力的锻炼。

实践与理论

根据该产妇现存的护理问题：①焦虑：与不能主动护理新生儿，担心母亲不称职有关；②疼痛：与产后宫缩痛和切口疼痛有关；③乳房胀痛：与乳头凹陷，婴儿无法吸吮有关；④母乳喂养无效：与睡眠不好、食欲差导致乳汁不足有关。应采取以下护理措施：①焦虑：向产妇讲解产后保健知识和新生儿护理要点与技能。②侧切口红肿疼痛：指导产妇健侧卧位，保持外阴清洁干燥，每日擦洗外阴两次；会阴部用 50% 硫酸镁湿热敷及红外线照射；遵医嘱给予抗炎药治疗。③乳房胀痛：指导产妇纠正乳头凹陷，采取乳头伸展及牵拉练习，并指导产妇哺乳前先热敷、按摩乳房，在两次哺乳间冷敷乳房，采取正确的含接姿势频繁喂养。④母乳喂养无效：向产妇讲述母乳喂养的优点，鼓励其母乳喂养，按需哺乳，早期频繁吸吮刺激乳汁分泌；让产妇多进食汤汁类食物，指导产妇与婴儿同步休息，保证睡眠。

【结果评价】

1. 产妇焦虑减轻，情绪稳定。
2. 产妇掌握了正确的新生儿护理和自我护理。
3. 产妇感觉舒适。
4. 产妇适当活动，学会了产后保健操。
5. 产妇生命体征平稳，无感染发生。
6. 产妇没有发生尿潴留和便秘。
7. 产妇营养丰富、睡眠充足。
8. 产妇乳汁充足，母乳喂养成功。

第三节　母乳喂养

案　例

张某，35 岁，两天前顺产分娩一男婴，体重 3000g，Apgar 评分 10 分，因乳头凹陷婴儿无法吸吮，导致乳房胀痛。两天来，婴儿奶粉喂养，使用奶瓶。因此，产妇焦虑，失去母乳喂养的信心，决定退奶，实施人工喂养。

问题：1. 该产妇目前主要的护理问题有哪些？

2. 针对以上护理问题采取哪些护理措施？

【概述】

母乳喂养被视为母亲角色适应的要素，哺喂母乳失败可能会使母亲产生失去与婴儿联系的感觉。由于母乳含有最适合婴儿的维生素、蛋白质、脂肪及其他营养素，同时还含有免疫保护物质，可促进婴儿健康成长。因此，母乳被认为是世界上最好、最完美的食物，哺喂母乳也是母亲应尽的天职，是婴儿应有的权力。

纯母乳喂养是指婴儿从出生至产后 4～6 个月，除给母乳外不给婴儿其他食品及饮料，包括水（除药品、维生素、矿物质滴剂外），称为纯母乳喂养。

【母乳成分及其变化】

（一）母乳成分

1. 蛋白质　母乳的蛋白质虽低（0.8%～0.9%），但质量高，必需氨基酸的模式正好适合婴儿的生长发育。人乳中乳白蛋白占总蛋白的 70% 以上，与酪蛋白的比例为 2:1（牛乳的比例为1:4.5）。乳白蛋白可促进糖的合成，在胃中遇酸后形成的凝块小，利于消化，酪蛋白在婴儿胃中容易结成硬块，不易消化，可使大便干燥。人乳的胱氨酸和牛磺酸含量高，前者是早产儿必需的，后者在中枢神经发育中有神经介质和神经调节作用，也能促进视网膜发育，婴儿不能像成人一样从胱氨酸和甲硫酸合成牛磺酸。因此，在婴儿期牛磺酸属于必需氨基酸。

2. 糖类　人乳中的碳水化合物主要是乙型乳糖，占总量的90%以上，它提供40%的热量，能促进双歧杆菌的生长，把乳糖分解成乳酸，使大便呈酸性，抑制大肠杆菌生长。乳糖在小肠远端与钙形成螯合物，降低钠在钙吸收时的抑制作用，避免了钙在肠腔内沉淀，同时肠腔的pH下降，有利于肠钙的吸收。

3. 脂肪　婴儿高度依赖脂肪作为能源，成熟人乳的脂肪最符合婴儿需要，它提供了50%左右热量，并含有丰富的花生四烯酸和亚油酸，比牛奶中高4倍，初乳中更高，有利于髓鞘形成和中枢神经系统的发育。人乳中含有脂肪酶能帮助乳汁中的脂肪消化。

4. 维生素　人乳中有足量的维生素，生物利用率高。因此，母乳喂养的婴儿不需要补充维生素和果汁。

5. 无机盐及微量元素　母亲饮食对母乳中大多数无机盐（如钙、铁、磷、镁、钾和氟）的浓度无影响。母乳中钙磷之比为2:1，因此母乳中钙吸收率高；初乳含锌量高，而成熟乳中锌含量低但能满足婴儿的需要，且不干扰铁和铜的吸收；母乳中铁吸收率近50%比牛奶高5~10倍；一般母乳喂养没有微量元素缺乏或过多的危险，如铜、钴、硒、铬、镁、铝在母乳中的含量均高于牛乳；人乳中的电解质浓度低，适宜婴儿不成熟的肾发育水平。

6. 水　人乳中含有足够的水分，即使在天气炎热的时候，也能满足婴儿的需要。

7. 母乳中的其他成分　母乳中含有丰富的抗感染物质，如活性白细胞4×10^9/L，其中90%为巨噬细胞，有抗白色念珠菌和大肠杆菌的能力；初乳中含有丰富的分泌型IgA（SIgA），它具有强烈的防御功能，防止呼吸道和泌尿道感染；人乳中的双歧因子可促进乳酸杆菌生长，抑制大肠杆菌、痢疾杆菌、酵母菌等生长。

（二）母乳成分的变化

1. 初乳　产后4天内分泌的乳汁为初乳。量少、质稠，因含β胡萝卜素而呈淡黄色。初乳中含蛋白质及矿物质较多，尤其是SIgA。脂肪和乳糖较少，极易消化，是新生儿早期最理想的天然食物。

2. 过渡乳　产后5~10天分泌的乳汁为过渡乳。蛋白质和矿物质含量逐渐减少，脂肪和乳糖含量逐渐增多。

3. 成熟乳　产后11天以后分泌的乳汁为成熟乳。量多，蛋白质含量较低，脂肪、乳糖含量高，成分比较稳定。

乳汁的成分在同一次喂哺时也有变化。前半部分为前奶，最后部分为后奶，后奶脂肪含量高达7%~8%，虽然前奶中含丰富的蛋白质但脂肪的含量低于1%。因此，母亲应注意使婴儿吃空后奶。在婴儿腹泻、消化不良时，不必中断母乳，可给婴儿吃前奶。

【母乳喂养的优点】

（一）母乳喂养对婴儿的好处

1. 营养丰富、促进发育

（1）母乳中含有丰富的营养物质，蛋白质、脂肪、糖的比例适宜为1:3:6，适婴儿的消化吸收能力；

（2）母乳蛋白以乳清蛋白为主，在胃中遇到胃酸后形成的凝块小，容易消化吸收；

（3）母乳中不饱和脂肪酸含量较多，脂肪颗粒少，有利于消化吸收；

（4）母乳中乳糖含量较高，以乙型乳糖为主，既有助于肝糖原的储存，又促进双歧杆菌的生长；

（5）母乳中钙、磷比例（2:1）适宜，有利于钙的吸收；

（6）人乳特别是初乳中含微量元素锌、铜、碘较多，含有较多的优质蛋白、必需氨基酸、磷脂、不饱和脂肪酸及乳糖，都有利于婴儿大脑的发育。

（7）最近研究发现，初乳中牛磺酸含量甚高，它对脑中枢神经系统的功能、智力发育、保障视力等有重要意义。

2. 增强免疫，抵御疾病　母乳中含有的 IgA 可保护新生儿减少呼吸道及胃肠道感染。

3. 母子互动，增加感情　母乳喂养时，婴儿与母亲皮肤频繁的接触，增进彼此感情，建立母子间的信任感，能满足婴儿安全感与爱的需求，有利于婴儿心理和智能的发育。同时，也便于母亲观察小儿的变化。

（二）母乳喂养对母亲的好处

1. 防止产后出血　婴儿通过对乳头的吸吮，刺激母体脑垂体产生催产素，促进子宫收缩，减少产后出血。

2. 哺乳期闭经　哺乳者的月经复潮及排卵较不哺乳者延迟，母体内的蛋白质、铁和其他营养物质通过产后闭经得以储存，利于产后恢复。同时有避孕作用。

3. 母乳喂养可以减少乳腺癌和卵巢癌的发生　据报道，妇女一生中如果哺乳时间超过 16～25 个月，则乳腺癌和卵巢癌的发生率降低。

4. 母乳喂养经济、方便、安全、卫生　母乳温度和泌乳速度适宜，不需加热，不易污染，直接喂哺，经济方便。

【母乳分泌的调节】

乳汁的分泌是乳房在乳母神经内分泌系统的调节下，通过婴儿的吸吮刺激，分泌催乳素和催产素，对泌乳进行调节。

（一）婴儿的生理反射

1. 觅食反射　刺激婴儿的脸颊部，婴儿的头会转向刺激的方向，并有张嘴要吸吮的动作。

2. 吸吮反射　当婴儿口中放入东西时，婴儿就有节奏的吸吮。

3. 吞咽反射　当婴儿吸出乳汁或其他液体时能很协调的进行吞咽，而不流入气管。

（二）母乳分泌的生理反射与调节

1. 泌乳反射　乳汁的产生是通过催乳素的作用实现的。催乳素是脑底部的腺垂体产生的，当婴儿吸吮乳头时，刺激乳头的神经末梢，将此信息传递到垂体前叶，使之产生催乳素（为乳汁分泌激素），并经血液输送至乳房，使其泌乳，从刺激乳头到乳汁分泌的过程称泌乳反射或催乳反射。外界各种刺激如婴儿的哭声、婴儿对乳头吸吮的刺激等，传入中枢神经系统，使腺垂体分泌催乳素增多，泌乳增多，刺激越早，催乳素分泌也就越快越多。

2. 喷乳反射　当婴儿吸吮乳头时，刺激乳头的神经末梢，并将其信息同时传递到垂体后叶，产生催产素，并经血液输送到乳房，使乳腺周围的肌细胞收缩排出乳汁，出现喷乳现象，这个过程为喷乳反射。

3. 立乳反射　乳头肌肉受到刺激而收缩，使乳头变硬，促使婴儿吸吮。

乳汁的分泌需要来自母婴双方的生理反射。因此，要早接触、早吸吮、早开奶。乳头接受的刺激越多，反射就越强烈，乳汁的分泌就越早越多。而乳汁的排出又增加泌乳，形成良性循环。

【母乳喂养的技巧】

（一）母乳喂养的方法

1. 清洗乳房　每次喂奶前产妇应洗净双手，用清水擦洗乳房和乳头。

2. 体位　母亲舒适地坐着或躺着，最好在其腰部和手臂下方放置一软枕，坐位时在足下放一脚凳，以使母亲放松；婴儿的身体贴近母亲，面向乳房；婴儿的头与身体在一条直线上；婴儿的口对着乳房。

（1）侧卧位：适用于剖宫产术后的母亲，以避免切口受到压迫；母亲倍感疲惫，希望在婴儿吃奶时休息或睡觉；乳房较大，利于婴儿含接（图5-2）。

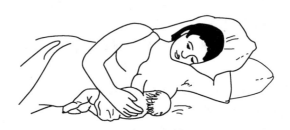

图5-2　母乳喂养姿势（侧卧位）

（2）搂抱式：是产妇常用的姿势（图5-3）。

（3）抱球式：适合于剖宫产的母亲或乳房较大、乳头内陷以及乳头扁平的母亲（图5-4）。

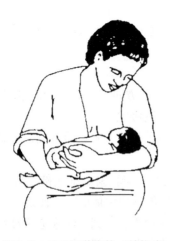

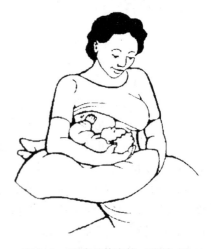

图5-3　母乳喂养姿势（搂抱式）　　　**图5-4　母乳喂养姿势**（抱球式）

3. 姿势　母亲将拇指与其余四指分别放于乳房上、下方，呈"C"形托起整个乳房。

4. 婴儿含接姿势　用乳头轻触婴儿的嘴唇，当其嘴张大后，将乳头和乳晕放入婴儿的口中。婴儿的嘴唇应包住乳头和乳晕或大部分乳晕，嘴唇凸起外翻，下巴紧贴乳房（图5-5），如婴儿不张嘴，需要用乳头刺激唇部，当嘴张大时母亲快速将乳头送进嘴里。吸吮时两侧面颊鼓起，有节奏吸吮和吞咽。

5. 哺乳结束时用食指轻轻向下按婴儿下颏，避免在口腔负压情况下拉出乳头而导致乳头疼痛或皮肤破损。

6. 注意事项

（1）在进行母乳喂养技术指导时，指导者应选择舒适的姿势，避免肌肉过度疲劳，出现背痛和其他不适。

（2）母亲喂哺时应保持愉快的心情、舒适的体位，全身肌肉松弛，以利于乳汁排出。

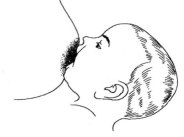

图5-5 婴儿的正确含接姿势

（3）保持婴儿头和颈略微伸展，以免鼻部受压而影响呼吸，但也要防止过度伸展造成吞咽困难。

（4）在进行母乳喂养过程中，母亲应面对面注视婴儿，通过眼光、语言、抚摸等沟通技巧与婴儿进行情感交流。

（5）每次哺乳时都应该吸空一侧乳房后，再吸吮另一侧乳房。

（6）每次哺乳后，应将婴儿抱起轻拍背部1~2分钟，排出胃内空气，以防吐奶。

（二）喂哺的时间

正常分娩及母子健康者应在生后30分钟内进行母子皮肤接触及婴儿吸吮乳房；此后按需喂哺；当婴儿睡眠时间较长或母亲感到奶胀时，则应唤醒婴儿并喂哺，间隔不要超过3小时，每次哺乳持续约15~20分钟；4个月以内坚持纯母乳喂养。

（三）母乳喂养充足的表现

每日哺乳前乳房饱满，静脉充盈；婴儿吸吮时能听到吞咽声，吃完后自然放弃乳头，安然入睡，乳母有下奶的感觉；哺乳后乳房柔软，婴儿24小时换6块以上尿布，每日有多次软便或一次多量的软便，婴儿体重增加，一月内每周增加150g，2~3个月时每周增加200g左右，两次喂奶之间婴儿能满足、安静。

（四）母乳喂养困难的表现

母亲只托住孩子的头和肩膀，婴儿颈部扭转，下巴没有贴着乳房，母子姿势僵硬，婴儿对乳房无反应，没有泌乳反射，婴儿哭闹或烦躁，婴儿含接嘴巴张的不够大，下唇内翻，看不到婴儿的舌头，两颊凹入，没有含住大部分乳晕，可听到啪嗒声，乳房肿胀、乳头平坦或凹陷，母子没有眼神的接触与交流，表现出烦躁与不安等，这些现象表明母乳喂养困难，需及时处理，否则，母乳喂养失败。

【影响母乳喂养成功的因素】

（一）生理因素

1. 母体方面 如严重的心脏病、病毒性肝炎的急性期、艾滋病等；会阴或腹部的伤口疼痛；乳房发育不良、乳头皲裂、乳腺炎等；使用某些药物，如可待因、地西泮（安定）等；营养不良等。

2. 婴儿方面 如早产儿、畸形儿，吸吮力差，影响喂哺；小儿鹅口疮，新生儿拒哺。

（二）心理因素

经过妊娠与分娩，哺乳期妇女心理变化很大，感情脆弱，心理上稍微受到伤害，就会出现焦虑和精神障碍，引起乳汁分泌减少，停止母乳喂养。如异常的分娩史，不良的分娩体验，分娩及产后的疲劳，新生儿性别不如意等。

（三）家庭因素

产妇得不到丈夫及家人的关心帮助，缺乏母乳喂养的知识，延迟开奶，早期使用奶瓶，用高级牛乳及代乳品代替母乳等。

（四）社会因素

得不到医护人员的关心；工作负担过重或离家工作；医院现行的服务及制度不利于母乳喂养，如不开奶，不实行母婴同室，忽视母乳喂养的指导等。

【哺乳期保健与护理】

（一）哺乳期营养

泌乳所需要的大量能量、新生儿生长发育需要的营养物质是通过产妇的饮食摄入来保证的，因此乳母需要的能量和营养成分较正常妇女高。产妇营养供给原则：每日增加热能2100kJ（500kal），但总量不超过8370~9620kJ/d（2000~2300kcal/d）；增加蛋白质20g，注意多食优质蛋白，如蛋、奶、鱼、瘦肉及大豆制品，脂肪量略高于正常人，但过高会使乳汁中高脂肪而导致婴儿腹泻，保证脂肪提供的热量不超过总热量的25%；每天胆固醇的摄入量应低于300mg；补充足够的钙、铁、硒、碘；饮食中含有足够的蔬菜、水果及谷类；乳母应限制辛辣、刺激食品及酒类。

（二）哺乳期用药

在母乳喂养过程中，乳母会因某些生理或病理因素罹患疾病而进行药物治疗，许多药物都能通过乳汁排泄，会对乳儿造成不良影响或损害，因此，乳母不可随意用药，需经医生准许方可使用。

1. 对婴儿有影响的常见药物

（1）抗生素及磺胺类：有些抗生素可引起婴儿过敏反应和导致耐药菌株的发生。四环素在乳汁中的浓度较高，可使婴儿牙齿黄染。乳汁中氯霉素可引起婴儿的骨髓抑制。磺胺类通过乳汁可使某些婴儿发生溶血性贫血，或增加新生儿核黄疸的危险。

（2）中枢神经系统抑制药：癫痫病乳母每日口服苯妥英钠和苯巴比妥各400mg，婴儿出现高铁血红蛋白症，全身淤斑，嗜睡和虚脱。

（3）催眠镇静药：如乳母使用催眠剂量的苯巴比妥类药物，可引起婴儿镇静、嗜睡，吸吮反应减弱。乳母使用安定对婴儿还有蓄积中毒作用。

（4）镇痛药：吗啡等成瘾性镇静药易通过乳汁进入新生儿体内，引起婴儿呼吸抑制，甚至引起婴儿成瘾，并产生撤退综合征。

2. 哺乳期妇女用药的注意事项

（1）权衡用药的必要性和对乳儿可能造成的危害性以决定取舍：应明确用药特征，用药是否必需，应尽量避免哺乳期禁用或慎用药物，否则停止哺乳，以免危害婴儿。

（2）选用进入乳汁最少，对婴幼儿影响最小的药物：因婴幼儿的组织器官及生理功能尚未发育成熟，特别是体内酶系统未十分健全，易于产生毒性反应。

（3）注意用药和哺乳的时间间隔：可根据药物的半衰期长短调整用药和哺乳的最佳间隔时间。一般应避免在药物浓度高峰时授乳，或采取哺乳后用药，最少间隔4小时以上。当用药剂量过大或疗程过长时，为防止对乳儿产生不良影响，应监测乳儿血药浓度。

（三）母乳喂养常见问题预防与处理

1. 乳房胀痛 多因乳房过度充盈及乳腺管阻塞所致。产后应半小时内开始哺乳，促进乳汁通畅；确保正确的含接姿势，做到充分有效的吸吮，并鼓励按需哺乳；哺乳前热敷、按摩乳房，促使乳腺管畅通；两次哺乳期间冷敷，产妇穿戴合适的具有支托性的乳罩，可减轻乳房充盈时的沉重感；婴儿吸吮力不足时，可延长哺乳时间，增加哺乳次数；严重者可口服散结节通乳中药，常用方剂为柴胡、当归、王不留行、木通、漏芦各15g，水煎服。若因乳房过度肿胀，婴儿无法吸吮时应将乳汁挤出喂哺婴儿，护士要教会产妇挤奶，手工挤奶的方法见本章第五节。

2. 乳汁不足 与产妇营养、情绪、睡眠及健康状况密切相关。因此，要增加乳量，首先做到早吸吮、早开奶，按需哺乳，帮助母亲树立母乳喂养的信心。同时保证母亲有足够的睡眠、丰富的营养和稳定的情绪，实行母婴同室。

3. 漏奶 主要表现不喂哺时，乳房也会自动流出大量的乳汁，一般发生在刚开始哺乳的几周中，主要是因为乳汁分泌充足、乳汁分泌量和婴儿需求之间不协调引起的。遇到这种情况时，可用一块小毛巾或卫生巾垫在胸罩内，经常更换。

4. 乳头平坦或凹陷 乳头平坦或凹陷，婴儿很难吸吮，护理人员应给予指导。

（1）乳头伸展练习：将两拇指平行地放在乳头两侧，慢慢地由乳头向两侧外方拉开，牵拉乳晕皮肤及皮下组织，使乳头向外突出。随后将两拇指分别放在乳头上、下侧，由乳头向上、下纵形拉开。此练习重复多次，做满15分钟，每天2次（图5-6）。

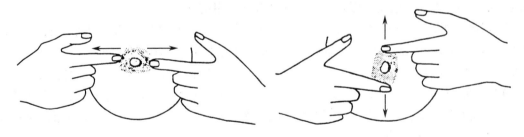

图5-6 乳头伸展练习

（2）乳头牵拉练习：用一手托乳房，另一手的拇指和中、示指抓住乳头向外牵拉，重复10～20次，每天2次。

（3）配置乳头罩：为一扁圆形，当中有孔的类似杯盖的小罩，直径5～6cm，高约2cm，从妊娠7个月起佩戴，对乳头周围组织起稳定作用。柔和的压力致使内陷乳头外翻，乳头经中央小孔持续突起。

（4）用针筒抽吸乳头：取1支20毫升无菌注射器，用刀片在注射器的乳头端将针筒切断，将针栓拔出自针筒断端插入，用针筒的末端套在扁平或凹陷的乳头上，抽吸针栓，利用负压作用吸出凹陷的乳头，同时促进乳腺管通畅（图5-7）。

5. 乳头皲裂 由于婴儿含接姿势不良可造成乳头皲裂，母亲常感到乳头疼痛。轻者可继

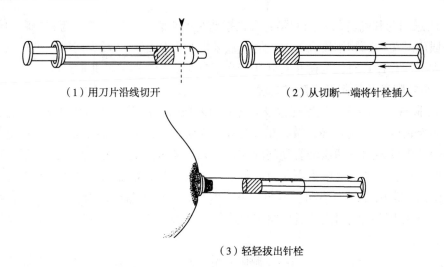

（1）用刀片沿线切开　　　　　　　（2）从切断一端将针栓插入

（3）轻轻拔出针栓

图5-7　制备和应用针筒矫正凹陷乳头

续哺乳，但应纠正婴儿的含接姿势，注意乳头的清洁卫生，先喂健侧乳房，再喂患侧。哺乳前先湿热敷乳房和乳头3~5分钟，并按摩乳房；增加哺乳的次数，缩短每次哺乳的时间；如果母亲因疼痛不能哺乳时，应将乳汁挤出在一消毒容器内，用小勺喂哺婴儿，每3小时1次，直至好转；每次哺乳后，再挤出数滴乳汁涂于皲裂的乳头、乳晕上，并将乳房暴露在新鲜的空气中，有利于伤口愈合。

6. 乳腺炎　若产妇乳房出现局部红、肿、热、痛症状或有结节时，提示患有乳腺炎。轻度时，在哺乳前湿热敷并按摩乳房3~5分钟，轻轻拍打和抖动乳房，先哺喂患侧。每次哺乳时均应充分吸空乳汁，增加哺乳次数，每次哺乳最少20分钟，哺乳后充分休息，饮食要清淡。脓肿形成者切口引流，停止哺乳，并遵医嘱应用抗生素治疗。

7. 退乳与断乳　产妇因病或其他原因不能哺乳者，应及时退奶。常用方法是产妇分娩后应限制进汤汁类食物，不排空乳房，停止哺乳及挤奶，束紧乳房。已泌乳者可外敷芒硝，将芒硝碾碎放薄布袋中敷于乳房，每侧乳房200g，用乳罩托住，芒硝结块时应更换，直至无乳汁分泌。

WHO提倡母乳喂养时间为1岁，断乳季节为秋冬季节为宜，断乳时不要突然停止母乳喂养或在乳头上涂辣、苦味等，应逐渐减少哺乳次数和时间，增加辅食，渐渐断奶，并注意婴儿的情绪变化，避免造成较大的心理压力。

实践与理论

　　该产妇现存的护理问题：①焦虑：与母乳喂养失败、乳房胀痛有关；②乳房胀痛：与乳头凹陷、婴儿无法吸吮而导致乳汁淤积有关；③母乳喂养无效：与乳头凹陷及奶瓶喂养有关。应采取以下护理措施：①焦虑：对产妇进行母乳喂养知识宣教，说明母乳喂养的优点，鼓励产妇树立坚持母乳喂养的信心；②乳房胀痛：指导产妇哺乳前先热敷、按摩乳房，在两次哺乳间冷敷乳房，采取正确的含接姿势频繁喂养；③母乳喂养无效：首先不要用奶瓶喂哺，同时矫正乳头凹陷，指导产妇进行乳头伸展、牵拉练习，用注射器进行抽吸矫正。

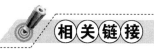

相关链接

　　WHO 促使母乳喂养成功的措施：①有书面的母乳喂养政策，并常规地传达到每位保健人员；②对所有保健人员进行必要的培训，使他们实施这一政策；③要把母乳喂养的好处及处理方法告诉所有孕妇；④帮助母亲在产后半小时内哺乳；⑤指导母亲如何喂奶，以及在需要与婴儿分开的情况下如何保持泌乳；⑥除母乳外禁止给新生儿喂任何食物和饮料，除非有医学指征；⑦实行母婴同室，让母亲和婴儿一天 24 小时在一起；⑧鼓励按需哺乳；⑨不要给母乳喂养的新生儿吸橡皮奶头，或使用奶头做安慰物；⑩促进母乳喂养支持组织的建立，将出院母亲转给这些组织。

第四节　新生儿护理

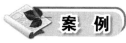

案　例

　　初产妇，32 岁，三天前顺产娩出一女婴，体重 3200g，Apgar 评分 10 分，今日护理查房时产妇主诉因乳头较小，婴儿吸吮困难，吃奶较少，睡眠差，哭闹。检查发现婴儿包裹较厚，皮肤轻度黄染，婴儿颈后有较多湿疹，测量体温 38℃。

　　问题：1. 该案例中新生儿存在哪些问题？
　　　　　2. 针对以上问题应采取哪些措施？

　　新生儿（neonate，newborn）系指从脐带结扎到生后 28 日内的婴儿。足月新生儿是指孕龄满 37 周至不足 42 周，出生体重≥2500g 的新生儿。新生儿娩出后机体内外环境发生了巨大变化，各器官的生理功能尚未完善，对外界适应能力差，患病率和病死率较高。学习和掌握新生儿特点，加强保健及护理，有利于小儿健康成长。

【新生儿的特点】

（一）生理特点

1. 外观特点

（1）足月儿哭声响亮、头大、躯干长，四肢屈曲，皮肤红润、胎毛少，耳廓软骨发育良好、轮廓清楚。乳晕明显、可扪及乳房结节，指（趾）甲达到或超过指（趾）端，足纹遍及整个足底，男婴睾丸已降入阴囊，女婴大阴唇覆盖小阴唇。

（2）早产儿哭声弱，四肢肌张力低，皮肤红嫩，皮下脂肪少，胎毛多，耳廓软、贴近颅骨，轮廓不清楚，乳房无结节，指（趾）甲末达到指（趾）端，足底纹少，足跟光滑，男婴睾丸未降入阴囊，女婴大阴唇不能遮盖小阴唇。

2. 体温调节　新生儿皮下脂肪较薄，体表面积相对较大而易散热，产热则依靠棕色脂肪的氧化代谢。新生儿体温调节中枢功能不成熟，体温易随环境温度的变化而变化。若室温过高、保暖过度或摄入水分不足所致血液浓缩，均可使新生儿在出生后2~3天突然出现体温过高，达38℃以上，但一般情况良好，若立即降低室温、打开包裹散热，并给新生儿喂水，体温可在短时间内恢复正常，这种现象称为"脱水热"。

3. 呼吸系统　新生儿呼吸中枢发育不成熟，胸廓呈圆桶状，肋间肌薄弱，呼吸运动主要靠膈肌运动，故以腹式呼吸为主。新生儿呼吸浅表、频率较快，每分钟约40~45次，节律不规则。早产儿甚至出现间歇性呼吸暂停或青紫。

4. 循环系统　新生儿心率快，波动范围大，通常每分钟90~160次。新生儿血压平均为70/50mmHg，血流多集中于躯干及内脏，而四肢分布较少，故四肢易发冷，末梢易出现青紫。早产儿心率快、血压较足月儿低。

5. 消化系统　胃呈水平位，容量小，贲门括约肌不发达，幽门括约肌发育良好，易发生呕吐和溢乳。早产儿吸吮力差，常出现哺喂困难。新生儿除淀粉酶分泌不足，其余消化酶均能满足消化蛋白质和脂肪的需要，故不宜过早喂淀粉类食物。生后12小时内开始排出墨绿色、黏稠的胎粪，约3~4日内排完，以后转为黄色粪便，若24小时仍无胎粪排出，应检查是否有消化道畸形。

6. 泌尿系统　新生儿肾小球滤过率低，浓缩功能较差，故不能迅速有效地处理过多的水和溶质，容易出现水肿或脱水症状。肾脏对酸、碱调节能力有限，易发生代谢性酸中毒。一般出生后24小时内排尿，若生后48小时仍未排尿，应仔细寻找原因。

7. 血液系统　新生儿出生时血液中红细胞数、白细胞总数和血红蛋白量较高，以后逐渐下降。血容量为85~100ml/kg。

8. 神经系统　新生儿大脑相对较大，皮层兴奋性低，睡眠时间长。神经髓鞘未完全形成，易出现泛化现象。脊髓相对较长，其末端约在3、4腰椎下缘。

9. 免疫系统　新生儿非特异性免疫和特异性功能均不够成熟。胎儿在母体内通过胎盘获得免疫球蛋白IgG，新生儿对某些病毒感染如麻疹有免疫力；而免疫球蛋白IgA、IgM不能通过胎盘到达胎儿体内，因此，新生儿易发生呼吸道、消化道等感染。

10. 常见的几种特殊生理状态

（1）生理性体重下降：新生儿初生数日内，因进食少、水分丢失、胎粪排出而出现体重下降，但一般不超过10%，10天左右恢复到出生时体重。

（2）生理性黄疸：新生儿出生后，体内红细胞破坏增加，产生大量间接胆红素，而肝功能不完善，肝细胞内尿苷二磷酸葡萄糖醛酸基转移酶的含量低，且活力不足，形成结合胆红素的能力低下导致高胆红素血症。常表现为新生儿出生后2~3天出现皮肤、巩膜黄染，4~6天最明显，7~14天自然消退，早产儿可延至3~4周。一般情况良好，肝功能正常，称"生理性黄疸"。

（3）上皮珠、板牙、螳螂嘴：新生儿口腔上腭中线两旁有黄白色小点，称上皮珠；牙龈边缘有黄白色、米粒大小的颗粒，称板牙，俗称"马牙"，以上两种情况均是上皮细胞堆积或黏液腺分泌物积留所致，数周后可自行消失，不可挑破，以免发生感染。新生儿口腔两侧有厚的脂肪层，称为颊脂体，俗称"螳螂嘴"，有助于吸吮。

（4）乳腺肿大和假月经：男、女新生儿多在生后4~7天出现乳腺肿大，2~3周后消退，不需处理，若强行挤压易发生感染。部分女婴在生后1周内可见阴道流出少量血性分泌物，可持续1~2天自然消退。以上两种现象均是因为母亲妊娠后雌激素进入胎儿体内，分娩后母体雌激素对新生儿影响突然中断所致。

（5）新生儿胎脂、红斑及粟粒疹：新生儿出生时体表覆盖一层白色乳酪状胎脂，具有保护皮肤，减少散热作用，皮肤皱褶处较多，长时间存留可刺激皮肤；新生儿生后 1~2 天，在头部、躯干及四肢常出现大小不等的多形红斑，称为新生儿红斑，1~2 天后消失；1~2 周的新生儿鼻尖、前额等部位可见黄白色粟粒大小的斑点，是皮脂腺淤积所致，称为粟粒疹，2 周内自然消退。

（二）行为特征

新生儿出生后不仅在生理上发生变化以适应外界环境，在行为上也会发生一些变化，虽然各有相同，但都具有一些基本特征，构成新生儿社会能力的基础。

1. 睡眠和觉醒　新生儿睡眠有深睡和觉醒两种状态，觉醒有瞌睡、安静、活跃、啼哭四种状态。安静是一种理想状态，此时新生儿会表现出微笑、发出声音及躯体移动，并对说话做出反应；新生儿睡眠时间每天约 20 小时以上，随着大脑发育，觉醒时间逐渐延迟，睡眠时间减少。

2. 感知觉

（1）视觉：新生儿出生时即有对光反射，视野范围约 17~20cm，相当于婴儿哺乳时母子脸之间的距离。出生 2 周具有辨别颜色的能力，据研究报道，新生儿喜欢黑白相间的物体。

（2）听觉：新生儿听力发育较为成熟，出生时即接近成人。90 分贝的响声能引起惊跳反射，新生儿对母亲声音敏感。

（3）触觉：新生儿触觉灵敏，任何部位的抚摸都能引起反应，最敏感的部位是脸、手指、脚趾，母亲可以轻轻抚摸、拍打或按摩来交流母子感情。

（4）味觉：新生儿出生时味觉发育良好，对不同的味道产生不同的反应，喜欢甜味，苦味会引起不快。

（5）嗅觉：新生儿嗅觉发育完善，母乳喂养的孩子能区别自己母亲与别人母亲奶味的不同，这是影响母子感情建立和母乳喂养的重要因素。

3. 神经反射　新生儿出生时便具备一些原始的神经反射，如觅食反射、吸吮反射、吞咽反射、握持反射、拥抱反射等。前三个反射永久存在，后两个反射在生后 3~4 个月自然消失。早产儿原始反射难引出或反射不完全，若患有神经系统疾病时上述反射可能不出现或延迟消失。

【护理评估】

（一）健康史

1. 既往史　了解母亲既往妊娠史，有无特殊家族史。

2. 本次孕产史　本次妊娠经过，分娩方式与经过，产程中胎儿情况、新生儿出生日期时间、体重、性别、Apgar 评分，第一次胎便时间，第一次小便时间等。

（二）身体评估

1. 一般性检查　观察新生儿发育、反应、肌张力活动情况、哭声等，检查时注意保暖。

2. 生命体征　新生儿一般测腋下体温，正常为 36~37.2℃，体温超过 37.5℃即为发热，常见于室温过高、保暖过度或脱水热；体温低于36℃见于室温过低、早产儿或感染等；心跳较快，一般为120~140次/分，若心率持续过快应警惕先天性心脏病；呼吸正常为40~60次/分，若持续呼吸过快可见于呼吸窘迫综合征或膈疝。

3. 皮肤　正常新生儿皮肤微粉红色，手足有些发绀，会出现生理性黄疸，若皮肤苍白、全身发绀或病理性黄疸为异常；观察皮肤有无脓疱、水疱、弥漫性皮肤疹子或全身性鳞屑状，有无海绵状血管瘤或色素不足等。

4. 身高、体重　测量婴儿头顶最高点至脚跟的距离，正常身高为45~55cm；体重在浴后裸体测量，正常新生儿女婴平均为3100g，男婴平均为3400g。体重≥4000g或≤2500g为高危儿，容易发生并发症。

5. 头面部　观察头颅的外形、大小、形状、有无产瘤、血肿及头皮破损，检查囟门大小、张力、有无凸凹，颅骨有无缺损，头围测量是用软尺绕眉弓一周，正常为33~35cm，头围过小见于小头畸形，头围过大见于巨头畸形；眼睛有无水肿、内眦间距大小、有无脓性分泌物、巩膜下有无出血、眼球有无落日征象；鼻尖有无粟粒疹、鼻翼有无扇动；口腔外观有无唇腭裂，口腔内有无鹅口疮或板牙；外耳有无畸形等。

6. 颈胸部　注意观察颈部是否对称、颈部活动范围及肌张力，有无斜颈等；胸部是否对称、有无畸形，是否出现了三凹征，听诊呼吸音是否清晰，有无干湿啰音等。

7. 腹部　观察脐带是否脱落，根部有无渗血或脓性分泌物，恶臭等，腹部略膨隆呈圆形且柔软，右肋下1~2cm可触及肝脏，肠鸣音正常。若腹胀，未排便应考虑肛门闭锁；若出现舟状腹、肝脾大、肠鸣音过多或过少均为异常。

8. 泌尿生殖系统

（1）排尿情形：24~48小时第一次排尿。

（2）女性生殖器：女婴会出现假月经，大阴唇覆盖小阴唇；男婴包皮覆盖龟头，尿道口位中央，睾丸下降，阴囊水肿等。观察有无尿道畸形，化脓性分泌物，睾丸未下降，腹股沟有肠管等。

9. 四肢

（1）手臂：屈曲姿势，对称性活动，肌张力好，可触摸到肱动脉或桡动脉。手臂伸展不对称活动或肌张力差均为异常。

（2）手与指甲：抓握反射，对称性手部运动，指甲超出指端，摩洛反射具有对称性等。有无缺乏握持反射、多指畸形、指甲未达指端或不对称的摩洛反射等。

（3）下肢：下肢屈曲，肌张力好，有很强的回缩能力，观察有无下肢短小，肌张力差等。

（4）足部与足趾：足底有脂肪垫，足底折痕至少覆盖前2/3，足踝部活动好，趾甲成形，具有足部抓握方式。若缺乏足底折痕，足踝部活动受限，足弓变形，多趾畸形，趾甲发育不良或无足部抓握反射等均为异常。

10. 背部　脊柱完整，姿势略弯曲，有无脊髓膜膨出等。

11. 臀部　可出现蒙古斑，肛门是否通畅，有无闭锁或肛裂等。

12. 新生儿神经系统评估

（1）行为状态评估：正常分六期即深度睡眠期、活动睡眠期、昏昏欲睡期、安静清醒期、活动清醒期及哭泣期。

（2）常见神经反射评估

1）寻乳反射：检查者用手指刺激婴儿口角及口唇皮肤，婴儿会向刺激方向张口寻找。若婴儿吃饱或有重症神经障碍时可能会欠缺或减弱。

2）吸吮反射：检查者用奶嘴或手指置入婴儿口腔 3cm，可见规则的吸吮动作，观察吸吮的力度、节奏、吸吮持续时间，5~6 月减弱，1 岁消失。若婴儿吃饱或有重症神经障碍时可能会欠缺或减弱。

3）抓握反射：婴儿仰卧，检查者手指由小儿手掌尺侧放入手中并向手掌压迫，此时婴儿手掌会收缩将检查者手指握住，4 月开始消失。哺乳时减弱，臂丛神经损伤时消失，脑及脊髓损伤时减弱或消失。

4）僵颈反射和颈直立反射：新生儿仰卧头转向一侧，同侧肢体伸直，对侧肢体屈曲，出生时可没有或无反应。

5）交叉伸展反射：检查者用手轻压婴儿一膝部，使之伸展，另一手的指尖刺激同一足底，另一只下肢会屈曲，有欲推开刺激的反应。脊髓损伤或末梢神经伤害时会欠缺减弱。

6）吞咽反射：配合吸吮，观察有无作呕、咳嗽或液体反流等异常现象。

7）踏步反射：扶起新生儿后有向前踏步的动作，评估下肢肌张力及神经异常，1~2 月消失。

8）俯爬反射：俯卧时婴儿企图向前爬行，1~2 月消失。

9）惊吓反射：突然移动或突然巨响，婴儿会有外展及屈曲所有的肢体并开始哭泣，4 月减少 6 月消失，脑部受损时可没有此反射。

10）摩洛反射又称拥抱反射：检查者支撑婴儿呈半坐位，在突然放低婴儿两侧对称性伸展肢体拇指与食指呈 C 特征，继之肢体内收恢复到松弛屈曲状态，3~4 月消失。锁骨骨折时不对称。

13. 亲子互动 观察母亲与婴儿的沟通方式与效果，评估母亲是否有拒绝喂养及护理新生儿的行为。

【护理诊断/问题】

1. 有窒息的危险 与呛奶、呕吐有关。

2. 体温调节无效 与环境温度过低或过高、体温调节中枢发育不成熟及缺乏体脂有关。

3. 有感染的危险 与新生儿抵抗力较低、皮肤较嫩有关。

【预期目标】

1. 新生儿住院期间体温正常。

2. 新生儿住院期间不能发生感染或意外伤害。

【护理措施】

（一）一般护理

1. 环境 新生儿居室应阳光充足，空气新鲜，室温 24~26℃，相对湿度在 50%~60% 为宜,母婴床所占面积大于 $6m^2$。冬季环境温度过低可使新生儿(特别是早产儿)体温不升,要注意保暖。夏季环境温度过高,衣被包裹过厚、过紧,又易引起脱水热。因此,应定时测量新生儿的生命体征,并随气温的变化,随时调节环境温度。

2. 安全措施

(1)新生儿出生后将其右脚印印在婴儿病历体温单上;新生儿手腕上系上写有母亲姓名、床号、住院号、婴儿性别的腕带,以上措施便于孩子在洗浴或治疗处置时核对,并防止抱错。

(2)新生儿床应有床档,床上不放危险物品,以防发生意外伤害。

(3)防止窒息:母亲要注意哺乳姿势,避免乳房堵塞婴儿口鼻;提倡母婴分睡,避免熟睡时母亲肢体、被褥等压住婴儿口鼻而引起窒息;每次喂奶后要将婴儿竖立抱起,轻拍后背,排出胃内空气后右侧卧位,防止发生呛咳而引起窒息;冬季外出时不要将婴儿包裹得过严、过厚、过紧,注意不要捏鼻喂药;如果发现新生儿意外窒息,应迅速去除引起窒息的原因,保持呼吸道通畅,若婴儿呼吸心跳停止,即刻行心肺复苏,同时转送医院抢救。

3. 日常观察 每日观察新生儿的精神、面色、皮肤、哭声、吸乳、体温、大小便及睡眠等情况,如有异常应及时处理。

4. 衣着舒适 新生儿衣服应宽松、柔软、舒适、易穿脱,用浅色棉布缝制。尿布要清洁、柔软、透气性好,吸水性强,避免使用化纤织物。

5. 皮肤护理 为保持皮肤清洁,增进婴儿舒适感,减少病菌的繁殖,应每日沐浴。沐浴游泳后再做婴儿抚触,具体操作方法见本章第五节。

6. 排便护理 正常母乳喂养新生儿大便为黄色、膏状、无臭微带酸味,每日 3~5 次左右。牛奶喂养儿大便呈淡黄色,较母乳喂养儿的大便干燥,微臭味。消化不良时大便为黄色或绿色,冲蛋花汤样便。饥饿时大便为绿色、量少、次数多。肠道感染时大便次数多、水样或带有黏液、脓性。每次大便后用温水清洗臀部,保持臀部干燥,勤换尿布,积极预防和及时治疗尿布疹。若发生红臀,可用红外线照射。若发生皮肤溃烂,用消毒植物油涂于患处。

(二)喂养

新生儿喂养方法有母乳喂养、人工喂养和混合喂养,提倡母乳喂养。母乳喂养的婴儿应尽早开奶,防止发生低血糖;乳汁分泌不足或其他原因不能按时哺乳者,可指导母亲进行混合喂养,即用牛奶、配方奶粉或其他代乳品补充母乳不足。喂养方法应先试喂 5%~10% 葡萄糖水,吸吮吞咽功能良好者给予配方乳,但每次应先哺母乳,待乳汁吸尽后,再补充其他乳品。每日母乳喂养不可少于 3~4 次,胎龄越小,出生体重越低,间隔时间越短,以喂奶后安静、无呕吐及腹胀,足月儿体重增加 15~30g/d、早产儿 10~15g/d 为标准。

(三)防止感染

1. 加强皮肤黏膜护理 口腔内上皮珠、两颊部脂肪垫不可挑割。脐部要保持干燥,敷料一旦被尿液污染应及时更换,脐带脱落后,脐窝有渗出物,可涂 75% 乙醇,有脓性分泌物,先用 3% 过氧化氢溶液清洗,然后涂 2% 碘酊。不可挤压乳腺结节,以免发生乳腺脓肿。

2. 注意环境卫生及看护人员健康 居室应保持空气清新,定期全面清扫及消毒。减少亲友探望,护理新生儿前、后必须洗手,看护人员患感染性疾病应暂时与新生儿隔离,上呼吸道感染者要戴口罩。

3. 注意用具卫生 新生儿奶具、玩具要蒸煮消毒5分钟。新生儿个人卫生用具与成人分开，避免交叉感染。

4. 按时预防接种 按计划免疫程序积极开展预防接种，防止传染病发生。

（1）卡介苗：出生后12～24小时内接种卡介苗0.1ml，但早产儿、低体重儿、体温在37.5℃以上，严重呕吐、腹泻、湿疹、脓疱疹等不能接种。

（2）乙肝疫苗：正常新生儿出生后24小时内、1个月及6个月各注射一次乙肝疫苗10μg。

（四）新生儿疾病筛查

1. 听力筛查 新生儿听力筛查的目标是早期发现有听力障碍的儿童，给予及时干预，减少对语言发育和其他神经精神发育的影响。

（1）筛查时间：实行两阶段筛查，即出院前进行初筛，未通过者于42天内进行复筛，仍未通过者转听力检测中心，有高危因素的新生儿，即使通过筛查仍应结合听性行为观察法，3年内每6个月随访一次。

（2）筛查方法：耳声发射测试和/或自动听性脑干诱发电位。

（3）干预措施：复筛阳性的患儿由听力检测机构进行耳鼻咽喉科检查。①针对病因：对可纠正性听觉障碍患儿进行相应的药物、手术治疗；②听力补偿或重建：对永久性感音神经性听觉障碍患儿，应首选配带助听器。对双侧重度或极重度感音神经性听力障碍患儿，应用助听器效果甚微或无明显效果，要进行人工耳蜗术前评估，考虑进行人工耳蜗植入；③听觉、言语训练及康复指导。

2. 遗传代谢性疾病筛查 我国目前主要筛查的是苯丙酮尿症和先天性甲状腺功能减低症，为尽早确诊阳性的患儿提供治疗服务，并定期评估。

（1）筛查时间：采血时间为出生72小时后至7天之内，并充分哺乳。对于各种原因如早产儿、低体重儿、提前出院者等没有采血者，最迟不宜超过出生后20天。

（2）筛查方法：采用国家推荐的实验方法进行滤纸干血片检测，对于2次实验结果均阳性的，需追踪确诊。苯丙酮尿症以苯丙氨酸作为筛查指标，先天性甲状腺功能减低症以促甲状腺素作为筛查指标，以血清促甲状腺素、游离三碘甲状腺原氨酸、游离甲状腺素浓度为确诊指标。

（3）干预措施：苯丙酮尿症治疗应由专科医生指导，在营养师配合下进行低苯丙氨酸饮食治疗，低苯丙氨酸饮食治疗至少到10岁。先天性甲状腺功能减低症采用甲状腺素替代疗法，正规治疗2～3年停药1个月，复查甲状腺功能、甲状腺B超或甲状腺同位素扫描，如为暂时性甲状腺功能减低症则停药定期随访，如为永久性甲状腺功能减低症进行终身治疗。定期进行体格和智能发育情况评估。

3. 先天性髋关节发育不良的筛查 评估髋部是否外展，筛查先天性髋关节发育不良。可采用巴洛试验，用一只手固定新生儿的骨盆，另外一只手拉着对侧髋部内收弯曲，向后用力，如果髋部易脱臼，能轻易感觉到。

（五）促进亲子互动

观察母亲、父亲与孩子间的相互反应，鼓励父母与新生儿交流，解释孩子的情感反应，促进父母亲与孩子的感情互动。

实践与理论 ✏️

　　该案例中新生儿存在的问题：①黄疸：可能与生理性黄疸或病理性黄疸有关；②体温过高：与脱水热或黄疸有关；③母乳喂养困难：与母亲乳头较小，婴儿吸吮困难有关；采取以下措施：①严密观察婴儿一般情况及皮肤黄染的变化，黄染的部位、颜色是逐渐减轻还是持续加重，协助医生检查新生儿胆红素指数，通过进一步检查诊断为生理性黄疸。②指导产妇正确护理新生儿，保持室内适宜的温湿度，婴儿不可包得过多。为新生儿打开包裹，喂葡萄糖水，经过以上护理，婴儿体温恢复正常。③指导产妇实施乳头伸展及牵拉练习，护理人员采取注射器抽吸法进行矫正，并指导产妇采取正确的含接姿势。

【结果评价】

1. 新生儿保持体温正常。
2. 新生儿没有发生窒息或感染。

第五节　产褥期母婴护理技术

一、产褥期产妇护理技术

【外阴擦洗/冲洗】

（一）目的

　　保持会阴及肛门部清洁，防止生殖系统、泌尿系统的逆行感染，促进会阴伤口愈合，使患者舒适，常用于长期卧床，生活不能自理的患者；妇科手术后留置导尿管者；分娩后的产妇；胎膜早破的孕妇；患有急性外阴炎者。

　　（二）用物准备

　　1. 擦洗用物　一次性会阴垫1张、治疗盘一个、一次性换药碗（内有2把镊子和用药液浸透的棉球若干）、弯盘。

　　2. 冲洗用物　一次性会阴垫1块、冲洗壶、消毒大棉签若干、冲洗液（如1:20碘伏液等）、便盆。

　　（三）操作方法

　　1. 向患者解释操作的目的、方法、可能的感受，以取得患者配合。

　　2. 操作时拉好隔帘或用屏风遮挡。

　　3. 嘱患者事先排空膀胱，协助患者取仰卧屈膝位，为患者脱掉一只裤腿，暴露外阴，操作者戴一次性手套，并将一次性会阴垫垫在患者臀部下。

　　4. 外阴擦洗　将一次性换药碗打开铺在会阴下，弯盘置于会阴旁，用一把镊子夹起棉球，另一把镊子进行擦洗，一般擦洗3遍。第一遍擦洗顺序由外向内、自上而下，初步擦净会阴部分泌物及血迹；第二、三遍擦洗顺序由内向外，由上到下的原则擦洗尿道口、阴道口、阴唇、阴阜、大腿内侧，每一个部位更换一个棉球，最后擦肛门。再按此顺序擦干会阴，如会阴有伤口应以伤口为中心向外擦洗。

5. 外阴冲洗　将便盆轻轻垫到患者臀部下，将床头稍稍摇高，用冲洗壶冲洗外阴，顺序同擦洗，冲洗完毕后用大棉签擦干会阴。

6. 操作结束后撤去一次性会阴垫，协助患者穿好裤子，整理好床单位。

（四）注意事项

1. 操作过程中应注意关心患者，避免受凉，注意保护患者隐私。

2. 冲洗液的温度为39~41℃，在冬天进行擦洗棉球应加温。

3. 冲洗时应用干棉球堵塞阴道口，避免消毒液流入阴道。

4. 擦洗动作轻稳，顺序清楚，两把镊子不可接触和混用，每擦1处更换1个棉球。

5. 有尿管者，要将尿道口周围反复擦洗干净，注意观察尿管是否通畅，避免打结或脱落。

6. 注意观察会阴部伤口周围组织有无红肿，观察阴道分泌物的颜色、气味和性状，伤口愈合的情况，如有异常及时记录，并通知医生。

7. 严格无菌技术操作，防止交叉感染。操作前后护士均应洗手或用快速手消毒液喷手，最后擦洗有伤口感染者。

【会阴湿热敷】

（一）目的

改善会阴部血液循环，提高组织活力，增强白细胞的吞噬功能，有利于脓肿的局限和吸收，促进局部组织的生长和修复。常用于会阴水肿、血肿、伤口有硬结及早期感染等患者。

（二）用物准备

一次性会阴垫1张、治疗巾1张、医用凡士林、灭菌干纱布、一次性换药碗或带盖搪瓷罐、内盛沸水浸泡的纱布2张（或煮沸的50%硫酸镁溶液浸泡的纱布2张）等。

（三）操作方法

1. 向患者解释操作的目的、方法，嘱患者排空大小便。

2. 协助患者取仰卧屈膝位，暴露外阴，臀下垫一次性会阴垫，首先做外阴擦洗。

3. 在热敷部位涂一层凡士林，盖上纱布，用敷料钳夹起用沸水浸泡的纱布（或煮沸的50%硫酸镁溶液浸泡的纱布）稍稍拧干，敷于患处。

4. 一般3~5分钟更换热敷垫一次，热敷时间15~30分钟。

5. 热敷完毕，移去热敷垫，观察热敷部皮肤，用无菌纱布拭净皮肤上的凡士林，协助患者穿好衣裤，整理好床单位。

（四）注意事项

1. 热敷温度为41~48℃，每次热敷15~20分钟，热敷中应询问患者有无不适，注意勿烫伤。

2. 热敷的面积为病灶范围的2倍。

【会阴红外线照射】

（一）目的

利用红外线的热作用，促进会阴部血液循环，加速炎症吸收，具有消炎、消肿作用。适用于外阴水肿及伤口愈合缓慢者。

（二）用物准备

凡士林油、红外线灯。

（三）操作方法

1. 携红外线灯至床旁，向患者解释操作的目的和步骤。

2. 嘱患者排空膀胱。

3. 协助患者两腿屈曲分开，以暴露外阴，注意保暖。

4. 在照射部位先涂抹一薄层凡士林油。

5. 将灯头移至距离会阴部 30 ~ 50cm 处，打开开关，根据患者感觉再次调节灯距。

6. 每次照射时间为 20 ~ 30 分钟，照射完毕，整理用物及床单元。

（四）注意事项

1. 照射治疗前，应向患者讲明注意事项，请其不要移动体位，以免烫伤。

2. 照射过程中及照射完毕，应仔细观察局部皮肤有无发红、水泡、灼痛等异常现象。

【乳房护理】

（一）目的

清洁乳房，增进产妇的舒适；使乳腺管通畅，减轻乳胀，促进乳汁分泌；健美乳房，防止下垂；预防婴儿发生感染导致腹泻。

（二）用物准备

物品准备　一条大毛巾、4 条小毛巾、清洁纱布两块、一块香皂、爽身粉、甘油一瓶、热水、干净胸罩一件。

（三）操作方法

在脸盆内注入热水（温度在 41 ~ 43℃），并放入毛巾，产妇取舒适体位，解开上衣，暴露胸部，在胸部盖上大毛巾。

1. 清洁乳房　露出右侧胸部，将小毛巾浸水，以顺时针方向擦洗乳部，并自乳头逐渐向根部擦洗整个乳房，注意动作要轻柔。并用大毛巾拭干乳房。然后用同样方法擦洗左侧乳房。

2. 热敷乳房　更换一盆干净热水，水温 50 ~ 60℃，可依气温酌情增减。露出胸部，大毛巾从乳下 2 ~ 3 寸盖好。将湿热小毛巾覆盖两乳房，保持水温。最好两条毛巾交替使用，每 1 ~ 2 分钟更换一次热毛巾，如此敷 8 ~ 10 分钟即可。注意皮肤的反应，避免烫伤，然后用毛巾擦干并盖上大毛巾。

3. 按摩乳房　母亲取坐位或仰卧位，解开衣扣，露出右侧胸部。将清洁纱布置于乳头上，以吸收流出的乳汁。将爽身粉倒在手上搓匀。一手托住乳房，另一手轻按乳房，作旋转式按摩。按摩完毕，用毛巾将爽身粉拭净，穿好胸衣，整理好物品（图5-8）。

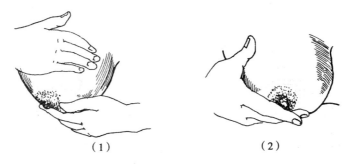

（1）　　　　　　　　（2）

图5-8　乳房按摩

（四）注意事项

1. 操作者剪指甲，取下手表、戒指等，用肥皂清洗双手。

2. 将门窗关好，室温调至25℃左右。

3. 有乳头凹陷者，应特别注意乳头的清洁。

4. 如果乳头发炎、乳腺发炎、乳房手术者则不能进行乳房护理。

5. 在乳房护理完后稍微休息一会即可以进行喂奶。

6. 对暂时吸吮未成功的婴儿，切忌应用橡皮乳头，以免引起乳头错觉，给吸吮成功带来更大困难。

【手工挤奶】

（一）目的

缓解奶胀、去除乳汁淤积。常用于奶胀；乳汁淤积；母婴暂时分离；低体重儿不能吸吮者。

（二）用物准备

清洁盆、小毛巾、热水、大口径的杯子等。

（三）操作方法

1. 母亲精神放松，洗净双手，取舒适的体位，坐或站均可，以自己感到舒适为准。

2. 将杯子洗涤干净，倒入沸水放置几分钟后，把水倒去备用。

3. 湿热敷双侧乳房3～5分钟。

4. 挤奶　挤奶时将容器靠近乳房，这时母亲的身体略向前倾，用手将乳房托起，先将拇指放在乳晕上方，距乳头根部约2cm处，食指放在乳晕下方与拇指相对，其他手指托住乳房，然后用拇指及食指向胸壁方向轻轻下压，反复一压一松，依各方向按同样的方法压乳窦，使每个乳窦的乳汁都被挤出。一侧乳房至少挤压3～5分钟，待乳汁少了，就可挤另一侧乳房，如此反复数次持续20～30分钟（图5-9）。

5. 挤奶后在乳头上涂一层乳汁，等其自然干燥，保护乳头。

（四）注意事项

1. 操作人员剪指甲，取下手表、戒指等，用肥皂清洗双手。

2. 挤压乳晕的手指不能滑动或摩擦动作，手指必须挤压乳头后方、乳晕下方的乳窦上，有节奏地挤压及放松。

3. 一般一侧乳房至少挤压3～5分钟，待乳汁少了，可挤另一侧乳房，双手交替使用，以免疲劳。

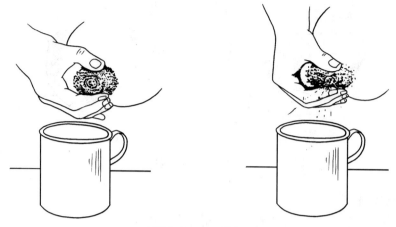

图 5-9　手工挤奶

二、新生儿护理保健技术

【新生儿更换尿布】

（一）目的

经常更换尿布可保持婴儿臀部皮肤清洁、干燥，使婴儿舒适，预防尿布性皮炎；保持床铺衣裤干燥清洁，避免受凉。

（二）用物准备

尿不湿或布尿片、尿布桶、温水、小毛巾、护臀霜或其他治疗性药物。

（三）操作方法

1. 将婴儿平卧于床上，揭开婴儿盖被，解开被大小便污染的尿布。

2. 一手握住婴儿的两脚轻轻提起，露出臀部，另一手用尿布洁净的上端擦净会阴部。

3. 将尿布污湿部分向内卷折，取下污湿尿布，放入尿布桶内。

4. 必要时将婴儿抱起，以温水清洗臀部。清洗时一手托住婴儿大腿根部及臀部，同侧前臂及肘部护住婴儿腰背部，另一手清洗臀部，用毛巾将臀部水分吸净。

5. 放婴儿于床上，握住婴儿两脚并提起，使臀部略抬高，将准备好的清洁尿布的一端垫于婴儿腰骶部，放下双脚，由两腿间展开尿布的另一端并覆盖于下腹部，系上尿布带。

6. 拉平婴儿衣服，盖好被子，洗手。

（四）注意事项

1. 操作人员剪指甲，取下手表、戒指，用肥皂清洗双手。

2. 调节室温至 24 ~ 28℃，关闭门窗，避免对流风。

3. 选择质地柔软、透气性好、吸水性强的棉织品做尿布，以减少对臀部的刺激。

4. 换尿布时，动作要轻快，避免暴露婴儿上半身。

5. 尿布包扎应松紧适宜。过紧会影响婴儿活动，过松会使大便外溢。

6. 若婴儿尿量较多或身体较胖，可在尿布上再垫一层尿布以增加厚度，女婴将加厚层垫于臀下，男婴则将加厚层放于会阴部。

7. 仔细观察婴儿大小便的颜色、性状及臀部皮肤是否清洁、干燥、完整。

8. 更换尿布过程中，应主动与婴儿进行语言及情感交流。

【新生儿臀红护理法】

（一）目的

减轻患儿不适，促进受损皮肤康复。

（二）用物准备

盛有温开水的面盆、小毛巾、棉签、弯盘、药物（紫草油、鞣酸软膏、护臀霜、鱼肝油软膏、达克宁霜）、红外线灯或鹅颈灯。

（三）操作方法

1. 备齐用物，按操作顺序将用物放于治疗车上，推至床旁。

2. 解开患儿污湿尿布，若有大便，用温水将臀部洗干净，并用小毛巾吸干水分。

3. 用清洁尿布垫于臀下，使臀部暴露 10~20 分钟（在适宜的室温下进行）。

4. 若臀红严重者也可用红外线灯或鹅颈灯照射臀部，灯泡功率 30~40 瓦，距臀部患处 30~40cm，照射 10~15 分钟。

5. 将蘸有药膏的棉签贴在皮肤上轻轻滚动，均匀涂药。

6. 给患儿更换尿布，穿好衣服，盖好被褥，整理用物。

（四）注意事项

1. 臀部皮肤有溃破或糜烂，清洗时应尽量轻柔，避免用小毛巾直接擦洗。涂抹油类或药膏时，应使棉签贴在皮肤上轻轻滚动，不可上下涂刷，以免加剧疼痛和导致脱皮。

2. 暴露时应注意保暖，避免受凉，一般每日 2~3 次，照射时应有护士守护患儿，避免烫伤，一般每日 2 次。

3. 根据臀部皮肤受损程度选择油类或药膏：轻度臀红，涂紫草油或鞣酸软膏或护臀霜；重度臀红，涂鱼肝油软膏，每日 3~4 次；继发真菌感染可涂达克宁霜，每日 2~4 次，用至局部感染控制。

4. 重度臀红者尽量使用纯棉尿布，用后尿布应煮沸消毒。

【新生儿沐浴】

（一）目的

婴儿沐浴可清洁皮肤，使婴儿舒适；协助婴儿皮肤的排泄和散热，促进血液循环；活动肌肉和肢体，便于观察婴儿情况。

（二）用物准备

婴儿尿布、衣物、包被、大毛巾 1 条、面巾 1 块、洗头巾 1 块、浴巾 2 块。浴盆（内放 2/3 满的温热水，水温：冬季 38~39℃，夏季 37~38℃）、70% 酒精、棉签、沐浴液、爽身粉等。

（三）操作方法

1. 脱去婴儿衣服，保留尿布，用大毛巾包裹婴儿。

2. 擦洗面部。用单层面巾由内眦到外眦擦眼，更换面巾部位以同法擦另一眼。然后擦耳，擦耳时由内向外。用棉签清洁鼻孔。最后擦面部，顺序是：从额部→鼻翼→面部→下颌。洗面部时禁用肥皂。

3. 清洗头部。抱起婴儿，左手托着婴儿枕部，将婴儿躯干挟于护士腋下，左手拇指和中指分别将婴儿双耳廓向前折，堵住外耳道口，以防水流入耳内。右手先用水淋湿头发，再将洗发液涂于手上，洗头、颈、耳后，然后用清水冲洗、擦干（图5-10）。

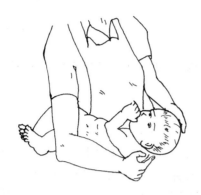
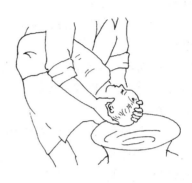

图5-10 洗头

4. 盆底垫一浴巾，以防婴儿在盆内滑跌。解开大毛巾，去除尿布。护士左手握住婴儿左臂靠近肩处，使婴儿颈部枕于护士手腕处，再以右前臂托住婴儿左腿，用右手握住婴儿左腿靠近腹股沟处使其臀部位于护士手掌上，轻轻放于水中（图5-11）。

5. 护士松开右手，淋湿婴儿全身，抹沐浴液洗颈下、胸、腹、臂、手、手指缝、腋下，再洗腿、脚、会阴，随洗随冲净。在清洗过程中，护士左手始终将婴儿握牢，只有在洗背部时，左右手交接婴儿，使婴儿头靠在护士的右手臂上，洗后项、背部、臀部、腿，随洗随冲净（图5-12）。注意洗净皮肤皱褶处，同时观察皮肤情况。

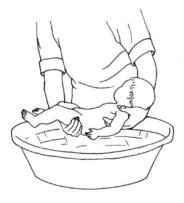
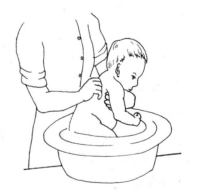

图5-11 入水手法　　　　　　　　　　　图5-12 洗背

6. 洗毕，迅速将婴儿依照放入水中的方法抱出，用大毛巾包裹全身并吸干水分，检查全身各部位，涂爽身粉。

7. 处理脐部。用干棉签蘸干脐窝，用75%酒精棉签自脐部中央向周围环形擦拭两遍。

8. 为婴儿垫上尿布，穿好衣服，必要时剪指甲。

9. 整理用物、记录。

（四）注意事项

1. 操作者剪指甲，取下手表、戒指，用肥皂清洗双手。

2. 调节婴儿洗澡间内温度至 27℃ 左右，把准备更换的衣物按顺序排好，放好澡盆。

3. 沐浴应在喂奶前或喂奶后 1 小时进行，以防止溢奶或呕吐。

4. 每个孩子沐浴前后操作者均应洗手，避免交叉感染。

5. 动作轻快，注意保暖，减少暴露；勿使水或肥皂沫进入耳、眼内；头顶部有皮脂结痂时，不可用力清洗，可涂液状石蜡浸润，次日轻轻梳去结痂，再清洗。

6. 通过语言和非语言方式与婴儿进行情感交流。

7. 密切观察婴儿的反应及全身皮肤有无异常。

【新生儿游泳】

（一）目的

促进胎便早排出、生理性黄疸早消退、营养早吸收、生理性体重早恢复；婴儿游泳能促进脑细胞的发育，提高免疫力，增加肺活量，减少呼吸道感染，促进身高、体重的增长。适用于足月分娩的婴儿；妊娠 32～36 周分娩的早产儿、低体重儿（体重 2000～2500g，住院期间无需特殊处置者）。

（二）用物准备

游泳池、一次性桶套、游泳圈、水温计、护脐贴、棉签、消毒液、浴巾、衣物、尿布等。

（三）操作方法

1. 室温调至 28℃ 左右，水温调至 38～42℃ 左右，放一些柔和的音乐。

2. 检查游泳圈，如型号是否匹配，保险按扣是否安全，双气道是否均匀充气，以及是否漏气等。

3. 新生儿脐带未脱落前，应将新生儿脐部贴上防水护脐贴。

4. 为新生儿套好游泳圈，并检查其下颏部是否放在下颏槽内，下颌是否垫托在预设位置。

5. 将新生儿缓慢放入水中，游泳时间为 10～15 分钟，同时进行水中抚触。

6. 游泳完毕，取下防水护脐贴，迅速用大毛巾擦干新生儿全身水迹，用消毒液消毒脐部两次，为新生儿穿好衣物。

（四）注意事项

1. 选择正规品牌的游泳圈和游泳附属设备，用洁净水。

2. 为防止交叉感染，游泳池内套一次性桶套。

3. 为避免呕吐，应在吃奶后 1 小时再行游泳。

4. 游泳过程中应密切观察新生儿的面色、呼吸，并与新生儿进行眼光、语言、抚摸等交流，以表达对他的爱和关怀。

5. 新生儿 Apgar 评分低于 8 分者、患有新生儿疾病需接受治疗者、小于 32 周的早产儿，体重低于 1800g 的低体重儿禁忌游泳。

【新生儿抚触】

（一）目的

婴儿抚触可增强抵抗疾病的能力；改善消化系统的功能；帮助大脑发育、促进神经松弛、减少哭闹不安；加深睡眠深度，延长睡眠时间；促进母婴情感交流。

（二）用物准备

干毛巾、尿片、更换的衣物，润肤油。

（三）操作方法

1. 操作者剪指甲，取下手表、戒指，用肥皂清洗双手。

2. 调节室温在28~30℃，放一些柔和的音乐做背景。

3. 让婴儿全身裸露，先在掌心倒一些婴儿润肤油，轻轻摩擦以温暖双手。

4. 头面部抚触（图5-13） 操作者两拇指从婴儿前额中央往两侧推压，再从下颌部中央向两侧以上滑动，使上下唇形成一个微笑状。这样可以舒缓脸部因吸吮、啼哭及长牙所造成的紧绷。然后两手从前额发际抚向脑后，最后两中指分别停在耳后。

5. 胸部抚触（图5-14） 双手放在婴儿两侧肋缘，分别向对侧上方交叉推进，在胸部划成一个大的交叉。这样可以帮助婴儿顺畅呼吸循环。

6. 腹部抚触（图5-15） 两手依次从婴儿的右下腹向上腹再向左下腹移动，再移动返回右下腹（呈顺时针方向划圆）。腹部抚触可以促进婴儿对食物的消化、吸收和排泄，增加婴儿的食量，加快体重的增长。

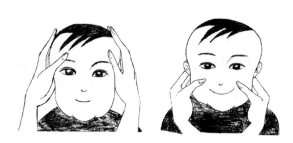

图5-13 头面部抚触

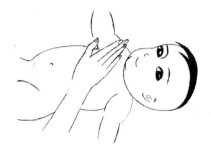

图5-14 胸部抚触

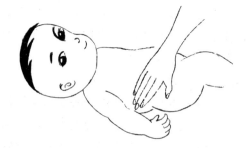

图5-15 腹部抚触

7. 四肢抚触（图5-16） 两手抓住婴儿的手臂，交替从上臂到手腕轻轻挤捏，然后双手夹住婴儿的手臂，上下搓滚。双下肢的做法和手臂相同。

8. 手足抚触（图5-17） 用拇指的指腹从婴儿脚跟、掌面向脚趾方向推进，并捏拉脚趾各关节。手的做法与足相同。

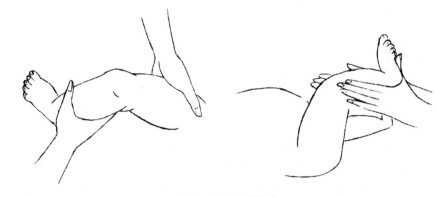

图 5-16　四肢抚触

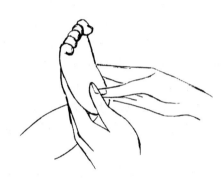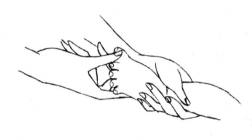

图 5-17　足部抚触

9. 背部抚触（图 5-18）　让婴儿翻身俯卧，头偏向一侧，以脊椎为中分线，双手与脊椎成直角，往相反方向重复移动双手。从背部上端移往臀部，再次从上端向下做迂回运动。

抚触先从每次 5 分钟开始，适应后每次 15 分钟，每天 2~3 次。

（四）注意事项

1. 抚触时间安排在沐浴后、午睡或晚间就寝前。

2. 操作者指甲要短于指端，不佩戴首饰，以免损伤婴儿皮肤。

3. 用力适当，过于轻柔的抚触常会引起婴儿产生痒感。

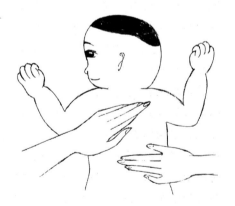

图 5-18　背部抚触

4. 密切注意婴儿在接受抚触过程中的反应，如出现哭闹、肌张力增加、神经质、活动兴奋性增加、肤色出现变化或出现呕吐，应停止抚触。

5. 抚触应避开未脱落脐痂部位。

6. 注意与婴儿情感交流，面带微笑，语言柔和。

本章小结

1. 产褥期妇女生理与心理调适，主要阐述了产褥期妇女全身各系统发生一系列变化，其中生殖系统变化最大的器官是子宫，在子宫恢复至未孕状态的过程中，由于子宫肌纤维的缩复作用会出现产后宫缩痛，2~3 天自然消失；子宫内膜修复的同时，残留的蜕膜组织经阴道流出形成恶露，恶露分三个阶段，即红色恶露、浆液性恶露和白色恶露，通过恶露色、量、味的观察以及子宫复旧的评估，可以发现子宫复旧是否正常，是否发生产后感染；循环系统变化主要是产后 3 天内血容量增加 15%~25%，尤其是产后 24 小时内心脏负担最重，心脏病产妇易于发生心衰；泌尿系统主要变化是尿量增多，容易发生尿潴留及尿路感染；乳房变化是泌乳，婴儿吸吮是保持泌乳的关键；产褥期妇女的心理调适，美国心理学家 Rubin 分为依赖期、依赖-独立期和独立期。护理人员及家庭成员根据各期不同的心理变化特点进行关心、帮助与指导，促使产妇顺利度过产褥期，防止发生产后压抑。

2. 产褥期妇女的护理主要阐述了如何对产妇进行全面正确的护理评估，包括健康史的咨询、生命体征的监测、子宫复旧的评估、恶露的观察及会阴伤口的愈合评价，有无褥汗导致的虚脱、是否有尿潴留及尿路感染征象、乳房的形状、乳头类型及乳汁分泌情况以及产妇的心理行为等，通过评估找出常见的护理问题，实施针对性护理措施，如舒适的环境、丰富的营养，适当的活动与休息，子宫复旧的观察与促进，会阴及乳房护理等，使产妇安全度过产褥期。

3. 母乳喂养一节主要讲了纯母乳喂养的概念、母乳成分及其变化、母乳喂养的好处，在母乳喂养技巧部分重点阐述了母乳喂养的方法、时间及母乳喂养充足或困难的表现，对母乳喂养期间常见的乳房胀痛、乳汁不足、乳头扁平或凹陷、乳头皲裂和乳腺炎等问题的预防与处理进行了具体阐述，以指导产妇成功的母乳喂养。

4. 新生儿是指从脐带结扎到生后 28 天内的婴儿。由于新生儿体表面积相对较大而易散热，容易出现脱水热；由于胃呈水平位，贲门括约肌不发达、幽门括约肌发育较好而容易出现呕吐溢奶；新生儿出生后体内红细胞破坏较多，而肝功能不完善，不能将大量的间接胆红素转化为结合胆红素排出，而导致高胆红素血症，出现生理性黄疸，要与病理性黄疸相鉴别；由于新生儿免疫系统发育不完善，抵抗力较低，易于感染；新生儿常见的神经反射如寻乳反射、吸吮反射、抓握反射及摩洛反射等。通过对新生儿全面系统的评估，找出常见的护理问题，实施相应的护理措施，如适宜的环境、安全的防范措施、合理的喂养、正确的免疫接种及新生儿常见疾病的筛查等，以保证新生儿健康成长。

5. 产褥期护理技术包括产妇的护理技术和新生儿的护理技术。在产妇的护理技术部分重点阐述了外阴擦洗/冲洗、会阴湿热敷、会阴红外线照射、乳房护理、手工挤奶及产褥期保健操等技术的目的、方法和注意事项；新生儿护理技术主要包括新生儿更换尿布、新生儿红臀护理、新生儿沐浴、游泳、抚触等常用技术。

（张秀平）

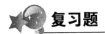 复习题

1. 产后如何评估子宫复旧？
2. 简述三种恶露的特点。
3. 简述母乳喂养的优点。
4. 简述母乳喂养常见问题预防与处理。

第 六 章

妊娠期并发症妇女的护理

妊娠是十分复杂的生理过程。妊娠期母体和胎儿易受到各种内在、外在因素的影响，出现妊娠期特有的并发症。妊娠早期可出现流产、异位妊娠，中、晚期出现妊娠期高血压疾病、前置胎盘、胎盘早剥等，严重威胁母儿健康。

第一节　自然流产妇女的护理

案 例

患者，32岁，停经8周，出现轻微下腹痛伴点滴阴道出血半天来院就诊。检查：阴道少量血性分泌物，子宫体如妊娠8周大小，宫口未开，双侧附件正常。尿妊娠试验（＋）。患者及家属情绪焦虑。

问题：1. 该患者的临床诊断及治疗原则是什么？

2. 针对该患者的护理诊断和护理措施有哪些？

【概述】

（一）定义

妊娠不足28周、胎儿体重不足1000g而终止者，称为流产（abortion）。妊娠12周前终止者称早期流产；妊娠12周至不足28周终止者称晚期流产，临床以早期流产多见。流产分为自然流产和人工流产，本章主要介绍自然流产（spontaneous abortion）。

（二）病因

导致流产的原因很多，主要有以下几方面：

1. 胚胎因素 染色体异常是早期流产最常见原因，包括染色体数目异常和结构异常等。

2. 母体因素 孕妇合并全身性疾病、生殖器官疾病、内分泌异常，妊娠期发生创伤、强烈应激与不良习惯等均可导致流产。

3. 免疫功能异常 妊娠后若母儿双方免疫不适应可引起母体对胚胎的排斥而导致流产；母体内有抗精子抗体也可导致早期流产。

4. 环境因素 过多接触某些有害的化学物质（如砷、铅、苯、甲醛等）和物理因素（如放射线、噪音及高温等），均可引起流产。

（三）病理

流产过程是妊娠物逐渐从子宫壁剥离，然后排出子宫。

1. 妊娠8周前 胚胎多先死亡，继之底蜕膜出血并与胚胎绒毛剥离，已剥离的胚胎组织如同异物刺激子宫收缩。此时，胎盘绒毛发育不成熟，与子宫蜕膜联系不牢固，妊娠产物可完全排出，出血不多。

2. 妊娠8~12周 胎盘绒毛发育茂盛，与底蜕膜联系较牢固，妊娠产物不易完整剥离排出，部分滞留在宫腔内影响子宫收缩，导致出血量较多。

3. 妊娠超过12周 胎盘已完全形成，流产时先出现腹痛，然后排出胎儿、胎盘。

【护理评估】

（一）健康史

应详细询问孕妇停经史和有无流产史；早孕反应情况；有无腹痛、阴道流血及妊娠物排出。全面了解患者有无全身性疾病、生殖器官疾病、内分泌功能异常及是否接触过有害物质等，以识别发生流产的诱因。

（二）身体评估

停经、腹痛、阴道流血是流产的主要临床症状，在流产发展的不同阶段，其临床表现亦不同。

1. 一般流产的发展过程 如下：

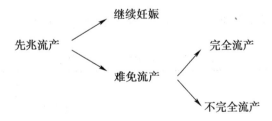

2. 一般流产的临床特征 见表6-1。

表6-1 一般流产的临床特征

类型	病史			妇科检查		hCG
	出血量	腹痛	组织排出	宫口	子宫大小	
先兆流产	少	无或轻	无	闭	与孕周相符	（+）

续表

类型	病史			妇科检查		hCG
	出血量	腹痛	组织排出	宫口	子宫大小	
难免流产	中→多	加剧	无	扩张	相符或略小	（＋／－）
不全流产	少→多	减轻	部分排出	扩张、有组织堵塞、闭	小于孕周	（＋／－）
完全流产	少→无	无	完全排出	闭	正常或略大	（－）

3. 流产的 3 种特殊类型

（1）稽留流产：又称过期流产。指胚胎或胎儿已死亡滞留在宫腔内尚未自然排出者。胚胎或胎儿死亡后子宫不再增大反而缩小，早孕反应消失，若已至中期妊娠，孕妇腹部不见增大，胎动消失。妇科检查：宫颈口未开，子宫小于妊娠月份，未闻及胎心。

（2）习惯性流产：指连续自然流产发生 3 次及 3 次以上者；连续 2 次及 2 次以上的自然流产称为复发性流产。每次流产多发生在同一妊娠月份，其经过与一般流产相同。早期流产常见原因为黄体功能不足、甲状腺功能低下等；晚期流产常见原因为宫颈内口松弛、子宫畸形等。

（3）流产合并感染：任何类型流产过程中若流血时间过长、有组织物残留于宫腔内，均可引起宫腔内感染，严重时感染可扩展到盆腔、腹腔甚至全身，并发盆腔炎、腹腔炎、败血症及感染性休克。

（三）心理社会评估

流产患者的心理状况常以焦虑和恐惧为特征。阴道流血和对胎儿健康的担心直接影响孕妇的情绪，患者可表现为伤心、郁闷、烦躁不安等，故护理人员应详细评估患者的心理状态，了解其对阴道流血、腹痛的反应。

（四）辅助检查

1. 超声检查 可显示妊娠囊的形态、有无胎心反射及胎动等，确定胚胎或胎儿是否存活，从而可诊断并鉴别流产分型，指导正确处理。

2. 实验室检查 连续测定血 β-hCG、孕激素等动态变化，有助于妊娠诊断和判断预后。

（五）治疗原则

确诊流产后，应根据流产的不同类型进行相应的处理，见表 6-2。

表 6-2 不同类型流产治疗原则

类型	处理原则
先兆流产	休息，减少刺激、适当保胎，严密随诊
难免及不全流产	尽早使妊娠物完全排出，防止出血及感染
完全流产	如无感染，一般不需特殊处理
稽留流产	及时排出妊娠物，预防 DIC，注意凝血功能检查
习惯性流产	预防为主；查明原因，对因治疗
流产合并感染	控制感染，尽快清除宫腔残留物

理论与实践

　　根据上述病例：患者有停经史伴阴道少量出血，宫颈口未开，胎膜未破，子宫大小与停经周数相符，妊娠试验为阳性，应考虑为先兆流产，为明确诊断应做超声检查。

　　治疗原则：卧床休息，减少刺激，根据血液 HCG 和孕激素情况适当补充黄体酮和 HCG，严密随诊观察，动态监测血液 HCG 和孕激素的变化。如经 2 周治疗症状未见改善，或腹痛加重、流血增加或辅助诊断提示胚胎死亡，应考虑终止妊娠。

【护理诊断/问题】

1. 焦虑　与担心妊娠能否继续或胎儿健康有关。
2. 有感染的危险　与阴道出血时间长、宫腔内有残留组织等因素有关。
3. 潜在并发症：出血性休克。

【预期目标】

1. 先兆流产经治疗后可以继续妊娠。
2. 不能继续妊娠的患者心态稳定，积极配合治疗和护理。
3. 出院时患者无感染征象。

【护理措施】

（一）心理护理

　　1. 对于先兆流产的患者，护士应注意观察孕妇的情绪变化，讲解流产可能发生的原因，治疗和护理经过以及可能的预后，让孕妇及家属了解孕妇的情绪状态也会影响治疗效果，从而使孕妇稳定情绪，增强保胎成功的信心。

　　2. 妊娠不能继续的患者情绪变化较大，护士应给予同情和理解并给予精神上的支持，鼓励患者表达内心的感受，宣传优胜劣汰的意义，让患者了解如确实不能保胎时，应顺其自然，为下次妊娠做准备。

（二）预防感染

　　指导患者保持外阴清洁，勤换消毒会阴垫。护士应监测患者的体温、脉搏、阴道流血及分泌物的性状，如发现感染征象应立即报告医生，按医嘱给予抗感染处理。

（三）治疗配合

　　对于妊娠不能继续的患者应做好终止妊娠的准备，配合医生完成吸宫或钳刮术。术中密切监测患者生命体征变化，做好各项抢救准备。有凝血功能障碍者应积极予以纠正后再行处理。

（四）健康教育

　　1. 先兆流产的患者应指导其卧床休息，禁忌性生活，减少各种刺激。讲解应用镇静剂、孕激素对保胎治疗的重要性。

　　2. 对习惯性流产的妇女告知其以预防为主。在受孕前男女双方均应认真查找病因，积极接受对因治疗，为下次妊娠做好准备。再次妊娠后需按照先兆流产治疗，治疗期必须超过以往发生流产的妊娠月份。

3. 做好流产患者的出院指导。早期流产一般休息2周，晚期流产休息1个月；禁止盆浴及性生活1个月。宣传保持心情愉悦、建立科学及健康生活习惯的重要性，一个月后来院复查。

实践与理论

　　该患者护理诊断为：①有感染的危险；②焦虑；③潜在并发症：出血性休克。

　　护理措施：①患者32岁初产妇，迫切希望胎儿存活，比较焦虑，护理上应与患者进行心理沟通，解释流产发生的可能原因，目前病情的进展情况，告知患者通过治疗和护理，妊娠可能继续；如确实不能保胎时，应顺其自然，鼓励患者面对现实，使患者主动配合治疗和护理；②嘱患者卧床休息，减少刺激，为其提供必要的生活护理；③遵医嘱给予镇静剂、孕激素等；④应注意观察孕妇的病情变化，如阴道流血量增多，腹痛加重等；⑤嘱患者保持会阴清洁，勤换纸垫和内裤，防止感染。

【结果评价】

1. 患者情绪稳定，配合治疗和护理。
2. 患者生命体征正常，无感染征象。

第二节　异位妊娠妇女的护理

案　例

　　患者，30岁，孕2产1，人工流产1次。平素月经规律，现停经42天，阴道少量流血2天，突发腹痛2小时，伴恶心、呕吐、晕厥急诊就诊。查体：体温36.0℃，脉搏130次/分，血压80/50mmHg。面色苍白，下腹部压痛及反跳痛（＋），移动性浊音（＋）。妇科检查双合诊：后穹隆饱满，宫颈举痛（＋），宫体界线不清，右侧宫旁明显增厚，触痛（＋），后穹隆穿刺抽出不凝血10ml。

　　问题：1. 该患者的临床诊断及诊断依据是什么？

　　　　　2. 该患者的治疗原则是什么？

　　　　　3. 该患者的护理措施有哪些？

【概述】

（一）定义

　　受精卵在子宫体腔以外着床称为异位妊娠（ectopic pregnancy），习称宫外孕，是妇产科常见的急腹症之一，若不及时诊断处理，可因严重内出血而危及生命。异位妊娠可发生于卵巢、宫颈、腹腔，但以输卵管妊娠最常见，占异位妊娠95%左右。而输卵管妊娠的发生部位又以壶腹部最多见，其次为峡部、伞部，间质部妊娠少见（图6-1）。本节主要讨论输卵管妊娠。

（二）病因

1. 输卵管炎症 是输卵管妊娠的主要原因。包括输卵管黏膜炎和输卵管周围炎。慢性炎症可使管腔变窄、粘连，或纤毛受损等使受精卵运行受阻而在该处着床，导致输卵管妊娠。

2. 输卵管异常 输卵管过长、肌层发育不良、纤毛缺乏、输卵管痉挛或蠕动异常等，都可导致异位妊娠。

3. 其他 女性内分泌失调、受精卵游走、输卵管手术、辅助生殖、宫内节育器避孕失败、输卵管周围肿瘤以及子宫内膜异位症等均可增加输卵管妊娠的发生。

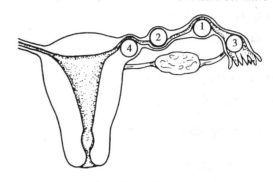

图6-1 异位妊娠的发生部位

1. 壶腹部妊娠；2. 峡部妊娠；
3. 伞部妊娠；4. 间质部妊娠

（三）病理

1. 输卵管妊娠的变化与结局 输卵管妊娠时管腔狭窄、管壁薄缺乏黏膜下组织、肌层发育不良，妊娠时不能形成完整的蜕膜，不能适应孕卵的生长发育。当输卵管妊娠发展到一定程度，将发生以下结局：

（1）输卵管妊娠流产：多见于妊娠8~12周输卵管壶腹部妊娠。发育中的囊胚常突向管腔，最终突破包膜与管壁分离而出血（图6-2），若整个囊胚剥离落入管腔并经输卵管伞端排出到腹腔，即形成完全流产，在腹腔内形成少量积血；若囊胚剥离不完整，妊娠产物部分排出，则为不全流产，滋养细胞继续侵蚀输卵管壁，导致反复、多量出血，也可形成输卵管周围血肿。

（2）输卵管妊娠破裂：多见于妊娠6周左右输卵管峡部妊娠。当囊胚生长时绒毛向管壁方向侵蚀肌层及浆膜，最终穿破浆膜，形成输卵管妊娠破裂（图6-3）。由于输卵管肌层血管丰富，输卵管妊娠破裂时短时间内可发生大量腹腔内出血，使患者陷入休克状态。

输卵管妊娠流产或破裂后如未及时处理，可出现长期、反复出血而形成盆腔内血肿，血肿机化变硬并与周围组织粘连，临床称为"陈旧性宫外孕"。

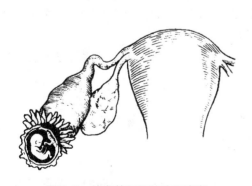

图6-2 输卵管妊娠流产示意图

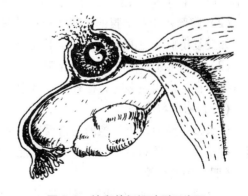

图6-3 输卵管妊娠破裂示意图

（3）继发性腹腔妊娠：胚胎随输卵管妊娠流产或破裂后排入腹腔内多数死亡，偶有存活胚胎的绒毛组织从原附着部位或其他种植部位获得营养，继续生长发育，形成继发性腹腔妊娠。

2. 子宫的变化　受妊娠中滋养细胞产生的 HCG 影响，月经停止来潮，子宫可以稍增大、变软，但与停经月份不相符，子宫内膜呈现蜕膜反应。若胚胎死亡后，蜕膜自宫壁剥离形成**蜕膜管型**随阴道流血排出，排出的组织见不到绒毛，组织学检查无滋养细胞。

【护理评估】

（一）健康史
仔细询问月经史，准确推算停经时间。注意辨别不规则阴道流血，重视不孕症、放置宫内节育器、绝育术、辅助生殖技术后、盆腔炎等高危因素。

（二）身体状况
输卵管妊娠的典型表现为停经后腹痛与阴道流血。

1. 症状

（1）停经：多数有 6～8 周的停经史。但有部分患者将不规则阴道流血视为月经而主诉无停经史。

（2）腹痛：是输卵管妊娠患者的主要症状。轻者常表现为一侧下腹部隐痛或酸胀感。当输卵管妊娠破裂时，患者可突感一侧下腹部撕裂性疼痛，常伴有恶心、呕吐。若血液局限于病变区，主要表现为下腹部疼痛；当血液积聚于子宫直肠陷凹时，肛门有坠胀感；随着血液流向全腹，表现为全腹痛，甚至放射至肩胛部及背部。

（3）阴道流血：胚胎死亡后，蜕膜失去激素支持常有不规则阴道流血，呈少量点滴状。剥离的蜕膜管型或碎片随阴道流血排出。

（4）晕厥与休克：与输卵管妊娠破裂致大出血和疼痛有关，严重程度与腹腔内出血速度和量成正比。

（5）腹部包块：与输卵管妊娠流产或破裂后形成的血肿时间较长、并与周围组织粘连形成包块有关。

2. 体征

（1）一般情况：腹腔内出血较多时，患者呈急性贫血貌。可出现面色苍白、脉搏细速、体温及血压下降等休克症状。体温在腹腔内血液吸收时可略高，但不超过 38℃。

（2）腹部检查：下腹部压痛、反跳痛明显，以患侧为甚。出血多时，叩诊有移动性浊音，如反复出血、血液积聚，可在下腹触及软性包块。

（3）盆腔检查：阴道后穹隆饱满，有触痛。宫颈抬举痛或摇摆痛明显，此为输卵管妊娠的重要特征；内出血多时，检查子宫有漂浮感。

（三）心理社会评估
患者及家属表现出强烈的情绪反应，可出现恐惧和焦虑，或因妊娠终止而产生自责、失落、抑郁等，一些患者担心以后的生育能力会受到影响。

（四）辅助检查
1. 妊娠试验　血 β-HCG 测定是目前早期诊断异位妊娠的重要方法，同时，动态观察其变化对异位妊娠保守治疗的效果评价具有指导意义。

2. 阴道后穹隆穿刺　是诊断异位妊娠简单、快捷、可靠的方法。

3. B型超声　超声下可见子宫内膜增厚，宫腔内无妊娠囊，宫旁可见低回声区，若其内有胚芽及心管搏动，可确诊为异位妊娠。

4. 腹腔镜　是诊断异位妊娠的手段，也可以同时起到微创治疗的目的。

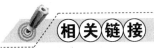 相关链接

阴道后穹隆穿刺术

阴道后穹隆穿刺术是指在无菌条件下，以长穿刺针通过子宫颈后方的阴道壁刺入盆腔取得标本的方法。由于子宫直肠陷凹是腹腔最低位置，腹腔内积血、积液、积脓常积聚于此，而阴道后穹隆顶端与子宫直肠陷凹相贴，即使液体量不多，也可经阴道后穹隆穿刺抽出。经阴道后穹隆穿刺也可以用于某些疾病的治疗。

（一）适应证

1. 明确子宫直肠陷凹积液性质，如异位妊娠、黄体破裂、盆腔炎等。

2. 辅助生殖时，在超声介导下经阴道后穹隆取卵。

3. 子宫内膜异位囊肿时经阴道后穹隆穿刺注药治疗。

（二）禁忌证

1. 疑有肠管与子宫后壁粘连。

2. 高度怀疑盆腔恶性肿瘤者。

（三）物品准备

阴道窥器、宫颈钳、10ml注射器、22号长针头、无菌试管、消毒物品、纱布等。

（四）操作步骤

1. 患者排尿后取膀胱截石位。外阴、阴道常规消毒。

2. 双合诊检查子宫、附件情况。

3. 放阴道窥器暴露宫颈及阴道后穹隆，再次消毒阴道及宫颈。

4. 用宫颈钳夹持宫颈后唇并向前牵拉。

5. 穿刺针在距离阴道后壁与宫颈后唇交界处稍下方，平行宫颈管刺入，当针穿过阴道壁有落空感（进针2cm）后立即抽吸，边抽吸边退针。如抽出暗红色不凝血，可以支持诊断。

6. 抽吸完毕，拔针，无菌纱布压迫止血。

（五）护理要点

1. 观察患者生命体征、面色、口唇、意识的变化，注意腹痛情况。

2. 标本取出后静置4～5分钟，血液不凝固说明有腹腔内出血，如凝固说明误入静脉；穿出淡红色、混浊液一般为盆腔渗出液；若为脓液则表示盆腔内积脓等。

（五）治疗原则

输卵管妊娠时以手术治疗为主，其次是药物治疗及期待疗法。

1. 手术治疗 在纠正休克的同时，根据患者情况采取切除患侧输卵管的根治手术和保留患侧输卵管的保守手术，目前临床常用在腹腔镜下实施输卵管手术。

2. 药物治疗 包括化学药物治疗和中药治疗，主要适用于症状轻、内出血少、要求保存生育能力的年轻患者。治疗过程中必须密切观察病情变化，动态监测血 β- HCG 的变化，一旦症状加重及时手术。

3. 期待疗法 适用于异位妊娠发生自然流产或被吸收、症状轻者。

理论与实践

根据上述病例：该患者有停经、腹痛、阴道流血病史；出现血压下降、脉搏增快等休克表现；腹部有压痛、反跳痛，宫颈有举痛；后穹隆穿刺抽出不凝血，可考虑诊断为①输卵管妊娠（破裂型）；②失血性休克。

治疗原则：患者处于休克状态，应在纠正休克的同时迅速手术治疗，手术方式可以采用患侧输卵管切除术。

【护理诊断/问题】

1. 疼痛 与输卵管妊娠破裂所致的腹腔内出血刺激腹膜有关。
2. 恐惧 与生命受到威胁及不确定异位妊娠对未来生育的影响有关。
3. 潜在并发症：失血性休克。

【预期目标】

1. 患者生命体征平稳，休克症状得以及时发现并缓解。
2. 患者疼痛得到缓解。
3. 患者能以稳定的心态配合治疗和护理。

【护理措施】

（一）心理护理

配合医生向患者本人及家属讲清病情及处理方案，做好思想工作，解除其紧张和焦虑情绪；讲明手术的必要性及预后，使其安心手术。术后帮助患者以正常的心态接受此次妊娠失败的现实；向患者介绍发生本病的相关知识，减少病人因害怕再次发生异位妊娠而抵触妊娠的不良情绪，能充满信心地迎接新生活。

（二）手术治疗患者的护理

1. 抢救休克 做好术前准备密切监测生命体征及腹痛的变化，采取抗休克治疗。给予患者平卧位，注意保暖、吸氧，迅速建立静脉输液通路，交叉配血，按医嘱输液、输血，补充血容量。

2. 术前准备及术后护理 参照妇科腹部手术患者的护理。

（三）药物治疗及期待疗法患者的护理

1. 严密观察病情 对于非手术治疗的患者均应入院治疗，严格交接班，注意观察病情变化。

2. 采用抑制滋养细胞增生的化学药物，如甲氨蝶呤（MTX）治疗时，应做好相应护理措施（参照妊娠滋养细胞疾病患者的护理）。

3. 指导休息 嘱患者卧床休息，避免突然变换体位及增加腹压的动作，提供必要的生活护理。

4. 饮食指导 鼓励患者进食营养丰富，尤其是高蛋白、富含铁的饮食，以促进血红蛋白的合成，纠正贫血。同时，指导患者进食绿叶蔬菜、多饮水防止便秘的发生。

（四）健康教育

1. 宣传相关知识，输卵管妊娠的患者有10%的再发率和50%～60%的不孕率，故患者下次妊娠时应尽早就医。

2. 养成良好的卫生习惯，勤洗澡、勤更衣，性伴侣固定，防止感染。发生盆腔炎性疾病时须彻底治疗，以免延误病情。

实践与理论

该患者护理措施主要包括：①严密监测生命体征变化，为患者去枕平卧，给予吸氧并注意保暖；②配合医生积极纠正患者休克症状。护士应迅速建立静脉输液通路，交叉配血，按医嘱输液、输血，补充血容量，纠正休克；③留置导尿并观察尿量变化，判断组织灌注量，做好急诊手术准备；④配合医生讲清病情及处理方案，保持环境安静，缓解患者的紧张和焦虑情绪。术后帮助患者接受此次妊娠失败的现实，讲解疾病相关知识，提高认识，最终能充满信心地迎接新生活。

【结果评价】

1. 患者的休克症状得以及时发现并纠正。

2. 患者住院期间无感染发生。

3. 患者情绪稳定，能接受此次妊娠失败的现实。

第三节 前置胎盘妇女的护理

案 例

初产妇，38岁，妊娠32周，无痛性、无诱因、反复少量阴道流血3天入院。入院后查：T36.8℃、P90次/分、R18次/分、BP95/60mmHg，胎心率140次/分，耻骨联合上方可闻及胎盘杂音，胎头高浮，阴道有活动性出血。患者曾人工流产2次。

问题：1. 该患者的诊断及治疗原则是什么？

2. 针对该患者的护理诊断和护理措施有哪些？

【概述】

（一）定义

妊娠 28 周后若胎盘附着于子宫下段，甚至胎盘下缘达到或覆盖宫颈内口，其位置低于胎儿先露部，称为前置胎盘（placenta previa）。前置胎盘是妊娠晚期出血的主要原因，也是妊娠晚期的严重并发症。

（二）病因

目前病因尚不清楚。高龄、经产妇及多产妇、吸烟或吸毒妇女为高危人群。近 10 年由于具有流产史、剖宫产及宫腔操作史的孕妇增多，前置胎盘发生率明显增加。发病可能与下列因素有关：①子宫内膜病变或损伤；②胎盘面积过大；③胎盘异常；④受精卵滋养层发育迟缓。

（三）分类

根据前置胎盘的边缘与宫颈内口的关系，将前置胎盘分为 3 种类型（图 6-4）。

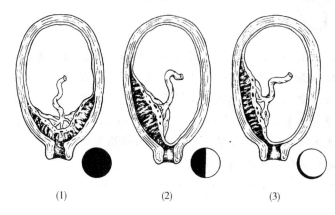

(1)　　　　　　　(2)　　　　　　　(3)

图 6-4　前置胎盘类型

（1）完全性前置胎盘；（2）部分性前置胎盘；（3）边缘性前置胎盘

1. 完全性前置胎盘　胎盘组织完全覆盖子宫颈内口，也称中央性前置胎盘。
2. 部分性前置胎盘　胎盘组织部分覆盖子宫颈内口。
3. 边缘性前置胎盘　胎盘边缘达到子宫颈内口，但未超过子宫颈内口。

【护理评估】

（一）健康史

除个人健康史外，应详细评估孕妇是否存在与前置胎盘发生有关的高危因素。询问此次妊娠 28 周后，是否出现无痛性、无诱因、反复阴道流血症状，详细记录并估计出血量。

（二）身体评估

1. 症状　前置胎盘的典型症状是妊娠晚期或临产时，发生无诱因、无痛性、反复阴道流血，偶有发生于妊娠 20 周者。主要由于子宫下段逐渐伸展，或宫颈管短缩，宫口扩张时，附着于子宫下段或宫颈内口的胎盘不能相应地伸展，导致前置部分的胎盘与附着处剥离，使血窦破裂而出血。

阴道流血发生时间的早晚、反复发生次数、出血量与前置胎盘类型有关（见表6-3）。

表6-3　不同类型前置胎盘阴道流血特点

类型	初次出血时间	频率	出血量
完全性前置胎盘	早（28周左右）	频繁	量较多
部分性前置胎盘	初次出血时间、频率、出血量介于两者之间		
边缘性前置胎盘	妊娠晚期或临产后	频率低	量较少

2. 体征　由于反复出现，患者呈贫血貌。如大量出血可出现面色苍白、脉搏细弱、血压下降等休克征象。产科检查：子宫大小与停经周数相符，先露部高浮，常合并胎位异常。在耻骨联合上方有时可闻及胎盘杂音。除非母体严重休克，一般情况下胎心音正常。

（三）心理社会评估

孕妇及家属常因突然阴道流血而感到紧张、手足无措。考虑到胎儿的安危，出现焦虑、恐惧、担忧等负面情绪。

（四）辅助检查

1. 超声检查　已成为诊断前置胎盘的最基本方法且可重复检查。可根据胎盘下缘与宫颈内口的关系确定前置胎盘的类型，胎盘定位准确率达95%以上。

2. 产后检查胎盘　胎盘边缘或部分胎盘有陈旧性凝血块，胎膜破口距胎盘边缘小于7cm提示前置胎盘。

（五）治疗原则

治疗原则是抑制宫缩、止血、纠正贫血和预防感染。根据孕妇一般情况、阴道流血量、胎儿成熟度、是否临产及前置胎盘类型等综合做出决定。其主要治疗方法有：

1. 期待疗法　在保证孕妇安全的前提下尽可能延长孕周，从而提高围生儿存活率。适用于妊娠<34周、胎儿体重<2000g，阴道流血不多、一般情况好的孕妇。

2. 终止妊娠　凡发生下列情况之一者，均应立即终止妊娠：①孕妇发生大量出血甚至休克者，无论胎儿成熟与否，为确保母亲安全应终止妊娠；②胎龄达孕36周以上；胎儿成熟度检查提示胎儿肺成熟者；③胎龄未达孕36周，出现胎儿窘迫征象者；④发现胎儿已死亡或出现难以存活的畸形者。分娩方式根据情况可采用剖宫产或阴道分娩。

（1）剖宫产：能迅速结束分娩，提高胎儿存活率，是处理前置胎盘的主要手段。剖宫产指征包括：完全性前置胎盘，持续阴道流血；部分性和边缘性前置胎盘出血量较多，先露高浮，短时间内不能结束分娩；胎心异常。

（2）阴道分娩：边缘性前置胎盘、枕先露、阴道流血不多、无头盆不称和胎位异常，估计短时间内能结束分娩者，可经阴道试产。

理论与实践

　　根据上述病例：该患者为高龄孕妇，有过刮宫史，可能使子宫内膜损伤；在妊娠晚期发生无诱因、无痛性的阴道流血；检查胎头高浮，耻骨联合上方闻及胎盘杂音，考虑可能是前置胎盘，可建议进一步做超声确诊。

　　治疗原则：目前，患者一般情况好，妊娠32周，胎儿存活，阴道流血不多，故可采用期待疗法：在严密观察和护理下指导患者绝对卧床，给予药物止血、抑制宫缩、预防感染、促进胎儿成熟等治疗，使胎儿能够达到或接近足月，从而提高胎儿的存活率。

【护理诊断/问题】

1. 有感染的危险　　与前置胎盘剥离面靠近宫颈口，细菌易经阴道上行感染有关。
2. 焦虑/恐惧　　与担心前置胎盘反复出血对母儿的威胁有关。
3. 潜在并发症：出血性休克。

【预期目标】

1. 住院期间未发生感染，体温、白细胞计数正常。
2. 患者情绪稳定，配合治疗和护理，顺利分娩，母子平安。
3. 住院期间降低孕妇大出血的危险性及不发生出血性休克。

【护理措施】

（一）心理护理

1. 护士应认真评估孕妇焦虑或恐惧程度并分析原因。在护理过程中多给予孕、产妇正面信息，消除其紧张情绪、增强信心，能够积极配合治疗。

2. 护士应使孕妇明白其心理状态会影响胎儿发育及预后，应尽量保持乐观、稳定的情绪，增强信心，积极配合治疗及护理。

3. 鼓励孕妇及时表达自己的感受，允许家属陪伴在孕妇身边，以消除其孤独感。

4. 耐心向孕妇及家属解释有关疾病的知识，目前治疗的进展。

（二）期待疗法孕妇的护理

1. 一般护理

（1）保证休息，减少刺激　　孕妇住院治疗期间，应绝对卧床休息，取左侧卧位为佳；定时间断吸氧，每日3次，每次1小时，以提高胎儿血氧供应。避免用力排便及剧烈咳嗽等增加腹压的活动，医护人员在进行腹部检查时动作应轻柔，禁做阴道检查及肛查以减少出血机会。

（2）加强营养，纠正贫血　　多食用高蛋白及含铁丰富的食物，如瘦肉、动物肝脏、绿叶蔬菜等，有利于纠正贫血。必要时口服铁制剂、输血。长期卧床者应适当增加富含纤维素的食物及饮水量，防止便秘的发生。

（3）保持清洁，预防感染　　指导孕妇勤更换内裤，保持会阴清洁，必要时每日外阴擦洗2次/日，以预防逆行感染。

2. 监测病情变化

（1）严密监测孕妇的生命体征、腹痛、阴道流血的时间、量、色，及时发现其休克等表现。

（2）监测胎儿宫内情况，及时发现异常。教会孕妇计数胎动并做好记录；听胎心 4～6 次／日，注意观察宫缩情况。

（3）期待疗法过程中一旦孕妇出现阴道出血增多、感染征象或胎儿出现异常变化，应立即终止妊娠。故对于前置胎盘的孕妇需重点交班，并随时做好手术准备及新生儿抢救准备。

（三）终止妊娠孕妇的护理

1. 剖宫产　对于根据病情需终止妊娠的孕妇，立即按照腹部手术患者的护理进行术前准备，建立静脉通道，做好交叉配血及输血准备。

2. 阴道分娩　具备阴道分娩条件的孕妇，必须在输液、备血条件下给予人工破膜，严密观察产程进展和胎儿情况，协助胎儿娩出。一旦胎儿娩出后，应仔细检查胎盘母体面有无陈旧性黑紫色血块附着、胎膜破口距胎盘边缘的距离，如果胎膜破口距胎盘边缘＜7cm，则提示为前置胎盘。

3. 新生儿　对新生儿严格按照高危儿护理。

（四）分娩后护理

1. 分娩后及早使用宫缩剂，如缩宫素 10～20U，防止产后出血。

2. 产妇回病房后应严密监测生命体征及阴道流血、子宫收缩情况，如有异常及时报告医生给予处理。

3. 严密观察与感染有关的体征，如体温、脉搏、呼吸等；及时收集血尿标本，监测白细胞计数和分类，发现异常及时和医师联系。

4. 认真观察子宫收缩情况和恶露量，性状、气味等。指导患者保持会阴部清洁，勤换会阴垫，给予外阴擦洗 2 次／日，以预防逆行感染。

（五）健康教育

1. 护士加强对育龄妇女的健康宣教，指导其养成良好生活习惯，避免吸烟、避免多次刮宫、引产，防止多产，以减少子宫内膜的损伤。

2. 对于发生妊娠晚期出血的孕妇，应指导其及时就诊，以便得到正确处理。

实践与理论

　　该患者可能的护理诊断为：①出血性休克；②有感染的危险。

　　护理措施：①监测生命体征，及时发现病情变化；②左侧卧位，绝对卧床休息，减少刺激；③保持外阴清洁，预防感染；④监测胎儿情况，随时做好终止妊娠及抢救新生儿的准备；⑤期待疗法过程中一旦孕妇出现阴道出血增多、感染征象或胎儿出现异常变化，应立即终止妊娠；⑥做好心理护理，使孕妇明白其心理状态会影响胎儿发育及预后，应尽量保持乐观、稳定的情绪，增强信心，积极配合治疗及护理。

【结果评价】

1. 住院期间患者生命体征平稳，未发生出血性休克。
2. 产妇未出现产后出血和感染。
3. 顺利通过分娩，母子平安。

第四节　胎盘早剥妇女的护理

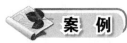 案　例

初孕妇，妊娠 32 周，腹部受到撞击后，出现阴道少量流血伴持续性腹痛，急诊入院。查体：T 36.5℃，P 110 次/分，BP 80/50mmHg。子宫大于孕周，板状硬，阴道少量流血，宫口未开，未破膜，胎心 100 次/分，胎位不清。患者面色苍白、四肢湿冷，患者情绪极度恐惧。

问题：1. 该患者可能的诊断是什么，应进一步做哪些检查，治疗原则是什么？
　　　2. 针对该患者的护理诊断和护理措施有哪些？

【概述】

（一）定义

妊娠 20 周后或分娩期正常位置的胎盘在胎儿娩出前部分或全部从子宫壁剥离，称为胎盘早剥（placental abruption）。胎盘早剥是妊娠晚期的严重并发症，具有起病急、进展快的特点，若处理不及时可危及母儿生命。

（二）病因

胎盘早剥的确切病因及发病机制尚不完全清楚，可能与孕妇血管病变、机械性因素、宫腔内压力骤减、子宫静脉压突然升高和其他一些高危因素有关，有胎盘早剥病史的孕妇再次发生胎盘早剥的危险性增高。

（三）病理

胎盘早剥的主要病理改变是胎盘的底蜕膜层出血形成血肿，使胎盘自附着处剥离。若剥离面积小，底蜕膜出血量少，出血很快停止，临床多无症状。依病理情况可分为三种类型（图6-5）。

1. 显性剥离　当胎盘剥离面扩大后，出血不断增多，形成胎盘后血肿，血液冲开胎盘边缘，沿胎膜和子宫壁之间向子宫颈口外流出，又称外出血。

2. 隐性剥离　胎盘边缘仍附着于子宫壁上，或胎膜与子宫壁未分离，出血积聚于胎盘和子宫壁之间，不能外流，又称内出血。

3. 混合性剥离　当内出血过多时，血液可冲开胎盘边缘与胎膜，经宫颈管外流，形成混合性出血。

胎盘早剥发生内出血时，血液积聚于胎盘与子宫壁之间，局部压力逐渐增大，使血液侵

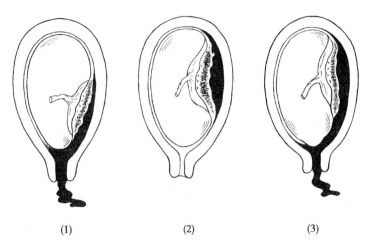

图 6-5　胎盘早期剥离的类型
（1）显性剥离；（2）隐性剥离；（3）混合性出血

入子宫肌层，引起肌纤维分离、断裂、变性；当血液浸润深达子宫浆膜层时，子宫表面出现紫色瘀斑，称子宫胎盘卒中。

【并发症】

1. 弥散性血管内凝血（DIC）　严重的胎盘早剥由于剥离处的胎盘和蜕膜释放大量的组织凝血酶进入母体血循环，激活凝血系统而发生 DIC，可严重威胁母儿生命。

2. 产后出血　胎盘早剥发生子宫胎盘卒中时，影响子宫肌层收缩导致产后出血。若并发DIC，出血难以纠正，可导致失血性休克、多脏器功能衰竭等。

3. 急性肾衰　大量出血使肾灌注严重受损，导致肾皮质及肾小管缺血，出现急性肾衰。

4. 羊水栓塞　羊水可经胎盘剥离处开放的血管进入母体血液循环，引起肺栓塞。

【护理评估】

（一）健康史

详细询问健康史及孕产史、与胎盘早剥相关的诱发因素，如腹部外伤、妊娠高血压性疾病等。了解患者可有突发性持续性腹痛及阴道流血量。

（二）身体状况

对胎盘早剥患者除进行阴道流血的量、色评估外，应重点评估腹痛的程度、性质，患者生命体征及一般情况。胎盘早剥的主要表现是妊娠晚期或临产时，突然发生持续性腹痛，伴有或不伴有阴道流血。根据病情严重程度将胎盘早剥分为 3 度。Ⅰ度多见于分娩期，胎盘剥离面积小；Ⅱ度胎盘剥离面为胎盘面积的 1/3 左右；Ⅲ度胎盘剥离面 > 1/2。胎盘早剥的主要临床表现见表 6-4。

（三）心理社会评估

发生胎盘早剥时，患者起病急，病情变化迅速，常使孕妇及家属措手不及，感到极度的恐惧、惊慌和无助。

表6-4　胎盘早剥的临床表现

分度	症状			妇科检查		胎儿情况	
	阴道流血	腹痛	贫血程度	子宫大小	宫缩情况	胎位	胎心
Ⅰ度	较多	无/轻微	不明显	与孕周相符	无	清	正常
Ⅱ度	无/少量	重，持续	与流血不符	大于孕周	有，间歇性	扪及	可正常
Ⅲ度	少	剧烈，持续	与流血不符	大于孕周	有，强直性	不清	消失

（四）辅助检查

1. B型超声检查　是目前最重要的辅助检查方法，用于评估胎盘剥离面及内出血情况。

2. 化验检查　主要了解患者贫血程度及有无凝血功能障碍。检查血、尿常规及与凝血功能有关的项目，如血小板计数、凝血酶原时间、纤维蛋白原等。胎盘早剥常由重度妊娠高血压疾病引起，故需要测定肾功能，如进行血尿素氮、肌酐、尿酸等检查。

（五）治疗原则

以纠正休克、及时终止妊娠、防止产后出血、及时处理DIC及预防肾衰竭为处理原则。终止妊娠的方法根据胎次、早剥的严重程度、胎儿宫内状况及宫口开大情况而定。

理论与实践

　　根据上述病例：患者受撞击后突感剧烈腹痛，阴道少量流血，子宫增大变硬，胎心减慢，胎位不清，可能的诊断是Ⅲ度胎盘早剥。应当迅速进行超声检查以明确诊断及估计剥离面大小，同时可了解胎儿在宫内的情况；做血、尿化验检查以了解患者贫血程度及有无凝血功能障碍。

　　治疗原则：①吸氧，迅速建立静脉通路，输新鲜血，补充血容量及凝血因子；②胎儿有宫内窘迫，宫口未开，应选择剖宫产及时终止妊娠；③做好术前准备及抢救新生儿准备。

【护理诊断/问题】

1. 疼痛　与内出血多，血肿刺激子宫及腹膜有关。

2. 焦虑/恐惧　与胎盘早剥起病急、进展快、危及母儿生命有关。

3. 预感性悲哀　与胎儿死亡、切除子宫有关。

4. 潜在并发症：出血性休克、DIC。

【预期目标】

1. 患者休克症状得到改善。

2. 患者未发生产后出血、DIC等并发症。

3. 患者恐惧心理缓解，配合治疗。

【护理措施】

（一）心理护理

1. 护士应关心体贴患者，给予她们心理支持，消除其焦虑、恐惧心理，使其配合治疗及护理。

2. 对于失去胎儿，甚至遭受子宫切除的患者，护理人员应尽量安排她们在周围没有婴儿的房间，让家人陪伴，以免触景生情；或联系心理医生，共同解除她们的心理障碍，使其尽快走出阴影，接受现实，恢复正常的心态。

（二）纠正休克

1. 吸氧及保暖　对于入院时已处于休克状态的患者，立即给予面罩氧气，注意保暖。

2. 建立静脉通路　护士应迅速建立静脉通路，尽可能选择粗大的静脉进行穿刺，必要时可进行深静脉穿刺，以保证液体快速输注。

3. 尽快补充血容量　做好血型鉴定和配血，及时输入新鲜血，可进行加压输血，以达到快速补充血容量的目的。

（三）病情观察

1. 生命体征　密切观察患者生命体征的变化，可采用心电连续监护及监测血氧饱和度；注意尿量变化并准确记录，一旦患者出现少尿或无尿，及时报告医生并配合处理。

2. 观察出血情况　严密观察患者是否发生凝血功能障碍，如牙龈出血、皮下、黏膜点状出血及注射部位渗血等，以防 DIC 的发生。

3. 宫缩及胎儿　注意观察患者子宫收缩情况、胎位及胎心变化，及早发现胎儿宫内窘迫征象。

（四）做好终止妊娠准备

一旦确诊为胎盘早剥，应及时终止妊娠。护士应根据分娩方式做好相应的准备工作，同时积极准备好新生儿抢救器材。

（五）预防产后出血

胎盘早剥的患者易发生产后出血，一般在剖宫产胎儿娩出后，立即子宫肌壁注射缩宫素 10~20U、尽快人工剥离并取出胎盘、按摩子宫、采用热盐水纱垫湿热敷子宫等防止出血。若子宫收缩不良，且血液不凝，出血难以控制时，应在快速输入新鲜血的同时做好子宫切除术的准备。

（六）产褥期护理

1. 加强营养，纠正贫血，保持会阴清洁，预防感染。

2. 胎儿存活者根据产妇身体情况给予母乳喂养指导。

3. 胎儿未能存活者应及时给予产妇退乳，可以采用分娩后 24 小时内服用雌激素，同时紧束双乳，少进汤类；水煎生麦芽当茶饮等。

（七）健康教育

1. 加强妊娠期保健知识的宣传，定期产前检查，积极预防和治疗妊娠期高血压疾病。

2. 指导孕妇注意妊娠期行动安全，尽量减少到拥挤的公共场所活动，避免外伤。

3. 指导产妇产褥期注意休息，加强营养，纠正贫血，根据实际情况进行哺乳。

4. 积极治疗容易导致胎盘早剥的疾病，如慢性高血压、肾脏疾病，为下次妊娠做准备。

┌───┐
│ **实践与理论**   │
│   │
│ 　　该患者可能的护理诊断为：①出血性休克；②疼痛；③胎儿宫内窘迫；④恐惧； │
│ ⑤潜在并发症：DIC。护理目标及措施：①立即给予面罩吸氧，迅速开放静脉，积极补充 │
│ 血容量，及时输入新鲜血。②监测生命体征，注意宫缩及胎心音变化。密切观察是否有 │
│ 皮下点状出血及注射部位瘀血、尿血、呕血；准确记录尿量，及时发现肾功能受损征 │
│ 象。③做好剖宫产及抢救新生儿的准备。④分娩后应立即给予宫缩剂并按摩子宫等，以预防 │
│ 产后出血。⑤做好心理护理，减轻患者的恐惧，使其配合治疗。   │
└───┘

【结果评价】

1. 患者未发生 DIC、出血性休克等严重并发症。
2. 母亲分娩顺利，婴儿平安出生。
3. 胎儿死亡的患者能面对现实，情绪稳定，能恢复正常的生活。

第五节　妊娠期高血压疾病妇女的护理

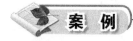 案　例

　　初孕妇，35 岁，停经 32 周，近两天来自觉头痛、头晕、胸闷、视物不清来院就诊。入院后查：T36.5℃，P94 次/分，BP180/120mmHg，子宫大小与孕周相符，胎心 150 次/分，枕左前位，水肿（+），无宫缩，未破膜。24 小时尿蛋白定量为 6 克。追问病史该孕妇一个月前血压为 100/80mmHg。

　　问题：1. 该患者的临床诊断及诊断依据是什么？

　　　　　2. 该患者的治疗原则是什么？

　　　　　3. 针对该患者的护理诊断和护理措施有哪些？

【概述】

（一）定义

　　妊娠期高血压疾病（hypertensive disorder complicating pregnancy）是妊娠期特有的疾病，以妊娠 20 周后出现高血压、水肿、蛋白尿为临床特征，伴有全身多脏器损害，是孕产妇及围生儿发病和死亡的主要原因。发病率我国为 9.4%~10.4%，国外报道为 7%~12%。

（二）病因

　　病因尚不明确，可能与下列高危因素有关：初产妇、孕妇年龄≤20 岁或≥35 岁、多胎妊娠、有妊娠期高血压病史及家族史、慢性高血压、慢性肾炎、糖尿病、营养不良、低社会经济状况等。此外，还可能与免疫因素、血管内皮细胞受损、子宫胎盘缺血缺氧及胰岛素抵抗等因素有关。

（三）病理生理变化

本病的基本病理生理变化是全身小动脉痉挛。由此造成患者血管的管腔狭窄，周围阻力增加，血管通透性增加，体液和蛋白质渗漏，使全身各组织器官血液灌注减少。表现为血压升高、水肿、蛋白尿等。严重者可导致脑水肿、心肾功能损害、肝功能异常、胎盘早剥及凝血功能障碍，甚至出现 DIC。其病理生理变化简图如下：

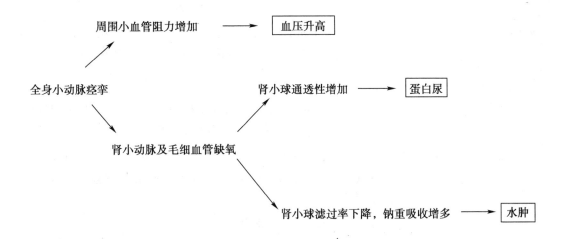

【护理评估】

（一）健康史

应评估孕妇有无致病的高危因素。详细询问历次产检情况，基础血压以及孕前和妊娠 20 周前有无高血压、蛋白尿、水肿。特别注意有无头痛、视力改变、上腹不适等症状。

（二）身体评估

除评估一般健康状况外，需要重点评估孕妇的血压、尿蛋白、水肿、自觉症状以及抽搐或昏迷等情况。

1. 评估中注意事项

（1）血压：初测血压升高，应让患者休息 1 小时后再测，并与基础血压相比较。

（2）尿蛋白：应指导孕妇清洁外阴后，取中段尿进行尿蛋白的检测。

（3）水肿

1）水肿的范围，用"＋"来表示：凹陷性水肿开始仅限于膝以下为"＋"；水肿延及大腿者为"＋＋"；水肿延及外阴和腹部者为"＋＋＋"；全身水肿或伴腹水者为"＋＋＋＋"。

2）水肿的轻重并不完全反映病情的严重程度，水肿不明显者也有可能迅速发展为子痫，应严密观察。如果孕妇体重一周内增加超过 0.5kg，应警惕隐性水肿。

（4）自觉症状：孕妇出现头痛、眼花、恶心、呕吐等症状时，提示已发生子痫前期。

2. 子痫典型发作表现　孕妇突然出现眼球固定、瞳孔放大，瞬即头转向一侧，牙关紧闭，面色青紫；继而口角与面部肌肉颤动，数秒后全身肌肉强直，双手握拳，双臂屈曲，迅速发生强烈抽动；持续 1 分钟左右，抽搐强度减弱，全身肌肉松弛，随即深长吸气，发出鼾声后恢复呼吸。发生抽搐前和抽搐期间，患者神志丧失。轻者抽搐后短期即可苏醒；抽搐频繁持续时间较长者，往往陷入深昏迷状态。在抽搐过程中易发生唇舌咬伤、摔伤，呕吐可造成窒息或吸入性肺炎。

3. 妊娠期高血压疾病的分类及临床表现　见表6-5。

表6-5　妊娠期高血压疾病的分类及临床表现

分类	临床表现
妊娠期高血压	BP≥140/90mmHg，妊娠期首次出现，并于产后12周恢复正常，尿蛋白（－）；患者可伴有上腹部不适或血小板减少，产后方可确诊
子痫前期	
轻度	BP≥140/90mmHg，孕20周以后出现；尿蛋白≥0.3g/24h或随机尿蛋白（＋）。可伴有上腹部不适、头痛等症状
重度	BP≥160/110mmHg，尿蛋白≥2.0g/24h或（＋＋）；血肌酐＞106μmol/L；血小板＜$100×10^9$/L；持续性头痛或视神经障碍；持续性上腹部不适
子痫	子痫前期孕妇抽搐不能用其他原因解释
慢性高血压并发子痫前期	高血压孕妇妊娠20周以前无尿蛋白，若出现尿蛋白≥0.3g/24h，血压进一步升高或血小板＜$100×10^9$/L
妊娠合并慢性高血压	妊娠前或妊娠20周前舒张压≥90mmHg，妊娠期无加重；或妊娠20周后首次诊断高血压并持续到产后12周

（三）心理社会评估

孕妇的心理状态与病情的严重程度、病程的长短、孕妇对疾病的认识、自身的性格特点及社会支持系统的情况有关，孕妇及家属均需要不同程度的心理疏导。

1. 轻度患者因无明显不适，对疾病未给予足够的重视。

2. 随着病情的发展，孕妇血压升高、出现自觉症状，孕妇易出现紧张、焦虑、恐惧等负面情绪，表现出对自身及胎儿预后过分担忧和恐惧。

3. 有些孕妇可能产生否认、愤怒、自责、悲观、失望等情绪。

（四）辅助检查

1. 尿常规检查　根据24小时尿蛋白定量来确定病情严重程度；根据尿液镜检出现颗粒管型等，判断肾功能受损情况。

2. 血液检查　通过血常规、凝血功能等检测，可了解血液浓缩情况及有无凝血功能障碍。

3. 肝、肾功能测定　了解肝脏及肾脏受损程度。

4. 眼底检查　视网膜小动脉变化是反映妊娠期高血压疾病严重程度的重要指标。轻者可见眼底小动脉痉挛，出现视网膜水肿、渗出、出血，严重者可见视网膜剥离。

5. 超声检查　了解胎儿发育情况以及胎盘功能。

6. 心电图检查　了解孕妇心脏功能情况。

7. 胎儿电子监护　了解胎儿宫内情况。

（五）治疗原则

1. 本病治疗的目的和原则　争取母体可以完全恢复健康，胎儿生后能够存活，以对母儿影响最小的方式终止妊娠。根据疾病的不同类型，治疗原则见表6-6。

表6-6　常见类型妊娠期高血压疾病治疗原则

疾病类型	治疗原则	治疗地点
妊娠期高血压	休息、镇静、对症治疗	住院或在家
子痫前期	休息、镇静、解痉、降压、合理扩容及利尿、适时终止妊娠	住院治疗
子痫	控制抽搐、纠正缺氧和酸中毒，控制血压，及时终止妊娠	住院治疗

2. 常用的治疗药物

（1）解痉药物：首选硫酸镁，适用于子痫前期和子痫患者。

（2）降压药物：卡托普利、肼屈嗪等。

（3）镇静药物：冬眠合剂、地西泮。

（4）扩容药物：首选低分子右旋糖酐，严重者可以选用白蛋白、血浆、全血等。

（5）利尿药物：呋塞米、甘露醇。

理论与实践

　　该患者妊娠32周，基础血压正常，现血压180/120mmHg；24小时尿蛋白量定量6g，自觉头痛、头晕、胸闷、视物不清，可诊断为子痫前期重度。根据该病例应进一步进行血液检查以了解有无凝血功能障碍；检查肝、肾功；进行眼底检查以了解受损程度。治疗原则：该患者为子痫前期重度，应住院治疗，为防止子痫发生，应给予硫酸镁解痉，应用药物降压。促进胎儿肺成熟，根据病情发展适时终止妊娠。

【护理诊断/问题】

1. 体液过多　与下腔静脉受增大的子宫压迫使血液回流受阻或低蛋白血症有关。

2. 有受伤的危险　与发生抽搐有关。

3. 焦虑　与担心自身及胎儿安危有关。

4. 潜在并发症：胎盘早剥。

【预期目标】

1. 妊娠期高血压疾病孕妇病情稳定，未发展为子痫及出现并发症。

2. 妊娠期高血压疾病孕妇明确孕期保健重要性，积极配合产前检查。

3. 孕妇未发生抽搐、坠床、舌咬伤及药物中毒反应。

4. 新生儿出生时状态良好。

【护理措施】

(一) 妊娠期高血压疾病的预防

1. 加强孕期教育 使孕妇及其家属了解妊娠期高血压疾病的知识及其危害,自觉进行产前检查。

2. 合理饮食 减少脂肪摄入,不过分限制盐和液体摄入,增加蛋白质、维生素、铁、钙、镁、锌、硒等微量元素的摄入,多食新鲜蔬菜和水果。可从妊娠 20 周开始,指导孕妇补充钙剂 1~2g/d,以降低妊娠期高血压疾病的发生。

3. 保证休息 孕妇保持愉快心情和充足的休息,采取左侧卧位以增加胎盘血液供应。

(二) 妊娠期高血压疾病患者的护理

1. 保证休息 轻度患者可在住院也可家休息,保证充足的睡眠,休息时间不少于 10 小时/天。休息和睡眠时取左侧卧位为宜。

2. 保持心情愉快 可阅读优美的文学作品、听轻音乐,从事一些力所能及的手工艺等活动,使孕妇既不紧张劳累,又不单调郁闷。

3. 调整饮食 与孕妇一起设计适宜的食谱。保证摄入足够的蛋白质 (100g/d 以上)、维生素,补充铁和钙剂。食盐不必严格限制,以免引起低钠血症和影响食欲,但对于全身水肿者应限制食盐的摄入量。

4. 密切监护母儿状况 护士应询问孕妇是否出现头痛、视力改变、上腹不适等症状。每日为其测量体重及血压,每 2 日复查尿常规。督促孕妇每日计数胎动。定期监测血液、胎儿发育状况及胎盘功能。

5. 间断吸氧 每日 2 次,每次 30 分钟,氧流量 3L/min,以改善全身主要脏器和胎盘的供氧。

(三) 子痫前期患者的护理

1. 一般护理

(1) 做好心理护理,为孕妇提供与病情有关的信息,解释治疗方案及护理计划,可减轻孕妇及家属因不了解病情而产生的焦虑,并能在异常情况发生时及时得到处理。

(2) 住院治疗,卧床休息,左侧卧位。保持病室安静,避免各种刺激。同时应备好抢救物品及药品,如吸引器、氧气、开口器、硫酸镁、葡萄糖酸钙等。

(3) 密切注意病情变化,每天监测尿蛋白、血压、水肿状况,异常时及时与医师联系、尽快处理;注意患者的主诉,如出现头晕、头痛、目眩等自觉症状,则应提高警惕,防止子痫的发生。监测胎心、胎动变化,及时发现胎儿异常。

(4) 重度患者适当限制食盐的摄入量 (<3g/d)。监测体重,记每日出入液量,监测 24 小时尿蛋白定量及肝、肾功能变化。

2. 应用硫酸镁治疗的护理 硫酸镁是目前治疗子痫前期及子痫的首选解痉药物。

(1) 用药方法:给药途径有两种:①肌肉注射,用药 2 小时后,血药浓度达高峰,且体内药物浓度下降缓慢,作用时间长,但易致注射局部疼痛,故注射时应使用长针头行深部臀肌注射,也可加适量麻醉剂(如利多卡因)于硫酸镁溶液中,以缓解疼痛刺激,必要时可行局部按摩或热敷，促进肌肉组织对药物的吸收；②静脉用药，是最常用的给药方法。可行静脉滴注或推注，静脉用药后，可使血药浓度迅速达到有效水平，1 小时左右可达高峰，停药后浓度下降较快，必要时可静脉给药结合肌肉注射。

（2）毒性反应：硫酸镁的治疗浓度和中毒浓度相近，故在进行硫酸镁治疗时应严密观察其毒性反应，认真控制硫酸镁的入量。硫酸镁中毒首先表现为膝腱反射减弱或消失，随浓度的增加可发展为全身肌张力减退和呼吸抑制，严重时心跳停止。

（3）注意事项：每次用药前和用药过程中，评估可以使用硫酸镁的指征：膝腱反射存在；呼吸不少于 16 次/分；尿量不少于 25ml/h 或 24 小时尿量不少于 600ml。用药时应严格控制硫酸镁的滴注速度，以 1g/h 为宜，不超过 2g/h，每日用量 15～20g。备好钙剂，一旦出现硫酸镁中毒症状，应立即给患者静脉推注 10% 的葡萄糖酸钙 10ml，推注时间控制在 3 分钟以上，必要时可每小时重复 1 次，直至呼吸、排尿和神经抑制恢复正常。

（四）子痫患者的护理

患者一旦发生子痫，将严重威胁母儿安全，必须立即住院急救。

1. 减少刺激　患者应安置于单独房间，保持室内空气流通，避免声、光刺激；限制探视。护理操作时应轻柔且相对集中，避免因外部刺激而诱发抽搐。

2. 控制抽搐　迅速建立静脉通道，遵医嘱采取药物控制抽搐，首选药物为硫酸镁。用法：25% 硫酸镁 20ml 加于 25% 葡萄糖液 20ml 静脉推注（>5 分钟），继之以 2～3g/h 静脉滴注。必要时加用镇静剂、降压药等。

3. 专人护理，防止受伤　发生子痫时，使患者取头低、左侧卧位，以防黏液吸入呼吸道，必要时，用吸引器吸出喉部黏液或呕吐物，以免窒息；立即给氧，用开口器在患者上、下臼齿之间放置一缠好纱布的压舌板，用舌钳固定舌头以防舌咬伤或舌后坠；拉起床档，并放置一些枕头于患者与床档之间，以免患者受伤；在患者昏迷或未完全清醒时，禁止给予一切饮食和口服药，防止误入呼吸道而致吸入性肺炎。

4. 密切观察病情变化

（1）监测生命体征，注意体温、血压、脉搏、呼吸、神志变化，有条件采用心电监护仪。准确记录尿量（留置尿管监测）及出入液量，并按医嘱留取化验标本。

（2）注意观察瞳孔变化、肺部呼吸音、四肢运动情况、肌腱反射等，及早发现脑出血、肺水肿、肾功能不全及药物中毒的征兆。

（3）观察有无宫缩、胎儿宫内状况，并判定是否已临产。

5. 适时终止妊娠　终止妊娠是治疗子痫的根本措施，分娩的方式应根据母儿的具体情况而决定，护士应做好终止妊娠和母儿抢救的准备。终止妊娠指征：

（1）子痫前期患者经积极治疗 24～48 小时仍无明显好转者。

（2）子痫前期患者妊娠已超过 34 周。

（3）子痫前期患者虽妊娠不足 34 周，但胎盘功能减退，胎儿已成熟者；若胎儿尚未成熟，可用地塞米松促胎肺成熟后终止妊娠。

（4）子痫控制后 2 小时可考虑终止妊娠。

子痫抽搐时抢救应急预案如下：

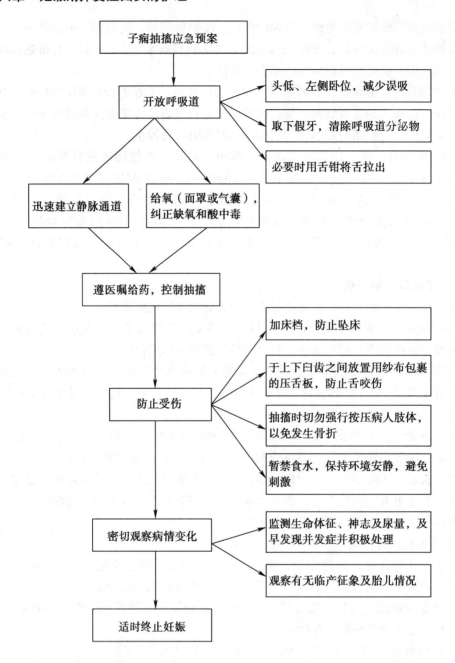

（五）妊娠期高血压疾病患者产时、产后的护理

1. 对于病情基本控制，胎儿成熟、宫颈条件较好的孕妇，可以经阴道分娩。第一产程应密切监测患者的自觉症状、血压、脉搏、尿量、胎心及子宫收缩情况；第二产程尽量缩短时间，避免产妇用力，初产妇可行会阴侧切、低位产钳或胎头吸引助产；第三产程在胎儿前肩娩出后立即静脉或肌注缩宫素（禁用麦角新碱），及时娩出胎盘并按摩宫底，预防产后出血。

2. 如病人为子痫前期重度，或宫颈不成熟，引产失败，或产程进展缓慢、病情加重以及出现胎儿窘迫征象者，都应当立即剖宫产结束分娩，同时注意新生儿的抢救。

3. 子痫病人可以在抽搐控制后 2 小时考虑终止妊娠，多数以剖宫产分娩。因病人在产后 24 ~ 48 小时内仍可能发生子痫，需产后应继续用药和加强护理。

4. 产后 24 ~ 48 小时内仍有发生子痫的可能，故产褥期仍需继续监测血压。产后 48 小时内应至少每 4 小时测量一次血压，重症患者产后应继续应用硫酸镁治疗 1 ~ 2 日。使用大量硫酸镁的孕妇，产后易发生子宫收缩乏力，故应密切观察子宫复旧及恶露情况。

5. 妊娠期高血压疾病的产妇很容易出现产后忧郁症，护士应鼓励她们说出内心的感受，增加家属探视及与新生儿接触的机会，随时为其提供有效的支持。如果此次妊娠失败，要协助患者及其家庭渡过哀伤期，增强其再次妊娠的信心。同时应使患者及家属了解她们属于高危人群，在下次妊娠时应予以重视并随诊，尽早接受孕期保健指导。

（六）健康教育

做好产前保健是预防与早期发现、及时治疗妊娠期高血压疾病的重要措施。

1. 加强健康教育，使孕妇具备妊娠期高血压病的基本知识，加强产前检查，自我监测胎动，掌握自觉症状，及时发现异常。

2. 轻度妊娠期高血压患者，指导其进食高蛋白、高维生素、富含钙、铁等的食物，限制过咸和高脂饮食，注意休息，以左侧卧位为主。

3. 重度妊娠期高血压病人，应使其掌握识别不适症状及用药后的不良反应。

4. 教会产妇产后的自我护理方法，加强母乳喂养指导。

5. 重视对家属的健康教育，使孕产妇得到心理和生理支持。

6. 指导患者及家属如再次妊娠，应及时就诊，及时发现异常，及时处理。

实践与理论

该患者入院时的护理诊断为：①体液过多；②有受伤的危险；③潜在并发症：胎盘早期剥离。入院后给予解痉、降压、镇静、扩容及利尿治疗。

护理目标及措施：①该患者为子痫前期重度，护理上应嘱患者卧床休息，最好住单人病室，各种处置集中进行，避免刺激，同时备好抢救物品及药品；②每天监测尿蛋白、血压、体重的变化，重视患者的主诉，防止子痫的发生；③监测胎心、胎动变化，及时发现胎儿异常；④给予患者低盐饮食，每天盐的摄入量应少于 3 克；⑤遵医嘱给予解痉、降压、镇静等药物，应用硫酸镁者应监测膝腱反射、呼吸、尿量，备好 10% 的葡萄糖酸钙注射液，并严格控制硫酸镁的滴注速度；⑥做好终止妊娠的准备；⑦做好患者的心理护理，为其提供与病情有关的信息，解释治疗及护理计划以减轻其焦虑水平。

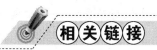 **相关链接**

HELLP 综合征

HELLP 综合征是妊娠期高血压疾病的严重并发症，以溶血、肝酶升高及血小板减少为特点，其高危因素有多产妇、孕妇年龄大于 25 岁和既往不良妊娠史者。其病理改变与妊娠期高血压疾病相同，但发展成为 HELLP 综合征的启动机制尚不清楚，可能与自身免疫机制有关。孕产妇可并发肺水肿、胎盘早剥、产后出血、DIC、肝肾损伤等。胎儿会出现生长受限、死胎、死产及早产。严重危及母儿生命。临床表现为右上腹或上腹部疼痛、恶心、呕吐、全身不适等非特异性症状，少数可有轻度黄疸，查体可见右上腹或上腹肌紧张，体重显著增加、水肿。如凝血功能障碍严重者可出现血尿、消化道出血。多数患者具有重度妊娠期高血压疾病的基本特征。治疗方法包括：①积极治疗妊娠期高血压疾病；②应用肾上腺皮质激素；③控制出血、输注血小板；④血浆析出疗法；⑤适时终止妊娠，分娩方式依据产科因素而定。

【结果评价】

1. 妊娠高血压疾病的孕妇休息充分、睡眠良好、饮食合理，病情缓解。
2. 子痫前期重度孕妇病情得到有效控制，未出现子痫及并发症。
3. 孕妇未出现外伤及药物中毒等并发症。
4. 妊娠期高血压疾病孕妇分娩经过顺利。

本章小结

1. 流产 是指妊娠不足 28 周，胎儿体重不足 1000g 而终止者。妊娠 12 周前终止者称早期流产；妊娠 12 周至不足 28 周终止者称晚期流产，临床以早期流产为多见。流产又可分为自然流产和人工流产。染色体异常是导致早期流产最常见原因。流产主要临床表现为停经、阴道流血和腹痛。按其临床进程分为：先兆、难免、不全及完全流产。在流产发生的不同阶段，相应的处理原则有所不同。在护理措施方面要重点加强对先兆流产患者的病情观察及护理措施的落实。

2. 异位妊娠 是指受精卵在子宫体腔以外着床，习称宫外孕。该疾病是妇产科常见的急腹症之一。发病部位可为盆腹腔内诸多脏器，但最常见部位为输卵管（尤以壶腹部）。输卵管炎症是导致输卵管妊娠的主要原因。典型临床表现为：停经后腹痛与阴道流血，患者严重腹腔内出血时可出现晕厥与休克，甚至危及生命。当输卵管妊娠发展到一定程度，将发生 3 种结局：输卵管妊娠流产、输卵管妊娠破裂、继发性腹腔妊娠。血 β-HCG 测定是目前早期诊断异位妊娠的重要方法。阴道后穹隆穿刺抽出暗红色不凝血是诊断异位妊娠简单可靠的方法。治疗手段以手术治疗为主，目前腹腔镜检查是异位妊娠诊断的"金标准"，同时也可以起到治疗作用。护士应积极配合医生做好输卵管妊娠破裂患者的抢救工作。

3. 前置胎盘 是指妊娠 28 周后胎盘附着于子宫下段，甚至胎盘下缘达到或覆盖宫颈内口，其位置低于胎儿先露部，是引起妊娠晚期阴道流血最常见原因。高龄、经产妇及多产妇、吸烟或吸毒妇女为该疾病的高危人群。根据前置胎盘的边缘与宫颈内口的关系，分为完全性、部分性和边缘性前置胎盘 3 种类型。妊娠晚期或临产时，发生无诱因、无痛性、反复阴道流血是主要临床表现。阴道流血发生时间的早晚、反复发生次数、出血量与前置胎盘类型有关。

　　治疗原则以抑制宫缩、止血、纠正贫血和预防感染为主。孕妇在实施期待治疗过程中，护士应严密观察其病情变化，做好终止妊娠的准备；加强对育龄妇女的健康宣教工作，防范高危因素，以减少该疾病的发生。

　　4. 胎盘早剥　是指妊娠20周后或分娩期正常位置的胎盘在胎儿娩出前部分或全部从子宫壁剥离，是妊娠晚期严重并发症，具有起病急、进展快的特点，易出现严重的并发症（如：DIC、产后出血、急性肾衰、羊水栓塞），若处理不及时可危及母儿生命。胎盘早剥主要病理改变为胎盘底蜕膜出血并形成血肿，使胎盘自附着处剥离。按病理类型分为显性、隐性及混合性3种；按病情严重程度分为（Ⅰ、Ⅱ、Ⅲ）3度。主要临床表现是妊娠晚期或临产时，突然发生持续性腹痛，伴有或不伴有阴道流血。处理原则以纠正休克、及时终止妊娠、防止产后出血、及时处理DIC及预防肾衰竭为主。护士应配合医生对胎盘早剥出现休克状态的患者积极进行救治。

　　5. 妊娠期高血压疾病　是妊娠期特有的疾病，以妊娠20周后由于全身小动脉痉挛而出现高血压、水肿、蛋白尿为主要临床特征，严重者可出现抽搐、昏迷，甚至是全身多脏器损害，是孕产妇及围生儿发病和死亡的主要原因。临床上主要应用解痉、降压、镇静、扩容、利尿药物进行治疗。硫酸镁作为目前临床首选的解痉药物，在使用中护士应严格执行使用规范，并熟练掌握药物的毒性反应及注意事项。护士应熟练掌握子痫患者的各项护理措施。做好高危人群的健康指导。

（葛莉娜）

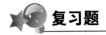

复习题

1. 对于先兆流产患者的护理措施有哪些？
2. 输卵管妊娠破裂患者出现休克表现，应采取哪些有效的护理措施？
3. 前置胎盘患者发生阴道大流血并出现早期休克表现，如何进行救护？
4. 胎盘早剥患者，术前及术后病情观察的重点是什么？
5. 子痫发生抽搐时应立即处理，处理的重点是哪些？

第 七 章

妊娠期合并症妇女的护理

妇女在妊娠期的合并症主要有心脏病、糖尿病、病毒性肝炎、贫血、阑尾炎、肝内胆汁淤积症及甲状腺功能亢进等疾病,尤其是前三种疾病临床最为常见。妊娠与其合并的疾病之间相互影响,对妊娠结局和母儿健康将产生不良后果,因此,加强围产期保健是十分重要的。

第一节　妊娠合并心脏病妇女的护理

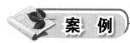
案 例

初产妇,24 岁,妊娠 33^{+4} 周。因心慌、胸闷半月余入院。5 岁时经内科诊断为房间隔缺损,未治疗。近半月来走路及上二楼时感心慌、胸闷,休息后缓解。体格检查:口唇发绀,颈静脉稍充盈,心率 112 次/分,律齐,胸骨左缘第二肋间闻及 Ⅱ 级收缩期杂音,肝脾未及,双下肢无水肿;胎心 135 次/分。超声心动图提示:先心病房间隔缺损;腹部 B 超提示:单活胎,孕 32 周。

问题:1. 该孕妇的临床诊断及治疗原则是什么?

2. 针对该孕妇应采取哪些护理措施?

【概述】

妊娠合并心脏病是产科的严重合并症,在我国孕产妇死因中高居第二位,为非直接产科死因的第一位,其发病率为 1.06%,死亡率为 0.73%。先天性心脏病占妊娠合并心脏病的第一位,约占 35%~50%,其次为风湿性心脏病、妊娠高血压性心脏病、围生期心肌病和心肌炎等，严重威胁母儿健康。

（一）妊娠、分娩对心脏病的影响

1. 妊娠期 孕妇的血容量一般于妊娠 6 周时开始增加，32～34 周达高峰，较妊娠前增加 30%～45%。血容量增加引起心排出量增加、心率加快；随子宫增大，横膈上升，心脏左移，大血管扭曲，心脏射血阻力增加。以上因素均增加了心脏负担，容易诱发孕妇心力衰竭。

2. 分娩期

（1）第一产程：每次宫缩约有 250～500ml 的血液被挤入体循环致回心血量增加，心排出量增加约 24%，心率加快 15 次/分；子宫收缩使右心房压力增高，平均动脉压增大约 10%，更加重心脏负担。

（2）第二产程：由于腹肌和骨骼肌均参加活动，周围阻力增加；产妇屏气用力使肺循环压力增大，腹压增加，回心血量进一步增加，此期，心脏负担最重，可诱发心衰。

（3）第三产程：胎儿娩出后，腹压骤降，大量血液涌向内脏，回心血量锐减；胎盘娩出后，胎盘循环停止，子宫内约有 500ml 血液随子宫收缩突然进入体循环，又使回心血量急剧增加，这两种血流动力学的急剧变化，使心脏负担增加，患心脏病的产妇极易发生心衰。

3. 产褥期 产后 3 日内，由于子宫缩复使大量血液进入体循环，同时妊娠期潴留于组织间的大量液体回流到体循环，使回心血量再度增加；加之伤口和宫缩痛、哺乳、休息不佳均增加心脏负担，也易引起心衰。

综上所述，妊娠 32～34 周、分娩期及产后 3 日内，是孕产妇心脏负担最重时期，极易发生心衰，应严密监护。

（二）心脏病对妊娠、分娩的影响

1. 心脏病一般不影响受孕。心功能Ⅰ～Ⅱ级，既往无心衰史，亦无其他并发症者，妊娠后经严密监护，适当治疗可耐受妊娠、分娩；心功能Ⅲ级及以上者易发生心衰，不宜妊娠。

2. 心脏病孕妇心功能良好者，母儿相对安全，多以剖宫产终止妊娠。但若有心功能不全，则可因缺氧引起子宫收缩，发生流产、早产、或引起胎儿发育迟缓和胎儿窘迫，甚至胎死宫内。

【护理评估】

（一）健康史

1. 了解孕妇既往妊娠史、此次妊娠后的自觉症状，如心慌、气短、疲倦、胸闷、呼吸困难等。

2. 所患心脏病的时间、类型（包括先天性心脏病、风湿性脏病、妊娠高血压性心脏病、围生期心肌病和心肌炎），既往治疗经过与心功能状态，是否出现过心衰等。

3. 评估是否存在增加心脏负荷的因素，如感染、贫血、便秘、日常工作状况、心理感受，是否缺乏支持系统等。

（二）身体评估

1. 一般状况 应重视孕产妇的主诉，注意评估孕产妇一般情况、生命体征，了解是否出现心悸、气短、容易疲劳、水肿、甚至呼吸困难、不能平卧等心功能不全或心衰的表现。

2. 产科检查 根据病情增加产前检查的次数；评估胎儿宫内健康状况，如胎心、胎动计数；测量孕妇宫高、腹围是否符合妊娠月份；评估孕产妇休息睡眠、活动、饮食及排便情况等。

3. 心脏功能分级　美国纽约心脏病协会（NYHA）根据病人所能耐受的日常体力活动将心功能分为四级：

Ⅰ级：一般体力活动不受限。

Ⅱ级：一般体力活动稍受限制，休息时无自觉症状。

Ⅲ级：心脏病患者体力活动明显受限，休息时无不适，轻微日常活动即感不适、心悸、呼吸困难或既往有心力衰竭病史。

Ⅳ级：不能进行任何体力活动，休息状态下即出现心衰症状，体力活动后加重。

4. 早期心力衰竭的临床表现

（1）妊娠期：妊娠合并心脏病者，若出现下列症状和体征，应考虑为早期心力衰竭：①轻微活动后即出现胸闷、心悸、气短；②休息时心率超过110次/分，呼吸超过20次/分；③夜间常因胸闷而坐起呼吸，或到窗口呼吸新鲜空气；④肺底部出现少量持续性湿啰音，咳嗽后不消失。

（2）分娩期：由于宫缩频繁，孕妇需半卧位或端坐呼吸，咳嗽或痰中带血，脉搏加快，肺底部出现持续性啰音。

（3）产褥期：患有心脏病的产妇还有可能出现心衰症状，生活不能自理和无法照顾新生儿。心功能好的产妇，分娩顺利，经过休息后一般状态良好。

（三）心理社会评估

1. 妊娠期　随着妊娠进展，心脏负担逐渐加重，孕妇及家属的心理负担较重，甚至产生恐惧心理而不能合作，多数孕妇无法自理日常家务。

2. 分娩期　处于恐惧状态，渴望有医护人员或家属陪伴，家属及亲友也十分担心要求守护产妇。

3. 产褥期　如分娩顺利，母子平安，产妇逐渐表现出情感性和动作性护理婴儿的能力；如分娩经过不顺利或婴儿发生意外，产妇容易抑郁。因此应重点评估孕产妇及家属的相关知识掌握情况、产妇的母亲角色获得情况及其心理状况。

（四）辅助检查

1. B型超声检查　①通过心脏超声检查可反映各心腔大小的变化、心瓣膜结构及功能情况；②产科超声检查可了解胎儿情况。

2. 心电图检查　可提示各种严重的心律失常及心肌损害等情况。

3. 胎儿电子监护仪　预测胎儿宫内储备能力，评估胎儿健康。

4. 实验室检查　血尿常规分析；胎盘功能检查等。

（五）治疗原则

心脏病孕妇的主要死亡原因是心衰和感染。其治疗原则为：

1. 非妊娠期　根据病人所患心脏病类型、病情严重程度及心功能状态，确定是否可以妊娠。对不宜妊娠者，应指导其采取正确的避孕措施。

2. 妊娠期

（1）终止妊娠：凡不宜妊娠者，应在妊娠12周前行治疗性人工流产术；中期妊娠以后必须终止者，其风险性极大，应在心内科医生严密监护下剖宫取胎。

（2）严密监护：应由心内科医生和产科医生密切合作。定期产前检查，正确评估母体和胎儿情况，积极预防和治疗各种引起心衰的诱因，动态观察心脏功能，减轻心脏负荷，适时终止妊娠。

3. 分娩期　心功能 Ⅰ～Ⅱ 级，胎儿不大，胎位正常，宫颈条件良好者，在严密监护下考虑经阴道分娩。心功能 Ⅲ～Ⅳ 级或宫颈条件不佳或有产科手术指征者应择期剖宫产。

4. 产褥期　预防心衰及感染，心功能 Ⅲ～Ⅳ 级者行绝育术。

【护理诊断/问题】

1. 活动无耐力　与妊娠合并心脏病有关。
2. 焦虑　与担心自己无法承担分娩、泌乳有关。
3. 自理能力缺陷　与心脏病活动受限及卧床休息有关。
4. 潜在并发症：心力衰竭、感染、胎儿宫内窘迫、胎儿宫内发育迟缓等。

【预期目标】

1. 孕产妇的基本生活得到满足、顺利度过妊娠、分娩、产褥期。
2. 孕产妇主诉恐惧感减轻，舒适感增加。
3. 孕产妇能够理解如何调整日常生活以适应妊娠。
4. 孕产妇不发生感染、心力衰竭等并发症。

【护理措施】

（一）妊娠期

1. 心理护理　做好心理疏导，鼓励病人说出焦虑的心理感受及所关心的问题；鼓励家属陪伴，消除紧张顾虑，协助孕妇提高自我照顾能力。

2. 定期产前检查

（1）妊娠 20 周前每 2 周检查一次，20 周后每周检查一次。了解心脏代偿功能的情况，有无心力衰竭的早期表现，早期发现诱发心衰的各种危险因素。

（2）孕期经过顺利者也应于预产期前 1～2 周入院待产。

3. 预防心力衰竭

（1）充分休息：睡眠应充足，夜间有 9 小时睡眠，中午至少休息 2 小时，早、晚餐后各休息半小时，宜采取左侧卧位或半卧位。孕妇妊娠 30 周以后应绝对卧床休息，防止心衰与早产。

（2）避免过劳或情绪波动：保持情绪稳定，根据心功能状况限制体力活动，避免过度劳累。

（3）合理饮食：心脏病孕妇比一般孕妇应更注意营养的摄取。指导孕妇进高蛋白、高维生素、低盐、低脂饮食，多吃水果及蔬菜，预防便秘。整个孕期体重增加不超过 10kg。从妊娠 16 周起，每日食盐量不超过 4～5g。

（4）预防感染：心脏病孕妇应尽量避免到公共场所；预防口腔炎症；保持会阴清洁，预防泌尿系统感染。一旦出现感染征兆，立即卧床休息并积极治疗，应用有效的抗生素。

4. 健康教育

（1）指导孕妇和家属掌握妊娠合并心脏病的相关知识，包括如何自我照顾、限制活动程度、避免诱发心衰的因素及预防、识别早期心衰的常见症状和体征。

（2）告知孕妇遵医嘱服药的重要性、抢救和应对措施。

理论与实践

　　根据上述病例：该孕妇 5 岁时即诊断先天性心脏病。现妊娠 33^{+4} 周，心慌胸闷半月余入院。体检：口唇青紫、颈静脉稍充盈、心率 112 次/分、胸骨左缘第二肋间闻及Ⅱ级收缩期杂音，胎心 135 次/分。

　　临床诊断：①妊娠晚期 33^{+4} 周、妊娠合并心脏病；②心功能Ⅱ级、早期心力衰竭。

　　治疗原则：控制心力衰竭、预防感染、严密监护胎儿宫内情况、适时终止妊娠。

（二）分娩期

根据孕妇的实际情况，提前选择适宜的分娩方式。

1. 阴道分娩孕妇的护理

（1）第一产程：①心理支持：安慰鼓励产妇消除紧张情绪。②专人护理：鼓励产妇多休息，宜采取左侧卧位 15°，上半身抬高 30°；运用呼吸及放松技巧缓解宫缩时的不适；必要时应用镇痛剂或采用无痛分娩法。③严密观察产妇心功能的变化，产程开始即应持续吸氧，或根据医嘱给予强心药物，同时观察用药后的反应。④严密观察产程及胎心变化，一旦出现异常或心功能不全加重，应及时改为剖宫产分娩。产程开始即遵医嘱应用抗生素预防感染。

（2）第二产程：①应避免产妇屏气用力，待宫口开全行会阴侧切，用低位产钳或胎头吸引助产缩短第二产程，但胎儿娩出不宜过快；②分娩时采取半坐位，下肢尽量低于心脏水平，以免回心血量过多加重心脏负担，同时做好新生儿的抢救准备；③继续观察心功能变化，遵医嘱用药。

（3）第三产程：①胎儿娩出后立即在产妇腹部放置沙袋，以防腹压骤降诱发心衰；②严密观察产妇生命体征、出血量及子宫收缩情况，宫缩不佳时可给缩宫素 10～20U 静脉注射或肌肉注射，但禁用麦角新碱，以防静脉压升高诱发心衰。产后出血过多时，应输液或输血，但需注意输血速度。

2. 剖宫产孕妇的护理

（1）有心衰者宜先控制心衰再手术。

（2）取左侧卧位 15°，上半身抬高 30°。

（3）术中、术后应严格限量输液，注意输液速度，不宜过快。

（三）产褥期

1. 预防心衰　嘱产妇继续卧床休息，保证充足的睡眠；密切观察生命体征，严防心衰发生。

2. 预防感染　保持会阴清洁，给予消毒会阴垫。产后应用抗生素达一周或更长时间，以防发生感染性心内膜炎。

3. 指导母乳喂养

（1）心功能Ⅰ～Ⅱ级可以哺乳，但应避免劳累；指导其正确执行母乳喂养过程。

（2）心功能Ⅲ～Ⅳ级不宜哺乳，指导家属协助人工喂养，同时应选用中药及时退奶。应注意不宜用雌激素退奶，以防水钠潴留。

4. 指导避孕　心功能Ⅲ～Ⅳ级而病情稳定者，应于产后1周行绝育术。未做绝育者要严格避孕。

（四）健康教育

1. 讲述妊娠合并心脏病的相关知识，使病人及家属有正确的认识。

2. 嘱病人注意休息，在康复的前提下，参加一定的家庭照料活动，如婴儿喂养及护理，以促进家庭和谐。

3. 加强随访，心功能Ⅱ级以上者，产后每周至少随访一次。

实践与理论

该孕妇入院时护理措施：①加强心理护理，消除紧张情绪；②绝对卧床休息，左侧卧位或半卧位；③预防感染；④加强胎儿监测。

该孕妇经上述处理后病情稳定，心衰好转，胎儿宫内情况良好，两周后出院。37^{+4}周因"胎儿宫内窘迫"急诊剖宫产娩出一活男婴，胎儿体重 2580g，Apgar 评分 7 分。

【结果评价】

1. 孕产妇能积极配合治疗，适应妊娠及分娩。

2. 孕产妇疼痛减轻，舒适感增加。

3. 孕产妇能够调整日常生活，妊娠过程适应好。

4. 孕产妇未发生并发症。

第二节　妊娠合并糖尿病妇女的护理

案　例

初产妇，30 岁，因妊娠 32^{+6} 周，发现血糖高 1 日入院。既往无糖尿病史，妊娠 24 周产前检查发现尿糖（＋），未觉不适也未加处理。昨日产前检查：血压正常，胎心 140 次/分，尿糖（＋＋＋），空腹血糖 8.6mmol/L，餐后 1 小时血糖 14.2mmol/L，餐后 2 小时血糖 12.1mmol/L。B 超提示：单活胎，羊水过多。

问题：1. 该孕妇的临床诊断及诊断依据？

2. 对该孕妇的护理措施有哪些？

【概述】

糖尿病是一种较常见的内分泌代谢障碍性疾病。妊娠合并糖尿病包括两种情况：一种是妊娠前已有糖尿病，称为糖尿病合并妊娠；另一种是妊娠后才发生或首次发现糖尿病，又称妊娠期糖尿病（gestational diabetes mellitus，GDM）。妊娠合并糖尿病80%以上为GDM，产后患糖尿病的机会增加。妊娠合并糖尿病对母儿均有很大危害，需高度重视。

（一）妊娠、分娩对糖尿病的影响

妊娠可以使隐性糖尿病显性化，使无糖尿病患者发生GDM，还会使原有糖尿病的病情加重。

1. 妊娠期　早孕期间血糖常较低，孕妇易发生低血糖；妊娠中期抗胰岛素物质增多，易使孕妇原有糖尿病加重或出现GDM；妊娠晚期随代谢调节的变化，孕妇易发生酮症酸中毒。

2. 分娩期　因产妇进食减少，而子宫收缩导致体内大量消耗糖原，更易发生酮症酸中毒。

3. 产褥期　随胎盘娩出等因素使胰岛素需要量相应减少，不及时调整极易发生低血糖。

（二）糖尿病对母儿的影响

1. 糖尿病对孕产妇的影响

（1）流产：高血糖使胚胎发育异常，自然流产发生率达15%～30%，多发生在早孕期，主要见于病情严重、血糖未能控制者。

（2）妊娠期高血压疾病：发病率为正常孕妇的3～5倍以上。

（3）羊水过多：发生率为非糖尿病孕妇的10倍，羊水过多可使胎膜早破和早产的发生率增加。

（4）损伤与感染：糖尿病孕妇巨大儿发生率高，难产、手术产、产道损伤几率增加；此外，糖尿病孕妇抵抗力下降易合并感染，最常见泌尿系感染。

2. 糖尿病对胎儿及新生儿的影响

（1）巨大儿：发生率高达25%～40%，因胰岛素不能通过胎盘转运，胎儿长期处于高血糖状态，后者又刺激胎儿胰岛产生大量胰岛素，促进胎儿在宫内的生长。

（2）胎儿畸形：妊娠合并显性糖尿病时胎儿畸形率明显升高，以心血管畸形最常见，其次为神经系统畸形。

（3）早产：糖尿病孕妇因合并羊水过多易导致早产，发生率约为10%～25%。此外，合并妊娠期高血压疾病、胎儿宫内窘迫及其他严重并发症时也常需提前终止妊娠而致早产。

（4）新生儿：新生儿出生后仍存在高胰岛素血症，如不及时补充糖，易发生新生儿低血糖；糖尿病影响胎儿肺成熟，故新生儿呼吸窘迫综合征（NRDS）发生率增高。

【护理评估】

（一）健康史

了解孕妇有无糖尿病的家族史，特别是孕妇母系家族史，既往病史与治疗经过。有无异常分娩史，如原因不明的多次流产、死胎、死产、早产、畸形或巨大儿史。

（二）身体评估

1. 妊娠期　绝大多数孕妇表现为体型肥胖，此次妊娠存在胎儿巨大，羊水过多，孕妇多饮、多食、多尿"三多"症状。孕妇常发生外阴瘙痒、反复念珠菌感染、难治性肾盂肾炎或经常患皮肤疖肿、毛囊炎等。

2. 分娩期　孕妇易出现头晕、心慌、盗汗等低血糖症状，严重者可出现恶心、呕吐、视力模糊、呼吸带有烂苹果味的酮症酸中毒症状。

3. 产褥期　若不及时调整胰岛素用量，产妇极易发生低血糖症状。

（三）心理社会评估

妊娠合并糖尿病孕妇及家属对糖尿病多有一定认识，虽担心妊娠的结局，但心态较平和，能积极配合治疗和护理；GDM 孕妇对糖尿病相关知识了解甚少，往往出现惊慌、焦虑或恐惧。一旦出现胎、婴儿异常，孕产妇和家属情绪复杂，应给予密切关注。另外还要评估家庭支持系统是否得力。

（四）辅助检查

1. 空腹血糖测定　孕妇两次及以上空腹血糖≥5.8mmol/L，可诊断为妊娠期糖尿病。

2. 糖筛查试验

（1）时间：常规 GDM 筛查时间应在妊娠 24～28 周。

（2）方法：将 50g 葡萄糖粉溶于 200ml 水中 5 分钟内服完。

（3）结果判定：服糖后 1 小时血糖≥7.8mmol/L 为糖筛查阳性，阳性者如再查空腹血糖异常，可诊断为糖尿病；如空腹血糖正常，应行葡萄糖耐量（OGTT）试验。

3. 葡萄糖耐量（OGTT）试验

（1）方法：让孕妇禁食水 12 小时，先抽血查空腹血糖，再将 75g 葡萄糖粉溶于 300～400ml 水中口服，服糖后 1 小时、2 小时、3 小时分别抽血检测血糖。

（2）结果判定：4 次血糖正常上限值分别为空腹 5.6mmol/L、1 小时 10.3mmol/L、2 小时 8.6mmol/L、3 小时 6.7mmol/L。其中有两项或两项以上达到或超过正常值，可以诊断为 GDM；如果仅有 1 项高于正常值，则诊断为糖耐量异常。

（五）治疗原则

1. 饮食治疗　至关重要，部分孕妇仅靠饮食控制就能维持血糖在正常范围。

2. 胰岛素治疗　是妊娠合并糖尿病孕妇的主要治疗药物，根据孕妇病情、孕周及血糖值调整剂量，力求使血糖值维持在 6.11～7.77mmol/L 的水平。孕妇不宜口服降糖药物。

3. 产科处理　妊娠后加强母儿监护，若血糖控制良好，无胎儿窘迫或合并症时，可于妊娠 38～39 周终止妊娠。

理论与实践

根据上述病例：该孕妇无糖尿病史，妊娠 24 周后多次查血糖明显升高，现妊娠 32^{+6} 周，B 超提示羊水过多，其余检查均正常。目前可诊断为晚期妊娠 32^{+6} 周、GDM、羊水过多。

护理措施：首先采取饮食控制，注意监测用餐前后血糖和睡前血糖，如无效，则考虑应用胰岛素治疗；加强对母儿的监护。

【护理诊断/问题】

1. 知识缺乏：缺乏饮食控制及胰岛素治疗的相关知识。

2. 有感染的危险 与糖尿病抵抗力下降有关。

3. 焦虑 与担心身体状况、胎儿预后有关。

【预期目标】

1. 懂得饮食控制的重要性并能执行，学会尿糖和血糖的测定及胰岛素使用方法。

2. 体温正常，无感染病灶出现。

3. 孕产妇焦虑程度减轻或消失。

【护理措施】

（一）妊娠期

1. 心理护理

（1）建立良好的护患关系，告知孕妇保持良好的情绪有利于胎儿的正常发育。

（2）与孕妇讨论面临的问题，鼓励其说出感受与担心。

（3）给予耐心细致的解释，消除各种顾虑，使其具有安全感，积极配合治疗及护理。

2. 加强产前检查 根据病人情况确定产前检查时间，定期做 B 超、NST 及相关实验室检查，指导孕妇进行胎动计数，发现异常及时到医院就诊。

3. 饮食护理

（1）饮食控制：指导孕妇及家属认识饮食控制的重要性，饮食控制要达到使血糖维持在 6.11~7.77mmol/L 水平而孕妇又无饥饿感。

（2）制定膳食计划：帮助孕妇制定合理的膳食计划，每日碳水化合物 40%，蛋白质 20%，脂肪 40%。多食蔬菜和豆制品，注意补充维生素、钙、铁等，忌糖。

（3）进食方法：帮助孕妇将每日总热量分配于三餐及三次点心，即早餐摄入 10% 的热量，午餐及晚餐各 30%，点心（3 次）占 30%。

4. 运动指导 适当的运动可降低血糖，提高对胰岛素的敏感性，有利于糖尿病的控制和正常分娩。指导孕妇一般于餐后 1 小时、每日一次定时散步或中速步行，每次 20~30 分钟。

5. 用药护理

（1）用药常识：胰岛素治疗是妊娠期控制血糖的最好办法，应严格在内科医生指导下用药。孕妇及家属应了解胰岛素的类型、剂量、药物作用的高峰时间，配合饮食控制，以维持血糖在正常范围内。

（2）用药方法：饭前半小时皮下注射，每日 3~4 次，注射部位多选择在皮肤疏松的部位，同时应经常更换注射部位，以免硬结形成。合理保存药物，以防药物失效。注意无菌操作，防止发生局部皮肤感染。

（3）不良反应及处理：常见不良反应包括低血糖反应、过敏反应等。告知孕妇常见的不良反应症状，如心悸、出汗、饥饿感、软弱无力、紧张、焦虑等。一旦确定发生低血糖，应尽快补充糖分，如给予含糖饮料或饼干等，严重者及时就医。

（4）监测血糖：用药期间应指导孕妇监测血糖，并判断结果，有异常及时就医。

6. 预防感染 糖尿病孕妇容易发生上呼吸道、泌尿生殖系统和皮肤感染。因此，应指导孕妇注意个人卫生，避免皮肤、黏膜破损。尤其要加强口腔、皮肤、会阴部的清洁。

（二）分娩期

1. 分娩时间的选择　糖尿病孕妇应于妊娠 35 周住院，根据母儿情况等综合考虑终止妊娠时间及方式，尽量在妊娠 38 周后分娩。

2. 分娩方式的选择　妊娠合并糖尿病本身不是剖宫产的指征。有巨大胎儿、胎盘功能不良、糖尿病病情较重或有其他产科指征者，应行剖宫产结束分娩，术中选择硬膜外麻醉，术前 3 小时应停用胰岛素，以防新生儿低血糖。

3. 阴道分娩的监测和处理

（1）为产妇提供清洁、舒适的环境，加强心理疏导。

（2）鼓励产妇进食以保证热量和防止低血糖。产时应每 2 小时测血糖或尿糖，以及时调整胰岛素用量。

（3）密切观察产程进展和胎心变化，为避免酮症酸中毒，阴道分娩应在 12 小时内结束。分娩中要警惕肩难产；胎儿娩出后注意预防产后出血及感染。需要阴道助产者应严格执行无菌操作并做好新生儿抢救准备。如产程中出现异常，应及时做好剖宫产准备。

（三）产褥期

1. 产妇护理

（1）监测血糖和尿糖的变化：根据医嘱准确、及时使用胰岛素，同时注意观察有无低血糖表现。

（2）产后观察：注意观察子宫收缩情况、恶露量等，保持会阴清洁，预防感染。

（3）协助建立亲子关系：如果新生儿需要留在监护室观察时，护理人员需提供支持及有关新生儿的信息，并尽可能提供亲子互动机会，应鼓励产妇母乳喂养。

2. 新生儿护理

（1）观察：新生儿出生时无论其体重大小，均应按早产儿护理，注意观察有无低血糖、低血钙、高胆红素血症和新生儿呼吸窘迫综合征等症状。

（2）检测：新生儿出生时应留脐带血检测血糖，如果血糖 < 2.22mmol/L，可诊断为新生儿低血糖。

（3）喂养：新生儿极易发生反应性低血糖，应在出生 30 分钟后开始喂服 25% 葡萄糖水，注意保温、吸氧、协助产妇尽早哺乳。

3. 出院指导

（1）继续坚持合理膳食，保证足够营养，适当活动和休息，做好自我护理和新生儿护理，保持良好的心境。

（2）定时监测血糖，及时调整胰岛素的用量，按时复诊。

（3）GDM 病人再次妊娠，GDM 的复发率为 60%-70%；应指导病人最好采取安全套避孕，避免使用药物和宫内节育器避孕。

（四）健康教育

1. 重视饮食控制、适当运动。

2. 掌握监测血糖的方法和控制目标，提高患者对治疗的依从性并积极配合治疗与护理。

3. 提高自我护理以及应对常见并发症的处理能力。

4. 定期复诊，监测病情变化。

理论与实践

　　对该孕妇入院后先通过饮食来控制血糖，饮食控制后餐前血糖为 7.0mmol/L，餐后血糖达 10.0mmol/L，给予胰岛素治疗，4 天后血糖控制基本正常，无低血糖反应，NST 有反应，胎动正常，出院。

　　孕妇于 35 周发现餐后 2 小时血糖升高再次入院，经调整胰岛素用量和应用地塞米松促进胎肺成熟，37 周时行剖宫产分娩一活女婴，体重 4100g，Apgar 评分 10 分。病人术后餐前血糖维持在 5.9mmol/L 以下，术后伤口愈合良好出院，门诊随诊。

【结果评价】

1. 孕妇掌握有关糖尿病的知识、饮食控制及胰岛素的使用方法。
2. 孕妇体温正常，会阴切口或腹部切口无感染。
3. 孕妇能掌握正确应对焦虑的方法。

第三节　妊娠合并病毒性肝炎妇女的护理

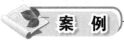

　　初产妇，28 岁，因停经 34^{+2} 周，反复乏力、纳差半月入院。体检：皮肤巩膜无黄染，无皮下出血点，无肝掌、蜘蛛痣，肝、脾未触及，肝区无叩击痛，全腹无压痛及反跳痛，腹水征阴性。实验室检查：HBsAg（+），HBeAg（+），AST80U/L，ALT100U/L，胎儿情况良好。

　　问题：1. 该孕妇的临床诊断及依据？
　　　　　2. 该孕妇可能的的护理诊断有哪些？如何护理？

【概述】

　　病毒性肝炎是妊娠期妇女肝病和黄疸最常见的原因。国内外报道发病率为 0.8%～17.8%。病原体主要包括甲型（HAV）、乙型（HBV）、丙型（HCV）、丁型（HDV）及戊型（HEV）5 种肝炎病毒，以乙型肝炎最常见。由于妊娠妇女特殊的生理变化，肝炎对母儿健康危害较大，且重症肝炎仍是我国孕产妇死亡的主要原因之一。

　　（一）妊娠、分娩对病毒性肝炎的影响

　　1. 妊娠本身并不增加肝炎病毒的易感性，但妊娠期由于早孕反应，往往营养物质摄入不足，可使肝脏负担加重；而妊娠期某些并发症、分娩时的体力消耗、产后出血等可进一步加重肝损害，故孕妇易感染肝炎病毒，约为非孕妇女的 6 倍。

　　2. 妊娠期肝炎易转为慢性、或易使原有病情加重；合并妊娠期高血压疾病时易发展成为重症肝炎。

（二）病毒性肝炎对妊娠、分娩的影响

1. 对孕妇的影响

（1）早孕反应加重，妊娠期高血压疾病发生率增高。

（2）分娩期因肝功能受损致凝血因子合成功能减退，易发生产后出血。

（3）若为重症肝炎，常并发 DIC，威胁母儿生命。

2. 对胎儿及新生儿的影响

（1）孕妇在妊娠早期患肝炎，胎儿畸形发生率增高2倍。

（2）肝功能异常的孕产妇流产、早产、死胎、死产和新生儿死亡率明显增加，围生儿死亡率高达46%。

（3）妊娠期内，胎儿由于垂直传播而被肝炎病毒感染，以乙型肝炎病毒多见。

（4）围生期感染的婴儿，有相当一部分将转为慢性病毒携带状态，以后容易发展成为肝硬化或原发性肝癌。

3. 母婴传播

（1）甲型病毒性肝炎（viral hepatitis A）：由甲型肝炎病毒（HAV）引起，经粪-口传播，一般不通过胎盘传给胎儿。孕期感染 HAV 不必人工流产或引产，但分娩过程中如果接触母体血液或吸入羊水及粪便污染可导致新生儿感染。

（2）乙型病毒性肝炎（viral hepatitis B）：由乙型肝炎病毒（HBV）引起，孕妇患有乙肝极易使婴儿成为慢性乙肝病毒携带者。母婴传播导致的 HBV 感染约占我国婴幼儿感染的1/3，特别是 HBeAg 阳性及 HBsAg 滴度高者母儿传染可能性更大。母婴传播方式有：①垂直传播，HBV 通过胎盘引起宫内传播；②产时传播，是 HBV 母婴传播的主要途径；通过接触母血、阴道分泌物或羊水感染胎儿；③产后传播，与接触母亲乳汁和唾液有关。

（3）丙型病毒性肝炎（viral hepatitis C）：存在母婴传播，约1/3受感染者将来发展为慢性肝病。

（4）丁型病毒性肝炎（viral hepatitis D）：因丁型肝炎病毒（HDV）是一种缺陷性 RNA 病毒，必须依赖 HBV 重叠感染引起肝炎，因此母婴传播较少见。

（5）戊型病毒性肝炎（viral hepatitis E）：目前已有母婴间传播的报道。传播途径及临床表现与甲肝相似，易急性发作，且多为重症。妊娠晚期感染母亲死亡率高达15%～25%。

【护理评估】

（一）健康史

评估有无与肝炎病人密切接触史或半年内曾输血、注射血制品史；有无肝炎病家族史等；同时评估孕妇治疗经过和治疗效果以及家属对肝炎相关知识的掌握程度。

（二）身体评估

甲型病毒性肝炎的潜伏期2～7周（平均30天），起病急，病程短，恢复快。乙型病毒性肝炎潜伏期1.5～5个月（平均60天），病程长，恢复慢，易发展为慢性。

1. 症状

（1）不明原因的食欲减退、恶心、呕吐、腹胀、厌油腻食物、乏力等消化系统症状。

（2）重症肝炎多见于妊娠晚期，起病急，病情重，表现为：畏寒发热；皮肤巩膜黄染、尿色深黄；食欲极度减退、呕吐频繁；腹胀、腹水；呼吸有肝臭气味；急性肾衰竭及不同程度的肝性脑病，如嗜睡、烦躁、神志不清，甚至昏迷。

2. 体征　妊娠早期、中期可触及肝大，并有肝区叩击痛；妊娠晚期受到增大的子宫影响，肝脏不易被触及，一旦触及应考虑异常。阴道分娩者除观察产程进展外，还应评价产妇有无出血倾向。产褥期注意观察子宫复旧及阴道出血情况。

（三）心理社会评估

1. 评估孕妇及家人对疾病的认知程度以及对消毒隔离的理解。

2. 部分孕妇因担心感染胎儿，会产生焦虑、矛盾及自卑心理；个别家属因顾虑传染，不愿多接触孕妇，对孕妇缺乏关心和鼓励；应重点评估家庭和社会支持系统是否完善。

3. 产后如有新生儿畸形、生命危险，甚至死亡，应注意关心产妇及家属的心理状况。

（四）辅助检查

1. 肝功能检查　血清中丙氨酸氨基转移酶（ALT）增高，数值常大于正常 10 倍以上，持续时间较长；血清胆红素 >17μmol/L（1mg/dl）；尿胆红素阳性对病毒性肝炎有诊断意义。

2. 血清病原学检查及意义

（1）甲型病毒性肝炎：急性期患者血清中抗 HAV-IgM 阳性有诊断意义。

（2）乙型病毒性肝炎：见表 7-1。

表 7-1　乙型肝炎病毒血清病原学检测及意义

项目	血清学标志及意义
HBsAg	HBV 感染的特异性标志，见于慢性肝炎、病毒携带者
抗 HBs	机体曾经感染过 HBV，但已具有免疫力，也是评价接种疫苗效果指标之一
HBeAg	肝细胞内有 HBV 活动性复制，具有转染性
抗 HBe	血清中病毒颗粒减少或消失，传染性减低
抗 HBcIgM	表示 HBV 在体内复制，肝炎急性期
抗 HBcIgG	肝炎恢复期或慢性感染

（3）丙型病毒性肝炎：血清中检测出 HCV 抗体即可确诊。

3. 凝血功能检查　包括纤维蛋白原和凝血酶原检测等。

4. B 超检查　了解胎儿发育情况及胎儿胎盘是否成熟、胎心电子监护了解胎儿宫内情况等。

（五）治疗原则

1. 妊娠期轻型肝炎　处理原则与非孕期肝炎相同。增加休息，加强营养，应用中西药进行保肝治疗，避免使用可能损害肝脏的药物。有黄疸者立即住院，按重症肝炎处理。

2. 妊娠期重症肝炎　保护肝脏，预防及治疗肝性脑病；酌情使用肝素预防 DIC；妊娠末期重症肝炎者，经积极治疗 24 小时后，以剖宫产结束妊娠。

3. 分娩期及产褥期　备新鲜血；宫口开全行阴道助产以缩短第二产程；注意防止母婴传

播、产后出血及感染。

理论与实践

　　本案例临床诊断：晚期妊娠 34^{+2} 周、妊娠合并乙型病毒性肝炎。

　　诊断依据：反复乏力、纳差半月；实验室检查：HBsAg 及 HBeAg 阳性，肝功能异常。

　　可能的护理诊断：①知识缺乏：缺乏乙肝相关知识；②营养失调（低于机体需要）：与食欲不振有关。

　　护理措施：①注意休息，加强营养；②遵医嘱护肝治疗，避免使用损害肝脏的药物；③定期产前检查，防止交叉感染；④监测肝功、病毒血清病原学检查；⑤适时终止妊娠。

【护理诊断/问题】

1. 知识缺乏：缺乏有关病毒性肝炎传播方式、母儿危害及预防保健等知识。
2. 预感性悲哀　与肝炎病毒感染造成的后果有关。
3. 营养失调：低于机体需要　与食欲缺乏有关。
4. 潜在并发症：肝性脑病、产后出血。

【预期目标】

1. 孕产妇及家人能描述病毒性肝炎的病程、感染途径及疾病自我保健措施等。
2. 建立良好的家庭支持系统，减轻孕妇负面情绪，促进母亲角色的获得。
3. 孕妇摄入的营养能满足机体和胎儿发育需要。
4. 母儿在妊娠期、分娩期及产褥期维持良好的健康状态，无并发症发生。

【护理措施】

（一）心理护理

1. 建立良好的护患关系，鼓励病人倾诉，给予心理支持。
2. 向病人及家属讲解病毒性肝炎相关知识及相应的隔离措施，以获得孕妇及家属的理解和配合。
3. 对失去子女的孕产妇多加关照，劝慰其接受现实，继续治疗自身疾病，对未来增强希望。

（二）妊娠期

原则上不宜妊娠者，最好在孕早期积极配合医生治疗疾病，待病情好转时尽早做人工流产。

1. 妊娠合并轻型肝炎

（1）注意休息，加强营养：增加休息，避免体力劳动，增加优质蛋白、高维生素、富含碳水化合、低脂肪食物的摄入；保持大便通畅。

（2）定期产前检查，防止交叉感染：①对肝炎孕妇应有专门诊室，所用器械隔离、定期消毒；②孕妇所用物品也要与家人隔离、消毒处理；③定期进行肝功能、肝炎病毒血清病原学检查；④积极治疗各种并发症，加强基础护理，预防各种感染以免加重肝损害。

2. 妊娠合并重症肝炎

（1）保护肝脏，遵医嘱给予各种保肝药物。

（2）积极防治肝性脑病，严密观察有无肝性脑病的前驱症状。

（3）预防 DIC 及肝肾综合征。

（4）应用肝素治疗时，应注意观察有无出血倾向。

（5）为预防产后出血，产前 4 小时及产后 12 小时内不宜使用肝素治疗。

（三）分娩期

1. 安慰、关心产妇，解除紧张、恐惧情绪。

2. 产妇在隔离产房分娩，注意消毒隔离，避免交叉感染。

3. 密切观察产程进展，防止并发症发生。

4. 遵医嘱给予维生素 K_1，备新鲜血液，严密观察产妇有无出血倾向。

5. 宫口开全后手术助产，防止产道损伤和胎盘残留，胎肩娩出后注射缩宫素预防产后出血。

6. 重症肝炎经积极保肝治疗 24 小时后，可行剖宫产结束妊娠，以减轻肝脏负担。术前 4 小时停用肝素，作好术前准备；同时密切观察产妇的精神状态，有无淡漠、嗜睡等；观察血压、尿量、出血倾向等。

（四）产褥期

1. 预防产后出血　观察子宫收缩及阴道流血，做好生活护理。

2. 预防感染　遵医嘱，必要时给予对肝脏损害较小的抗生素预防感染。

3. 喂养指导

（1）单纯 HBsAg 阳性产后可以哺乳。

（2）HBeAg 阳性不宜哺乳应予回奶。

（3）回奶不用雌激素，以免加重肝脏负担，可服生麦芽或芒硝外敷乳房退奶。

（4）人工喂养者传授喂养知识及方法。

4. 新生儿免疫

（1）被动免疫：出生后 6 小时内注射 0.5ml 乙肝免疫球蛋白（HBIG），生后 1 个月、3 个月时再各注射 0.16ml/kg，可使 70% 以上乙型肝炎母亲所分娩的婴儿获得免疫。

（2）主动免疫：出生后 24 小时内注射乙型肝炎疫苗 30μg，出生后 1 个月、6 个月再分别注射 10μg。

5. 按医嘱继续为产妇提供保肝治疗指导，加强休息和营养。

（五）健康教育

1. 重视高危人群，加强卫生宣教，普及防病知识。

2. 重视围孕期保健，夫妇一方患有肝炎者应使用避孕套以免交叉感染；患急性肝炎应于痊愈后半年，最好 2 年后在医师指导下妊娠。

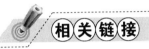

实践与理论

　　该孕妇经上述处理病情平稳，胎儿宫内情况良好。

　　孕妇于39⁺²周因"胎膜早破"急诊入院并于当晚临产，产程经过顺利，10小时后顺娩一女婴，体重3.1kg，Apgar评分10分。出生后24小时内分别给予新生儿乙肝免疫球蛋白1ml、乙肝疫苗30μg肌内注射，人工喂养。

相关链接

妊娠期肝内胆汁淤积症

　　妊娠期肝内胆汁淤积症（intrahepatic cholestasis of pregnancy，ICP），又称特发性妊娠黄疸，主要发生于妊娠晚期，少数发生于妊娠中期。本病以孕妇皮肤瘙痒和血胆酸升高为特征，易引起孕妇凝血功能异常，导致产后出血；也可发生糖、脂代谢紊乱，导致早产、胎儿窘迫、胎死宫内和新生儿颅内出血等不良结局，是继病毒性肝炎之后导致妊娠期黄疸的最主要原因。其发病可能与雌激素、遗传及环境等因素有关。治疗原则是缓解瘙痒症状、恢复肝功能、降低血胆酸水平、改善妊娠结局。同时应加强胎儿宫内安危监护，及时发现胎儿宫内缺氧并采取措施。

【结果评价】

1. 产妇及家属获得有关病毒性肝炎的相关知识，积极面对现实。
2. 产妇母亲角色适应良好。
3. 妊娠及分娩经过顺利，母婴健康，无并发症发生。

第四节　妊娠合并贫血妇女的护理

案　例

　　初产妇，25岁，因妊娠30⁺⁶周，头晕、乏力一周就诊。既往月经量多，月经周期和经期正常，平时饮食清淡。停经50天首次产检血红蛋白110g/L，未引起注意。今日产前检查：精神欠佳，眼睑苍白，血压正常，胎心140次/分，实验室检查：血红蛋白88g/L、红细胞计数3.0×10¹²/L余正常。

　　问题：1. 该孕妇的临床诊断及诊断依据？
　　　　　2. 如何对该孕妇进行护理？

【概述】

妊娠期由于血容量增加，其中血浆增加多于红细胞增加，血液呈稀释状态，因此，妊娠期贫血的诊断标准不同于非孕期。世界卫生组织的标准为：孕妇外周血血红蛋白 <110g/L 及血细胞比容 <0.33 为妊娠期贫血。我国多年一直沿用的标准为：血红蛋白 <100g/L、红细胞数 $<3.5 \times 10^{12}$/L，或血细胞比容 <0.30。贫血包括缺铁性贫血、巨幼红细胞性贫血（又称营养性巨幼红细胞性贫血）、再生障碍性贫血（简称再障），本节主要介绍缺铁性贫血。妊娠可使原有贫血病情加重，而贫血则使妊娠风险增加。

妊娠期贫血一般可分为四度，见表7-2。

表7-2　妊娠期贫血的分度

分类	RBC（$\times 10^{12}$/L）	Hb（g/L）
轻度贫血	3.0~3.5	91~100
中度贫血	2.0~3.0	61~90
重度贫血	1.0~2.0	31~60
极重度贫血	<1.00	<30

（一）贫血对母体的影响

1. 贫血孕妇的抵抗力下降，对分娩、手术和麻醉的耐受力降低，易发生产后出血和产褥感染。

2. 重度贫血可导致孕妇患贫血性心脏病、失血性休克等，危及孕产妇生命。

（二）贫血对胎儿的影响

母体重度贫血时，可导致胎儿生长受限、胎儿宫内窘迫、早产、死产或死胎。

【护理评估】

（一）健康史

评估既往有无月经过多或消化道疾病引起的慢性失血性疾病史，有无不良饮食习惯或胃肠功能紊乱导致的营养不良病史。

（二）身体评估

1. 症状　轻度贫血病人多无明显症状；严重贫血可表现为面黄、乏力、水肿、头晕、心慌、气短、食欲缺乏、腹胀、腹泻等。

2. 体征　孕妇皮肤黏膜苍白、毛发干燥无光泽易脱落、指（趾）甲脆薄易裂或反甲（指甲呈钩状），并可伴发口腔炎、舌炎等。

3. 评估胎儿宫内发育情况。

（三）心理社会评估

孕妇及家属因担心病情对母体、胎儿造成不良影响而焦虑和紧张。应评估孕妇及家人对缺铁性贫血的认知情况，以及家庭、社会支持系统是否完善等。

（四）辅助检查

1. 实验室检查

（1）血常规：血红蛋白 <100g/L、红细胞数 $<3.5 \times 10^{12}$/L 或血细胞比容 <0.30 时，可诊断为妊娠期贫血。

（2）血清铁测定：孕妇血清铁 <6.5μmol/L（35μg/dl）为缺铁性贫血。

2. B 型超声 监测胎头双顶径、股骨长度等，了解胎儿宫内生长发育情况。

（五）处理原则

补充铁剂、必要时少量多次输血；分娩期防止产程延长、避免软产道损伤；预防产后出血和感染。

理论与实践

根据上述病例：该孕妇既往月经过多、偏食；自觉乏力、头晕；体检精神不佳、眼睑苍白；血红蛋白88g/L，可考虑为：妊娠30^{+6}周，中度贫血。

护理措施：首先改变其饮食习惯、加强营养；注意休息；口服硫酸亚铁；监测胎儿发育情况；必要时输新鲜血。

【护理诊断/问题】

1. 活动无耐力 与供氧不足有关。
2. 知识缺乏：缺乏人体营养需求的相关知识。
3. 有受伤的危险 与贫血引起的头晕、眼花等症状有关。

【预期目标】

1. 孕妇活动耐力增加。
2. 孕妇及家属了解合理饮食的重要性并积极配合。
3. 母儿顺利度过妊娠期、分娩期，无并发症发生。

【护理措施】

（一）心理护理

告知孕妇及家属贫血对母儿的影响，目前采用的治疗、护理措施和预后等；鼓励孕妇说出内心感受，提供有效的信息；鼓励家属积极参与，提供良好的情感支持。

（二）妊娠期

1. 孕妇 注意观察病人的自觉症状有无改善、皮肤黏膜颜色有无改变、水肿情况等；定期进行实验室检查，监测血红蛋白量；重度贫血应少量多次输血，注意输血的速度。

2. 胎儿 B超监测胎儿宫内发育情况，勤听胎心，计数胎动。

（三）分娩期

1. 中、重度贫血者临产前遵医嘱给维生素 K、卡巴克洛及维生素 C 等药物，并配新鲜血备用。

2. 严密观察产程进展，鼓励产妇进食并做好生活护理，避免产程过长或急产。

3. 缩短第二产程，必要时阴道助产以减少产妇体力消耗。

4. 预防产后出血　胎肩娩出后立即静脉注射缩宫素 10U～20U 或麦角新碱 0.2mg；仔细检查软产道有无裂伤及出血。

5. 预防感染　接产过程严格无菌操作，产后使用抗生素预防感染。

（四）产褥期

1. 休息与活动　产妇应保证足够的休息及营养，避免疲劳。

2. 预防感染　继续使用抗生素；保持会阴清洁避免感染；注意监测体温。

3. 病情观察　密切观察子宫收缩、阴道流血及伤口愈合情况；定期复查红细胞计数及血红蛋白。

4. 指导母乳喂养　严重贫血者不宜母乳喂养，回乳可口服生麦芽或用芒硝外敷乳房。

（五）健康教育

1. 孕前应积极治疗慢性失血性疾病，改变长期偏食等不良饮食习惯，适度增加营养。必要时补充铁剂，以增加铁的储备。

2. 饮食护理

（1）纠正偏食、挑食等不良饮食习惯。

（2）制定合理的膳食计划：鼓励孕妇进高蛋白及含铁丰富食物。如：黑木耳、海带、紫菜、猪（牛）动物肝脏、蛋类、绿叶蔬菜、海带、紫菜、红枣、豆制品、芝麻酱等。

3. 正确服用铁剂　首选口服补铁，建议妊娠 4 个月后所有孕妇常规补铁，如硫酸亚铁 0.3g，一日 3 次口服，同时服维生素 C 300mg 及 10% 稀盐酸 0.5ml～2ml；深部肌肉注射适用于口服胃肠道反应较大及妊娠末期重度缺铁性贫血。

▌理论与实践

　　对该孕妇在门诊先通过加强营养、口服硫酸亚铁（同时给予维生素 C 及稀盐酸口服）、注意休息等处理，两周后复查血红蛋白为 69g/L，遂收住院。在上述治疗基础上，输新鲜血两次，血红蛋白升至 101g/L，出院。

　　该孕妇于 39^{+5} 周临产，产程经过顺利，12 小时后分娩一女婴，体重 2950g，Apgar 评分 9 分，产后 3 天出院。

【结果评价】

1. 孕妇活动耐受力提高，可以完成日常活动。

2. 孕产妇能够积极应对缺铁性贫血对身心的影响，掌握自我保健措施。

3. 妊娠分娩经过顺利，母婴健康。

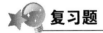

本章小结

1. 妊娠合并心脏病主要死因是心衰和感染。妊娠 32~34 周、分娩期和产后 3 天是发生心衰最危险的时期。不宜妊娠的心脏病人应采取避孕措施，一旦妊娠应在 12 周前终止。孕期应加强产前检查，预防心力衰竭和感染，于预产期前 1—2 周住院待产；分娩期避免产妇屏气用力、胎儿娩出后腹部放置沙袋、禁用麦角新碱；产褥期根据具体情况指导母乳喂养、心功能 Ⅲ~Ⅳ 者产后一周行绝育术。

2. 妊娠合并糖尿病（GDM）可导致孕妇流产、妊娠期高血压疾病、羊水过多、损伤及感染，并可造成巨大儿、胎儿畸形、新生儿低血糖及增加新生儿呼吸窘迫综合征（NRDS）发生率。GDM 糖筛查时间为妊娠 24~28 周，GDM 阳性而空腹血糖正常应进一步行糖耐量（OGTT）检查。饮食疗法是基础，胰岛素是主要的治疗药物，剂量应根据血糖水平调节，防止低血糖发生；孕妇不宜口服降糖药。糖尿病孕妇应于妊娠 35 周住院，最佳终止妊娠时间为 38~39 周。新生儿按早产儿处理，出生后 30 分钟内喂糖水防止低血糖。鼓励母乳喂养。

3. 妊娠合并病毒性肝炎有 5 种，以乙肝最常见。母婴传播途径有垂直传播、产时传播和产后传播。妊娠期应当加强监护，产后应注意预防出血及感染。不宜哺乳者不用雌激素退奶以免加重肝损伤，可服生麦芽或芒硝外敷乳房。对新生儿应给予主动及被动免疫以阻断乙肝病毒传播。

4. 缺铁性贫血是妊娠期最常见的贫血类型。孕妇血红蛋白 <100g/L、红细胞数 <$3.5×10^{12}$/L 或血细胞比容 <0.30 时，可诊断为妊娠期贫血。处理原则是去除病因、治疗并发症、补充铁剂。妊娠期应重点指导孕妇注意营养、正确服用铁剂、加强母儿监护；分娩期及产褥期重点预防产后出血。

（赵红云）

复习题

1. 妊娠合并心脏病妇女在哪些时期最易发生心力衰竭？为什么？
2. 试述妊娠合并糖尿病孕妇的护理诊断及妊娠期的护理措施。
3. 妊娠合并乙肝的母婴传播途径有哪些？如何对患乙肝的孕妇实施健康教育？
4. 如何对妊娠合并贫血的孕妇实施健康教育？

第八章

异常分娩妇女的护理

学习目标 ▮▮

1. 掌握产力异常、产道异常和胎儿发育异常的护理评估和护理措施。
2. 熟悉产力异常的处理原则、护理诊断；熟悉持续性枕后位和臀位的临床表现。
3. 了解常用产科手术适应证及护理要点。

分娩是一个特殊的生理过程，影响分娩的主要因素是产力、产道、胎儿和产妇的精神心理因素。如果任何一个或一个以上因素出现异常，分娩就可能发生困难，称异常分娩（abnormal labor），俗称"难产"（dystocia）。异常分娩包括产力异常、产道异常、胎儿异常。

第一节 产力异常妇女的护理

案 例

初孕妇，29 岁，G_1P_0，宫内妊娠 38^{+6} 周，阵发性腹痛 19 小时入院。患者近 2 日来一直未能很好休息，食欲不佳，进食很少。查体：BP120/80mmHg，心率 86 次/分，心肺正常。产科检查：宫缩 20～30s/5～6min，胎心 144 次/分，先露头 S^{-1}，宫口 1cm，胎位 LOA，胎膜未破。产妇疲劳十分焦虑。

问题：1. 该患者的临床诊断及诊断依据？

2. 该患者目前主要的护理诊断及相应护理措施有哪些？

产力是分娩的动力，包括子宫收缩力、腹肌和膈肌收缩力以及肛提肌收缩力，其中以子宫收缩力（简称宫缩）为主，贯穿于分娩的全过程。产力异常可分为子宫收缩乏力和子宫收缩过强两类，详见表 8-1。

表 8-1　子宫收缩力异常的分类

子宫收缩力异常	子宫收缩乏力	协调性（低张性）宫缩乏力	原发性宫缩乏力
			继发性宫缩乏力
		不协调性（高张性）宫缩乏力	
	子宫收缩过强	协调性宫缩乏力	急产（无阻力时）
			病理缩复环（有阻力时）
		不协调性宫缩乏力	强直性子宫收缩（全部子宫肌收缩）
			子宫痉挛性狭窄环（局部子宫肌收缩）

一、子宫收缩乏力

【概述】

子宫收缩乏力分为协调性和不协调性两类。协调性宫缩乏力（低张性宫缩乏力）其特点是子宫收缩虽有节律性、对称性和极性，但收缩力弱，持续时间短而间歇时间长；不协调性宫缩乏力（高张性宫缩乏力）是子宫收缩的极性倒置，宫缩的兴奋点不是起自两侧宫角部，而是来自子宫下段的一处或多处，子宫收缩波由下而上扩散，节律不协调。子宫收缩乏力多由几个因素综合作用引起，常见的有：

（一）病因

1. 头盆不称或胎位异常　胎先露下降受阻，不能紧贴子宫下段及宫颈内口，影响子宫收缩，是导致继发性子宫收缩乏力最主要的原因。

2. 精神因素　产妇对分娩存在恐惧心理，精神过度紧张，或过分担心胎儿安危等因素，均可导致原发性子宫收缩乏力。

3. 子宫因素　子宫畸形，子宫肌纤维过度伸展，经产妇子宫肌纤维变性以及子宫肌瘤等，均可影响子宫收缩的对称性和极性，引起子宫收缩乏力。

4. 其他　临产后产妇体内缩宫素与前列腺素合成与释放不足，在分娩初期使用大量解痉、镇静剂以及产妇营养不良、过度疲劳等均可导致宫缩乏力。

（二）对母儿的影响

1. 对产妇的影响

（1）全身影响：由于产程延长，产妇休息不好，进食少，精神与体力消耗，可出现疲乏无力、肠胀气、排尿困难等，严重时可引起脱水、酸中毒、低钾血症，进一步加重子宫收缩乏力。

（2）产道损伤：第二产程延长，膀胱被压迫于胎先露部（特别是胎头）与耻骨联合之间，可导致组织缺血、水肿、坏死，严重者可形成膀胱阴道瘘或尿道阴道瘘。

（3）产后出血及产后感染：产程中由于宫缩乏力采取手术干预多，可以导致失血增多；产后宫缩乏力影响胎盘剥离、娩出和子宫壁的血窦关闭，容易引起产后出血。滞产者全身疲惫，机体抵抗力下降，也易并发产后出血。产程中多次肛查或阴道检查可增加感染机会，产后出血也容易合并感染。

2. 对胎儿的影响 协调性宫缩乏力容易造成胎头在盆腔内旋转异常，使产程延长，增加手术产和胎儿损伤机会；不协调性宫缩乏力，对子宫胎盘循环影响较大，易导致胎儿宫内缺氧，胎膜早破易造成脐带受压或脱垂、胎儿窘迫甚至胎死宫内。

【护理评估】

（一）健康史

详细阅读产前检查记录，如产妇身高、骨盆测量值、胎儿大小、有无妊娠合并症、有无感染史、有无用药史等；经产妇须了解前次分娩史；同时要注意评估临产后产妇的精神状态、休息、进食及排泄情况；重点评估宫缩情况，从而了解产程的进展。

（二）身体评估

1. 一般状况 检测产妇血压、脉搏、呼吸和心率；观察产妇的精神和情绪，评估睡眠、休息情况、进食水量以及排泄情况，能否自主更换体位、有无脱水及电解质紊乱、有无肠胀气、尿潴留现象等。

2. 疼痛耐受情况 评估产妇疼痛程度与耐受能力。随着产程延长、分娩时间的不确定性，产妇及家属容易对阴道分娩失去信心而要求剖宫产分娩。不协调性宫缩乏力时产妇常因疼痛和宫缩无效而恐惧，拒绝配合治疗和护理，甚至大喊大叫要求立即剖宫产分娩。

3. 产力评估

（1）协调性子宫收缩乏力（低张性子宫收缩乏力）：主要表现为子宫收缩力弱，持续时间短，间歇期长而不规则，宫缩小于 2 次/10 分钟，在子宫收缩高峰期时，用手指压宫底部肌壁仍有凹陷，使产程延长或停滞。如产程开始即出现子宫收缩乏力，为原发性子宫收缩乏力；而产程开始子宫收缩正常，只是在产程活跃期后期或第二产程出现子宫收缩减弱、产程进展缓慢、甚至停滞，则为继发性子宫收缩乏力。

（2）不协调性子宫收缩乏力（高张性子宫收缩乏力）：主要表现为子宫收缩不协调，这种宫缩不能使宫口扩张、先露下降，属无效宫缩。

4. 产程评估 观察产程是否出现异常，一般通过下列曲线评估产程（图 8-1）。

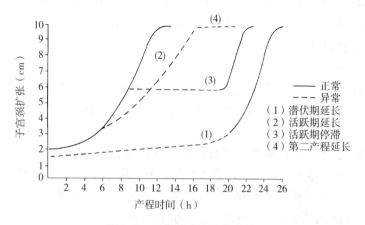

图 8-1 异常的宫颈扩张曲线

（1）潜伏期延长：从临产规律宫缩开始至宫颈口扩张 3cm，初产妇超过 16 小时。

（2）活跃期延长：从宫颈口扩张 3cm 至宫口开全，初产妇超过 8 小时。

（3）活跃期停滞：进入活跃期后，宫颈口不再扩张达 2 小时以上。

（4）第二产程延长：第二产程初产妇超过 2 小时，经产妇超过 1 小时。

（5）第二产程停滞：第二产程中胎头下降无进展达 1 小时。

（6）胎头下降延缓：活跃期晚期至宫口扩张 9～10cm，胎头下降速度每小时 <1cm。

（7）胎头下降停滞：活跃期晚期胎头停留在原处不下降达 1 小时以上。

（8）滞产：总产程超过 24 小时。

5. 胎儿检查　了解胎产式、胎先露、胎方位、胎儿大小、胎心音等。

（三）心理社会评估

产程延长时，产妇不知是否能够顺利分娩，担心胎儿安危，常表现为焦虑、紧张，由于疼痛引起睡眠不安、食欲减退，导致精力、体力下降。评估产妇及家属的精神状况，是否能够理解自身产程进展及所给予的护理措施。

理论与实践

根据上述病例，该患者近两日饮食睡眠差，临产已 19 小时，宫缩力量弱，宫口开大仅 1cm，可诊断为协调性原发性子宫收缩乏力，潜伏期延长。

应进一步检查是否存在头盆不称、产道狭窄等导致子宫收缩乏力的各种因素，以祛除病因，促进产程正常进展。

（四）辅助检查

1. 胎儿电子监护仪连续监测宫缩的节律性、强度和频率的改变。

2. 多普勒听诊胎心。

3. 尿常规检测尿酮体，如阳性提示存在热量供应不足，产妇体力过度消耗；血液生化检查可发现有无出现电解质改变及二氧化碳结合力改变等。

（五）治疗原则

1. 协调性子宫收缩乏力　无论是原发性还是继发性宫缩乏力，首先都要寻找病因，针对原因采取相应措施。

（1）如发现有头盆不称，估计不能经阴道分娩者，应及时行剖宫产术。

（2）如判断无头盆不称和胎位异常，则首先要改善产妇全身状况，消除紧张恐惧心理，使其能够得到适当的休息与睡眠，补充营养与水分，满足基本需要。然后根据产程进展情况实施加强宫缩的措施，促使产妇尽快安全地度过分娩。

2. 不协调性子宫收缩乏力　积极恢复子宫生理特性后按照协调性宫缩乏力处理。给予适量的强镇静剂如哌替啶、吗啡、地西泮等，使产妇充分休息后恢复为协调性子宫收缩。如经上述处理，不协调性宫缩未能纠正、或伴有胎儿窘迫、或伴有头盆不称，均应行剖宫产。在治疗有效前严禁应用缩宫素。

【护理诊断/问题】

1. 疼痛　与子宫收缩过强和不协调性子宫收缩有关。
2. 疲乏　与产妇产程延长和体力消耗有关。
3. 有体液不足的危险　与产程延长和过度疲乏有关。
4. 焦虑　与产程进展缓慢，担心自身与胎儿安危有关。
5. 有感染的危险　与产程延长、多次阴道检查和肛门检查有关。
6. 有母儿受伤的危险　与产程延长、子宫收缩乏力或过强以及宫内缺氧等因素有关。

【预期目标】

1. 产妇描述疼痛减轻，在产程中保持良好的体力。
2. 产妇体液问题得到纠正。
3. 产妇焦虑减轻。
4. 产妇不发生感染、产道裂伤等并发症。
5. 新生儿健康。

【护理措施】

（一）心理护理

鼓励产妇及家属表达出他们感受。护理人员应保持亲切、关怀、平静及理解的态度，解释有关异常分娩的原因和对胎儿及母亲的影响，让产妇了解目前产程进展及其治疗护理程序，以减轻焦虑，促进难产转为顺产。

（二）一般护理

1. 提供减轻疼痛的支持性措施　给产妇背部按摩，鼓励深呼吸，腹部画线式按摩减轻疼痛。
2. 指导产妇休息，合理进食，保持体力，及时排空大小便，必要时给予灌肠和导尿。
3. 遵照医嘱给予静脉输液和镇静药物。
4. 加强产时监护　观察宫缩、胎心率及母体的生命体征变化，持续评估宫颈扩张和胎先露下降的情况，了解产程进展。及早发现异常情况，减少母体衰竭及胎儿窘迫的发生，尤其对使用缩宫素或前列腺素制剂的产妇，应严密观察用药效果。

（三）协调性子宫收缩乏力妇女的护理

1. 对无头盆不称、胎头已衔接、宫口开大 3cm 以上的产妇，可以行人工破膜，并观察羊水情况。
2. 缩宫素应用

（1）方法：将 2.5U 的缩宫素加于 5% 葡萄糖液 500ml 内，从 8 滴/分钟开始，然后，根据宫缩的强弱进行调节缩宫素滴数，每分钟不超过 40 滴。

（2）观察：缩宫素静脉滴注过程中，必须专人守护，密切观察胎心音、血压、宫缩、宫口扩张及先露下降情况，宫缩最好保持 40 ~ 60s/2 ~ 3min。如出现过频或胎心率有变化，应立即停止滴注。

3. 第二产程若头盆相称出现子宫收缩乏力，可静脉滴注缩宫素加强产力，同时指导产妇配合宫缩屏气用力，争取经阴道自然分娩，必要时可行产钳或胎头吸引术助产。

4. 第三产程胎肩娩出后可立即将缩宫素 10～20U 加入 25% 葡萄糖液 20ml 静滴，预防产后出血。对产程长、胎膜早破及手术产者应给予抗生素预防感染。

5. 对于剖宫产及手术助产的产妇，积极做好手术准备；对胎儿窘迫者，积极准备新生儿抢救物品。

实践与理论

该患者护理诊断为：①疲乏，与产妇产程延长、体力消耗有关；②焦虑，与产程进展缓慢，担心自身与胎儿安危有关。主要处理方法：①改善全身状况，鼓励进食，协助产妇排尿排便，静脉滴注葡萄糖液，补充电解质；②加强子宫收缩：静脉滴注 5% 缩宫素，使宫缩 40～60 秒/2～3 分，同时专人守护，密切观察胎心音、血压、宫缩、宫口扩张及先露下降情况。

（四）不协调性子宫收缩乏力妇女的护理

1. 对于不协调性子宫收缩乏力者，首先应加强对产妇的心理护理，缓解其紧张情绪，遵医嘱给予镇静剂，产妇充分休息后多能恢复为协调性子宫收缩。

2. 不协调性子宫收缩乏力伴有胎儿窘迫及头盆不称者，应尽早行剖宫产分娩。

3. 子宫收缩恢复为协调性之前，严禁应用缩宫素。

（五）健康教育

1. 加强孕妇临产期健康教育　孕晚期重点进行先兆临产、临产等相关知识的教育，使孕妇能基本掌握住院待产的时机，避免过长院内等待时间。进入产程后，重视解除产妇不必要的思想顾虑和恐惧心理，使其了解分娩是生理过程，增强正常分娩的信心。

2. 陪伴分娩　陪伴分娩认为是有效解除产妇精神紧张，促进正常分娩的有效措施。目前国内外一些医院均设有康乐待产室（让其丈夫及家属陪伴）和家庭化病房，有助于消除产妇的紧张情绪，可预防精神紧张所致的宫缩乏力。

3. 加强饮食支持　分娩过程中加强饮食支持，鼓励无并发症的产妇自由活动；协助产妇进食水，注意及时排空直肠和膀胱，必要时可导尿。

【结果评价】

1. 产妇在等待试产期间获得充分的心理、生理支持和舒适感。

2. 产妇保持能量、水电解质平衡。

3. 母儿安全度过分娩期。

二、子宫收缩过强

子宫收缩过强分为协调性和不协调性子宫收缩过强两种类型，主要由外界因素所致，如产程中应用缩宫素不适当、胎盘早剥时血液浸润肌层刺激等。

子宫收缩过强可导致急产造成软产道裂伤，或形成子宫痉挛性狭窄环使产程停滞、胎盘嵌顿，增加产后出血、产褥感染和手术产的机会；易发生胎儿窘迫和新生儿窒息，严重者可导致死胎或死产。

【护理评估】

（一）健康史

复习产前检查记录，重点了解骨盆是否正常，宫缩频率、强度，重新评估胎儿体重、胎位情况，评估有无头盆不称。了解以往有无急产史、是否应用缩宫素等药物、胎动、胎心情况。

（二）身体评估

1. 协调性子宫收缩过强　表现为子宫收缩力过强、过频，若产道无阻力，宫颈在短时间内迅速开全，分娩在短时间内结束，出现急产，多见于经产妇，若存在产道梗阻或瘢痕子宫，可发生病理性缩复环或子宫破裂。

2. 不协调性子宫收缩过强　可表现为强直性子宫收缩，宫缩间歇不明显，产妇因持续性腹痛常有烦躁不安、腹部拒按，不易查清胎位，胎心不易听清；同时在子宫上下段交界处，也可在胎颈、胎腰处子宫壁肌肉呈痉挛性不协调收缩，形成环状狭窄，称子宫痉挛性狭窄环（图8-2）。

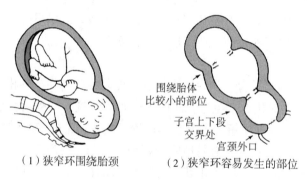

（1）狭窄环围绕胎颈　　　　（2）狭窄环容易发生的部位

图8-2　子宫痉挛性狭窄环

3. 母儿评估　观察产妇生命体征，注意有无血压降低、脉搏加快、血尿、内出血及子宫破裂征象；严密观察是否有胎儿窘迫征象。

（三）心理社会评估

子宫收缩过强时产妇疼痛严重，常表现为极度痛苦面容，呼痛不已，烦躁焦虑，担心胎儿安危，家属也面临着巨大的精神压力。护士应注意在处理过程中给予产妇及家属精神支持，讲清要进行的医疗护理措施及其意义，帮助产妇及家属适应变化，积极配合处理。

（四）辅助检查

1. 胎心监测　观察胎心有无异常。

2. 化验检查　检查出凝血时间，交叉配血等。

（五）治疗原则

1. 协调性子宫收缩过强　预防急产，提前做好接产及抢救新生儿的准备；有胎儿宫内窘迫或产道有阻碍不能经阴道分娩者尽早准备剖宫产分娩。

2. 不协调性子宫收缩过强　立即停止一切刺激，抑制宫缩；若产道有梗阻或出现胎儿窘迫立即行剖宫产术。

【护理诊断/问题】

1. 急性疼痛　与过频过强的子宫收缩有关。
2. 体液不足危险　与可能发生的子宫破裂大出血有关。
3. 胎儿受伤可能　与子宫收缩过强、胎盘胎儿循环障碍有关。
4. 焦虑　与担心胎儿安危有关。

【预期目标】

1. 产妇疼痛减轻。
2. 产妇体液保持平衡。
3. 母儿平安度过分娩期。

【护理措施】

（一）协调性子宫收缩过强的护理

1. 有急产史的孕妇，在预产期前 1～2 周提前住院待产。
2. 临产后不应灌肠，提前做好接产和抢救新生儿窒息的准备。
3. 胎儿娩出时，可指导产妇于每次宫缩时张口呼气，不要向下屏气，减缓分娩速度，为消毒会阴、做好接生准备赢得时间。
4. 若急产来不及消毒和新生儿坠地者，观察有无感染征象，如体温升高、脉搏加快、子宫压痛等。产后仔细检查宫颈、阴道和外阴，有裂伤应及时缝合，给予抗生素预防感染。新生儿肌注维生素 K_1 10mg 预防颅内出血，并尽早肌注破伤风抗毒素 1500U。

（二）不协调性子宫收缩过强的护理

1. 认真寻找导致子宫痉挛性狭窄环的原因，及时纠正。
2. 若无胎儿窘迫征象，遵医嘱给予镇静剂如哌替啶 100mg 或吗啡 10mg 肌注，也可给予宫缩抑制剂等待异常宫缩自然消失。宫缩恢复正常后，可行阴道助产或等待自然分娩。
3. 经上述处理子宫痉挛性狭窄环不能缓解，宫口未开全，胎先露部高，或伴有胎儿窘迫征象，均应尽早行剖宫产术。
4. 若胎死宫内，应先缓解宫缩，随后阴道助产处理死胎，以不损害母体为原则。

【结果评价】

1. 产妇疼痛减轻，舒适感增加。
2. 母儿平安，顺利度过分娩期。

第二节　产道异常妇女的护理

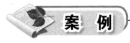 **案　例**

初孕妇，27 岁，身高 1.51m，G_1P_0，宫内妊娠 39^{+6} 周，不规律宫缩 4 小时入院。查体：BP128/70mmHg，心率 80 次/分钟，心肺正常，双下肢无水肿。产科检查：宫高 30cm，腹围 94cm，胎位 LOA，宫缩 30s/3~4min，胎心 144 次/分。肛查：先露 S^{-1}，宫口开大 2cm，胎膜未破。骨盆外测量见骶耻外径 17cm，其余未见异常。

　　问题：1. 该患者可能的临床诊断及确诊方法？
　　　　　2. 针对该患者的护理措施有哪些？

【分类特点】

骨产道异常

【概述】

产道异常包括骨产道异常及软产道异常，临床上以骨产道异常为多见。

（一）产道异常分类

1. **骨产道异常**　因产妇骨盆径线过短或形态异常，致使骨盆腔容积小于胎先露能够通过的限度，阻碍胎先露下降，影响产程顺利进展，称为狭窄骨盆。主要有以下几种情况：

（1）骨盆入口平面狭窄：骨盆入口呈横扁圆形，骶耻外径 <18cm，称扁平骨盆，常见单纯扁平骨盆和佝偻病性扁平骨盆。

（2）中骨盆及骨盆出口平面狭窄：坐骨棘间径 <10cm，两侧骨盆壁向内倾斜，形状似漏斗，称漏斗骨盆。

（3）骨盆三个平面均狭窄：每个平面径线均小于正常值 2cm 或更多，称为均小骨盆。多见于身材矮小、体形匀称的妇女。

（4）畸形骨盆：骨盆失去正常形态称为畸形骨盆，常见的有骨软化症骨盆、偏斜骨盆。

2. **软产道异常**　软产道是指由子宫下段、宫颈及阴道及骨盆底软组织构成的弯曲管道。软产道异常所致的难产少见，容易被忽视。常见的软产道异常有：

（1）外阴异常：常见有外阴坚韧、外阴水肿和外阴瘢痕，由于组织缺乏弹性，伸展性差，使阴道口狭窄，影响胎头娩出或造成严重的撕裂伤。

（2）阴道异常：常见阴道横膈、阴道纵隔、阴道瘢痕、阴道囊肿或肿瘤等，影响胎头娩出。

（3）宫颈异常：如宫颈水肿、坚韧、瘢痕，子宫颈癌及子宫颈肌瘤等，均可造成宫颈性难产。

（二）对母儿的影响

1. 对产妇的影响

（1）骨盆入口狭窄往往因头盆不称、影响先露部衔接而导致胎位异常，出现臀先露或肩先露，常引起继发性子宫收缩乏力，导致产程延长或停滞。

（2）中骨盆狭窄影响已经入盆的胎头完成内旋转，导致持续性枕后位、枕横位。胎头长时间嵌顿于产道内，压迫软组织引起局部缺血、水肿、坏死、脱落，产后形成生殖道瘘；胎膜早破及手术助产增加感染机会。

（3）严重的梗阻性难产若不及时处理，可导致先兆子宫破裂，甚至子宫破裂危及产妇生命。

2. 对胎儿及新生儿的影响

（1）头盆不称容易发生胎膜早破、脐带脱垂、胎儿窘迫，甚至胎儿死亡。

（2）导致产程延长，胎头受压，使胎儿缺血缺氧发生颅内出血。

（3）由于产道狭窄，手术助产机会增多，容易发生新生儿产伤及感染。

【护理评估】

（一）健康史

询问产妇有无佝偻病史、脊髓灰质炎、脊柱和髋关节结核以及外伤史，若为经产妇，重点了解既往有无难产史及其原因，新生儿有无产伤等。

（二）身体评估

1. 一般检查　测量身高，若孕妇身高在 145cm 以下，应警惕均小骨盆，注意孕妇的体型、步态有无跛足，有无脊柱及髋关节畸形、米氏菱形窝是否对称，有无尖腹或悬垂腹等。

2. 腹部检查

（1）腹部形态：注意观察腹型，测量子宫底高度及腹围。

（2）胎位检查：用四步触诊判断胎位是否正常。

（3）估计头盆关系：正常情况下，部分初孕妇在预产期前 1～2 周，经产妇于临产后，胎头应入盆。若临产后胎头仍未入盆，则应充分估计头盆关系，检查头盆是否相称的具体方法：孕妇排空膀胱，仰卧，两腿伸直。检查者将手放在耻骨联合上方，将浮动的胎头向骨盆腔方向推压。如胎头低于耻骨联合平面，表示胎头可以入盆，头盆相称，称为跨耻征阴性；若胎头与耻骨联合在同一平面，表示可疑头盆不称，称为跨耻征可疑阳性；若胎头高于耻骨联合平面，表示头盆明显不称，称为跨耻征阳性（图 8-3）。

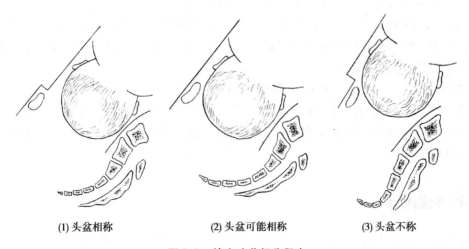

(1) 头盆相称　　　　　　(2) 头盆可能相称　　　　　　(3) 头盆不称

图 8-3　检查头盆相称程度

3. 骨盆测量　可以通过骨盆外测量和骨盆内测量检查骨盆异常情况及类型。

4. 软产道检查　检查有无阴道异常和宫颈异常。

（三）心理社会评估

产妇及家属担心母儿安危，高度紧张、焦虑，对手术存在恐惧、担忧等。

（四）辅助检查

B型超声观察胎先露部与骨盆的关系，还可以通过测量胎头双顶径、胸径、腹径、股骨长等情况，预测胎儿体重，协助判断能否顺利通过产道。

（五）治疗原则

1. 狭窄骨盆　明确狭窄骨盆的类别和程度，了解胎儿情况等综合判断，决定分娩方式。

2. 软产道异常　需要手术解决如会阴切开术、阴道纵隔、横隔切开术、等，如不能解除梗阻或无法局部手术切除，需要剖宫产手术。

【护理诊断/问题】

1. 有新生儿窒息的危险　与产道异常、产程延长有关。

2. 潜在并发症：子宫破裂、胎儿宫内窘迫等。

3. 有感染的危险　与产程延长、手术操作、胎膜早破等有关。

【预期目标】

1. 产妇焦虑程度减轻。

2. 新生儿出生状况良好。

3. 产妇及胎儿不发生并发症。

【护理措施】

1. 提供心理支持、信息支持　安慰产妇，使其情绪稳定，增强信心，向家属说明当前产程的进展情况，认真解答家属及产妇提出的疑问，把相关的检查结果和治疗程序予以说明，促进初产妇母亲角色的转变，使恐惧感减轻。

2. 不宜从阴道分娩者，应作好剖宫产的手术准备。

3. 对于可以阴道试产的孕妇，应密切观察产妇子宫收缩、胎心音、宫颈口扩张及先露下降情况，促进产妇休息，保持体力，保证营养及水分的摄入，必要时遵医嘱给予补液等治疗。发现异常及时改变分娩方式。

4. 及时处理软产道异常，如阴道纵隔剪开、会阴切开等。

5. 胎儿娩出后，及时注射宫缩剂及按医嘱使用抗生素，预防产后出血和感染。

6. 胎儿在产道压迫时间过长或经手术助产的新生儿，应按产伤处理，严密观察颅内出血或其他损伤的症状。

实践与理论

根据该患者身高偏矮，骨盆外测量骶耻外径17cm，考虑可能存在骨盆入口平面相对性狭窄。应进一步做骨盆内测量评估头盆关系，如中骨盆及出口正常，可以考虑阴道试产。

主要的护理措施：①提供心理支持，增强产妇信心；②促进产妇休息，保证营养及水分的摄入，必要时遵医嘱给予补液等治疗；③在严密监护下试产，专人守护，注意产程进展及胎心变化，及时处理。

第三节　胎儿异常妇女的护理

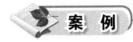 案　例

某孕妇，26 岁，停经 39^{+6} 周，不规律腹痛 4 小时。全身检查正常。产科检查：有宫缩，胎心率 148 次/分，跨耻征（－）。宫颈半消，宫口开大 0.5cm，未破膜，先露胎头棘上 2cm。B 超检查：脐带绕颈 1 周。

问题：1. 本病例目前如何处理？

2. 该病例规律宫缩 8 小时后宫口开大 5.5cm，10 小时后，宫口开大 6cm，先露棘平。B 超检查：正枕后位，胎儿脊柱偏向母体右侧。徒手试顺时针转为枕前位，胎心变慢，114 次/分，此时见羊水Ⅱ度混浊，将胎头恢复至枕后位，胎心恢复正常。此时对该患应如何诊断和处理？

【概述】

胎儿异常包括胎位异常和胎儿发育异常。指除枕前位以外的所有胎位，包括胎头位置异常、臀先露和肩先露等，约占分娩总数的 10%；胎儿发育异常如巨大儿、脑积水、连体胎儿，可造成经阴道分娩困难，导致难产。

（一）胎位异常

1. 持续性枕后位、枕横位　在分娩过程中，胎头以枕后位或枕横位衔接。下降时绝大多数能向前转 135° 或 90°，转成枕前位而自然分娩。如胎头枕骨直至分娩后期仍然位于母体骨盆的后方或侧方，致使分娩发生困难者，称为持续性枕后位或持续性枕横位。

（1）病因：形成枕横位和枕后位的主要原因是骨盆形态及大小异常，此外，胎头俯屈不良、头盆不称、膀胱充盈、子宫下段或宫颈肌瘤等均可导致持续性枕后位、枕横位。

（2）对母儿影响：持续性枕后位、枕横位常导致子宫收缩乏力，使产程延长，增加孕妇手术助产、产后出血及感染机会；子宫收缩乏力来也容易导致持续性枕后位、枕横位，两者互为因果关系。持续性枕后位、枕横位可增加围产儿发病率，如：胎儿窘迫、新生儿窒息、新生儿损伤等。

2. 臀先露　是最常见的异常胎位，因胎头比胎臀大，分娩时后出胎头，胎头无明显变形，往往娩出困难，加之脐带脱垂较多见，使围产儿死亡率增高，是枕先露的 3~8 倍。

（1）分类：根据胎儿两下肢的姿势，临床将臀位分为：

1）单臀先露或腿直臀先露，即胎儿双髋关节屈曲，双膝关节直伸，以臀部为先露，最多见。

2）完全臀先露或混合臀先露，即胎儿双髋关节及双膝关节均屈曲，有如盘膝坐，以臀部和双足为先露，较多见。

3）不完全臀先露，以单足或双足、单膝或双膝，或单足单膝为先露。

（2）对母儿影响：由于胎臀形状不规则，不能紧贴子宫下段及宫颈内口，容易发生胎膜早破、脐带脱垂、继发性宫缩乏力和产程延长，增加产妇产后出血和产褥感染的机会，手术产和产伤的机会也增多。臀位可导致胎儿窘迫、产伤、早产儿及低体重儿发生机会增多、新生儿窒息等，使围产儿的发病率与死亡率均增加。

3. 肩先露（横位）　为横产式，胎儿纵轴与母亲纵轴垂直，以胎肩（手）为先露，称为横位，是对母儿最危险的胎位。横位时足月活胎不能经阴道自娩，需要及时剖宫产术。

4. 其他　面先露、额先露、复合先露等均为胎位异常。

（二）胎儿发育异常

胎儿发育异常也可以引起难产，如巨大胎儿及畸形儿（脑积水、联体儿）。

1. 巨大胎儿　胎儿出生体重达到或超过 4000g 者为巨大胎儿，常引起头盆不称、后出肩困难、软产道裂伤及新生儿产伤等。

2. 胎儿畸形　胎儿脑积水，因头颅体积过大，引起分娩困难；联体儿体积增大引起难产。

【护理评估】

（一）健康史

复习产妇产前检查资料，如身高、骨盆测量值、估计胎儿体重、胎方位、有无合并症和并发症等，注意既往妊娠分娩史，有无分娩巨大儿、畸形儿、难产史；本次产程进展情况，临产时间、宫口开大、胎头下降及胎心情况。

（二）身体评估

1. 一般状况　胎位异常常导致产程延长，产妇疲劳，注意评估产妇睡眠休息情况，饮食状况，有无脱水、酸中毒、电解质平衡紊乱情况，能否自主更换体位，有无肠胀气，能否自行排大小便。

2. 腹部触诊

（1）持续性枕后位：在耻骨联合上方可触及胎头，在腹部前方扪及胎儿肢体，胎背在腹部一侧，位置较靠后，胎心音在腹部侧外方听诊最清楚，感觉略遥远。

（2）臀位：可在宫底部触及圆而硬的胎头，而耻骨联合上则为较软的胎臀或肢体，胎心在脐上侧方听诊最清楚。

（3）横位：可在腹部侧方触及胎头。

（4）对于腹部膨隆明显，宫高 >35cm，触诊胎体感觉饱满，胎头高浮，提示有巨大儿可能。

3. 阴道检查

（1）临产后当宫口部分扩张或开全时，可行阴道检查确定持续性枕后位，常表现为盆腔后部空虚，胎头的矢状缝和母亲骨盆的斜径相一致，前囟在其前端，后囟在骨盆后方，若矢状缝不易辨认，可依胎儿耳轮所指的方向来辨别。

（2）臀位时可触及胎足、胎儿横位时可触及胎肩或胎手，根据同名手相握原理可判断脱出是左手还是右手。如胎头较大、颅缝很宽、软，应怀疑有脑积水；触及怀疑为面部时需要与胎臀相区别。

（三）心理社会评估

胎位异常及产程延长时，产妇担心胎儿是否安全，是否需要急诊手术而焦虑不安；护士应与产妇及家属良好沟通，提供产程进展的正确信息，解释护理措施，使产妇能解除心理负担，自觉配合治疗护理。

（四）辅助检查

1. B超检查 可显示胎儿位置、胎先露、检查是否存在胎儿畸形，估计胎儿大小，确诊胎方位。

2. 实验室检查 产程延长者注意监测尿酮体是否阳性；血生化检验有无水电解质平衡紊乱；怀疑巨大胎儿的孕妇应监测血糖。

（五）治疗原则

1. 胎位异常 定期孕期检查，及时发现胎位异常。

（1）臀位一般在妊娠30周后给予相应矫正；如矫正失败，提前1周入院待产，以决定分娩方式。初产妇臀位胎儿偏大时多选择剖宫产结束分娩，经产妇或初产妇胎儿小可行臀位助产分娩。

（2）足月活胎横位不能经阴道分娩，需要择期剖宫产。持续性枕后位应在临产后视情况处理，面先露、额先露者需要剖宫产结束分娩。

2. 胎儿异常 如发现有巨大儿可能，及时查明原因，如母亲合并糖尿病，要积极治疗，控制血糖正常，并适时终止妊娠。如为胎儿畸形，应及时引产结束妊娠。

【护理诊断/问题】

1. 焦虑 与担心产程进展和胎儿安全有关。
2. 有新生儿窒息的危险 与胎位异常分娩困难有关。
3. 舒适改变 与产程延长有关。
4. 哀伤 与胎儿异常有关。

【预期目标】

1. 产妇能理解自身病情，主动合作，自觉配合治疗措施。
2. 能顺利度过分娩期，母儿平安健康。
3. 产妇自感疼痛不适减轻，产妇能保持水电解质平衡。

【护理措施】

（一）妊娠期护理

1. 妊娠期加强饮食指导，及时纠正并发症如糖尿病，防止体重增加过快，加强活动，保持腹肌张力，有助于正常胎位的维持。定期产前检查，及时发现异常。

2. 妊娠28周以前臀位多能自行转成头位，可不予处理。28周以后，应设法纠正。可采用胸膝卧位（图8-4）。饭后2~3小时产妇排空膀胱，解松腰带，臀部抬高，胸部尽可能接触床面，利用重力作用使胎先露移出盆腔发生转位，一般每次半小时左右。

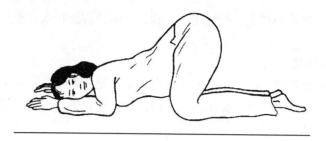

图8-4　胸膝卧位

3. 臀位、横位及怀疑巨大儿者均应提前入院等待分娩。

（二）分娩期护理

1. 临产过程中，促进母亲和胎儿健康，密切观察宫缩情况、产程进展、胎心音变化、是否有先兆子宫破裂、病理性缩复环等。及早发现异常，配合医生积极处理。注意预防滞产和产后出血。

2. 头位分娩的产妇，只要时间充裕、孕妇精力充沛，大多数枕后位会转成枕前位，所以观察和期待是最好的策略。护理人员可指导产妇改变体位，促进胎方位旋转，减轻背部的压痛。

3. 减轻分娩疼痛，促进产程进展，鼓励产妇每2小时排空膀胱1次，以减少膀胱充盈阻碍胎头下降。通过腹部、背部抚摩或侧卧位减轻骶部疼痛。当需要手术助产、剖宫产或其他手术时，护理人员应作好术前准备及手术配合。

▮▮ 理论与实践 🖊

　　根据该患者检查情况，入院时为分娩先兆，无头盆不称，胎心胎位正常，可以阴道试产。当规律宫缩8小时后宫口开大5.5cm，产程进展正常；10小时后，宫口6cm，2小时仅进展1cm，发现胎头枕后位，胎儿脊柱偏向母体右侧，诊断为产程活跃期延长、枕后位，此时尝试徒手试顺时针转为枕前位，但转胎头过程中听诊胎心减慢并发现羊水混浊，已经出现胎儿窘迫征象。因短时间内不能通过阴道分娩，最好考虑立即行剖宫产术。

（三）胎儿发育异常产妇的护理

1. 提供心理支持　对于发育异常的胎儿，护理人员应向产妇及家属解释相关知识，并提供抒发情绪的机会，帮助父母成功地扮演称职父母亲角色的转变。

2. 密切监测产程进展　临产后，护理人员应密切注意子宫收缩、胎心音变化及产程进展，正确估计胎儿与骨盆关系及早发现异常，及时配合医生进行处理。

3. 新生儿监护　巨大儿经阴道分娩后，及时检查有无脑损伤、神经损伤及骨折等情况。糖尿病母亲所生新生儿应注意有无低血糖的表现，一律按早产儿处理。

4. 产后母亲的监测　产后应注意有无软产道损伤，阴道子宫收缩情况、出血情况、生命体征是否稳定。

【结果评价】

1. 产妇生命体征稳定，未出现水电解质平衡紊乱。
2. 母儿平安度过分娩期。
3. 新生儿产伤等异常情况及时发现。
4. 产妇顺利度过哀伤期。

第四节　产科常用手术及护理

一、会阴切开缝合术

会阴切开缝合术是产科的常见手术，其目的为减少阴道自然分娩或手术助产时会阴的阻力，从而缩短第二产程及避免严重会阴裂伤。常用的手术方式有会阴侧切与正中切开两种（图8-5、图8-6）。

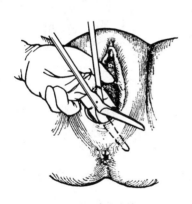
图8-5　会阴侧切

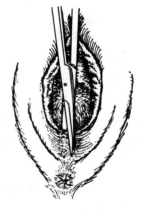
图8-6　会阴正中切开

【适应证】

1. 会阴条件不良造成的分娩阻滞者，如会阴体长、会阴过紧。
2. 第二产程延长者。
3. 胎儿过大或手术助产可能引起会阴损伤者。
4. 早产儿预防颅内出血。
5. 产妇或胎儿原因需缩短第二产程者，如妊娠合并心脏病、妊娠高血压疾病、胎儿窘迫等。

【物品准备】

1. 器械　会阴切开剪或钝头直剪刀、注射器、7号长针头、止血钳2~3把、有齿镊、持针器、缝合针（三角针、圆针各一枚）、缝线（丝线及肠线）两轴。

2. 敷料　有带纱、夹纱、小孔巾、棉球、无菌手套等。

3. 药物　0.5%~1%普鲁卡因或2%利多卡因、生理盐水、消毒液。

【手术方法】

1. 会阴侧切缝合术　临床上一般采取会阴左侧切开。

（1）消毒液冲洗外阴、75%酒精消毒会阴皮肤。

（2）用0.5%普鲁卡因或2%利多卡因在左侧的坐骨结节与肛门之间皮内注射形成皮丘，一手指在阴道内触及坐骨棘作为指示点，另一手持注射器将针头水平向坐骨棘处穿刺至针尖达坐骨棘内下1cm处，回抽无血后，注入药液10~15ml以阻滞阴部神经，长针头退回至皮下，在切开侧的大小阴唇做扇形皮下注射，注入药液约10~15ml（图8-7、图8-8）。

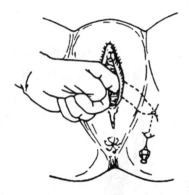

图8-7　阴部神经阻滞

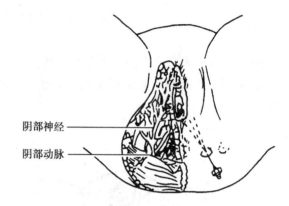

阴部神经——
阴部动脉——

图8-8　皮下浸润

（3）术者左手食指、中指伸入阴道与先露部之前，撑起会阴壁，将会阴切开剪放在会阴后联合中线偏左侧45°位置，待子宫收缩时做会阴全层切开，切口长约4~5cm，局部压迫或结扎止血。

（4）胎儿、胎盘娩出后，检查宫颈及阴道无撕裂后，阴道内塞一带尾纱布块，以阻挡宫腔内血液流出影响视野。

（5）缝合阴道黏膜：以左手食指、中指撑开阴道壁，暴露阴道黏膜切口，用肠线从切口顶端上0.5~1cm处开始连续或间断缝合直到处女膜环处。

（6）缝合肌层：用肠线分别连续或间断缝合肌层，勿留死腔。

（7）缝合会阴皮下层及皮肤：以丝线或肠线连续或间断缝合皮下脂肪及皮肤。

（8）缝毕取出阴道内纱布，常规做肛门检查以排除肠线有无穿透直肠黏膜。

2. 会阴正中切开缝合术　消毒后在会阴后联合处进针，注射麻醉药液于局部皮下。沿会阴后联合中线垂直切开约2~3cm。此法出血少，易缝合，但应避免发生会阴Ⅲ度裂伤。缝合方法同上，术毕也应常规肛门检查。

【护理要点】

1. 术前护理

（1）向产妇解释会阴切开术的必要性及配合方法，评估产妇有无紧张、恐惧等表现。医务人员或产妇的家属应陪伴在产妇身边，给予关怀和支持，可利用触摸技巧减轻其紧张心理。

（2）产妇取膀胱截石位，环境符合无菌操作要求，温度、湿度适宜，注意遮挡产妇及避免着凉。

（3）严密观察产程，正确掌握会阴切开的时机。

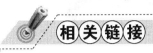

会阴切口缝合方法及优缺点

1. 间断缝合　用1/0肠线间断缝合阴道黏膜、肌肉及皮下脂肪，然后4/0丝线缝合皮肤，此种缝合方法历时长，伤口暴露时间长，组织内结扎线头多，肠线吸收不完全，易形成切口部硬结，拆线后病人仍感觉会阴部疼痛不适。

2. 连续缝合　用2/0肠线连续缝合阴道黏膜、肌肉及皮下脂肪，然后4/0丝线缝合皮肤。此法缝合快，切口暴露时间短，组织内结头少，缝线吸收完全。

3. 皮内缝合　2/0肠线连续缝合阴道黏膜层、肌肉及皮下组织，最后用4/0可吸收手术缝线连续皮内缝合。此法切口皮肤层不留针眼，对合良好，外表美观，避免丝线暴露在外引起感染，无需拆线，可缩短住院时间。

2. 术后护理

（1）术后保持外阴清洁、干燥，大便后用水清洗会阴，给予消毒液清洁外阴每天2次。

（2）术后宜采用健侧卧位，以免恶露污染切口，且及时更换会阴垫。

（3）会阴切口肿胀、疼痛者，局部应用50%硫酸镁湿热敷，也可用烤灯或理疗仪行外阴照射，注意防止烫伤。产后10天宫颈内口关闭后可用1/5000高锰酸钾液坐浴。

（4）术后观察切口有无红、肿、热、痛等感染症状。

（5）正常切口3～5天拆线。

3. 健康教育

（1）多摄取高纤维食物，且每天补充水分2000ml左右，以避免便秘；养成规律的排便习惯，不要用力解便，以避免切口裂开。

（2）产后1个月内避免提举重物，也不要做耗费体力的家事和运动。

（3）产后6周内避免性生活和盆浴。

二、胎头吸引术

胎头吸引术是利用负压吸引的原理，将吸引器置于胎头，通过牵引协助胎儿娩出的手术。常用的胎头吸引器有金属（直锥形、牛角形、扁圆形）和硅胶喇叭形两种（图8-9）。

【适应证】

1. 需缩短第二产程者，如妊娠合并心脏病、妊娠高血压疾病、疤痕子宫、胎儿窘迫等。

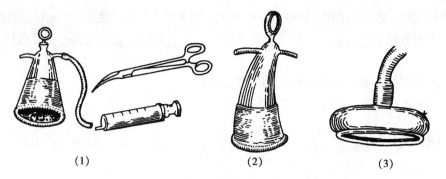

（1）　　　　　　　　　（2）　　　　　　　　（3）

图 8-9　胎头吸引器

（1）直形空筒胎头吸引器；（2）牛角形空筒胎头吸引器；（3）金属扁圆形胎头吸引器

2. 因宫缩乏力、持续枕横位、枕后位、轻度头盆不称导致第二产程延长者。

【禁忌证】

1. 严重头盆不称、产道阻塞等使胎儿不能从阴道分娩者。
2. 宫口未开全者。
3. 除枕先露以外的其他各种异常胎位。
4. 胎头双顶径在坐骨棘水平或以上者。

【物品准备】

除与会阴切开缝合术相同外，另备导尿管，胎头吸引器一个，橡皮连接管一根（需高压灭菌），电动负压吸引机一台，阴道拉钩一对。

【护理要点】

1. 术前护理

（1）向产妇及家属讲解胎头吸引术的必要性及配合方法，注意评估产妇有无紧张、恐惧等表现。其他术前护理同会阴切开缝合术。

（2）产妇取膀胱截石位。

（3）检查吸引器有否损坏、漏气、橡皮套有否松动，并把橡皮管连接吸引器。

（4）备齐新生儿抢救物品。

2. 手术步骤及配合

（1）协助医生为产妇导尿，排空膀胱。

（2）协助医生行阴道检查，了解宫口开大情况，确定胎头为枕先露，胎头骨质部已达坐骨棘水平及以下（S^{+3} 以下），排除禁忌证，胎膜未破者予以破膜。

（3）行会阴切开术。

（4）放置吸引器。

（5）检查吸引器：用一手扶持吸引器，并稍向内推压，使吸引器始终与胎头紧贴，另一手示指、中指伸入阴道，触摸吸引器大端与胎头衔接处，推开周围软组织，同时调整吸引器小端横柄方向与胎头矢状缝一致，作旋转胎头标记。

（6）形成吸引器内负压：术者左手持吸引器，右手将连接管交助手与负压吸引机相连，打开吸引机，负压控制在300mmHg以内（或采用50ml注射器抽吸150~200ml空气），用血管钳夹住橡皮连接管。

（7）牵引与旋转吸引器，助手注意保护会阴。

（8）取下胎头吸引器，胎头即将娩出时，松开连接管血管钳，恢复吸引器内正压，取下吸引器。以后娩出及处理同正常分娩助产。

（9）注意事项：吸引器滑脱可重新放置，但不应超过2次；吸引时间一般主张10~15分钟，以不超过10分钟为准，最长不超过20分钟，且宫缩在5次以内为佳。

3. 术后护理

（1）产妇术后护理同会阴切开缝合术术后护理。

（2）新生儿护理：

1）静卧1~3天，避免摇晃新生儿的动作，生后3天内禁止洗头。

2）密切观察新生儿面色、呼吸、哭声、呕吐及有无抽搐。

3）密切观察产瘤的部位、大小，有无血肿形成及头皮受损。头颅血肿者1~3天会逐渐增大，4~5天因血肿本身的压力及新生儿凝血功能上升而停止发展，3~8周后逐渐吸收，不需处理，但应警惕核黄疸的发生。

4）按医嘱肌肉注射维生素$K_1$2mg，每天一次，连用2~3天，预防颅内出血。

4. 健康教育

（1）同会阴切开缝合术。

（2）注意不要摇晃新生儿，以免引起颅内出血。

（3）有头颅血肿者注意保护头皮不受损伤，不要按压、揉搓。

三、产　钳　术

产钳术是使用产钳牵拉胎头协助胎儿娩出的手术。根据手术时胎头位置的高低可将产钳术分为：①高位钳产，指胎头双顶径未达骨盆入口，即胎头尚未衔接；②中位钳产，指胎头双顶径已过骨盆入口，但未达到骨盆底；③低位钳产，指胎头双顶径已达坐骨棘水平以下，矢状缝在骨盆出口前后径上。现常用的是低位钳产助产术。

产钳分为左、右两叶，每叶由钳匙（钳叶）、钳胫、钳锁、钳柄四部分组成（图8-10）。钳匙有2个弯度，一是头弯，内凹外凸以环抱胎头；另一向上弯曲为盆弯，以适应骨产道弯度。

【适应证】

1. 同胎头吸引术。

2. 胎头吸引术失败者。

3. 臀位分娩后出头困难者。

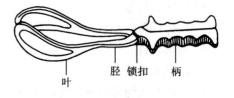

图8-10　产钳

【禁忌证】

1. 同胎头吸引术。

2. 死胎、畸形胎儿者。

【物品准备】

除与会阴切开缝合术相同外，另备导尿管，灭菌产钳一副，宫颈钳四把，阴道拉钩一对。

【护理要点】

1. 术前护理

（1）向产妇及家属讲解钳产术的必要性及配合方法，注意评估产妇有无紧张、恐惧等表现。其他术前护理同会阴切开缝合术。

（2）检查产钳术所需器械是否齐全，备齐新生儿抢救物品。

2. 手术步骤及配合

（1）协助医生为产妇导尿，排空膀胱。

（2）协助医生行阴道检查，了解先露下降（以骨质进展为准）及胎方位、骨盆情况，排除禁忌证。

（3）麻醉，大多数采取双侧阴部神经阻滞麻醉。

（4）行会阴切开术。

（5）放置左叶产钳，左手握左钳使钳叶垂直向下，凹面朝前，右手掌面朝前，四指伸入胎头与后阴道壁之间。将左钳叶沿右手掌伸入掌与胎头之间，右手指徐徐向胎头左侧及向内移行，左钳叶随手掌向左向前移，左钳柄向下向逆时针方向旋转，左钳叶达胎头左侧顶颞部，钳叶与钳柄同一水平，协助医生扶持固定。

（6）放置右叶产钳，右手垂直握右钳柄如前，左手四指伸入胎头与阴道后壁之间，诱导右钳叶滑向胎头右侧与左钳叶相对称位置。

（7）合拢钳柄，如果两钳叶放置恰当，则钳锁很容易扣合，钳柄对合自然；如果不能扣合则表示产钳放置不当，应重新放置。

（8）检查钳叶位置，伸手入阴道内检查钳叶与胎头之间有无夹持宫颈组织。

（9）牵拉，左手握合拢的钳柄，宫缩时向外向下牵拉，用力适当、均匀，注意保护会阴。

（10）取出产钳，当胎头额部牵出后可松解产钳，先取右产钳，后取左产钳。

（11）以后娩出及处理同正常分娩助产。

3. 术后护理

（1）同胎头吸引术。

（2）检查新生儿有无产伤，如头面部组织损伤、眼球压伤、颅内出血等。

4. 健康教育

（1）同胎头吸引术。

（2）新生儿面部有破损需行伤口换药护理。

四、人工剥离胎盘术

接生者用手剥离并取出子宫腔内胎盘组织的手术称人工剥离胎盘术。

【适应证】

1. 胎儿娩出时间短胎盘尚未自然娩出，但阴道出血已达 200ml 以上者。
2. 胎儿娩出已达 30 分钟胎盘仍未娩出者。

【禁忌证】

植入性胎盘。

【物品准备】

消毒手套、外阴消毒物品、导尿物品、必要时备止痛药物如度冷丁等。

【护理要点】

1. 术前护理
(1) 陪伴产妇，向产妇介绍人工剥离胎盘术的目的及配合方法。
(2) 产妇取膀胱截石位，固定好腿架。
(3) 立即建立静脉通道并保持通畅，及时应用缩宫素，配血且做好输血准备。
(4) 密切观察产妇阴道流血情况，监测生命体征。

2. 手术步骤及配合
(1) 严格无菌操作，重新消毒外阴，更换手套。
(2) 导尿、排空膀胱。
(3) 术者一手按住宫底，另一手沿脐带进入宫腔。
(4) 顺胎盘面向下找到胎盘边缘与胎膜交界处，用四指并拢作锯状剥离，若胎盘已部分剥离则以手的尺侧从已剥离处开始寻找粘连部位，轻轻将胎盘与宫壁分离，切勿强行挖取。
(5) 待整个胎盘剥离后，将胎盘握在手掌中取出。
(6) 取残留胎盘困难时，可用大号刮匙清除。

3. 术后护理
(1) 协助术者检查取出胎盘、胎膜是否完整。
(2) 严密观察子宫收缩及阴道流血情况。
(3) 注意观察有无子宫破裂、宫腔感染的并发症，按医嘱应用抗生素。

4. 健康教育
(1) 保持外阴及伤口的清洁、干燥。
(2) 多进食高蛋白、高热量、高维生素、含铁丰富的食物，以增强机体抵抗力。

五、剖 宫 产 术

剖宫产术是经腹切开子宫取出胎儿及其附属物以完成分娩的手术，是解决异常分娩和挽救胎儿的重要手段。目前临床常用的手术方式是子宫下段剖宫产术。

【适应证】

1. 产妇方面

（1）产道异常

1）骨产道异常：如骨盆狭窄或畸形；相对性头盆不称经严密观察试产失败时。

2）软产道异常：外阴、阴道严重疤痕或静脉曲张，估计分娩时会引起严重撕裂者；宫颈水肿、宫颈坚韧经处理无好转者；盆腔肿瘤阻碍胎头下降者。

（2）产力异常

1）宫缩乏力，经处理无效，伴有产程延长或停滞者。

2）先兆子宫破裂者。

3）引产失败而需在短时间结束分娩者。

（3）严重妊娠合并症和并发症：如妊娠合并心脏病、子痫、前置胎盘、胎盘早期剥离等。

（4）孕妇多年不育或年龄在 35 岁以上者。

2. 胎儿方面

（1）胎儿窘迫，而短时间内不能阴道分娩者。

（2）脐带脱垂，胎心音尚好，估计短时间内不能自阴道分娩者。

（3）巨大儿不能经阴道分娩者。

（4）胎位异常如臀位、横位、颏后位等。

（5）多胎妊娠、联体双胎。

【禁忌证】

1. 母体　孕妇状况极差、腹壁或子宫严重感染、已具备阴道分娩条件，如确诊胎儿死亡而对母亲无严重威胁者。

2. 胎儿　胎儿存在无法矫正的严重畸形、估计出生后不能存活、死胎不需立刻分娩者。

【物品准备】

1. 器械　海绵钳、持针钳、有齿直钳、皮钳、中弯钳、布巾钳、短有齿镊、中无齿镊、甲钩、腹钩、肠压板、子宫下段钩、直剪、弯剪、宫肌剪、大刀柄、吸球、大碗、圆碗、缝合针（三角针、圆针）、缝线（丝线及肠线）。

2. 敷料　开腹孔巾、治疗巾、中单、夹纱、中方纱、纱球、手术衣、无菌手套等。

3. 药物　术前注射药物、催产素、消毒液等。

4. 接婴儿的物品　弯盘、小弯（直）钳、弯剪、棉签、脐圈、纱球、三角纱、中方纱、脐布、吸球、中单、手术衣、治疗巾等。

【护理要点】

1. 术前护理

（1）术前准备：择期手术者，术前 1 天洗头、淋浴、剪指甲，监测胎心音、宫缩、血压、体温，术前禁食 12 小时、禁水 6 小时；紧急手术者立即禁水、禁食。

（2）术前30分钟给予阿托品0.5mg皮下注射。

2. 心理护理

（1）心理评估：许多产妇临产后情绪紧张，常常处于焦虑、不安和恐惧的状态，引起神经内分泌发生变化，如交感神经兴奋释放儿茶酚胺，使心率加快、呼吸急促、血压升高，导致胎儿缺血缺氧。此外，焦虑时去甲肾上腺素减少，对疼痛敏感性增加。

（2）护理措施：向孕妇及家属解释剖宫产术前、术后有关注意事项，关心体贴孕妇，使其了解手术过程，解除焦虑、恐惧心理，保证孕妇以良好的心态去迎接手术。

3. 膀胱准备术前需要留置导尿管，排空膀胱。

4. 做好新生儿抢救准备　如抢救台、婴儿气管插管、氧气、暖箱以及抢救药品等。

5. 手术步骤及配合　手术的顺利进行需参加手术人员的共同配合。

（1）手术开始前，摆好孕妇体位，一般取仰卧位，必要时（如出现仰卧位低血压综合征）协助倾斜手术台或改侧卧位。

（2）巡回护士打开消毒包、消毒器械，准备好新生儿抢救台，协助手术者消毒手术野，测量血压、脉搏、心率及呼吸频率、胎心音。

（3）器械士将无菌巾、无菌单递给消毒者，并协助铺无菌单。

（4）器械士在手术开始前与巡回护士核实手术台上的物品，并根据手术进展的层次和步骤递上相应的器械，术中协助暴露手术视野，吸羊水和血液，帮助断脐。

（5）胎儿娩出后，巡回护士立即静脉滴注缩宫素，协助抢救新生儿并做好记录。

（6）关腹前器械士与巡回护士再次清点纱布、器械，对数后允许手术者关腹。

（7）手术完毕测量病人血压、脉搏、心率及呼吸频率，平稳后护送入母婴病房。

6. 并发症

（1）术中：仰卧位低血压综合征（腰硬麻常见，侧卧15°可避免）、术中子宫异常出血、脏器损伤—膀胱、输尿管、肠管、新生儿损伤（胎儿损伤占2%）、羊水栓塞。

（2）术后：晚期产后出血、术后感染、子宫切口愈合不良、子宫内膜异位症、盆腔或下肢静脉血栓栓塞、再次妊娠前置胎盘及早剥机会增加。

7. 术后护理

（1）术后24小时内的护理

1）腰麻、硬膜外麻醉者术后需去枕平卧6小时，避免脑脊液从蛛网膜下腔针眼漏出，致脑脊液压力降低引起头痛。

2）卧床期间可活动四肢，防止血栓形成。

3）密切观察宫缩、阴道流血、切口情况，视产妇具体情况测量血压、脉搏、呼吸。

4）注意保持尿管通畅，避免受压，尤其在翻身或活动时。

（2）术后不适

1）恶心、呕吐：麻醉药物的副作用所致，可准备新鲜柠檬和清凉油闻，必要时酌情使用药物减轻症状。

2）腹胀便秘：腹胀是由于胃肠蠕动功能受到抑制、肠腔内积气过多所致，一般术后24~48小时肠蠕动恢复正常。术后便秘与麻醉、术后禁食或仅仅进食少量流质饮食及活动少有关，一般不需处理。但如已进食数日仍未能排便，则需采取通便措施。

3）切口疼痛：术后24小时内切口疼痛较剧，可适当使用止痛药物。24小时后疼痛减轻，可应用自我放松、分散注意力（如深呼吸、听音乐等）、调整卧位等方法减轻疼痛。

4）腰部酸痛：可通过定时翻身、调整卧位、局部按摩等方法来减轻。

5）咽喉部疼痛不适：气管内麻后常会出现咽喉部疼痛不适，可给予喷喉。

6）口干不适：由术前注射阿托品及手术禁食所致。可用朵贝尔氏液或温水漱口，也可用温水棉签湿润口腔。

7）发热：由于机体对手术创伤的反应，病人体温可略升高，临床上称为"吸收热"，一般不超过38.5℃，1~3天后逐渐恢复正常，无需特殊治疗。

（3）饮食：术后6小时可以喝水、进少量米汤等；12小时后如无腹胀则可进半流食物；排气后逐渐进普食。食物应富有营养、足够热量和水分，适当补充维生素、钙剂、铁剂。

（4）活动：术后早期活动可促进机体功能的恢复，其好处有：①促使呼吸加深，有利于肺扩张和分泌物排出，防止肺部并发症的发生；②促进血液循环，有利于伤口愈合，防止血栓形成；活动促进胃肠蠕动，防止腹胀、便秘；③促进排尿功能的恢复，防止尿潴留。

8. 健康教育

（1）个人卫生：保持外阴清洁，勤换内衣裤及护垫。早晚刷牙，餐后漱口。及时洗澡、定时洗头。每次饭前、哺乳前、大小便后要洗手。

（2）恶露观察：观察恶露的量、颜色、气味，一般持续4周左右（因人而异），如果恶露突然增多或多于月经量要警惕产后出血，应及时就诊。

（3）饮食指导

1）膳食中的主食应以米面为主，以保证足够的热量。

2）多吃蛋白质，如猪肉、牛肉、鸡鸭肉、鱼、蛋、动物内脏、牛奶和豆类等。

3）多喝汤水，如鸡汤，排骨汤，猪脚汤，牛奶、豆浆等，能促进乳汁的分泌。

4）多吃含维生素的食物，尤其一些能促进乳汁分泌的B族维生素，如粗杂粮、西红柿、胡萝卜、豆类，豆制品和新鲜水果。

（4）性生活与避孕：产后禁性生活及盆浴6周；哺乳期同样有可能怀孕，故产后应采取避孕措施。

本章小结

1. 异常分娩是指产力、产道及胎儿中因任何一个或数个因素不正常，且不能得到纠正时，导致分娩不能如期完成，形成难产。产力异常包括子宫收缩乏力和子宫收缩过强两类，每类又分为协调性和不协调性两种。

（1）协调性子宫收缩乏力：如产程开始即出现子宫收缩乏力，为原发性子宫收缩乏力；而只是在产程活跃期后期或第二产程出现子宫收缩减弱、产程进展异常则为继发性子宫收缩乏力。观察产程是否出现异常，可以通过产程曲线评估。

（2）不协调性子宫收缩乏力（高张性子宫收缩乏力）：主要表现为子宫收缩不协调，这种宫缩不能使宫口扩张、先露下降，属无效宫缩。

2. 如果骨盆异常和（或）胎儿相对过大、胎位异常可影响胎头正常入盆下降，宫口不能顺利扩张，称为头盆不称。胎儿异常分胎位异常和胎儿发育异常，常见的胎位异常包括持续性枕后位、臀位、横位等。

3. 难产护理工作重点是对于产力异常的预防、相对性头盆不称试产期间的观察、护理。产程中应关注产妇精神、睡眠、饮食及鼓励产妇活动，提供非药物镇痛方法，增进舒适、产程进展及胎心情况，并及时向产妇及家属提供正确的产程进展信息，发现异常及时报告医师，预防难产发生，促进难产转变为正常分娩。

（张振荣）

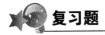

复习题

1. 子宫收缩过强对母儿有何危害？如何预防急产？
2. 简述异常产程的 8 个概念。
3. 简述协调性宫缩乏力护理措施中，如何进行缩宫素点滴？
4. 简述不协调性子宫收缩过强的护理措施。
5. 简述子宫收缩乏力的护理诊断/问题。

第 九 章

分娩期并发症妇女的护理

学习目标

1. 掌握子宫破裂、产后出血妇女的护理评估及护理措施。
2. 熟悉子宫破裂、产后出血、羊水栓塞、胎儿窘迫及新生儿窒息的处理原则
3. 了解子宫破裂、产后出血、羊水栓塞的健康教育。

分娩期并发症是指产妇在分娩过程中发生母儿发生的异常情况，常见并发症包括子宫破裂、羊水栓塞、产后出血、胎儿窘迫和新生儿窒息等，本章针对发生以上并发症的母儿整体化护理进行阐述。

第一节　子宫破裂妇女的护理

案　例

经产妇，36岁，妊娠40周。身高148cm，孕$_2$产$_1$，第一产程进展顺利，至第二产程2小时，先露 S^{+2}，产妇自觉腹痛难以忍受，烦躁不安，胎心率188次/分。患者家属坚决不同意剖宫产。行胎头吸引器助产，在助产过程中，突然患者大叫一声，随之胎头回缩，子宫轮廓触不清，阴道流出大量鲜红色血，患者血压70/50mmHg，脉搏110次/分，面色苍白，肢端湿冷，胎心音消失。

　　问题：1. 引起该产妇子宫破裂的原因是什么？

　　　　　2. 目前应该采取何种护理措施？

【概述】

（一）定义

子宫破裂（rupture of uterus）是指子宫体部或子宫下段于妊娠晚期或分娩期自发破裂。是产科极严重的并发症，若未及时诊治可导致胎儿及产妇死亡。此病多发生于经产妇。

（二）病因

1. 梗阻性难产　是引起子宫破裂最常见的原因，多见于骨盆狭窄、头盆不称、胎位异常，巨大儿或胎儿畸形等。

2. 损伤性子宫破裂　多见于阴道助产施术不当或过于粗暴所致，如宫口未开全时施行产钳助产或臀位牵引术；植入性胎盘或胎盘粘连强行剥离等。

3. 瘢痕子宫　子宫壁原有瘢痕，临产后因子宫收缩牵拉及宫腔内压力升高而发生断裂。近年因剖宫产率增高，瘢痕子宫破裂发生率有上升趋势。

4. 宫缩剂使用不当　如分娩前肌注缩宫素或过量静脉滴注缩宫素，前列腺素栓剂及其他子宫收缩药物使用不当，均可致使子宫强烈收缩造成破裂。

（三）病理

1. 子宫破裂分为先兆子宫破裂和子宫破裂两个阶段，按破裂部位分为子宫体部破裂和子宫下段破裂，按引起原因分为自然破裂和损伤性破裂。

2. 子宫破裂有完全性和不完全性破裂两种类型：子宫肌层仅部分或全层破裂，但浆膜层完整，为不完全性破裂，此时子宫腔与腹腔不相通，胎儿及附属物仍在子宫腔内；如子宫肌层、浆膜和黏膜完全裂开，称为完全性子宫破裂，胎儿及其附属物可进入腹腔。

【护理评估】

（一）健康史

详细询问产次、有无剖宫产史、子宫手术史；此次妊娠有无胎位异常、头盆不称；产程中是否使用缩宫素及是否有阴道助产、手术操作史。

（二）身体评估

1. 全身表现

（1）先兆子宫破裂：常见于产程长，有梗阻性难产等情况；产妇表现为下腹部疼痛难忍，拒按，烦躁不安和呼吸急促，脉搏加快，并出现排尿困难和血尿。

（2）子宫破裂：继先兆子宫破裂症状后，产妇突发下腹撕裂样剧痛，继之腹痛稍缓解后，但很快全腹持续性疼痛，产妇出现面色苍白、血压下降等休克征象。

2. 局部表现

（1）病理缩复环形成　产妇子宫呈强直性或痉挛性收缩，体部肌肉增厚变短，下段肌肉变薄拉长，两者形成环形凹陷，称病理性缩复环（图9-1）。

（2）先兆子宫破裂表现　子宫病理缩复环形成，下腹部压痛，胎心率改变及血尿出现是先兆子宫破裂的四大主要表现。

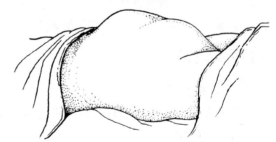

图9-1　病理性缩复环

（3）完全性子宫破裂表现　产妇全腹压痛、反跳痛，腹壁下可清楚扪及胎体，胎心胎动消失。阴道检查有鲜血流出，胎先露部升高，宫口回缩。

（三）心理社会评估

产妇出现子宫先兆破裂时，感到胎儿的生命受到严重威胁，产妇出现情绪紧张、恐惧。

发生子宫破裂后，产妇常因胎儿死亡，而自己可能不会再孕感到悲伤、愤怒。家属得知详情后常表现为震惊、悲哀、否认等。

（四）辅助检查

1. 血常规检查　血红蛋白值下降，白细胞计数增多。
2. 尿常规检查　可见红细胞或肉眼血尿。
3. B 型超声检查　可协助确定破口部位及胎儿与子宫关系。

（五）治疗原则

1. 先兆子宫破裂　应迅速抑制子宫收缩，可肌注哌替啶或吸入乙醚全麻，立即行剖宫产结束分娩。
2. 子宫破裂　一旦发生子宫破裂，无论胎儿是否存活，均应边抢救休克边尽快手术。根据子宫破裂的部位、时间与程度，酌情行修补术或子宫切除术。术后给大量抗生素控制感染。

理论与实践

　　上述案例诊断：①足月妊娠，孕₂产₁，头位；②第二产程延长；③胎儿窘迫；④完全性子宫破裂；⑤失血性休克；⑥胎死宫内。

　　引起子宫破裂的主要原因：①该产妇身高 148cm，可能存在头盆不称导致分娩梗阻，引起子宫强直性收缩；②接产人员强行牵拉胎儿，导致子宫下段过度延伸。

【护理诊断/问题】

1. 疼痛　与剧烈子宫收缩、或子宫破裂后血液刺激腹膜有关。
2. 组织灌注量改变　与子宫破裂后大量失血有关。
3. 预感性悲哀　与胎儿死亡及切除子宫有关。

【预期目标】

1. 子宫收缩得到抑制，产妇疼痛减轻。
2. 产妇低血容量得到纠正。
3. 产妇情绪得到调整，哀伤程度减低。

【护理措施】

（一）心理护理

1. 对产妇及其家属因子宫破裂造成的心理反应和需求表示理解，并及时解释治疗计划及对未来妊娠的影响。
2. 对胎儿已死亡的孕妇，应主动听其诉说内心感受，真心表示理解和同情，要帮助其度过悲伤阶段，尽快稳定产妇及家属的情绪。
3. 为产妇及家属提供舒适的环境，通过谈心和生活上的关怀，帮助产妇调整情绪，面对现实，适应新生活。

（二）急救护理

1. 在待产时出现宫缩过强，下腹部压痛，或腹部出现病理缩复环时，应立即报告医师，应用缩宫素者立即停止使用，给予抑制宫缩的处理。

2. 手术前准备，对先兆子宫破裂或子宫破裂者要做好剖宫产术前准备。

3. 迅速建立静脉通道，输血、输液，补充血容量。保暖、给予氧气吸入，指导产妇取头低足高位或中凹位。

4. 严密观察产程进展，并记录宫缩、胎心音、产妇生命体征和液体出入量。发现失血表现时，急查血红蛋白，评估失血量。

5. 正确处理产程　应用子宫收缩药物时严格掌握指征和使用方法。

（三）健康教育

1. 加强孕期保健　宣传孕期保健知识，加强产前检查，孕期发现胎位异常适时矫正。

2. 提前住院待产　有胎位异常、头盆不称、剖宫产史或子宫手术史者，在预产期前 2 周住院待产。有异常及时采取措施。

3. 避孕指导　行子宫修补术的产妇，应指导其避孕 2 年后再妊娠，避孕方法可选用口服避孕药或避孕套。再妊娠时应及时到产科门诊检查。

4. 康复指导　为产妇提供产褥期修养计划，以促进身体尽快恢复。

实践与理论

对该产妇应采取的护理措施是：①立即建立静脉通道，抢救休克并准备剖宫取胎术以尽快止血；②严密观察产妇生命体征、液体出入量，评估失血量等；③给予大剂量抗生素控制感染；④重视心理护理，了解产妇及其家属的心理反应，稳定产妇及家属的情绪，耐心解释护理治疗计划，指导产妇退乳。

【结果评价】

1. 产妇疼痛减轻、缓解。

2. 产妇血容量及时得到补充，无休克症状和体征。

3. 产妇情绪稳定，饮食、睡眠基本恢复正常。

第二节　羊水栓塞妇女的护理

案　例

初产妇，26 岁，妊娠 41^{+3} 周，规律腹痛 5 小时。胎心 146 次/分，宫缩 30s/8min，宫口开大 2cm。因宫缩较弱，给予静脉滴注缩宫素，维持宫缩 40~50s/2~4min。6 小时后宫口开大 6cm，胎膜自然破裂，羊水Ⅲ度浑浊。破膜后产妇突然出现烦躁不安，呛咳，呼吸困难，面色苍白，口唇发绀，吐泡沫样痰，意识不清，血压检测不到，听诊两肺底闻及湿啰音。

问题：1. 该产妇可能发生了哪种疾病？如何确定诊断？

2. 主要的护理诊断是什么？

【概述】

（一）定义

羊水栓塞（amniotic fluid embolism）是指在分娩过程中羊水进入母体血循环，引起急性肺栓塞、休克、弥散性血管内凝血（DIC）、肾衰竭或突发死亡的分娩期严重并发症。发生于足月妊娠时产妇死亡率高达70%~80%；妊娠早、中期流产亦可发生，但病情较轻。

（二）病因

羊水栓塞发生与以下因素有关：

1. 宫缩过强时破膜，羊水通过静脉血窦进入母体血液循环。

2. 宫颈损伤或子宫破裂、前置胎盘、胎盘早剥等，羊水经开放的子宫血窦进入母血。

3. 羊膜腔穿刺及钳刮术时，羊水经子宫壁损伤处进入母血。

（三）病理生理

羊水栓塞时，由于羊水中的有形物质（胎儿毳毛、角化上皮、胎脂、胎粪）进入母体血循环，通过阻塞肺小血管，引起过敏反应和凝血机制异常而导致机体发生一系列病理生理变化。

1. 肺动脉高压 羊水内有形物质如胎儿毳毛、胎脂、胎粪、角化上皮细胞等形成栓子，进入肺循环阻塞小血管引起肺动脉高压；羊水内含有大量激活凝血系统的物质，启动凝血过程，在小血管内形成广泛性血栓阻塞肺小血管，反射性引起迷走神经兴奋，加重肺小血管痉挛；可引起急性右心衰竭，继而呼吸循环功能衰竭。

2. 过敏性休克 羊水中胎儿有形成分为致敏原，引起Ⅰ型过敏反应，导致过敏性休克，多在羊水栓塞后立即出现。

3. 弥散性血管内凝血（DIC） 妊娠时母血呈高凝状态，羊水中促凝物质可激活凝血系统，在血管内产生大量的微血栓，同时羊水中还含有纤溶激活酶，激活纤溶系统。由于大量凝血物质的消耗和纤溶系统的激活导致凝血功能障碍，产妇发生严重大出血及失血性休克。

4. 急性肾衰竭 由于休克和DIC，肾急性缺血导致肾功能障碍和衰竭。

【护理评估】

（一）健康史

了解是否具备引起羊水栓塞的三个因素，前置胎盘、胎盘早剥、胎膜早破或人工破膜；有无宫缩过强或强直性宫缩；有无中期妊娠引产或钳刮术、羊膜腔穿刺术；有无急产、宫颈裂伤、子宫破裂及手术产史等。

（二）身体评估

羊水栓塞起病急，发生于破膜后，多在第一产程末、第二产程宫缩较强时或在胎儿娩出后短时间内。典型临床经过可分为三个阶段：

1. 休克 发生羊水栓塞后，产妇突然出现烦躁不安、寒战、恶心、呕吐、气急等先兆症状；继而出现呛咳、呼吸困难、发绀、肺底部出现湿啰音，面色苍白、四肢厥冷、心率加快、血压下降等。严重者发病急骤，尖叫一声后，血压迅速下降，于数分钟内死亡。

2. 出血　产妇经过第一阶段后，继之发生全身广泛性出血，大量阴道出血、切口渗血、全身皮肤黏膜出血、血尿甚至发生消化道大出血。

3. 急性肾衰竭　羊水栓塞后期出现少尿、无尿和尿毒症的表现。

（三）心理社会评估

羊水栓塞发病急骤，病情凶险，产妇会感到痛苦和恐惧；家属毫无精神准备，因产妇和胎儿的生命受到威胁而感到惊恐，一旦抢救无效会对医务人员产生抱怨和不满，甚至愤怒。

（四）辅助检查

1. 床旁胸部 X 线摄片　可见双肺有弥散性点片状浸润影，沿肺门分布，伴有右心扩大。

2. 床旁心电图　提示右心房、右心室扩大，ST 段下降。

3. 与 DIC 有关的实验室检查　纤溶活性增高及凝血功能障碍检查。

4. 取下腔静脉血镜检　有羊水成分，作为羊水栓塞的确诊依据。

（五）治疗原则

1. 解除肺动脉高压，改善低氧血症　保持呼吸道通畅，立即行面罩给氧，或气管插管正压给氧，必要时行气管切开。应用解痉药物，缓解肺动脉高压，改善肺血流灌注。

2. 抗过敏，抗休克　早期使用大量糖皮质激素，补充血容量，适当应用升压药物，纠正酸中毒，纠正心衰。

3. 防治 DIC　尽早应用抗凝剂，DIC 后期补充凝血因子及使用抗纤溶药物治疗。

4. 预防肾衰竭、预防感染　当血容量补足后仍少尿，应利尿治疗。选用肾毒性小的广谱抗生素预防感染。

5. 产科处理　第一产程发病者，应行剖宫产终止妊娠。若在第二产程发病，可阴道助产结束分娩。对产后大出血，积极处理后仍无法止血者可行子宫切除。

【护理诊断/问题】

1. 气体交换受损　与肺血管阻力增加导致肺动脉高压及肺水肿有关。

2. 组织灌注量改变　与失血及弥散性血管内凝血有关。

3. 合作性问题：休克、肾衰竭、DIC 和胎儿宫内窘迫。

【预期目标】

1. 产妇胸闷，呼吸困难症状经及时处理后有所改善。

2. 产妇能维持体液平衡，生命体征平稳。

3. 休克、肾衰竭情况缓解；胎儿、新生儿安全。

【护理措施】

（一）心理护理

1. 给予产妇精神鼓励，理解家属的恐惧情绪，向家属说明病情的严重性，以取得配合。

2. 产妇因病情重，抢救无效死亡时，护理人员要接受家属否认和愤怒的情绪反应，耐心解释病情，给予劝慰。

（二）急救护理

纠正缺氧，解除肺动脉高压，防止心衰，抗过敏，抗休克，防治 DIC、肾衰，预防感染。

1. **立即吸氧** 保持呼吸道通畅，取半卧位，加压给氧，必要时行气管插管或气管切开，以减轻肺水肿，改善脑组织缺氧。

2. **解除痉挛** 遵医嘱静脉推注阿托品 1mg/10 ~ 20 分钟，改善微循环。罂粟碱 30 ~ 90mg 加入 25% 葡萄糖 20ml 静脉推注，与阿托品合用以扩张肺小动脉。

3. **抗过敏** 遵医嘱立即静脉推注地塞米松 20 ~ 40mg，继之维持静脉滴注。

4. **纠正心衰** 遵医嘱给予毛花苷丙 0.4mg 加入 50% 葡萄糖 20ml 静脉推注，1 ~ 2 小时后可重复使用，6 小时后再重复使用 1 次，达到饱和量。呋塞米 20-40mg 静脉推注，消除肺水肿。

5. **抗休克** 采用低分子右旋糖酐补充血容量，如血压不回升，将多巴胺 20mg 加入 5% 葡萄糖 250ml 静脉滴注，5% 碳酸氢钠 250ml 静脉滴注。

6. **控制 DIC** 在 DIC 高凝阶段应用肝素钠效果好；DIC 纤溶亢进期可给予抗纤溶药物、凝血因子以防止大出血。在抢救中注意尿量，补足血容量仍少尿者，给予 20% 甘露醇静脉滴注，以扩张肾小动脉。

7. **预防感染** 使用广谱抗生素预防感染。

8. **护理措施** 使用催产素者，立即停用。严密监测产程进展，宫缩强度与胎儿情况。同时监测患者体温、脉搏、呼吸、血压及尿量的变化，定时检测并记录。观察出血量，血凝情况，如子宫出血不止，应做好子宫切除术的准备。

理论与实践 📝✏️

本案例产妇妊娠超过预产期 10 天（41^{+3} 周），产程中使用缩宫素，致使羊膜腔内压力增高。破膜后产妇突然出现烦躁不安、呛咳、呼吸困难、面色苍白、口唇发绀、意识不清等异常情况，检查血压检测不到、听诊两肺底闻及湿啰音，可能为羊水由宫颈内口开放血管或血窦进入母体血循环所致。如在显微镜下发现下腔静脉血中有羊水成分，可以确诊为羊水栓塞。

（三）预防措施

1. 重视产前检查，注意诱发因素，及时发现前置胎盘，胎盘早剥等并发症且早期处理。

2. 严密观察产程进展，正确掌握缩宫素的使用方法，防止宫缩过强。

3. 严格掌握破膜时间，人工破膜宜在宫缩间歇期，破口要小并控制羊水流出的速度。

4. 中期妊娠引产者，羊膜穿刺次数不应超过 3 次，钳刮时应先刺破胎膜，羊水流出后再钳夹胎块。

（四）健康教育

1. 宣传孕期保健知识，孕期发现羊水过多、过少及时诊治。

2. 介绍产褥期保健知识，针对产妇情况制定合理康复方案，使产妇身体尽快恢复。

实践与理论

　　该产妇的主要护理诊断：①气体交换受损；②组织灌注量改变；③休克。主要原因：①破膜后由于混浊的羊水进入肺循环，引起小支气管痉挛、肺水肿，导致该产妇呛咳，呼吸困难，吐泡沫样痰，两肺底出现湿啰音；②由于小血管痉挛，导致微循环障碍，组织供血、供氧不足，使产妇出现面色苍白，意识不清，血压下降等。如进一步发展，则可能发生 DIC 等一系列严重并发症。

【结果评价】

1. 产妇胸闷、呼吸困难症状得到改善。
2. 产妇血压及尿量正常，阴道出血减少，全身皮肤、黏膜出血停止。
3. 胎儿及新生儿无生命危险，患者出院时无并发症。
4. 产妇情绪平稳，能以积极的态度面对现实生活。

第三节　产后出血妇女的护理

案　例

　　初产妇，25 岁，足月分娩，分娩中出现第二产程延长，行会阴侧切分娩一男婴，体重 3900g，胎盘于胎儿娩出后 40 分钟自然娩出；继之阴道流出暗红色血，时多时少，伴有血块；触摸子宫大而软，宫底升高；产妇出现眩晕、打哈欠、口渴、烦躁不安；四肢湿冷、面色苍白，脉搏 110 次/分，血压 80/50mmHg。

　　问题：1. 请说出该产妇产后出血的原因。

　　　　　2. 其主要的护理诊断有哪些？

　　　　　3. 请根据护理诊断制定出相应的护理措施。

【概述】

（一）定义

　　产后出血（postpartum hemorrhage，PPH）是指胎儿娩出后 24 小时内阴道出血量超过 500ml。其发病率约占分娩总数的 2%~3%，是分娩期严重的并发症，重视产后出血的预防、治疗和护理，是降低产后出血的发生率及产妇死亡率的关键。

　　（二）病因

　　1. 子宫收缩乏力　　是产后出血的主要原因，可由产妇的全身因素及子宫局部因素而影响子宫收缩和缩复功能，导致子宫收缩乏力性产后出血。

（1）全身因素：产妇精神过度紧张，对分娩的恐惧；产程延长和难产致产妇体力衰竭；产妇体质虚弱或合并有急慢性全身性疾病；临产后过多地使用镇静剂、麻醉剂或子宫收缩抑制剂等。

（2）局部因素：前置胎盘、胎盘早剥、妊娠期高血压疾病、严重贫血等引起子宫肌水肿或渗血；多胎妊娠、巨大胎儿、羊水过多等可使子宫肌纤维过度伸展；剖宫产史、子宫肌瘤剔除手术后及产次过多、过频造成子宫肌纤维损伤；子宫肌纤维发育不良或病变如子宫畸形、子宫肌瘤等。

2. 胎盘因素　根据胎盘剥离的状况，胎盘因素所致产后出血的类型有：

（1）胎盘滞留：由于膀胱充盈使已剥离胎盘滞留宫腔；子宫收缩药物使用不当，宫颈内口出现痉挛性狭窄环，使已剥离的胎盘滞留于宫腔；第三产程过早牵拉脐带或按压子宫影响胎盘的正常剥离，导致胎盘剥离不全使剥离面血窦开放出血。

（2）胎盘粘连或植入：可分为部分性和完全性两种类型；部分胎盘粘连或植入者，因胎盘部分剥离导致子宫收缩不良，已剥离面血窦开放发生致命性出血；而完全性胎盘粘连或植入者，因胎盘未剥离而无出血。

（3）胎盘部分残留：胎盘小叶、副胎盘或部分胎膜残留于宫腔，影响子宫收缩引起出血。

3. 软产道损伤　常发生于阴道手术助产操作不当、巨大儿分娩、急产；软产道组织弹性差、未能充分扩张；分娩时保护会阴不当等，均可导致产后出血。

4. 凝血功能障碍　产妇如发生胎盘早剥、死胎、羊水栓塞、严重的先兆子痫等产科并发症，均可引起弥散性血管内凝血（DIC）；产妇合并有全身出血倾向疾病，如原发性血小板减少、再生障碍性贫血、重症肝炎等，因凝血功能异常引起产后出血。

理论与实践

　　本文案例的产妇在分娩中出现第二产程延长，胎盘娩出延迟；阴道流血，时多时少，伴有血块；触摸子宫大而软，宫底升高。所以该产妇发生产后出血的原因应考虑为产程延长、产妇体力过度消耗导致子宫收缩乏力。

【护理评估】

（一）健康史

了解产妇年龄、孕次、产次、胎儿大小，有否流产、早产、难产、死产等病史，是否患有出血性疾病、先兆子痫、胎盘早剥、多胎妊娠、羊水过多、羊水栓塞、多次流产等；分娩时产妇有无精神过度紧张，使用镇静剂、麻醉剂；有无产程延长、急产、助产操作不当、软产道损伤等情况。

（二）身体评估

主要表现为阴道流血过多及因失血引起休克等相应症状和体征。

1. 全身表现　出血开始阶段产妇有代偿功能，失血表现不明显，随失血量增多，出现失代偿则很快进入休克状态，表现为眩晕、打哈欠、口渴、呕吐、烦躁不安等，随之有面色苍白、冷汗、脉搏快而弱、血压下降、呼吸急促等表现。

2. 出血原因的评估　可根据出血发生的时间、量、性状，以及与胎儿、胎盘娩出的关系判断产后出血的原因。

（1）子宫收缩乏力：常发生于胎盘娩出后，阴道流血多为阵发性，色暗红伴有血块，宫底升高，子宫体软，袋状，按压宫底有较多血液和血块流出，按摩子宫及使用宫缩剂后子宫变硬，阴道流血停止或减少。

（2）胎盘因素：胎儿娩出后10分钟内胎盘未娩出，阴道出血不止，子宫轮廓清楚，可能是由于胎盘部分粘连或植入、胎盘嵌顿所引起；如出血发生在胎盘娩出后，多为胎盘、胎膜残留，是引起产后出血常见原因，胎盘娩出后应常规检查胎盘及胎膜是否完整，注意胎盘胎儿面是否有断裂的血管，以发现副胎盘残留。

（3）软产道损伤：胎儿娩出后，立即发生阴道流血，新鲜且很快自凝，子宫收缩良好，应考虑软产道损伤出血。仔细检查软产道，注意有无宫颈、阴道、会阴撕伤。软产道损伤按撕裂程度分为4度：

1）Ⅰ度裂伤：指会阴皮肤及阴道入口皮肤撕裂。

2）Ⅱ度裂伤：指撕伤已达会阴体筋膜及肌层，累及阴道后壁黏膜，可沿后壁两侧沟向上撕裂，出血较多。

3）Ⅲ度裂伤：指撕伤向下扩展，肛门括约肌已撕裂。

4）Ⅳ度裂伤：指撕伤累及直肠阴道隔、直肠壁及黏膜，直肠肠腔暴露，属于最严重的撕伤，但出血量不一定很多。

（4）凝血功能障碍：持续阴道流血，血液不凝，全身多部位出血。血小板计数、纤维蛋白原、凝血酶原时间等凝血功能检测可帮助诊断。

3. 失血量的测定及估计　有容积法、称重法、面积法。

（三）心理社会评估

发生产后出血时，产妇表现出情绪高度紧张、焦虑、恐惧、有濒死感，担心自己的生命安全，家属会有异常惊慌、手足无措等反应，把全部希望寄托于医护人员。

（四）辅助检查

1. 检测血型、血液交叉试验，做好输血准备。

2. 检测血常规，了解贫血程度及有无感染。

3. 测定血小板计数、出凝血时间、凝血酶原时间、血浆鱼精蛋白副凝试验，了解有无凝血功能障碍。

（五）治疗原则

针对出血原因，迅速止血，补充血容量，纠正休克，防治感染。

【护理诊断/问题】

1. 组织灌注量改变　与阴道大量流血，血容量减少有关。

2. 有感染的危险　与失血过多，抵抗力下降有关。

3. 恐惧　与阴道大出血担忧生命安危有关。

4. 失血性休克　与大量失血有关。

【预期目标】

1. 产妇阴道流血明显减少，口渴、头晕、烦躁不安等症状明显减轻及消失。
2. 产妇血容量及时得到补充，血压、脉搏、尿量正常。
3. 产妇无感染征象，体温保持正常。
4. 产妇情绪稳定，心理舒适感增加，积极配合治疗与护理。

【护理措施】

（一）心理护理

1. 医护人员应陪伴产妇，增加其安全感，以熟练的抢救技术和高度的责任心赢得产妇及家属的信任。
2. 给予产妇安慰、关爱，向产妇及家属耐心解释病情和抢救情况，使其与医护人员积极主动配合。
3. 指导产妇放松，鼓励其说出内心感受，消除紧张情绪。

（二）急救护理

1. 提供安静的环境，产妇平卧，给予吸氧，注意保暖。
2. 立即建立静脉通道，及时输血、输液补充血容量，遵医嘱应用宫缩剂、升压药物等，给予抗生素防治感染。
3. 严密观察并详细记录产妇的意识变化、血压、脉搏、呼吸、体温、皮肤颜色、四肢温度、尿量，准确测定阴道出血量，发现病情变化及时报告医生。
4. 观察子宫收缩情况，按摩子宫时注意有无阴道大量流血。及时排空膀胱，必要时给予导尿。

（三）迅速止血措施

1. 子宫收缩乏力 导尿排空膀胱后，加强子宫收缩，必要时用手术等方法以迅速有效止血。止血防法有：

（1）按摩子宫：①腹部双手按摩子宫法：术者一手置于耻骨联合上缘按压下腹中部，将子宫向上托起，另一手则在子宫底部握住宫体，压迫宫底，挤出宫腔内积血后，有节奏的按摩子宫，直至子宫恢复正常收缩（图9-2）；②腹部-阴道双手按摩子宫法：术者一手在子宫体部按压子宫体后壁，另一手握拳置于阴道前穹隆挤压子宫前壁，两手相对按压子宫，可压迫子宫腔内血窦减少出血及刺激子宫收缩（图9-3）。

（2）应用子宫收缩药物：①缩宫素：在胎盘娩出后首选缩宫素10U加入5%葡萄糖液500ml静脉滴注。情况紧急者，亦可用缩宫素10U肌注或直接注射于子宫体，或加量经静脉快速滴注。②麦角新碱0.2～0.4mg肌注或直接注射于子宫体，或经静脉快速滴注（心脏病、高血压、妊娠期高血压疾病者慎用）。③前列腺素类药物：包括米索前列醇200μg舌下含化；卡前列甲酯栓1mg置于阴道后穹隆；地诺前列酮0.5～1mg子宫体注射等，子宫强烈收缩而止血。

（3）子宫腔内填塞纱条：经按摩、缩宫剂等处理无效或情况紧急者，采用特制无菌纱布条填塞宫腔。助手在腹部固定子宫，术者用卵圆钳持纱布条由宫底自内向外将纱布条填紧宫腔（图9-4），若留有空隙或填塞不紧将造成隐性出血。宫腔填塞纱条后应密切观察生命体

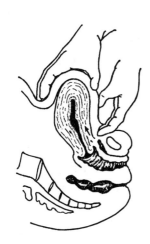

图9-2 腹部双手按摩子宫法

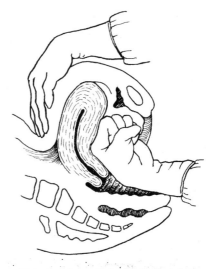

图9-3 腹部-阴道双手按摩子宫法

征及宫底高度和大小，警惕宫腔内继续出血。24 小时后取出纱条，取出前静滴缩宫素 10U，并给予抗生素预防感染。

（4）结扎盆腔血管或切除子宫：经上述处理止血无效者，可结扎子宫动脉或髂内动脉，亦可行子宫动脉或髂内动脉栓塞。抢救无效病情危急者，为挽救产妇生命，可考虑子宫次全切除术，配合医生做好术前准备工作。

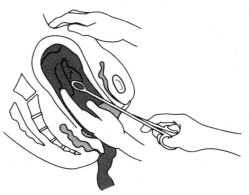

图9-4 子宫腔内填塞纱条法

实践与理论

该产妇护理诊断有：组织灌注量改变、失血性休克、恐惧、感染的危险。对该产妇应采取如下护理措施：①做好心理护理，消除产妇及家属紧张情绪，使其与医护人员积极配合；②急救护理，让产妇平卧，给予吸氧、保暖；立即建立静脉通道，尽快输血、输液补充血容量，遵医嘱应用宫缩剂、升压药物等；③严密观察患者的意识、生命体征及尿量；④观察子宫收缩情况，按摩子宫并注意有无阴道大量流血，及时排空膀胱，必要时给予导尿；⑤用缩宫素 10U 加入 5% 葡萄糖液 500ml 中静脉滴注；⑥遵医嘱给予抗生素防治感染。如上述措施失败，可考虑宫腔填塞等。

2. 胎盘因素　应立即行阴道或宫腔检查，明确胎盘剥离情况。

（1）胎盘已剥离滞留宫腔者，应立即取出胎盘。协助产妇排空膀胱后，术者一手牵拉脐带，一手轻压宫底使胎盘娩出。

（2）胎盘剥离不全或粘连者，在无菌条件下行徒手剥离胎盘后取出。

（3）胎盘或胎膜部分残留者，可行钳刮术或大号刮匙清除残留组织。

（4）子宫狭窄环所致胎盘嵌顿，在全身麻醉下，子宫狭窄环松解后用手取出胎盘。

（5）胎盘剥离困难疑有胎盘植入，应及时做好子宫切除准备，以行子宫切除术。

3. 软产道损伤 及时彻底止血，按解剖层次缝合伤口。有软产道血肿者，首先切开血肿，清除血块后缝合止血。

4. 凝血功能障碍 明确诊断，尽快输新鲜全血，补充血小板、纤维蛋白原或凝血酶原复合物、凝血因子。若并发 DIC，应进行抗凝血及抗纤溶治疗。

（四）预防措施

1. 加强孕前及孕期保健 有凝血功能障碍和相关疾病者，应在孕前治愈，必要时在早孕时终止妊娠。做好计划生育宣传工作，尽量减少人工流产。定期进行产前检查，早期发现合并症和并发症。重视高危孕妇的监护，提前住院待产。

2. 正确处理产程

（1）第一产程：安排好产妇的饮食、休息，防止过度疲劳和产程延长发生，必要时做好输血、输液和急救准备。合理使用镇静剂、麻醉剂。

（2）第二产程：保护好会阴，阴道助产手术应轻柔规范；指导产妇正确使用腹压，胎儿娩出速度不宜过快；有可能发生产后出血者，当胎儿前肩娩出后立即肌注或静脉推注缩宫素 10U。

（3）第三产程：胎盘剥离前不应揉挤子宫及过早牵拉脐带，胎儿娩出后可等待 15 分钟，如无胎盘剥离征象或发生流血，应立即查明原因并及时处理；胎盘娩出后仔细检查胎盘、胎膜有无缺损，检查软产道有无损伤及血肿，并按摩子宫促进其收缩。

3. 重视产后观察 80% 以上的产后出血发生在产后 2 小时以内，产妇应在产房观察 2 小时，密切注意生命体征、阴道流血及宫缩情况。提醒产妇及时排空膀胱。鼓励让新生儿早吸吮乳头，可刺激子宫收缩。

（五）健康教育

1. 合理安排休息与活动，加强营养，有助于体力恢复。指导产妇按摩子宫，观察子宫复旧和恶露情况，护理好会阴伤口。

2. 教会产妇掌握哺乳知识和乳房护理方法，告知产褥期禁止盆浴，禁止性生活，并根据产妇情况提供合适的避孕方法。

3. 明确产后复查的时间、目的和意义，按时进行检查，及时调整产后健康指导方案。

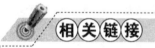 **相关链接**

产后出血的介入治疗

产后出血为产妇重要死亡原因之一，在我国仍居首位。传统治疗主要是针对病因的处理，对于经保守治疗无效的难治性产后出血，采用子宫动脉或髂内动脉结扎术甚至子宫切除术。自从 1979 年放射介入治疗成功地应用于产后出血的治疗后，这种情况得到彻底改善。

产后出血的放射介入治疗有两种术式可供选择，一为经皮双髂内动脉栓塞术（IIAE），一为双子宫动脉栓塞术（UAE），两者均属经导管动脉栓塞术（TAE）的范畴。因目前在我国实施放射介入治疗的产后出血患者多数为病情危重，因此，为争取时间首选 IIAE，对于部分情况较好的产后出血患者，可选用 UAE 以减少并发症的发生。

IIAE 或 UAE 有选择性地栓塞出血动脉，栓塞剂不但可闭塞出血动脉，而且可导致子宫内的动脉压明显降低，血流减慢，有利于血栓形成；同时由于子宫血供减少，子宫平滑肌纤维缺血缺氧而导致收缩加强，也加强了对出血的控制。

【结果评价】

1. 产妇组织灌注量恢复，血压、血红蛋白正常，全身状况得到改善。
2. 产妇体温正常，白细胞计数正常，恶露无异常，伤口无红肿、炎性分泌物渗出。
3. 产妇情绪稳定，生理、心理上的舒适感增加，亲子互动增加。

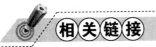

相关链接

晚期产后出血

产褥期，尤其在产后 1~2 周出现子宫大量出血，称为晚期产后出血。主要原因为胎盘、胎膜残留，子宫胎盘附着部位复旧不全，剖宫产术后感染导致子宫切口裂开等。产妇表现为恶露不净，颜色由暗红色变鲜红，伴有臭味；或者有反复阴道流血，或突然阴道大量流血，多有腹痛和发热。检查可见子宫增大、软，宫口松弛。可通过宫腔分泌物培养了解感染情况；B 型超声检查了解子宫大小、宫腔内有无残留物、剖宫产切口愈合情况等。

1. 治疗原则

（1）对于出血量少或中等，排除产道损伤或肿瘤，B 超显示无明显组织残留，可先用宫缩剂及抗生素保守治疗，必要时可使用雌激素促进子宫内膜修复；对于宫腔内有组织残留，可先用抗生素 48~72 小时后清宫，术后继续用抗生素及宫缩剂治疗。

（2）剖宫产术后子宫切口愈合不良者，可采用补液，抗炎，止血，纠正贫血，改善全身状况等保守治疗，部分裂开的切口有可能愈合。若裂开的切口周围组织血运较好，可行扩创清除坏死组织，形成新鲜创面，重新缝合；若剖腹探查时发现子宫切口感染严重，则应行子宫切除术，同时抗炎、输血、纠正休克。双侧髂内动脉血管栓塞术能够即刻阻断出血，止血效果好。

2. 护理要点

（1）胎儿娩出后应仔细检查胎盘、胎膜，发现残留及时报告医师，取出残留组织。

（2）严密观察恶露变化及手术切口有无渗出、子宫复旧情况，检查产妇脉搏、体温变化，及早发现感染征象并及时处理。

（3）对于发生晚期产后出血的产妇，应迅速建立静脉通道，配合医生做好刮宫或开腹手术准备，遵医嘱给予足量广谱抗生素及子宫收缩剂治疗。

第四节　胎儿窘迫妇女的护理

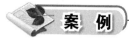

初孕妇，28 岁，妊娠 42^{+2} 周，自觉胎动明显减少 4 天。产科检查：枕左前位，胎头未入盆，胎心率 168 次/分。B 超测胎头双顶径 9.3cm，见胎儿颈部有脐带回声，胎盘成熟度Ⅲ级，最大羊水池深度 2.3cm。临床诊断为慢性胎儿窘迫，脐带绕颈。

问题：1. 引起胎儿窘迫的原因。

　　　2. 对该孕妇应采取哪些护理措施？

【概述】

（一）定义

胎儿窘迫（fetal distress）是指胎儿在子宫内因缺氧和酸中毒危及其健康和生命的综合症状。

（二）病因

1. 母体血氧含量不足　妊娠期孕妇合并各种严重的心、肺疾病，急性失血及重度贫血、休克与感染性发热等，可导致母体血氧含量不足，供给胎盘血液减少，发生胎儿窘迫。

2. 母胎间血氧运输及交换障碍　妊娠并发症，如过期妊娠、重度妊娠期高血压疾病等，可引起胎盘功能减退；脐带异常，如脐带绕颈、脐带打结等，也可导致母胎间物质交换障碍。

3. 胎儿自身因素　胎儿严重的心血管疾病、呼吸系统疾病、胎儿畸形、母儿血型不合等，均可使胎儿吸收营养物质障碍，引发胎儿窘迫。

（三）病理生理

当胎儿轻度缺氧时，二氧化碳蓄积及呼吸性酸中毒，使交感神经兴奋，代偿性血压升高及心率加快；重度缺氧时，转为迷走神经兴奋，心功能失代偿，心率由快变慢。缺氧使肠蠕动亢进，肛门括约肌松弛，胎粪排出污染羊水。胎儿因缺氧而加深呼吸运动，吸入污染的羊水，出生后可发生新生儿吸入性肺炎。

【护理评估】

（一）健康史

了解孕妇的年龄、生育史、有否内科疾病（高血压、慢性肾炎、心脏病等）；本次妊娠经过，早孕时有无高热、服药，有无妊娠期高血压疾病、胎膜早破、子宫过度膨胀（羊水过多、多胎妊娠）；分娩经过如产程延长、缩宫素使用不当。了解有无胎儿畸形、胎盘功能情况。

（二）身体评估

急性胎儿窘迫多发生在分娩期，常继发某些产科并发症；慢性胎儿窘迫常发生在妊娠晚期，多伴有全身性疾病或妊娠期疾病，慢性胎儿窘迫在临产后往往表现为急性胎儿窘迫。胎儿窘迫的主要临床表现为：

1. 胎心率异常　胎儿轻微或慢性缺氧时，胎心率加快（>160次/分）或胎心率减慢（<120次/分）。当胎心率<100次/分时，提示胎儿危险。

2. 胎动异常　每12小时胎动计数<10次，提示胎儿缺氧。缺氧初期胎动频繁，继之减弱及次数减少，进而消失。临床上常见胎动消失24小时后胎心音消失。

3. 胎粪污染羊水　根据羊水污染程度不同分为3度：Ⅰ度浅绿色，常见胎儿慢性缺氧。Ⅱ度深绿色或黄绿色，提示胎儿急性缺氧。Ⅲ度呈棕黄色，稠厚，提示胎儿缺氧严重。

（三）心理社会评估

一旦当胎儿窘迫发生时，孕妇因为胎儿的生命受到威胁而产生焦虑；对需要手术结束分娩感到恐惧。胎儿不幸死亡的孕妇情感会受到强烈创伤，经历否认、愤怒、抑郁、接受的过程。

（四）辅助检查

1. 胎盘功能检查　监测24小时尿E_3值，急剧减少30%~40%，或于妊娠末期多次检测24小时尿E_3值在10mg以下；胎盘生乳素<4mg/L，提示胎盘功能不良。

2. 胎心率监测　胎动时胎心率加速不明显，出现晚期减速、变异减速等。

（五）治疗原则

1. 急性胎儿窘迫　积极寻找原因并给予纠正：50%葡萄糖液80~100ml，维生素C 0.5~1.0g静脉注射，以增加胎儿对缺氧的耐受力，给予5%碳酸氢钠100~200ml静脉滴注，纠正酸中毒；如宫颈未完全扩张，胎儿窘迫情况不严重，胎心率变为正常，可继续观察，病情紧迫或经上述处理无效者，立即剖宫产结束分娩。如宫口开全，胎先露部已达坐骨棘平面以下3cm者，尽快阴道助产娩出胎儿。

2. 慢性胎儿窘迫　应根据孕周、胎儿成熟度和窘迫程度决定处理方案，指导孕产妇采取左侧卧位，间断吸氧，积极治疗妊娠合并症及并发症；孕周小，尽量保守治疗以延长胎龄，同时促胎儿成熟，待胎儿成熟后终止妊娠；妊娠近足月，胎儿生物评分<4分者，均应以剖宫产结束分娩。

【护理诊断/问题】

1. 气体交换受损（胎儿）　与子宫及胎盘的血流改变、血流中断（脐带受压）或血流速度减慢有关。

2. 焦虑　与胎儿宫内窘迫状态有关。

3. 预感性悲哀　与胎儿可能死亡有关。

【预期目标】

1. 胎儿情况改善，胎心率在 120～160 次/分。

2. 孕妇能运用有效的应对机制控制焦虑。

3. 产妇能够接受胎儿死亡的事实。

【护理措施】

（一）心理护理

1. 向产妇提供分娩相关信息，预期结果及孕产妇需做的配合。指导丈夫陪伴孕产妇，倾听其诉说内心感受，以减轻焦虑。

2. 对胎儿不幸死亡的父母亲，可安排其远离其他婴儿和产妇的单人房间，让家人陪伴，鼓励其诉说悲伤，接纳其哭泣及抑郁情绪，产妇会经历否认、愤怒、挫伤、抑郁过程后才能接受事实。

（二）一般护理

1. 孕期指导孕妇左侧卧位，间断吸氧，每日 2～3 次，每次 30 分钟。产程中严密监测胎心变化，一般每 15 分钟听一次胎心或进行胎心监护。

2. 为手术者做好术前准备，如宫口开全、胎先露已达坐骨棘平面以下 3cm 者，应尽快阴道助产娩出胎儿。

3. 做好新生儿抢救和复苏的准备。

（三）健康教育

1. 指导高危孕妇到医院就诊，并增加检查次数。

2. 指导孕妇自我监测胎动，一般从 30 周开始进行胎动计数，发现异常及时到医院检查。

理论与实践

引起本案例胎儿窘迫的原因：由于过期妊娠，胎盘老化变性，致使胎盘功能明显低下，胎儿长时间缺氧和营养不良。脐带绕颈，减少胎儿-胎盘间血循环量，对胎儿供氧也有影响。对该孕妇应采取如下护理措施：①向孕妇解释治疗、护理计划，安慰孕妇使其减轻焦虑情绪；②指导孕妇左侧卧位，间断吸氧；③监测胎心、胎动；④配合医生做好剖宫产及抢救新生儿的准备。

【结果评价】

1. 胎儿情况改善，胎心率在 120～160 次/分，新生儿出生后正常。

2. 孕妇能运用有效的应对机制来控制焦虑，心理和生理上的舒适感增加。

3. 孕妇能接受胎儿死亡的现实，顺利度过情感和理智的反应过程。

第五节　新生儿窒息妇女的护理

案　例

上述案例行剖宫产术分娩，新生儿出生后1分钟评估：四肢呈青紫，心率90次/分，呼吸微弱，不规则，肌张力弱，喉反射微弱。

问题：1. 该新生儿诊断及诊断依据?

2. 对该新生儿如何进行急救护理?

【概述】

（一）定义

新生儿窒息（neonatal asphyxia）是指胎儿娩出后1分钟，仅有心跳而无呼吸或未建立规律呼吸的缺氧状态。新生儿窒息是新生儿死亡、致残的主要原因，必须积极抢救，精心护理，以降低死亡率，预防智能障碍等远期后遗症。

（二）病因

1. 胎儿窘迫　胎儿在分娩前即处于缺氧状态，未得到及时纠正。

2. 呼吸中枢受抑制或损害　常见胎头受压时间过长，造成颅内缺氧、出血、脑水肿导致颅内压升高，影响延髓生命中枢氧的供应，致使呼吸中枢受损。分娩过程中应用麻醉剂、镇静剂，抑制呼吸中枢。

3. 呼吸道阻塞　胎儿在娩出过程中吸入羊水、黏液、胎粪等，引起呼吸道阻塞，导致气体交换障碍。

4. 早产或胎儿发育异常　早产儿，胎儿先天性心血管疾病，肺发育不良，呼吸道畸形均可导致新生儿窒息。

【护理评估】

（一）健康史

了解有无导致新生儿窒息的诱因如妊娠期高血压疾病、急性失血、心脏病、产程过长、胎膜早破、前置胎盘、胎盘早剥等；分娩过程中是否使用大量镇静剂；有无胎儿先天性心脏病、颅内出血、胎儿畸形、脐带脱垂、胎儿窘迫等。

（二）身体评估

1. 轻度窒息（青紫窒息）　Apgar评分4~7分。新生儿面部与全身皮肤呈青紫色，呼吸表浅或不规则，心跳规则且有力，心率减慢（80~120次/分），对外界刺激有反应，喉反射存在，肌张力好，四肢稍屈。如果抢救治疗不及时，可转为重度窒息。

2. 重度窒息（苍白窒息）　Apgar评分0~3分。新生儿皮肤苍白，口唇暗紫，无呼吸或仅有喘息样微弱呼吸，心跳不规则，心率<80次/分，对外界刺激无反应，喉反射消失，肌张力松弛。如果抢救治疗不及时可致死亡。

出生后 5 分钟 Apgar 评分对估计预后很有意义。评分越低，酸中毒和低氧血症越严重，如 5 分钟的评分 <3 分，则新生儿的死亡率及日后发生脑部后遗症的机会明显增加。

（三）心理社会评估

产妇可产生焦虑、悲伤心理，担心新生儿出现意外，表现为忽略分娩、切口的疼痛，急切询问新生儿情况，神情不安。

（四）辅助检查

检测新生儿血氧分压、二氧化碳分压、新生儿头皮血 pH 值，了解缺氧及酸中毒的程度。

（五）治疗原则

1. 及早预测，做好准备 估计胎儿娩出后有窒息的危险应做好复苏的准备，如药品、器械、氧气等。

2. 立即复苏 一旦发生新生儿窒息要及时抢救，动作迅速、准确、轻柔，避免意外损伤。

【护理诊断/问题】

1. 新生儿

（1）气体交换受损：与呼吸道存在羊水或黏液有关。

（2）有受伤的危险：与抢救操作、脑缺氧有关。

2. 母亲

（1）预感性悲哀：与担心失去孩子及可能留有后遗症有关。

（2）焦虑：与新生儿的生命受到威胁有关。

【预期目标】

1. 呼吸道通畅，建立自主、规律的呼吸。

2. 新生儿并发症降至最低。

3. 母亲情绪稳定。

【护理措施】

（一）心理护理

1. 及时向产妇提供感情支持，在合适时间将新生儿的情况告诉产妇，尤其是缺氧时间长，新生儿可能因此而出现后遗症，争取产妇的理解。

2. 新生儿重度窒息抢救无效致新生儿死亡时，应选择合适的语言和时机解释病情，以利于产妇及家属接受。

（二）新生儿复苏护理

1. 按 A、B、C、D、E 程序进行复苏。

A. 清理呼吸道 当胎头娩出时助产士用手挤压法清理口鼻咽部黏液、羊水，断脐后采用吸痰管继续吸出新生儿咽部黏液和羊水，也可用气管插管吸取。清理呼吸道时应操作轻柔，避免损伤气道黏膜。

B. 建立呼吸 呼吸道确认通畅后进行人工呼吸，同时氧气吸入。人工呼吸方法有：

（1）托背法：新生儿平卧，用一手托稳新生儿背部，徐徐抬起，使胸部向上挺，脊柱极度伸展，然后慢慢放平，每 5～10 秒钟重复一次。

（2）口对口人工呼吸：将纱布置于新生儿的口鼻上，一只手托起新生儿颈部，另一只手轻压上腹部以防气体进入胃内，然后对准新生儿口鼻部轻轻吹气，见到胸部微微隆起时将口移开，放在腹部的手轻压腹部，协助排气，如此反复，每分钟 30 次，直至呼吸恢复为止。

（3）人工呼吸器：给予持续正压呼吸或间歇正压呼吸。

C. 维持正常循环　可行体外胸廓按压，新生儿仰卧，用食中指有节奏地按压胸骨中段，每分钟 100 次，按压深度为 1～2cm，每次按压后随即放松，按压与放松时间大致相同，按压有效者可摸到颈动脉和股动脉搏动（图9-5）。

D. 药物治疗　建立有效静脉通道，保证药物应用。肾上腺素 0.2ml/kg 静脉注射以刺激心跳；5% 碳酸氢钠 3～5ml/kg，溶于 25% 葡萄糖液 20ml，5 分钟内自脐静脉缓慢注射，纠正酸中毒；扩容可用全血、生理盐水、5% 清蛋白等。

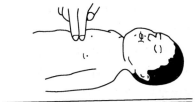

图9-5　新生儿胸外心脏按摩

E. 评价　在复苏过程中随时评价患儿的皮肤颜色、自主呼吸、心率、反射、肌张力，以确定进一步的抢救方法。

2. 保暖　在整个抢救过程中必须注意保暖，应在 30～32℃ 的保温床上进行抢救。胎儿出生后立即擦干体表的羊水和血迹，减少散热，有利于胎儿复苏。

3. 氧气吸入　在人工呼吸的同时要给予吸氧。

（1）鼻内插管给氧：流量 2L/min，5～10 个气泡/秒，注意防止气胸发生。

（2）气管插管加压给氧：维持呼吸频率 30 次/分，开始瞬间压力 15～22mmHg，逐渐降至 11～15mmHg，压力不可过大，以免肺泡破裂。新生儿皮肤逐渐红润，建立自主呼吸后拔出气管插管，继续给予吸氧。

4. 复苏后护理　对复苏后的新生儿加强护理，保持呼吸道通畅，严密观察新生儿的面色、呼吸、心率、体温，做好重症记录。新生儿应延迟哺乳，静脉补液维持营养，并且要预防感染。

5. 健康教育

（1）指导产妇及家属观察新生儿的变化，如是否面色红润、呼吸均匀、哭声响亮、吸吮有力，有无大、小便异常，以利于及时发现异常情况就诊治疗。

（2）重度窒息的患儿还应指导产妇及家属观察新生儿的精神、神经状况及远期表现，及早发现、治疗智障等远期后遗症。

实践与理论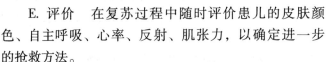

　　本案例的新生儿出生后 1 分钟评分是 5 分：皮肤颜色 1 分，心率 1 分，呼吸 1 分，肌张力 1 分，喉反射 1 分。属轻度窒息，应积极抢救。5 分钟后应再次评分以评估抢救效果及预后，抢救过程中注意保暖。

【结果评价】

1. 新生儿5分钟Apgar评分明显提高。

2. 新生儿无受伤及感染征象。

3. 母亲及家属能理解新生儿的抢救措施，面对现实；产妇没有发生产后出血等并发症。

本章小结

1. 子宫破裂是指子宫体部或子宫下段于妊娠晚期或分娩期自发破裂。子宫破裂是产科极严重的并发症，若未及时诊治可导致胎儿及产妇死亡。

引起子宫破裂的原因有：梗阻性难产、损伤性子宫破裂、瘢痕子宫、宫缩剂使用不当等。产前应做好护理评估，注意有无剖宫产史，有无胎位异常、头盆不称等情况；产程中注意观察产妇情绪变化，注意有无病理缩复环形成，正确使用宫缩剂。

对于子宫破裂妇女要做好心理护理，立即建立静脉输液通道，做好剖宫产术前准备。瘢痕子宫、胎位异常、头盆不称等应提前2周住院待产。行子宫修补术的产妇，应指导避孕2年后再妊娠。

2. 羊水栓塞是指在分娩过程中羊水进入母体血液循环，引起急性肺栓塞、休克、弥散性血管内凝血（DIC）、肾衰竭或突发死亡的分娩期严重并发症。

羊水栓塞的主要病理生理变化为肺动脉高压、过敏性休克、弥散性血管内凝血（DIC）、急性肾衰竭，其典型临床经过可分为三个阶段：休克、出血、急性肾衰竭。

抢救羊水栓塞病人时，应积极纠正缺氧，解除肺动脉高压，防止心衰，抗过敏，抗休克，防治DIC、肾衰，预防感染。严密监测产程进展，监测患者体温、脉搏、呼吸、血压及尿量的变化，如子宫出血不止，应做好子宫切除术的准备，同时做好心理护理。

3. 产后出血是指胎儿娩出后24小时内阴道出血量超过500ml，其病因有：子宫收缩乏力、胎盘因素、软产道损伤、凝血功能障碍。

产后出血的护理措施，应做好心理护理，医护人员应给予产妇安慰、关爱，向产妇及家属耐心解释病情和抢救情况。给予吸氧，注意保暖。立即建立静脉通道，及时输血、输液补充血容量，给予抗生素防治感染。严密观察生命体征变化。观察子宫收缩情况。采取按摩子宫、应用子宫收缩药物、子宫腔内填塞纱条等方法迅速止血，必要时结扎盆腔血管或切除子宫。

4. 胎儿窘迫是指胎儿在子宫内因缺氧和酸中毒，导致危及其胎儿健康和生命的综合症状。

5. 新生儿窒息是指新生儿娩出后1分钟、仅有心跳而无呼吸或未建立规律呼吸的缺氧状态。主要分为轻度窒息（青紫窒息）Apgar评分4~7分。重度窒息（苍白窒息）Apgar评分0~3分。一旦发生新生儿窒息，按A、B、C、D、E程序积极进行复苏。复苏后的新生儿加强护理，保持呼吸道通畅，严密观察新生儿的面色、呼吸、心率、体温，做好重症记录。

（孙红军）

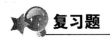 **复习题**

1. 子宫破裂妇女的急救护理措施有哪些？
2. 如何预防羊水栓塞的发生？
3. 产后出血妇女的护理诊断是什么？
4. 如何进行胎儿窘迫的评估？
5. 新生儿窒息的护理措施有哪些？

第 十 章

异常产褥期妇女的护理

学习目标

1. 掌握产褥感染、产褥期抑郁症妇女的护理评估和护理措施。
2. 熟悉产褥感染、产褥期抑郁症、产褥中暑的预防。
3. 了解产褥感染、产褥期抑郁症、产褥中暑的治疗原则。

产褥期是产妇身体与心理恢复的关键时期，由于此期产妇身体抵抗力较弱，容易发生生理或心理方面的疾病。

第一节 产褥感染妇女的护理

案 例

初产妇，30岁，足月妊娠，破膜20小时临产，因持续性枕横位，行会阴侧切术，胎头吸引助产分娩。产后第3天有发冷、发热、寒战。体格检查：体温39℃，脉搏110次/分钟，血压110/70mmHg。宫底脐平，宫体压痛；会阴切口红肿，脓性分泌物渗出，恶露有臭味。辅助检查：血常规WBC 13.8×10^9/L，中性杆状粒细胞75%。B超检查：子宫24cm×19cm×16cm，宫腔内未见残留组织，双附件区未见包块。

问题：1. 该产妇最可能的临床诊断是什么？

2. 简述该产妇目前主要的护理问题及针对性的护理措施？

【概述】

（一）定义

产褥感染（puerperal infection）是指产前、产时及产褥期生殖道受病原体感染，引起局部或全身的炎性改变。产褥感染的发病率约为6%，是产妇死亡的四大原因之一。

产褥病率（puerperal morbidity）是当分娩后24小时至10日内，用口腔温度表每日测量体温4次，有2次达到或超过38℃。引起产褥病率的主要原因是产褥感染，其次还包括上呼吸道感染、乳腺炎、泌尿系感染等。

（二）病因

1. 诱因　分娩降低或破坏女性生殖道的防御功能和自净作用，机体抵抗力下降，均可诱发产褥感染，如产妇胎膜早破、产程延长、胎盘残留、产道损伤、产后出血、手术分娩或器械助产等。

2. 病原体种类　产妇生殖道内有大量的病原体，以厌氧菌占优势。产褥感染常见的病原体有：需氧性链球菌属、大肠杆菌、厌氧性链球菌属、支原体、衣原体、白色念珠菌等，其中以大肠杆菌、厌氧性链球菌为最常见，而溶血性链球菌及金黄色葡萄球菌感染较为严重，常发生几种细菌的混合感染。

3. 感染途径

（1）内源性感染：多因分娩后产道创面被生殖道或其他部位寄生的病原体感染致病。近年研究表明，内源性感染更重要。

（2）外源性感染：由被污染的衣物、用具、各种手术器械、物品等所引起。

【护理评估】

（一）健康史

评估产褥感染的诱发因素：了解产妇是否有贫血、营养不良或生殖道感染的病史；产妇平素的个人卫生习惯；本次分娩是否有胎膜早破、产程延长、手术助产、软产道损伤、产后出血等病史。

（二）身体评估

根据感染的部位及程度不同分为以下几种类型：

1. 急性外阴、阴道、宫颈炎　分娩时会阴部损伤或手术产导致感染，表现为局部的灼热、疼痛、伤口红肿、伤口裂开，脓液流出。产妇可有轻度发热、畏寒、脉速等全身症状。

2. 急性子宫内膜炎、子宫肌炎　病原体经胎盘剥离面侵入，扩散到子宫蜕膜层称子宫内膜炎；侵入子宫肌层称子宫肌炎，同时阴道内有大量脓性分泌物且有臭味，两者常伴发。子宫复旧不良，腹部有压痛，尤其是宫底部，表现为高热、头痛、白细胞增多等感染症状。

3. 急性盆腔结缔组织炎、急性输卵管炎　病原体沿宫旁淋巴和血行达宫旁组织，出现急性炎性反应而形成炎性包块，同时波及输卵管，形成输卵管炎。产妇表现为寒战、高热、腹胀、下腹痛，严重者侵及整个盆腔形成冰冻骨盆。

4. 急性盆腔腹膜炎及弥漫性腹膜炎　炎症继续发展，扩散至子宫浆膜，形成盆腔腹膜炎，继而发展为弥漫性腹膜炎。产妇可出现全身中毒症状，如高热、恶心、呕吐、腹胀，下腹部有明显压痛、反跳痛，也可引起肠粘连及在直肠子宫陷凹形成局限性脓肿。

5. 血栓性静脉炎　盆腔血栓性静脉炎常于产后1~2周发生，继子宫内膜炎后出现寒战、高热，可持续数周，局部检查与盆腔结缔组织炎相似。下肢血栓性静脉炎因栓塞的部位不同而表现不同，当栓塞髂总静脉或股静脉时影响下肢静脉回流，出现下肢持续疼痛，水肿，皮肤发白，习称"股白肿"。

6. 脓毒血症及败血症　当感染性栓子脱落进入血液循环时，可引起脓毒血症，并发肺、脑、肾脓肿或肺栓塞。如病原体大量进入血液循环并繁殖形成败血症，则可以导致产妇发生感染性休克，表现为全身中毒症状，甚至危及生命。

（三）心理社会评估

1. 产妇因高热、疼痛，不能给新生儿哺乳及照顾新生儿，从而表现为焦虑、沮丧。

2. 家属因担心产妇能否尽快恢复而不安，其情绪变化会对产妇心理产生很大影响。

（四）辅助检查

1. 血液检查　外周血白细胞计数增高，尤其中性粒细胞增高明显；血沉加快。

2. 病原体检测　血液细菌培养可查出致病菌；阴道拭子及宫颈拭子病原体培养呈阳性。

3. 影像学检查　超声下可以显示盆腔内炎性包块、脓肿、积液等；对怀疑有血栓性静脉炎的患者，可以通过 CT 检查对血栓做出定位及定性诊断。

（五）治疗原则

1. 支持疗法　纠正贫血和水、电解质紊乱，增加蛋白质、维生素的摄入。

2. 局部病灶处理　清除宫腔残留物，控制切口感染或脓肿切开引流。

3. 抗生素应用　选择抗生素要依靠细菌培养和药敏试验结果。

4. 血栓性静脉炎的治疗　在应用抗生素的同时，可加用肝素、尿激酶，也可用活血化瘀中药治疗。

【护理诊断/问题】

1. 疼痛　与伤口感染，子宫收缩有关。

2. 体温过高　与机体的炎性反应有关。

3. 焦虑　与感染影响母乳喂养有关。

‖ 理论与实践

　　本文病例的产妇，因胎膜早破、枕横位行会阴侧切分娩。产后 3 天出现体温升高；检查宫体有压痛，恶露有臭味；会阴部疼痛，侧切口红肿，化验血液白细胞增多，应当考虑为产褥感染，感染的类型应为：①急性外阴炎；②急性子宫内膜炎。

【预期目标】

1. 产妇疼痛减轻或消失。

2. 产妇感染得到控制，体温正常。

3. 产妇情绪改善，恢复母乳喂养。

【护理措施】

（一）心理护理

1. 鼓励产妇倾诉，缓解焦虑情绪；向产妇及家属解释病情和治疗、护理情况，消除其疑虑。

2. 提供母婴接触机会，协助家属照顾好新生儿，为产妇提供良好的社会支持，有利于产妇减轻对疾病的恐惧。

（二）预防措施

1. 建立良好的个人卫生习惯，保持外阴部清洁。及时治疗外阴、阴道、宫颈等炎症和并发症。

2. 尽量避免胎膜早破、滞产、产道损伤及产后出血等诱发因素的发生。

3. 防止医源性感染，待产室、分娩室要定期消毒，减少不必要的阴道操作；接产要严格遵守无菌操作规程，正确掌握手术指征。

4. 加强产后会阴护理，擦洗外阴 2 次/日；每次便后清洁外阴，及时更换会阴垫；做好全身皮肤清洁，保持床单衣物清洁。

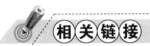

相关链接

　　对于有感染诱发因素的患者，产后应使用抗生素预防感染。选择预防用抗生素的原则：①应选用对病原体敏感的广谱抗生素；②所选抗生素必须被临床证明有效，并且能在伤口或可能感染的部位使用，对常见病原体能够达到有效浓度；③所选抗生素必须对产妇和新生儿无毒副作用；④所选抗生素必须不易产生耐药性；⑤所选抗生素应该价格便宜。

（三）一般护理

1. 环境、休息体位　保持病室安静、整洁、空气新鲜，保证充足的睡眠；产妇采取半卧位，利于恶露排出，防止感染扩散。

2. 营养供给　给予高蛋白、高热量、高维生素饮食，摄入足够的液体。

3. 会阴伤口感染的护理　每次大、小便后用 1∶5000 高锰酸钾或 1∶1000 苯扎溴铵清洁外阴部；红外线照射会阴 15 分/次，每日 2 次；感染伤口应拆除缝线，有脓肿时要切开引流。

4. 抗感染、对症处理　遵医嘱正确使用抗生素，建立静脉通路，对高热、恶心、呕吐的产妇给予对症处理。

（四）病情观察与记录

1. 监测生命体征，注意体温、脉搏变化，是否有发热、寒战、乏力、腹痛等症状。

2. 观察恶露颜色、性状、气味，子宫复旧情况及腹部、会阴伤口情况。

（五）健康教育

1. 加强产褥期宣教，向产妇及家属介绍相关知识，指导产妇自我观察、识别产褥感染复发征象，如发热、腹痛、恶露等，有异常要及时就诊。

2. 注意产后休息、营养和适当运动，保持会阴清洁，清洗会阴的用物要消毒。

3. 指导正确的母乳喂养，正确进行乳房护理。

【护理评价】

> **实践与理论**
>
> 　　该产妇发生外阴伤口感染和子宫内膜感染，应该进行以下护理：①鼓励产妇说出内心不安，向产妇及家属解释病情和治疗护理情况，协助家属照顾好新生儿。②一般护理：产妇采取半卧位休息，鼓励多饮水，必要时物理降温；红外线照射会阴 15 分钟/次，每日 2 次；伤口拆除缝线，每次大、小便后用 1∶1000 苯扎溴铵清洁外阴；遵医嘱静脉使用抗生素。③注意体温、脉搏变化，观察恶露变化，子宫复旧情况。

【结果评价】

1. 产妇体温正常，疼痛消失，情绪稳定。
2. 产妇了解预防产褥感染的措施，能进行自我护理。
3. 产妇能很好实施母乳喂养。

第二节　产褥中暑妇女的护理

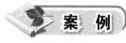 案 例

　　初产妇，32 岁，妊娠 38 周，顺产一男婴，产后 3 日出院。出院后第五日，产妇因发热急诊入院，查体：子宫收缩好，外阴切口愈合良好，恶露正常；夏季气温较高，产妇穿着严实，面色潮红，呼吸急促 30 次/分，脉搏 110 次/分，体温 39℃，全身布满痱子。

　　问题：1. 该产妇现存和潜在的主要护理问题有哪些？

　　　　　2. 针对护理问题应采取哪些护理措施？

【概述】

（一）定义

产褥中暑（puerperal heat stroke）是指产褥期妇女在高热、高湿和空气不流通的环境中，体内余热不能及时散发，导致的以中枢性体温调节障碍为特征的急性热病。主要表现为高热、水电解质失衡，循环功能衰竭和神经系统功能受损。产褥中暑起病急，发展快，若不及时处理可遗留严重后遗症，甚至死亡。

（二）病因

正常情况下机体产热和散热处于平衡状态，从而维持人体正常体温，当体内散热超过极度负荷时，体内多余的热不能排除而引发高热，发生中暑。关门闭窗、产妇衣着严实，使产妇处于高热、高湿、不透风的环境是中暑发生的主要诱因。

【护理评估】

（一）健康史

了解产妇是否存在中暑的诱因，如产后休养的环境是否存在高热、高湿、通风不良等。

（二）身体评估

评估产妇体温是否过高，是否伴随口渴、恶心、烦躁、胸闷、尿少、甚至昏迷抽搐等症状，以了解中暑的程度：

1. 中暑先兆　体温正常或轻度升高，一般在38℃以下；产妇表现为口渴、恶心、头晕、眼花、四肢乏力、心悸、胸闷、多汗等症状。

2. 轻度中暑　体温可升至38℃以上；产妇表现为面色潮红、呼吸急促、恶心、胸闷加重、无汗、少尿、口渴加重、脉搏加快，全身布满痱子。

3. 重度中暑　体温高达40℃以上，产妇出现谵妄、嗜睡、昏迷、抽搐等中枢神经系统受损症状，并伴有呕吐、腹泻、皮下和消化道出血；产妇还表现出面色苍白、脉搏细弱、心率加快、呼吸急促，血压下降、瞳孔缩小后散大、各种神经反射消失。若抢救不及时，产妇可死于呼吸循环衰竭、脑水肿、肺水肿、DIC、肝肾衰竭等严重并发症等，存活者也会留下神经系统损伤后遗症。

（三）心理社会评估

产后虚弱疲惫，加上发热引起不适，产妇会表现出烦躁不安；同时在护理新生儿方面显得力不从心，产生一定的自责情绪；中暑还会影响母乳喂养，从而影响母亲角色建立。

（四）辅助检查

1. 血常规检查　外周血白细胞总数增加，以中性粒细胞为主。

2. 尿常规　可见血尿、蛋白尿、颗粒管型等改变。

3. 肾功能检查　尿素氮、肌酐可升高。

4. 血清电解质　可见高钾、低钠、低氯血症。

（五）治疗原则

1. 立即改变高热、高湿、通风不良的环境，迅速降低体温是抢救的关键。

2. 及时纠正水、电解质紊乱及酸中毒，合理使用5%碳酸氢钠纠正酸中毒；静脉滴注山莨菪碱改善微循环，防止DIC的发生；为防治急性肾衰的发生应早期静脉注射呋塞米20mg。

3. 对症处理，脑水肿可用20%甘露醇脱水；抽搐可用安定10mg静脉缓慢注射或水合氯醛灌肠；心力衰竭可给予洋地黄制剂；用抗生素预防感染。

【护理诊断/问题】

1. 体温过高　与体内余热在高温环境下不能散发有关。

2. 水、电解质失衡　与出汗过多有关。

理论与实践

本文病例的产妇，因产后面色潮红，体温39℃，呼吸急促30次/分，脉搏110次/分，全身布满痱子，应当考虑为轻度产褥中暑。中暑的原因与夏季穿着过多影响体内散热有关。

【预期目标】

1. 体温下降。
2. 水、电解质恢复正常，尿量正常，口渴症状好转。

【护理措施】

（一）心理护理

高热常引起产妇烦躁不安，应给予产妇心理安慰，尽量让产妇保持冷静的态度。指导家属给产妇更多的支持与关怀，病情允许时，协助产妇一起照顾新生儿。

（二）降温护理

1. 环境降温　迅速将产妇置于阴凉、通风的地方，室内温度保持在 20～25℃，脱去产妇多余的衣物。

2. 物理降温　鼓励产妇多饮冷开水，冷绿豆汤等；用冷水或 75% 乙醇擦浴；在头颈、腋下、腹股沟等大血管分布区域放置冰袋或退热贴。对已经发生循环衰竭的产妇，应慎用物理降温，避免血管收缩，加重循环衰竭。

3. 药物降温

（1）遵医嘱使用氯丙嗪 25～50mg 加入 4℃ 生理盐水或 5% 葡萄糖液 500ml 中 1～2 小时内静脉滴注，体温不降者，6 小时重复 1 次。

（2）高热昏迷抽搐或物理降温后体温又升高者可采用冬眠疗法：哌替啶 100mg、氯丙嗪 50mg、异丙嗪 50mg 加入 5% 葡萄糖液 250ml 中静脉滴注。

（3）药物降温时应密切观察产妇生命体征，如血压过低则不能用氯丙嗪，可采用氢化可的松 100～200mg 加入 5% 葡萄糖液 500ml 中静脉滴注，必要时可同时使用解热镇痛药。

4. 严密观察体温变化　在降温过程中，30 分钟测量 1 次体温，争取在最短时间内将体温降至 38℃ 左右，体温一旦降至 38℃，应立即停止一切降温措施。

（三）病情观察与护理

1. 保持呼吸道通畅，及时给予氧气吸入。

2. 密切观察产妇生命体征、神志、尿量、出汗、末梢循环等变化，记录 24 小时液体出入量。

3. 保持静脉通畅，积极纠正水、电解质失衡，要适当控制输液速度，24 小时补液量控制在 2000～3000ml，避免输液过快发生肺水肿，保持尿量 >30ml/h。

4. 对于高热抽搐的产妇防止坠床和碰伤，恶心、呕吐者要及时更换衣服、床单。

（四）健康教育

1. 破除陈旧风俗习惯，房间定时通风，保持室内空气新鲜。

2. 衣服、被褥适宜，避免过度捂盖。

3. 及时更换内衣裤，勤换会阴垫，保持会阴清洁。

实践与理论

　　该产妇为轻度产褥中暑，应该进行以下护理：①将产妇安置于阴凉、通风的房间，脱去多余衣物；②保持呼吸道通畅，及时给予氧气吸入；③鼓励多饮水，进行物理降温；④观察病情变化，必要时进行药物降温。

【结果评价】

1. 产妇体温恢复正常。
2. 产妇电解质正常，无并发症发生。

第三节　产褥期抑郁症妇女的护理

案　例

　　初产妇，33岁，因精神过度紧张、恐惧而滞产，行剖宫产分娩一女婴。产后10天，出现情绪低落、失眠、懒言少动，拒绝给婴儿哺乳，觉得生活没有意义。该患者平时性格内向、敏感，与他人交往甚少。体格检查均正常。

　　问题：1. 该产妇能否诊断为产褥期抑郁症？其诊断依据有哪些？
　　　　　2. 该产妇目前主要的护理诊断或问题是什么？应采取哪些针对性护理措施？

【概述】

（一）定义

　　产褥期抑郁症（postpartum depression）是指产妇在产褥期出现的情绪持续低落为基本特征的产褥期精神综合征，伴有思维和行为的改变以及躯体症状。常于产后2周内发病，产后2~4周逐渐加重，预后良好，仅极少数患者持续1年以上。对产妇的身心恢复及新生儿的健康成长均有不良影响。

（二）病因

　　目前关于产褥期抑郁症的病因尚不明确，现代医学综合模式认为与下列因素有关：

　　1. 生物学因素　产后内分泌的改变尤其是雌激素、孕激素的急剧下降是产褥期抑郁症发生的生物学基础，也有人认为此病与皮质醇的波动和泌乳素的变化有关。产前的担忧及对分娩的恐惧，产时的并发症，难产、滞产、手术产等，使产妇担心胎儿和自身的生命安全，是产褥期抑郁症不可忽视的诱因。

　　2. 心理因素　具有敏感、好强、情绪不稳定、性格内向等个性特点的人群，应对生活能力较差，由于分娩的疼痛与不适使产妇感到紧张、恐惧，以及缺乏产后哺育婴儿知识，使产妇缺少承担母亲角色的信心，心理压力大，导致情绪紊乱。

　　3. 社会因素　社会支持系统被认为是一个重要因素，包括丈夫、家人支持及本人对婚姻的满意度等。孕期及产后发生不良生活事件，如失业、夫妻分离、亲人病丧、家庭不和睦、生活窘迫等，社交能力低下，缺乏家庭和社会的支持，特别是缺乏丈夫的理解与帮助，都是发病的危险因素。有精神病家族史，尤其是抑郁症家族史，也是发病的潜在因素。

【护理评估】

（一）健康史

了解妊娠期有无并发症或合并症；分娩经过是否顺利，有无难产、手术产及产时产后并发症；妊娠期及产后家庭中有无不良事件发生；有无抑郁症、精神病的个人史或家族史；婚姻家庭情况及社会支持系统是否良好。

（二）身体评估

1. 临床表现 通常在产后2周出现症状。表现为易激惹、恐怖、焦虑、沮丧及对自身和婴儿健康过度担忧，常失去生活自理及照料婴儿的能力，且出现厌食、睡眠障碍、易疲倦、性欲减退等，还可能伴有一些躯体症状，如头昏、头痛、恶心、胃部灼烧感、便秘、呼吸心率加快、泌乳减少等；病情严重者甚至绝望，出现自杀或杀婴的倾向，有时还会陷入精神错乱或嗜睡状态。

2. 诊断标准 产褥期抑郁症至今尚无统一的诊断标准。美国精神学会（1994）在《精神疾病的诊断与统计手册》中制定了产褥期抑郁症的诊断标准（表10-1）。

表 10-1 产褥期抑郁症诊断标准

1. 在产后2周内出现下列5条或5条以上的症状，必须具备（1）（2）两条
   (1) 情绪抑郁
   (2) 对全部或多数活动明显缺乏兴趣或愉悦
   (3) 体重明显下降或增加
   (4) 失眠或睡眠过度
   (5) 精神运动性兴奋或阻滞
   (6) 疲劳或乏力
   (7) 遇事皆感毫无意义或自责感
   (8) 思维力减退或注意力涣散
   (9) 反复出现死亡想法
2. 在产后4周内发病

（三）心理社会评估

1. 产褥期妇女情感处于脆弱阶段，特别是产后1周内情绪变化更为明显，心理处于严重不稳定状态；产妇对即将承担母亲角色的不适应，造成心理压力，常感到心情压抑、沮丧、情绪淡漠，甚至焦虑、恐惧、易怒，自我评价降低，自暴自弃、自责、自罪，或表现对身边的人充满敌意、戒心；对生活缺乏信心，觉得生活无意义。

2. 与家人、丈夫关系不协调，缺乏家庭和社会的支持与帮助，可造成产妇心理不平衡，导致情绪紊乱。

理论与实践

　　本文病例的产妇，平时内向性格，因为对分娩感到紧张恐惧，滞产，剖宫产分娩。在产后 10 天出现情绪低落，拒绝喂养新生儿，觉得生活毫无意义。具备产褥期抑郁症诊断标准中的 1、2 项。

（四）治疗原则

【护理诊断/问题】

1. 个人应对无效　与情绪抑郁，心情沮丧有关。
2. 有暴力行为的危险　与自我评价降低，丧失生活信心有关。

【预期目标】

1. 产妇抑郁症状消除，生理、心理舒适感增加。
2. 产妇进入母亲角色，主动关心及照顾婴儿。

【护理措施】

（一）心理护理

1. 倾听产妇的想法和体会，具有同情心，主动关心、照顾产妇。

2. 对于有不良个性的产妇，应给予心理疏导，避免精神刺激，减轻心理负担和生活中的应激性压力。

3. 产后是产妇精神状态最不稳定的时期，各种精神刺激都可能引起不良的心理反应，尤其是敏感问题，比如婴儿的性别、产母体型的恢复，孩子将加重经济负担等，应尽可能地避免。

（二）创造安静、舒适的环境

　　房间应安静、清洁、温暖、阳光充足、空气新鲜，产妇经历分娩的阵痛，体力和精力消耗巨大，过度的困乏直接影响产妇的情绪，产后需要有充分的睡眠和休息；应加强护理工作的效率，治疗、护理时间要相对集中，减少不必要的打扰，落实好陪伴制度。

（三）帮助产妇适应母亲角色

　　产妇初为人母，对如何哺育和照顾好婴儿，往往感到十分困惑，这时护士应主动与产妇交流，教会护理孩子的一般知识和技能，消除产妇自认为无能的心态；让产妇主动运用母亲角色，关心、爱护、触摸婴儿；及时进行母乳喂养指导，通过哺乳增进母子间的情感交流。

（四）争取良好的家庭氛围

　　一个良好的家庭氛围，有利于家庭各成员的角色获得，有利于建立多种亲情关系。家庭成员应在生活上关心、体贴产妇，倾听其诉说，帮助其解决实际问题，使产妇能感受到自己在家庭中的地位和重要性，从而树立信心，消除苦闷心理。

（五）注意安全保护

　　对于重症患者，要警惕产妇的伤害性行为，安排好陪护，并且请心理医师或精神科医师治疗。

（六）健康教育

做好家庭随访工作，为产妇提供心理咨询，让产妇及家属了解导致抑郁症的因素，避免精神刺激，讲述母乳喂养的优点，鼓励产妇锻炼身体，保持愉快的心情，且要有家人的帮助和监督，遇到问题应一起讨论有效的应对措施。

实践与理论

针对该产妇的情况，应采取的护理措施：①主动关心产妇，给予心理疏导；②创造安静舒适的环境，保证充分的睡眠；③教会产妇喂养新生儿的技能；④提醒丈夫在生活上关心、体贴产妇，使其能感受到自己在家庭中的重要地位；⑤安排好陪护，防止产妇的伤害性行为。

【结果评价】

1. 产妇情绪稳定，生活信心增强，主动配合医护人员的治疗与护理。
2. 能正确进行母乳喂养，掌握护理婴儿的技巧。

本章小结

1. 产褥感染是指在分娩期及产褥期，因生殖道受病原体侵袭，引起产妇的局部或全身感染；而分娩24小时后至10日内，每日给产妇用口腔温度表测温4次，有2次达到或超过38℃时，则为产褥病率。根据感染的部位及程度不同，产褥感染分为急性外阴、阴道、宫颈炎，急性子宫内膜炎、子宫肌炎，急性盆腔结缔组织炎、急性输卵管炎，急性盆腔腹膜炎及弥漫性腹膜炎，血栓性静脉炎，脓毒血症及败血症。治疗原则是积极的抗感染治疗和对症支持治疗。护理的重点是预防产褥感染的发生：指导产妇建立良好的卫生习惯，床单衣物整洁，擦洗外阴2次/天，每次便后清洁外阴，及时更换会阴垫；尽量避免滞产、产道损伤与产后出血等诱发因素发生；待产室、分娩室要定期消毒，减少不必要的阴道操作，接产要严格遵守无菌操作规程，防止医源性感染。同时要注意观察产妇生命体征变化，注意恶露、伤口的观察，出现异常及时治疗。

2. 产褥中暑是指产褥期产妇在高热、高湿和空气不流通的环境中，体内余热不能及时散发，导致中枢性体温调节障碍为特征的急性热病；产妇会出现高热、电解质失衡、循环功能衰竭和神经系统功能受损等症状；迅速降低体温是抢救成功的关键；护理的重点是降温护理，同时要加强对产妇及家属的宣传教育，以预防本病的发生。

3. 产褥期抑郁症是产妇在产褥期出现的情感持续低落为特征的精神综合征，伴有思维和行为异常；可能与生物、心理、社会因素有关；及时预防、心理咨询和心理护理是治疗和护理本病的重点。

（张　平）

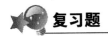 **复习题**

1. 何谓产褥感染？何谓产褥病率？

2. 产褥中暑如何护理？

3. 简述对产褥期抑郁症妇女的护理。

第十一章

妇科护理评估及病历书写

学习目标 ‖‖

1. 应用护理程序正确采集健康史和进行体格检查，并评估分析护理对象的心理社会状态，根据护理诊断制定护理计划并实施。
2. 了解临床妇科护理病历和护理记录格式与书写。

护理评估是指收集护理对象的全面资料，并加以整理、判断、分析的过程，是护理程序的第一步。护理评估包括对患者的身体评估及心理社会评估两方面内容。身体评估是护理人员运用视、触、叩、听等手段对患者各系统进行全面检查。心理评估主要评估患者精神状态、对健康问题的理解程度、应激水平及其应对能力、人格类型等。而社会方面则主要包括患者的社会关系、经济状况、生活方式、夫妻关系等。通过护理评估，提出护理问题，制定出相应的护理计划，书写护理病历。

第一节　妇科护理评估

女性生殖系统疾病常常涉及患者的隐私，在收集资料时，护理人员应耐心、和蔼询问患者的病情，尊重并注意保护其隐私，通过交流、观察、体格检查（包括全身检查、腹部检查和妇科检查）、参考相关实验室检查和影像学检查报告，逐项收集患者各项资料，制定相应的护理计划并实施。

【健康史】

（一）一般项目

妇科病史的一般项目主要包括姓名、性别、年龄、籍贯、职业、婚姻状况、民族、文化程度、住址、入院时间、入院方式、病史陈述者、病史可靠程度等。

（二）主诉

主诉是指患者就诊时的主要问题、主要症状及持续时间。通过患者的主诉可初步判断疾病的大致范围。妇科常见的症状有阴道流血、白带异常、外阴瘙痒、下腹痛、下腹部包块、月经异常及不孕等。如同时存在几种症状，按时间先后顺序进行书写。

1. 阴道流血　为最常见的症状。女性生殖系统从阴道、子宫到输卵管是一个相互连接的通道，其任何部位发生出血都可以从阴道流出，除正常月经外，均称为"阴道流血"。阴道流血可表现为：经量增多、持续性阴道流血、停经后阴道流血、绝经期阴道流血、阴道流血伴白带增多、经间期出血、外伤后阴道出血等。

2. 白带异常　白带是由阴道黏膜分泌物、宫颈管及子宫内膜腺体分泌物等混合而成。当生殖道出现病变时，白带分泌量增多且性状发生改变。常表现为：黄色泡沫状稀薄白带、豆渣样或凝乳样白带、灰白色白带伴鱼腥味、血性白带、米泔水样带伴臭味、脓样白带等。

3. 下腹痛　描述起病的缓急、部位、性质、时间（有无周期性）、腹痛伴随症状，包括有无停经史、恶心、呕吐、发热、肛门坠胀、休克等表现。

4. 外阴瘙痒　多位于大、小阴唇、会阴甚至肛周等部位，可为阵发性或持续性，一般夜间加重。应了解瘙痒的部位、症状及特点。

5. 下腹部肿块　应了解肿块的大小、性质、部位、活动度、有无压痛等。

（三）现病史

现病史是指患者本次病情的发生、发展及诊治等方面的详细情况，是病史的主要组成部分，应按时间顺序来写。要了解疾病的原因、诱因、疾病发生发展经过、疾病伴随症状、诊疗护理的相关情况，以及饮食、睡眠、大小便、体重、体力改变及精神心理变化。

（四）既往史

既往史是指患者过去的健康和疾病状况。仔细询问患者过去曾患何种疾病，特别是妇科疾病史及与妇科疾病密切相关的病史，如有无生殖系统肿瘤、炎症、畸形等，有无传染病史如结核、肝炎病史等，有无手术外伤史、输血史、过敏史、性病史、预防接种史等。

（五）月经史

月经史包括初潮年龄、月经持续时间、月经周期、经量及伴随症状等。月经量的多少可根据每日更换卫生巾的量初步判定。还应询问月经前有无不适（如乳房胀痛、情绪低落等）、有无痛经及疼痛程度、部位、持续时间等。常规询问末次月经（LMP）时间、经量和持续时间；如有异常，还应问明前次月经情况；如已绝经的患者，应询问其绝经年龄、绝经后有无阴道流血及白带异常等。

（六）生育史

医护人员应当根据患者的年龄，特别注意询问是否已婚或者有否性生活史。对已婚者应询问婚龄、婚次、配偶健康状况、是否是近亲结婚、性病史及同居情况。询问足月、早产、流产次数以及现有子女数，如足月产 1 次、早产 0 次、流产 3 次、现存子女 1 人，可简写为 1—0—3—1。了解患者分娩方式、有无难产史、产后或流产后有无大出血、感染以及采用何种避孕方法及效果如何等。

（七）个人史

个人史是询问患者出生地、生活和居住情况，是否有疫区旅居史、有无烟酒等嗜好、有无吸毒史。

（八）家族史

家族史是询问家庭成员（包括父母、兄弟、姐妹及子女）的健康状况，了解家族成员中有无遗传性疾病及可能与遗传有关的疾病（如糖尿病、高血压、肿瘤等）。

【身体评估】

体格检查通常在采集病史之后进行，主要包括全身检查、腹部检查和盆腔检查，重点是腹部检查和盆腔检查。盆腔检查是妇科所特有的，故又称妇科检查。

（一）全身检查

全身检查是指测量体温、脉搏、呼吸、血压、体重及身高。观察患者神志是否清醒、精神状态、面容、体态、全身发育状况、毛发分布情况，检查皮肤、淋巴结（特别是左锁骨上淋巴结及腹股沟淋巴结）、头部器官、颈部，重点检查乳房发育情况、有无包块、乳头有无分泌物、皮肤有无凹陷等，常规检查心、肺、脊柱及四肢情况等。

（二）腹部检查

腹部检查是妇科护理评估的重要部分，包括视诊、触诊、叩诊和听诊4个部分。

1. 视诊　主要观察患者腹部是否隆起，腹部有无瘢痕、妊娠纹、有无静脉曲张、腹壁疝及腹直肌分离等。

2. 触诊　主要检查患者腹部有无压痛、反跳痛及肌紧张，肝、脾、肾有无肿大或压痛，腹部是否扪及包块，包块的部位、大小（以cm表示）、质地、形状、活动度、与周围组织界限是否清晰、表面是否光滑或有无高低不平、有无压痛等。

3. 叩诊　应注意腹部是否有移动性浊音。

4. 听诊　主要听诊肠鸣音情况。

（三）盆腔检查

盆腔检查为妇科特有的检查，包括外阴、阴道、宫颈、宫体及双附件。

1. 基本要求

（1）环境及用物准备：门诊应准备屏风，保持每个检查床相对独立。病房设专门的检查室，配备妇科检查床。应备好一次性阴道窥器、一次性治疗巾、无菌手套、液状石蜡（润滑用）、消毒液（如碘伏）、灭菌大棉签、棉拭子、一次性宫颈刮片、载玻片、软尺等。

（2）检查前做好解释工作：告知患者可能的感受及不适，关心患者，动作轻柔。检查者应当特别注意保护患者的隐私，冬天注意保暖。男性医护人员在检查女性患者时，应由女护士或家属陪同。检查前应嘱患者排空小便，大便充盈者应排便或灌肠后进行。

（3）避免交叉感染：检查时应在臀部下垫一次性臀垫，做到一人一用一更换。

（4）体位：患者取膀胱截石位，臀部置于检查床的边缘，头部略抬高，双手平放于身体两侧，以利于腹肌松弛。检查者面向患者，立于两腿之间。不宜搬动的患者可在病床上进行妇科检查。

（5）经期避免妇科检查：如为阴道异常出血，则应在检查前先消毒外阴，预防感染。

（6）检查禁忌证：对于没有性生活史的女性，禁用阴道窥器检查及作双合诊检查，如病情特殊需要检查，必须在征得患者及其家属或委托人同意后方可进行。

2. 检查方法及步骤　检查者一般取左手戴手套，通常按照外阴、阴道、子宫颈、子宫、双附件的顺序进行检查和记录。

（1）外阴部检查：观察外阴发育情况、阴毛疏密和分布特点，有无皮炎、溃疡、水肿、炎症、肿块，注意观察皮肤颜色，有无色素减退或白斑，有无增厚、变薄或萎缩。然后分开两侧小阴唇，暴露阴道前庭及尿道口和阴道口。盆底松弛患者还应嘱其用力向下屏气，观察有无子宫脱垂、阴道前后壁脱垂及尿失禁。

（2）阴道窥器检查

1）方法：根据患者阴道宽窄情况及阴道壁的松弛程度选用适当型号阴道窥器，放置阴道窥器时，应涂抹润滑剂，再将其前后两叶并拢，以戴手套之左手轻轻将两侧小阴唇分开，右手将窥器沿阴道后壁斜行缓慢插入阴道内，逐渐摆正后用左手张开两叶，暴露阴道壁、穹隆部及宫颈，取出时将窥器两叶合拢后退出。对于紧张的患者嘱其深呼吸，全身放松，以利于检查（图11-1）。

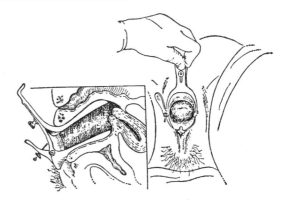

图 11-1　阴道窥器检查

2）观察内容：窥器下注意观察阴道前后壁、侧壁、穹隆部黏膜颜色，皱襞多少，注意是否有阴道隔或双阴道等畸形，有无溃疡、囊肿或赘生物等；观察阴道分泌物的量、性质、色泽和气味，如有异常，应作相应实验室检查；暴露宫颈后，注意观察宫颈颜色、大小、外口形状，有无出血、有无息肉、赘生物、撕裂、外翻、囊肿等，可采集宫颈脱落细胞标本作宫颈癌筛查。

（3）双合诊：是盆腔检查中最主要的部分。检查者食指和中指放入阴道，另一手在腹部作配合检查，称为双合诊。检查方法：检查者左手戴无菌手套，一手食指、中指蘸润滑剂，沿阴道后壁轻轻插入阴道，检查阴道通畅度、深度、弹性、有无肿块及穹隆情况；再触摸宫颈大小、硬度、形状、有无接触性出血、举痛及摇摆痛等；右手在腹部配合，逐步检查子宫位置、形状、大小、活动度、软硬度以及有无压痛等；附件区有无肿块、增厚及压痛，肿块的位置、形状、大小、活动度、软硬度、与子宫的关系、有无压痛等；正常卵巢偶可扪及，正常输卵管不能扪及（图11-2、图11-3）。

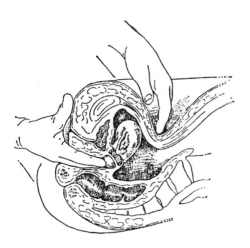

图 11-2　双合诊（检查子宫）

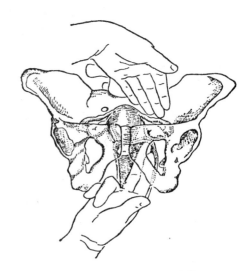

图 11-3　双合诊（检查附件）

（4）三合诊：经过直肠、阴道、腹部联合检查称为三合诊。即一手食指放入阴道，中指插入直肠，另一手在腹部配合检查。检查步骤与双合诊相同，能更清楚地了解骨盆后部及直肠子宫陷凹处肿块与子宫或直肠的关系，也可扪清后倾的子宫、宫颈旁、宫骶韧带的病变（图11-4）。

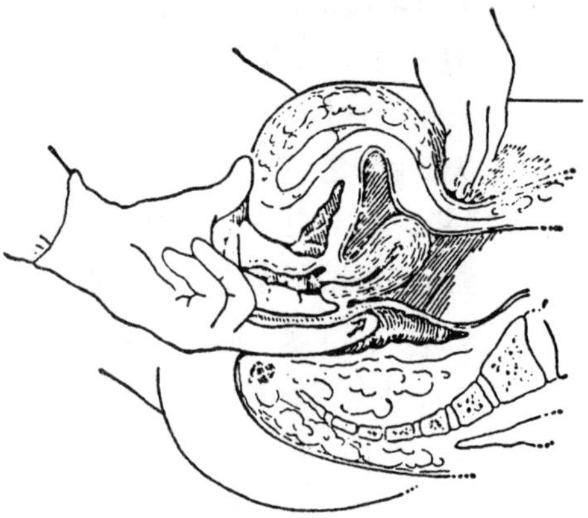

（5）直肠-腹部诊：一手食指伸入直肠，另一手在腹部作配合检查称为直肠-腹部诊。适用于未婚、阴道闭锁或经期不宜行双合诊的患者。

（四）记录

盆腔检查结束后，检查者应按以下顺序进行记录：

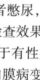

图11-4　三合诊

1. 外阴　记录外阴发育情况、阴毛分布特点、婚产类型，有特殊处应详细描述。

2. 阴道　是否通畅，黏膜情况，分泌物量、性状、颜色、有无异味。

3. 宫颈　大小、硬度，有无柱状上皮异位、撕裂、囊肿、息肉、接触性出血、举痛及摇摆痛等。

4. 宫体　记录位置、大小、活动度、硬度、有无压痛等。

5. 附件　有无增厚、压痛及肿块。若触及肿块，应描述其位置、大小、硬度、表面是否光滑，活动度以及与子宫和盆壁的关系等。

【辅助检查】

除一般疾病的常规检查项目之外，妇科常用的辅助检查主要包括：

1. 阴道分泌物检查

（1）分泌物涂片检查：主要检查阴道清洁度、是否有念珠菌、滴虫、线索细胞等。

（2）分泌物培养：包括一般细菌培养、淋病双球菌培养，支原体、衣原体培养等。

2. 宫颈癌筛查　有两种方法：

（1）宫颈薄层液基细胞学（Thinprep cytologic test，TCT）检查：主要检查宫颈细胞是否出现异常。

（2）高危型人乳头瘤病毒（human papilloma viruses，HPV）检测：主要检测宫颈是否存在病毒感染。

3. 盆腔B型超声检查（简称B超）　有两种途径：

（1）经腹部B超检查：检查前需要患者憋尿，在膀胱充盈情况下进行。有时患者膀胱充盈不够、或者腹腔内肠管胀气，可能影响检查效果。

（2）经阴道B超检查：此方法仅适用于有性生活的女性，患者不需要憋尿，可以更快捷、直观、准确判断盆腔内、尤其是子宫内膜病变。

4. 子宫输卵管碘油造影　适用于不孕症患者检查输卵管是否存在病变。

5. 其他　阴道镜检查、宫腔镜检查等。

【心理社会评估】

1. 患者人格类型 如依赖型、外向型、内向型、独立型等。

2. 患者患病后的情绪变化 有无紧张、焦虑、悲伤、孤独、恐惧、无助等情绪反应。

3. 患者对疾病的认识和应对措施 包括对疾病的认知程度和态度、对住院后治疗和护理的期望和感受、对患者角色的接受程度以及对经济方面和家庭方面有无顾虑等。

4. 患者的社会支持系统 家庭成员构成能否满足患者的健康需求、照顾的需求、患者家属与患者的亲密程度等。

第二节 妇科护理病历书写

一份完整的护理病历，通常包括以下几部分：首次入院评估记录、护理诊断/问题列表以及护理记录。

【首次入院评估记录】

首次入院评估记录包括一般资料、病史资料（包括一般情况、主诉、现病史、既往史、月经史、生育史、个人史及家族史等8个方面）、身体评估资料（包括全身检查、腹部检查及盆腔检查）、辅助检查结果及社会心理评估资料等，记录如表11-1所示。

表11-1　入院评估表

姓名_____床号_____住院号_____入院时间_____年____月___日___时___分

年龄_____民族_____职业_____文化程度_____婚姻状态_____

入院诊断：_____

入院方式：□步行 □扶行 □轮椅 □平车推送 □其他　患者来自：□门诊 □急诊 □其他

过敏史：□无 □有_____

既往史：□无 □有_____

一、生理方面

T____℃ P_____次/分 R_____次/分 BP_____kPa 身高_____cm 体重_____kg

意识状态：□清醒 □模糊 □嗜睡 □谵妄 □昏迷

卫生状态：□清洁 □不清洁

皮肤：□正常 □苍白 □发绀 □黄染 □潮红 □皮下出血 □水肿

　　　□破损_____□其他_____

饮食：□正常 □增加 □下降 □厌食 □特殊饮食_____

睡眠：□正常 □入睡困难 □易醒 □多梦 □失眠 □需用药入睡 □睡眠_____h/d

排泄：大便：□正常 □异常_____ 小便：□正常 □异常_____

嗜好：□无 □有（□烟 □酒 □其他_____）

自理能力：□正常 □障碍（□进食 □洗漱 □排泄 □其他_____）

辅助工具：□无 □有（□眼镜 □隐形眼镜 □助听器 □义齿）

二、专科方面

月经史：_____

生育史：□无 □有 末次人流时间＿＿＿＿＿＿＿＿＿ 末次生产时间＿＿＿＿＿＿＿＿＿

阴道排液：□无 □有（□脓性 □血型） 白带：□正常 □异常＿＿＿＿＿＿＿＿＿

外阴：□正常 □异常＿＿＿＿＿＿＿＿＿ 阴道：□正常 □异常＿＿＿＿＿＿＿＿＿

宫颈：□正常 □异常＿＿＿＿＿＿＿＿＿ 子宫：□正常 □异常＿＿＿＿＿＿＿＿＿

附件：□正常 □异常＿＿＿＿＿＿＿＿＿

三、心理社会方面

语种：□汉语 □其他＿＿＿＿＿＿＿＿＿＿

情绪：□镇静 □悲伤 □易激动 □焦虑 □恐惧 □孤独无助 □敌意

住院顾虑：□无 □有（□经济方面 □ 照顾方面 □家庭方面 □其他＿＿＿＿＿＿＿＿）

家庭同住人口构成：□父母 □配偶 □子女 □独居 □其他＿＿＿＿＿＿＿＿＿＿＿＿＿

家庭对患者的健康需要：□能满足 □不能满足 □忽视 □过于关心

对疾病的认识：□完全明白 □部分了解 □完全不知

四、入院介绍：□未作 □已作（□床单位 □床升降 □信号灯 □饮食 □探视制度 □厕所 □贵重物品保管）

五、存在的护理问题

1. ＿＿

2. ＿＿

3. ＿＿

（收集资料来源：□患者 □丈夫 □父母 □病历 □其他＿＿＿＿＿＿＿＿＿＿＿＿＿＿＿）

护士签名：＿＿＿＿＿＿＿＿＿＿＿＿＿＿ 时间：＿＿＿＿＿＿＿＿＿＿＿＿＿＿＿

【护理诊断/问题】

护理诊断是对患者就医诊治过程中出现的生理、社会心理、精神等方面问题的阐述，这些问题可以通过护理措施解决。护理人员在对患者进行全面客观的护理评估后，提出护理诊断或问题，确定护理目标，制订出相应的护理措施并实施，最后进行结果评价。

（一）护理诊断排序

在书写护理诊断时，应按照紧迫性和重要性排序，通常将威胁患者生命、需要立即解决的问题放在首位，以便护士能根据病情轻重采取先后行动。护理诊断可按照马斯洛的基本需要层次分类，也可按照戈登的 11 个功能健康形态分类。目前我国采用北美护理诊断协会（North American Nursing Diagnosis Association，NANDA）2000 年提出的护理诊断。

（二）妇科患者常见的护理诊断

妇科患者常见的护理诊断：知识缺乏、舒适的改变、体温过高、皮肤完整性受损、自我形象紊乱、尿潴留、恐惧、焦虑、预感性悲哀等。

【护理记录】

护理记录是对患者在住院期间健康状况的动态记录及其护理过程的记录。记录内容应真实、客观、详细。

（一）护理记录内容

护理记录内容通常包括：患者的生命体征、自觉症状及病情变化、症状体征的改变、各种辅助检查的阳性结果、患者情绪心理状态变化、特殊检查及特殊治疗、护理措施、效果评价等。

（二）护理记录分类

1. 首次记录　新入院的患者入院当天应写首次记录，每个班对该患者都应当有记录。

2. 分级护理记录　对于一级护理的患者每天至少记录 1 次，二级护理患者每周至少记录 2 次，三级护理患者每周至少记录 1 次。

3. 手术患者记录　分为术前记录、术中记录和术后记录。术后当日 2 小时内每 15～30 分钟记录 1 次，然后每 1 小时记录 1 次，连续记录 2 次，再改为每 2 小时记录 1 次，术后 6 小时后每班有记录，病情有变化时随时记录。

4. 特殊记录　有病情变化及进行特殊治疗护理时应随时记录；特殊检查时应有记录；危重患者应每 1～2 小时记录 1 次，病情如有变化，随时记录。

5. 出院记录。

（李晋琼）

复习题

1. 在进行妇科检查前有哪些基本要求？

2. 何谓双合诊？其检查目的是什么？

3. 妇科常用的辅助检查主要包括哪几项？

4. 一份完整的护理病历包括哪些内容？

第十二章

女性生殖系统炎症患者的护理

学习目标

1. 掌握各种阴道炎症、盆腔炎性疾病的护理评估和护理要点。
2. 熟悉各种阴道炎症、盆腔炎性疾病的病因及临床表现。
3. 了解女性生殖系统的自然防御功能、病原体及传染途径。

女性生殖系统炎症是妇女常见病之一，包括外阴炎、阴道炎、子宫颈炎、盆腔炎、盆腔结缔组织炎及性传播性疾病等。病变可累及一个或多个部位，病情可轻可重，严重时可引起败血症甚至感染性休克，危及生命。

第一节　女性生殖系统炎症患者的一般护理

【概述】

(一) 女性生殖系统自然防御功能

女性生殖系统的解剖、生理特点有较完善的自然防御功能，包括以下几方面：

1. 外阴　两侧大阴唇自然合拢，可遮盖阴道口和尿道口，防止外界微生物的污染。

2. 阴道　由于盆底肌的作用，使阴道口闭合，阴道前后壁紧贴在一起，可防止外界污染。经产妇阴道较松弛，这种防御功能下降。此外，在雌激素作用下，阴道上皮增生变厚，并含有丰富糖原，在乳杆菌作用下被分解成乳酸，使阴道维持正常的酸性环境（pH 在 3.8 ~ 4.4）增强对病原体的抵抗力，即阴道的自净作用。

3. 子宫颈　宫颈内口紧闭，子宫颈管分泌的黏液形成胶冻状黏液栓，可防止上生殖道感染。此外黏液栓内含有溶菌酶、乳铁蛋白等，可抑制病原菌侵入子宫腔及内膜。

4. 子宫内膜　子宫内膜的周期性剥脱，有利于消除宫腔内感染。

5. 输卵管　输卵管黏膜的上皮细胞纤毛向宫腔方向摆动及输卵管的蠕动，可以阻止病原体的侵入。

虽然女性生殖系统有较完善的自然防御功能，但由于外阴、阴道与尿道、肛门邻近，且外阴、阴道又是分娩、性交及宫腔操作的通道，较易受到损伤及外界病原体的感染；此外，女性在月经期、妊娠期、分娩期及产褥期，局部自然防御功能受到破坏，病原体易于侵入生殖道而造成炎症。

（二）病原体

女性生殖道中常见的病原体是细菌，如葡萄球菌、链球菌、大肠埃希菌、厌氧菌等；此外，阴道毛滴虫、白假丝酵母菌、疱疹病毒、人乳头状瘤病毒等都是导致炎症发生的主要病原体。随着性传播疾病发病率的增加，淋病奈瑟氏双球菌、苍白密螺旋体、沙眼衣原体、支原体等也成为常见的病原体。

（三）传播途径

1. 上行蔓延　病原体经外阴、阴道侵入机体，或阴道内原有的菌群沿阴道黏膜上行，经过子宫颈、子宫内膜、输卵管黏膜到达卵巢和盆腹腔。淋病奈瑟氏双球菌、葡萄球菌、沙眼衣原体等多通过此途径蔓延（图12-1）。

2. 血行播散　病原体首先侵入机体的其他系统，然后再通过血液循环感染生殖系统，此种方式是结核杆菌的主要传播途径（图12-2）。

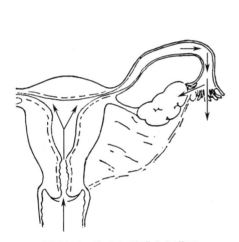

图12-1　炎症经黏膜上行蔓延

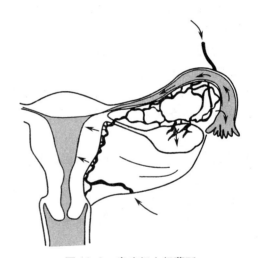

图12-2　炎症经血行蔓延

3. 淋巴扩散　病原体通过外阴、阴道、子宫颈及子宫体的创伤处的淋巴管侵入内生殖器及盆腔结缔组织，此种方式是产褥感染、流产后感染及宫腔操作后感染的主要途径。多见于链球菌、厌氧菌、大肠埃希菌感染（图12-3）。

4. 直接蔓延　腹腔内其他脏器的感染病灶直接蔓延到相邻的内生殖器。如阑尾炎引起右侧输卵管及卵巢炎症。

（四）炎症的发展与转归

1. 痊愈　机体抵抗力较强、病原体致病力较弱、抗生素使用恰当、治疗及时，炎症被控制，病原体被完全消灭为痊愈。

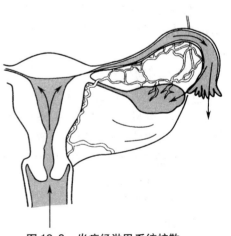

图12-3　炎症经淋巴系统扩散

2. 转为慢性炎症 炎症未得到彻底、及时治疗或病原体对抗生素不敏感，机体防御功能与病原体的致病作用处于相持状态，使炎症长期存在。当机体抵抗力强时，炎症被控制并趋于好转；一旦机体抵抗力下降，慢性炎症还可以急性发作。

3. 炎症扩散与蔓延 当机体抵抗力低下，病原体致病作用较强时，炎症可通过淋巴扩散、血行扩散或局部蔓延等途径扩散至其他器官。严重时还可形成败血症而危及生命。此种情况因抗生素的发展已不多见。

【护理评估】

（一）健康史

详细询问患者的年龄、职业、月经婚育史、性生活史、生殖系统手术史、结核、肝炎及糖尿病史，了解有无吸毒、酗酒史及输血史，是否使用大剂量雌激素及长期服用抗生素，有无宫腔操作史，所采用的节育或避孕措施，发病后有无腹痛、发热、阴道分泌物的改变，大、小便是否正常，是否有外阴肿痛、瘙痒、灼热等，此次发病可能的诱因、治疗经过及效果。同时询问性伴侣的相关情况。

（二）身体评估

1. 阴道分泌物增多 分泌物是由阴道黏膜的渗出物、颈管及子宫内膜的腺体分泌物混合而成。正常白带呈白色糊状或蛋清样，无味，量不多，称为生理性阴道分泌物。当发生生殖道炎症时，白带量明显增多，且有臭味，形状也有改变，此为病理性阴道分泌物。

2. 外阴、阴道不适 外阴及阴道受分泌物的刺激，可出现瘙痒、疼痛及灼热感等不适症状。

3. 炎症扩散症状 当炎症扩散至盆腔时，可出现下腹部坠痛感及腰骶部疼痛感，于劳累后、性交后及月经期前后症状加剧。若出现腹膜炎时则有恶心、呕吐、腹胀、腹泻等，若形成脓肿时，则有下腹部包块及局部压迫症状。

4. 不孕 阴道及宫颈管分泌物不利于精子通过，且输卵管炎症性粘连、蠕动受限等，常导致不孕。

5. 全身症状 精神不振、食欲下降、全身乏力、四肢疼痛等。

（三）心理社会评估

妇科女性患者具有害羞、易紧张、害怕被别人耻笑等心理特点，护士应关心尊重患者，通过交谈，观察其行为等方式，来了解患者的心理变化，对疾病的认识以及其社会支持系统情况等。

（四）辅助检查

1. 实验室检查 检查阴道分泌物确定病原体。如采用阴道分泌物涂片镜检法确定是否有滴虫、假丝酵母菌、细菌性阴道病等；采用分泌物培养方法检测是否存在支原体、衣原体、淋病奈瑟氏双球菌及其他致病菌等。

2. 其他 必要时可以采用 B 型超声了解盆腔是否有积液；腹腔镜下观察子宫和附件周围是否有炎性粘连等。

（五）处理原则

1. 加强预防 注意个人卫生、增强机体抵抗力、切断传播途径。

2. 控制炎症 针对病因，选用敏感的抗生素治疗，应及时、规范、足量、有效、彻底地使用抗生素，如必要时，可加用辅助药物以提高疗效。

3. 局部对症治疗　采用局部热敷、熏洗、坐浴等缓解症状，或使用抗生素药膏局部涂抹，每日 1~2 次。

4. 物理或手术治疗　短波、微波、激光、离子透入等物理治疗方法可促进炎症局部血液循环，利于炎症吸收和消退。必要时可行手术治疗，目的是彻底治愈，避免遗留病灶，防止复发。

5. 中药治疗　选择清热解毒、活血化瘀、清热利湿的中药。

【护理诊断/问题】

1. 焦虑　与治疗效果欠佳、可能发生不孕等有关。
2. 知识缺乏：缺乏预防生殖系统炎症的知识及相关护理技巧。
3. 组织完整性受损　与局部瘙痒不适、疼痛有关。

【预期目标】

1. 患者接受医护人员的指导，主动配合治疗。
2. 患者改变了以往引起生殖道炎症的不良卫生习惯。
3. 患者接受治疗后瘙痒和疼痛症状减轻或消失，舒适感增加。

【护理措施】

1. 心理护理　由于炎症发生在患者的隐私部位，患者易害羞、紧张，加之对相关知识了解不够，往往不能及时就医。护理人员应向患者耐心解释及时就医的重要性，主动向患者讲解各种诊疗的目的、方法、不良反应及注意事项，与患者及其家属就病情进行有效沟通，争取家人的支持和配合，以便减轻患者的恐惧和焦虑。

2. 一般护理　嘱患者适当休息，避免劳累，炎症急性期时应卧床休息；指导患者加强营养，进食高蛋白、高维生素、高热量饮食，如发热时多饮水。

3. 缓解疼痛，促进舒适　指导患者保持会阴部清洁干爽，定时清洁会阴，教会患者冲洗及擦洗会阴时应从前向后、从尿道到阴道、最后到肛门的顺序进行。疼痛严重时，可按照医嘱给予镇痛剂。局部瘙痒难忍时，可使用止痒药膏，并指导患者避免搔抓。

4. 观察病情　认真对待患者的主诉，观察其生命体征、用药反应、分泌物的量及性状，做好记录，有异常时及时与医师联系。

5. 健康教育

（1）耐心向患者讲解生殖道炎症的相关知识。

（2）指导患者穿透气性好的棉质内裤，注意个人局部卫生，勿与他人共用卫生洁具及毛巾等；内裤及毛巾应煮沸 5~10 分钟后阳光下晾晒。

（3）教会患者坐浴、局部用药、阴道冲洗的正确方法。

（4）治疗期间应避免性生活或性生活时正确使用避孕套；勿去公共浴池、温泉及游泳池以避免交叉或重复感染。

（5）反复感染的患者应坚持按疗程治疗并要求丈夫同时治疗。

【结果评价】

1. 患者自觉瘙痒或疼痛症状减轻。

2. 患者能倾诉自己焦虑的感受，并能接受医护人员的指导，焦虑症状缓解或消失。

3. 患者了解预防疾病的知识，并能主动实施促进健康行为，保持外阴清洁，养成良好的卫生习惯。

第二节　外阴炎症患者的护理

一、非特异性外阴炎患者的护理

外阴炎（vulvitis）主要指女性外阴皮肤与黏膜感染引起的炎症。由于外阴与外界直接接触，又与尿道、肛门等邻近，因此易发生炎症，尤以大、小阴唇炎症多见。

【病因】

阴道分泌物、经血、尿液、粪便等的刺激均可引起外阴的炎症；其次，粪瘘患者的粪便、尿瘘患者的尿液、糖尿病患者糖尿的长期刺激可引起外阴炎症；另外，卫生巾过敏、长期穿紧身化纤内裤等可引起外阴部炎症。

【临床表现】

外阴部皮肤红肿、瘙痒、疼痛、烧灼感，于排尿、排便、活动、性交后加重。严重时致外阴部溃疡形成及行走不便。查体可见局部有红肿、糜烂，常有抓痕。慢性炎症刺激可致皮肤粗糙、增厚、皲裂甚至苔藓样变。

【处理原则】

消除病因，处理原发疾病，如治疗糖尿病、及时修补尿瘘和粪瘘；保持局部清洁、干燥；主要采用坐浴、上药等局部治疗。

【护理要点】

1. 坐浴

（1）用物准备：坐浴椅、坐浴盆、无菌纱布2张。

（2）坐浴溶液配制：坐浴溶液的浓度应严格按比例配制，可用1∶5000高锰酸钾液坐浴、或采用0.1%聚维酮碘液坐浴，水温为41～43℃。

（3）操作方法：嘱患者排空大小便，将外阴擦拭干净。将配制好的坐浴溶液倒入坐浴盆内，盆内放一张纱布。嘱患者将臀部和外阴浸泡在浴液中，每日1～2次，每次15～30分钟。坐浴结束后，用无菌纱布擦干臀部及外阴。

（4）注意事项：坐浴时注意给患者保暖及遮挡，月经期、阴道流血时应停止坐浴。

2. 局部用药　坐浴后外阴部立即涂抹适量抗生素软膏，也可用微波或红外线照射以增强疗效。

3. 健康教育　向患者宣传相关知识，指导患者注意个人卫生，保持外阴部清洁；内裤应通透性好并经常更换；外阴局部勿用肥皂或刺激性药物擦洗；治疗期间尽量勿搔抓外阴，以免局部破溃继发感染。

二、前庭大腺炎患者的护理

前庭大腺位于两侧大阴唇后 1/3 深部，开口于处女膜与小阴唇之间，病原体侵入前庭大腺引起的炎症称前庭大腺炎（bartholinitis），多见于育龄妇女。

【病因】

前庭大腺炎主要病原体为葡萄球菌、大肠埃希菌、淋病奈瑟氏菌及沙眼衣原体等，于流产、分娩、性交等情况下污染外阴时，易使病原体侵入而引起炎症。炎症急性发作时，病原体首先侵及腺管，形成前庭大腺导管炎，腺管开口处可肿胀而致分泌物或脓液外流不畅形成脓肿，称之为前庭大腺脓肿。

【临床表现】

1. 症状　前庭大腺炎多发于单侧，初发病时局部肿胀、疼痛、有灼热感、患者行走不便，有时可以导致大小便困难。

2. 体征　查体时可见局部皮肤红肿、发热、有明显压痛。部分患者可出现发热等全身症状，腹股沟淋巴结可不同程度增大。脓肿形成时疼痛加剧，触之有波动感，直径可达 3 ～ 6cm，当脓肿内部压力增大时，可自行破溃，若引流好，炎症可消退痊愈；若引流不畅，则炎症持续不退并可反复急性发作。

【处理原则】

根据前庭大腺开口处分泌物细菌培养选用敏感抗生素，也可选用清热、解毒的中药局部热敷，如脓肿形成则需行切开引流或造口术。

【护理要点】

1. 急性期嘱患者卧床休息，保持会阴部清洁、干燥。
2. 遵医嘱给予抗生素，必要时遵医嘱给予止痛剂。
3. 切开引流术后，应保持外阴清洁，教会患者局部热敷或坐浴的方法。

第三节　阴道炎症患者的护理

阴道炎是妇科常见病，各年龄女性均可发病。主要包括滴虫阴道炎、外阴阴道假丝酵母菌病、萎缩性阴道炎和细菌性阴道病等。

一、滴虫阴道炎患者的护理

案 例

患者，30岁，已婚。因"白带增多且有异味1周"前来就诊，1周前曾在公共浴池洗浴1次。妇科查体：外阴及阴道黏膜充血，有散在出血点，阴道内有大量黄绿色泡沫样白带，子宫颈充血。实验室检查：阴道分泌物涂片查到滴虫。

问题：该患者的诊断及处理原则？

【病因】

滴虫性阴道炎（trichomonal vaginitis）是由阴道毛滴虫感染所致，为最常见的阴道炎症之一。滴虫外观呈梨形，其顶端有4根鞭毛，后端有轴柱突出，体部有波动膜（图12-4）。滴虫适宜生存在温度25~40℃、pH5.2~6.6的潮湿环境中，在普通肥皂水中可生存45~120分钟。滴虫除寄生于阴道，还可寄生于尿道、尿道旁腺、膀胱、肾盂及男性包皮皱褶、尿道、前列腺等处。月经前后、妊娠期、产后等因阴道环境改变而易引起炎症的发生。

【传播方式】

1. 直接传播 经性交途径传播。
2. 间接传播 经游泳池、浴盆、浴巾、坐便器、衣物等传播，还可经污染的器械及敷料传播。

【临床表现】

滴虫性阴道炎潜伏期为4~28日。

1. 症状 阴道分泌物增多，为稀薄泡沫状分泌物，伴外阴瘙痒。也可呈脓性、黄绿色、有臭味，间或有疼痛、灼热及性交痛。
2. 体征 患者阴道黏膜充血，严重者有散在出血点，甚至宫颈有出血点，形成宫颈"草莓样"外观，后穹隆白带较多，呈泡沫状、稀薄脓性。少数患者阴道内有滴虫但无炎症反应，称为带虫者。
3. 辅助检查 采用生理盐水悬滴法在阴道分泌物中找到滴虫。

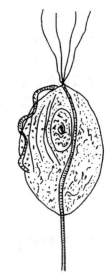

图12-4 阴道毛滴虫

【处理原则】

杀灭阴道毛滴虫，恢复阴道正常酸碱度，保持阴道自净功能。

1. 全身用药 初次治疗可单次替硝唑2g，单次口服；或甲硝唑400mg，每日2次，连续7天，口服吸收效果好，治愈率为90%~95%，性伴侣应同时治疗。孕早期妇女及哺乳期妇女慎用。
2. 局部用药 不能耐受口服药或不适宜全身用药者，可阴道局部单独用药，甲硝唑阴道泡腾片200mg，每晚阴道塞入1次，连用7天。联合全身用药效果更佳。

【护理要点】

1. 指导患者自我护理 保持外阴清洁、干燥，勿与他人共用浴盆、浴巾等，内裤及清洁会阴用小毛巾应煮沸5~10分钟以杀灭病原体，清洁外阴所用器具应消毒，避免重复和交叉感染。

2. 指导患者正确用药 服用甲硝唑可有胃肠道反应，如恶心、呕吐等，勿空腹服用；甲硝唑可通过胎盘屏障到达胎儿体内，也可从乳汁中排泄，故妊娠20周前及哺乳期不宜用药。如采用局部用药，月经期间应停用。

3. 向患者讲明坚持治疗及随访的重要性 滴虫阴道炎可于月经后复发，治疗时应坚持按疗程用药，连续3次检查滴虫阴性者方为治愈。性行为是阴道滴虫传播的主要传播方式，故性伴侣应同时治疗。

理论与实践

本例患者1周前有公共浴池洗浴史，且在洗浴后出现白带增多且有臭味。妇科检查发现阴道充血及大量典型的泡沫状白带，实验室检查查到滴虫，应诊断为滴虫性阴道炎。治疗上可用甲硝唑制剂局部全身及局部联合用药，性伴侣应同时治疗。随访中连续3次检查滴虫阴性者方为治愈。

二、外阴、阴道假丝酵母菌病患者的护理

案 例

患者，38岁，已婚。因"外阴瘙痒难忍伴阴道豆腐渣样白带1天"就诊。现月经干净5天。妇科检查见外阴红肿，有抓痕，小阴唇及阴道黏膜处附着白色块状物，擦去后可见黏膜面红肿及浅表溃疡，阴道内有大量凝乳样白带。查白带见大量菌丝并见孢子。

问题：1. 该患者的临床诊断及诊断依据是什么？

2. 如何治疗及护理？

【病因】

外阴阴道假丝酵母菌病（vulvovaginal candidiasis，VVC）是由假丝酵母菌引起的外阴、阴道炎症，是常见外阴阴道炎症之一。酸性环境中适宜假丝酵母菌生长，假丝酵母菌耐热性不强，加热至60℃后1小时即可死亡。妊娠期妇女及糖尿病患者机体免疫力下降、性激素水平较高，使阴道内呈酸性，利于假丝酵母菌生长。另外，长期使用抗生素及大量应用免疫抑制剂，均易于引起假丝酵母菌感染。

【传播途径】

1. 内源性传播 是主要的传播方式，假丝酵母菌作为条件致病菌寄生于阴道、口腔及肠

道内，且这三个部位的假丝酵母菌可相互传染。

2. 通过性交直接传染。

3. 少数患者可通过接触感染的衣物间接传染。

【临床表现】

1. 症状　外阴瘙痒难忍、灼痛，严重时坐卧不安，还可伴尿痛及性交痛，部分患者阴道分泌物增多，分泌物由酵母菌和假菌丝及脱落的上皮细胞组成，分泌物特征为白色稠厚豆渣样或凝乳样。

2. 体征　妇科检查可见外阴水肿，阴道黏膜红肿，常伴有抓痕，严重时皮肤皲裂。小阴唇内侧及阴道黏膜可附着有白色凝乳状物，擦除后露出红肿黏膜面，急性期还可见黏膜糜烂或浅表溃疡。根据本病临床表现、流行病学特点、致病菌种类等可分为单纯性外阴阴道假丝酵母菌病和复杂性外阴阴道假丝酵母菌病。VVC临床分类见表12-1。

表 12-1　VVC 临床分类

	单纯性 VVC	复杂性 VVC
临床表现	轻度到中度	重度
真菌种类	白假丝酵母菌	非白假丝酵母菌
发生频率	非经常发作或散发	复发性
宿主情况	免疫功能正常	免疫功能低下，糖尿病、妊娠、使用免疫抑制剂等

3. 辅助检查　取少许阴道分泌物与 1 滴 10% KOH 溶液置于玻片上混匀后，在显微镜下找到孢子及假菌丝即可确诊；对有症状而涂片检查为阴性患者，可采用培养法。

【处理原则】

祛除诱因，根据患者具体情况采用局部或全身用药。

1. 祛除诱因　积极治疗糖尿病，如病情许可停止使用广谱抗生素、皮质类固醇激素及雌激素等。

2. 单纯性 VVC 的治疗　可选择局部用药或全身用药，以局部抗真菌药物为主，全身用药与局部用药疗效相近。常用药物为唑类药物和制霉菌素，唑类药物的疗效好于制霉菌素。

（1）局部药物：①克霉唑栓剂，每晚 1 粒（150mg），置入阴道内，7 天为一疗程；或每天早、晚各 1 粒，每粒 150mg，连用 3 天；②制霉菌素栓剂，每晚 1 粒（10 万 U），置入阴道，10 ~ 14 天为一疗程；③咪康唑栓剂，每晚 1 粒（200mg），7 天为一疗程；或每晚 1 粒（400mg），3 天为一疗程。

（2）全身用药：不愿或不能耐受局部用药者、未婚女性可选择全身抗真菌药物，常用药物有：①氟康唑 150mg，顿服；②伊曲康唑 200mg，每日 1 次，连用 3 ~ 5 日；也可采用 1 日疗法，每日 400mg，分 2 次服用。

3. 复杂性 VVC 的治疗

（1）严重 VVC 患者，无论是全身用药还是局部用药均应延长治疗时间，局部用药应延长为 7 ~ 14 天，若口服氟康唑 150mg，72 小时后应加服 1 次。

（2）复发性 VVC（recurrent VVC），指一年内有 4 次或以上有症状并经真菌学证实的 VVC。其发病机制多不明确，治疗分为初始治疗和维持治疗。初始治疗时局部用药延长为 7～14 天，若口服氟康唑 150mg，应于第 4 日及第 7 日各加服 1 次。常用的维持治疗方法是：氟康唑 150mg，每周用药 1 次，共 6 个月；或克霉唑栓剂，每周 1 粒（500mg），共 6 个月。在治疗前应真菌培养确诊后用药。治疗期间注意药物的毒副作用，一旦发现，应立即停药。

【护理要点】

1. 指导患者局部用药的方法　需阴道用药的患者应洗手后，用食指戴手套将药置入阴道深处。

2. 指导患者自我护理　注意个人卫生，养成健康的卫生习惯，保持外阴清洁，感染的内裤及毛巾等应煮沸消毒。治疗期间应尽量减少性生活或同房时正确使用避孕套。

3. 妊娠合并假丝酵母菌病，以局部用药为主，如克霉唑栓剂，禁用口服唑类药物。

4. 健康教育　向患者讲明发病的原因及治疗方法，鼓励其积极治疗糖尿病，祛除诱因。严格按照医嘱正确使用抗生素、皮质类固醇激素及雌激素等药物，如病情许可应及时停药。为预防女性重复感染，对有症状的性伴侣应进行假丝酵母菌病的检查和治疗。

实践与理论

本例患者因"外阴瘙痒难忍及豆腐渣样白带"就诊。妇科检查见外阴潮红有抓痕，阴道内有大量凝乳样白带，查白带见大量菌丝并可见孢子，应诊断为外阴阴道假丝酵母菌病。应阴道用药，可用克霉唑栓或咪康唑栓，每晚睡前 1 枚，7 天为一疗程。护士向患者进行健康教育时，应指导患者注意个人局部卫生，将内裤及毛巾等进行煮沸消毒；嘱患者尽量避免性生活，定期随诊。

三、萎缩性阴道炎患者的护理

【病因】

萎缩性阴道炎（atrophic vaginitis）多见于自然绝经后及卵巢切除术后或卵巢功能衰退女性。因卵巢功能减退，雌激素水平下降，阴道壁萎缩，局部抵抗力降低，致病菌容易入侵繁殖引起炎症。

【临床表现】

1. 症状　多数为绝经后女性出现外阴瘙痒、灼热感及阴道分泌物增多。阴道分泌物多呈淡黄色稀薄样外观，感染严重者为脓血性白带，伴性交痛。

2. 体征　妇科查体可见阴道呈萎缩性改变，皱襞消失，阴道黏膜充血，有散在小出血点或出血斑，有时可见浅表溃疡。

【处理原则】

抑制致病菌生长，补充适量雌激素，增加局部抵抗力。

1. 抑制致病菌生长　阴道内使用甲硝唑200mg或诺氟沙星100mg，每晚睡前置入阴道，7～10天为1疗程。

2. 增强阴道局部抵抗力　针对病因可给予雌激素治疗（乳腺癌或子宫内膜癌患者应慎用）。局部用药时，0.5%己烯雌酚软膏阴道局部涂抹，14日为一疗程。也可全身用药，口服尼尔雌醇，首次剂量4mg，以后每2～4周1次，每晚2mg，用药2～3个月。

【护理要点】

1. 用药指导　向患者讲明用药的目的和方法，配合治疗，用药过程中，如出现异常的阴道出血等症状时，应及时就诊。

2. 健康教育　指导患者勤换内裤，保持会阴清洁。

四、细菌性阴道病患者的护理

【病因】

细菌性阴道病（bacterial vaginosis，BV）是阴道内正常菌群失调所导致的一种混合性感染，阴道内乳酸杆菌减少，其他细菌大量繁殖，以厌氧菌居多，其临床及病理特征无炎症改变。病因可能与性伴侣多、性交频繁或阴道灌洗使pH值改变有关。

【临床表现】

1. 症状　主要为阴道内分泌物增多，有鱼腥味，可伴有外阴瘙痒及灼热感。

2. 体征　阴道分泌物为灰白色、稀薄、黏度低，易于从阴道壁拭去。

3. 辅助检查　阴道分泌物；胺臭实验阳性；线索细胞阳性；阴道分泌物pH值大于4.5。细菌性阴道病与其他类型阴道炎鉴别要点见表12-2。

表 12-2　细菌性阴道病与其他阴道炎的鉴别要点

	细菌性阴道病	滴虫阴道炎	外阴、阴道假丝酵母菌病
致病菌	厌氧菌、支原体等	阴道毛滴虫	假丝酵母菌
症状	阴道分泌物多，可有瘙痒	分泌物多，可有瘙痒	严重瘙痒，局部灼热感
阴道黏膜	外观正常	充血，散在出血点	红肿，可有糜烂及浅表溃疡
白带特点	白色、均匀、腥臭味	泡沫状稀薄带，可呈脓性	白色稠厚、凝乳样
阴道酸碱度	>4.5	>5	<4.5
胺试验	阳性	阴性	阴性
显微镜检查	有线索细胞，白细胞极少	阴道毛滴虫，大量白细胞	芽生孢子及假菌丝，少量白细胞
常用治疗药物	甲硝唑或克林霉素	甲硝唑或替硝唑	唑类抗真菌药或制霉菌素

【处理原则】

合理选用抗厌氧菌药物，抑制厌氧菌生长。常用药物为甲硝唑、克林霉素等，治疗后无症状者不需要常规随访。

1. 口服用药 甲硝唑400mg，每日2次，7日为一疗程。克林霉素300mg，每日2次，7日为一疗程。甲硝唑2g效果不理想，目前不再推荐使用。

2. 阴道局部用药 甲硝唑类栓剂，每晚睡前1次，7日为一疗程；或克林霉素软膏每晚阴道涂抹，每次5g，7日为一疗程。

3. 妊娠合并细菌性阴道病的治疗 由于本病与胎膜早破、早产、绒毛膜羊膜炎等有关，有症状的孕妇及无症状但有胎膜早破、早产等高危因素的孕妇均需要治疗。由于本病在妊娠时可能合并上生殖道感染，可慎重选择口服用药，如甲硝唑200mg，每日3次，7日一疗程，但用药前应当取得患者及家属的知情同意。

【护理要点】

1. 用药指导 向患者讲明正确的用药方法，配合治疗。
2. 健康教育 指导患者保持会阴局部清洁干燥，勤换内裤。

第四节 宫颈炎症患者的护理

案例

患者，35岁，已婚。因"性交后2天，阴道黄色脓性分泌物1天"就诊。妇科检查见宫颈充血、水肿，有黏液脓性分泌物附着，宫颈管黏膜质脆，触之有少许出血。显微镜下检查，宫颈管分泌物中有大量白细胞。

问题：1. 该患者的临床诊断及诊断依据是什么？

2. 如何治疗及护理？

宫颈炎症（cervicitis）是妇科常见疾病，为女性下生殖道感染。正常情况下，宫颈的多种防御功能如细胞免疫、体液免疫及黏膜免疫可阻止下生殖道病原体进入上生殖道，但因宫颈容易受到分娩、性交及宫腔操作等的损伤，加之宫颈管柱状上皮抗感染能力较弱，故容易发生感染。子宫颈炎症主要包括宫颈阴道部炎症及宫颈管黏膜炎症，临床上以宫颈管黏膜炎多见。

【病因】

宫颈炎症常见于感染性流产、产褥期感染、宫颈损伤及阴道异物并发感染等，常见的病原体有：

1. 内源性病原体 主要与细菌性阴道病、生殖道支原体感染等有关。
2. 性传播性疾病病原体 如淋病奈瑟氏双球菌和沙眼衣原体，多见于性传播性疾病的高危人群。

【临床表现】

1. 症状　大部分患者无明显症状。有症状者则表现为阴道黏液脓性分泌物增多，由于分泌物刺激可引起外阴瘙痒、灼热感等不适。此外，还可出现性交后出血、月经间期出血等症状。有的则合并泌尿系统感染，出现尿频、尿急、尿痛。

2. 体征　妇科检查可见宫颈充血、水肿明显，颈管黏膜外翻，有黏液脓性分泌物附着，严重时分泌物从颈管内流出，宫颈管黏膜质脆，触之易出血。若为淋病奈瑟氏双球菌感染，则分泌物呈脓性，还可累及前庭大腺及尿道旁腺等，尿道口及阴道口黏膜充血、水肿明显。

【处理原则】

在排除早期宫颈癌后，针对病原体给予足量抗生素治疗。对于有性传播疾病高危因素的患者，尤其是年轻的女性患者，在获得病原体检测结果前即可给予治疗。治疗方案为阿奇霉素 1g，单次顿服；或多西环素 100mg，每日口服 2 次，7 日为一疗程。对于已获得病原体检测结果的患者，应针对病原体选择抗生素。

1. 急性淋病奈瑟氏双球菌感染所致宫颈炎　现多主张单次大剂量给药，可选择第三代头孢菌素，如：头孢曲松钠 250mg，肌注，单次给药；或头孢克肟 400mg 口服，单次给药。

2. 沙眼衣原体感染所致的宫颈炎　主要选择四环素类抗生素如：多西环素 100mg，每日口服 2 次，7 日为一疗程；红霉素类如：阿奇霉素 1.0g，单次顿服，或红霉素，每次 500mg，每日 4 次，7 日为一疗程；喹诺酮类如，氧氟沙星 300mg，每日 2 次，连用 7 天。

3. 如合并细菌性阴道病的患者，应同时治疗细菌性阴道病，否则宫颈炎将持续存在。

4. 随访　治疗后建议患者随访，对宫颈炎症持续存在者，应排除是否有再次感染的可能，有无阴道菌群失调，性伴侣是否同时治疗。

【护理要点】

1. 心理护理　护理人员应充分评估患者的心理状态，向其讲解宫颈炎症的相关知识，减轻患者的焦虑情绪，鼓励其积极治疗疾病。

2. 一般护理　指导患者保持外阴部清洁、干燥；应针对病原体，按照医嘱及时、有效、足量、规范使用抗生素。

3. 健康教育　指导女性定期妇科体检，早期发现宫颈炎症，并积极治疗，采取预防措施，定期作宫颈细胞学检查。

▌▌ 实践与理论 🖊

本例患者因"性交后 2 天，阴道黄色脓性分泌物 1 天"就诊。妇科检查见宫颈充血、水肿，有黏液脓性分泌物附着，宫颈管黏膜质脆，触之有少许出血。显微镜下检查，宫颈管分泌物中有大量白细胞，应进一步作衣原体、支原体、淋菌等检测。临床诊断：宫颈炎症。如检测发现衣原体感染，可用多西环素 100mg，每日口服 2 次，共 7 日；或者用阿奇霉素 1.0g，单次顿服。护士应指导患者注意个人局部卫生，按医嘱及时、足量、规范使用抗生素，定期随诊。

【宫颈炎症相关疾病】

1. 宫颈糜烂样改变 在宫颈阴道部被覆的鳞状上皮被宫颈管的柱状上皮所取代时，使暴露在阴道窥器下的宫颈外观呈现出细颗粒状的红色区，称为宫颈糜烂样改变（图12-5），这种改变可能是生理性的柱状上皮移位（columnar ectopy）。宫颈糜烂样改变时病人可能没有症状，有些病人可表现为阴道分泌物增多，个别患者可有性生活后出血。临床上首先需要对有宫颈糜烂样改变者做宫颈上皮内瘤样病变（CIN）以及宫颈癌的排查。治疗原则：无症状者一般不用处理，对于有症状的患者可以根据具体情况给予如冷冻、电熨、激光等物理治疗。

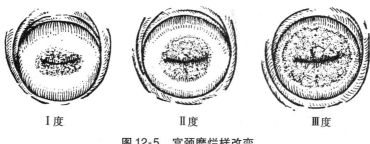

Ⅰ度　　　　　　　　Ⅱ度　　　　　　　　Ⅲ度

图12-5　宫颈糜烂样改变

2. 宫颈息肉 宫颈管黏膜增生形成的局部突起病灶称为宫颈息肉。息肉可能为一个或多个，色红约1cm左右、质软而脆、易出血、蒂细长（图12-6）。发现宫颈息肉应当予以切除，同时送病理学检查。

3. 宫颈腺囊肿 在宫颈糜烂样改变的愈合过程中，新生的鳞状上皮覆盖宫颈腺管，将腺管口阻塞，使腺体分泌物潴留而形成囊肿（图12-7）。妇科检查时可见宫颈表面突出多个白色小囊泡，内含黏液。在除外宫颈病变后一般无需治疗。

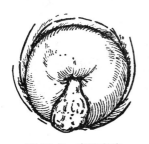

图12-6　宫颈息肉

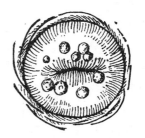

图12-7　宫颈腺囊肿

4. 宫颈肥大 慢性炎症的长期刺激，使宫颈组织充血、水肿，腺体和间质增生使宫颈呈不同程度增大、硬度增加。在除外宫颈病变后一般无需治疗。

第五节　盆腔炎性疾病患者的护理

案　例

患者，28 岁，因"人工流产术后 2 天，下腹痛伴发热 1 天"入院，呈急性病容，下腹部有压痛、反跳痛及肌紧张。妇科查体可见：阴道黏膜充血，有大量脓性分泌物，有臭味；宫颈充血，举痛；穹隆触痛明显，子宫体及宫旁压痛明显。测 T38.5℃、P92 次/分、R21 次/分。

问题：1. 该患者的临床诊断是什么？诊断依据是什么？

　　　2. 对该患者如何做好护理？

盆腔炎性疾病（pelvic inflammatory disease，PID）是指女性上生殖道及其周围组织的一组感染性疾病，以输卵管炎、输卵管卵巢炎常见。盆腔炎性疾病多发生于性活跃期及有月经的女性。初潮前、绝经期及未婚女性很少发生盆腔炎性疾病。即便发生盆腔炎，往往是由邻近器官炎症扩散而来。如盆腔炎性疾病未及时、彻底治疗，可导致慢性盆腔痛、不孕、输卵管妊娠及炎症反复发生，严重影响女性生殖健康。

【病因】

1. 病原体　常见的病原体有：

（1）内源性病原体：包括需氧菌（如金黄色葡萄球菌等）和厌氧菌（如脆弱类杆菌等）。

（2）外源性病原体：如淋病奈瑟氏双球菌、衣原体、支原体等。

2. 感染途径　病原体可经过生殖道黏膜逆行感染，也可经阴道、子宫等创伤处的淋巴管经淋巴系统扩散，或经血液循环系统蔓延，还可因邻近器官的炎症直接蔓延，如阑尾炎可直接蔓延引起右侧附件炎。

3. 高危因素

（1）年龄：年轻女性易于发生盆腔炎性疾病，可能与性生活频繁、宫颈柱状上皮生理性外移、宫颈黏液机械防御功能差有关。

（2）性活动：盆腔炎性疾病多发于性生活频繁的女性，尤其是有多个性伴侣、且性伴侣有性传播性疾病及初次性交年龄过小均是高危因素。

（3）宫腔操作后感染：如输卵管造影术、输卵管通液术、刮宫术等，因手术损伤生殖道黏膜，导致下生殖道内源性致病菌逆行感染。

（4）下生殖道感染：下生殖道炎性疾病如淋菌性宫颈炎、细菌性阴道病等都与盆腔炎性疾病关系密切。

（5）月经期卫生不良：经期性交、使用不洁的卫生巾等都易于使病原菌侵入而引起炎症。

（6）盆腔炎性疾病再次急性发作：前次盆腔炎所引起的输卵管损伤、盆腔广泛粘连等均易使盆腔再次感染，使炎症急性发作。

（7）临近器官炎症直接蔓延：常见的是阑尾炎、腹膜炎等蔓延至盆腔引起炎症。

【病理及发病机制】

1. **急性子宫内膜炎及子宫肌炎**　子宫内膜充血、水肿明显，有炎性渗出物，严重时内膜坏死、脱落后形成溃疡。镜下可见大量白细胞浸润，向深部侵入子宫平滑肌形成子宫肌炎。

2. **急性输卵管炎、输卵管脓肿、输卵管卵巢脓肿**　急性输卵管炎症因病原体不同的传播途径而有不同的特点。

（1）炎症经子宫内膜向上逆行蔓延：首先引起输卵管黏膜炎，严重时输卵管上皮退行性变或片状脱落，使输卵管黏膜粘连，以致输卵管管腔及伞端闭锁，如有脓肿形成则形成积脓。

（2）病原体经宫颈的淋巴系统蔓延：首先累及输卵管浆膜层引起输卵管周围炎，然后再累及肌层。病变主要是输卵管间质炎，常使输卵管管腔变细，当同侧卵巢与发炎的输卵管伞端粘连时，可形成输卵管卵巢炎，习称附件炎。病原体还可通过卵巢排卵的破孔而侵入卵巢实质内形成卵巢脓肿，并与输卵管粘连并穿通，形成输卵管卵巢脓肿（图12-8）。

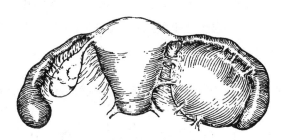

图12-8　输卵管积水（左）输卵管卵巢脓肿（右）

3. **急性盆腔腹膜炎**　盆腔炎症严重时往往可波及盆腔腹膜，使腹膜充血、水肿、渗出，从而形成盆腔粘连。当脓性渗出物积聚于粘连间隙时，则形成散在的小脓肿，多位于直肠子宫陷凹处而形成盆腔脓肿。脓肿也可破入腹腔引起弥漫性腹膜炎。

4. **急性盆腔结缔组织炎**　病原体经淋巴管侵入盆腔结缔组织，使其充血、水肿，镜下可见中性粒细胞浸润，以子宫旁结缔组织常见。

5. **败血症及脓毒血症**　当病原体数量多、致病力强、患者抵抗力下降时，常发生败血症。当有盆腔炎性疾病发生时，若机体其他部位发现多处炎症病灶或脓肿者，应考虑脓毒血症的存在，但需经过血培养证实。

6. **肝周围炎**　指无肝实质损害有肝包膜炎症的肝周围炎，常由淋病奈瑟菌及衣原体感染引起，临床表现为继发下腹痛后出现右上腹痛，也可以是下腹痛与右上腹痛同时出现。

【临床表现】

患者的临床表现可因炎症的轻重及范围的不同而有较大的差异。

1. **症状**　病情轻者可无症状或症状轻微。常见症状为下腹疼痛、发热、阴道分泌物增多。腹痛可为持续性、于活动或性交后加重。若病情严重时可有头痛、寒战、高热、食欲缺乏。若出现腹膜炎时，则有恶心、呕吐、腹胀等。若有脓肿形成，则有下腹包块及局部压迫症状，如尿频、排尿困难、排便困难及里急后重等症状。

2. **体征**　典型病例体征为急性病容、体温升高、心率加快，下腹部有压痛、反跳痛及肌紧张，叩诊鼓音明显，肠鸣音减弱或消失。妇科查体可见：阴道充血，有大量脓性分泌物，有臭味；宫颈充血、水肿，举痛；阴道穹隆触痛明显，宫体及宫旁压痛明显，宫体活动受限。宫旁一侧或两侧组织片状增厚或形成包块，且压痛明显。三合诊能协助进一步了解盆腔情况。盆腔炎性疾病后遗症患者子宫体大小尚正常，常呈后位，活动受限，宫旁组织增厚、骶韧带增粗，有触痛，如子宫被周围瘢痕化组织固定或封锁，则呈"冰冻骨盆"状态。

【处理原则】

本病主要用抗生素治疗，用药方法必须及时、足量，必要时采取手术治疗。对于盆腔炎性疾病后遗症患者则多采用综合方案治疗，包括中、西医结合治疗、物理治疗、手术治疗，以缓解症状，增加受孕机会，同时应嘱患者增强机体抵抗力。

【盆腔炎性疾病后遗症】

如果盆腔炎性疾病没有得到及时、正确的治疗，患者可能会发生一系列后遗症，即盆腔炎性疾病后遗症（sequelae of PID）。主要病理改变为组织广泛粘连、增生及瘢痕形成而致输卵管增粗、阻塞、输卵管积水、输卵管卵巢脓肿。盆腔结缔组织炎后遗症表现为骶韧带、主韧带增生变厚，并可使子宫固定。

1. 临床表现

（1）慢性盆腔痛：主要表现为下腹部坠胀痛、腰骶部酸痛，尤其在劳累、性生活后及月经期前后加重。

（2）不孕：20%~30%的患者发生不孕。

（3）异位妊娠：发生率是正常女性的 8~10 倍。

（4）盆腔炎性疾病反复发作：发生率为 25%。

2. 治疗　根据患者的不同情况给予相应治疗。

【护理要点】

1. 心理护理　医护人员应关心患者，给患者提供表达不适的机会，解除思想顾虑、增强治疗疾病的信心。取得患者家属的理解和支持，尽量减轻患者的心理压力，并提供相应的护理。

2. 对症护理　对病情较重的患者应住院治疗，卧床休息，提倡半卧位，以利于盆腔脓液聚积于子宫直肠陷凹使炎症局限；给予高热量、高蛋白饮食；如有发热，给予物理降温；尽量减少盆腔检查，以避免炎症扩散。

3. 用药护理　根据不同的病原体，及时选择高效的抗生素。使患者了解及时使用足量的抗生素可清除病原体，改善症状和体征，减少后遗症的发生。护理人员应经常巡视患者，观察患者的用药反应。对于经药物治疗无效、盆腔脓肿持续存在的患者，应考虑手术切除病灶，并为其提供相应的护理措施。

4. 指导随访　对于使用抗生素治疗的患者，应在 72 小时后随访，以观察疗效，评估临床症状有无改善，若症状无改善，需进一步检测，重新评估，必要时可手术探查。对沙眼衣原体及淋病奈瑟菌感染的患者，可在治疗后 4~6 周复查病原体。

5. 健康教育　做好经期、孕期、产褥期卫生宣教工作；注意性生活卫生，经期禁止性交；积极治疗下生殖道感染，防止盆腔炎性疾病后遗症。如已确诊为 PID 后遗症的患者，应使其了解综合治疗有望缓解症状；不孕症患者可通过辅助生育技术达到受孕目的。

　　该患者有宫腔手术史，术后有发热及腹痛。查体：阴道黏膜充血，宫颈举痛、子宫有压痛，诊断为急性盆腔炎性疾病。应及时给予足量抗生素治疗。因患者伴有发热，应做好相应的护理：卧床休息；进食高热量、高维生素、高蛋白、易消化的饮食；鼓励其多饮水；如体温高于 38.5℃，遵医嘱给予退烧药，并及时观察用药后的效果。向患者讲明病情，使其配合治疗，防止盆腔炎性疾病后遗症的发生。

第六节　性传播疾病患者的护理

　　性传播疾病（sexually transmitted diseases，STD）指以性行为为主要传播途径及可通过性行为传播的一组传染性疾病，其病原体主要包括细菌、螺旋体、病毒、衣原体、支原体等，主要的性传播性疾病有淋病、梅毒、艾滋病及尖锐湿疣等。其传播方式主要有性行为传播、间接接触患者的衣物等用品传播、医源性传播、母儿垂直传播、职业性传播等。

一、淋病患者的护理

【病因】

　　淋病（gonorrhea）是由淋病奈瑟氏双球菌感染引起的以生殖系统化脓性病变为主要表现的性传播疾病，在我国其发病率在性传播疾病中位居首位。淋菌离开人体后不易生存，对一般消毒剂敏感。淋病奈氏菌极易侵犯生殖道及泌尿系统的柱状上皮及移行上皮，常隐匿于女性泌尿生殖道，女性患者多数为无症状的带菌者。

【传播途径】

　　1. 直接传播　成人大多数通过性交直接传染，一般为男性先感染后再传染给女性，以宫颈管受累最为多见，若病情进一步发展，可引起子宫内膜炎、输卵管炎、盆腔腹膜炎及播散性淋病等。若急性期不及时治疗，可使病情迁延不愈，反复急性发作。

　　2. 间接传播　比例较小，通过接触被污染的衣物、床单、毛巾及器械等感染。新生儿可在分娩时接触到软产道内污染的分泌物被感染。

【临床表现与诊断】

　　潜伏期一般为 1~10 天，平均 3~5 天。感染初期病变局限于下生殖道及泌尿道，随病情进展，可蔓延至上生殖道。按其病理过程可分为急性和慢性两种。

　　1. 急性淋病　感染淋菌后 1~14 日患者出现尿频、尿痛等急性泌尿系感染症状，外阴红肿、有灼痛感，白带增多，呈脓性带，病情进一步发展，可上行感染引起子宫内膜炎、输卵管炎及积脓、弥漫性腹膜炎，甚至中毒性休克。患者可表现为寒战、高热、恶心呕吐、下腹部疼痛。

2. 慢性淋病 急性淋病如未治疗或未经彻底治愈，可迁延转为慢性淋病。患者表现为慢性尿道炎、前庭大腺炎、慢性输卵管炎等，生殖道分泌物中可无淋菌，但淋菌可长期潜伏在患者前庭大腺、尿道旁腺等处，作为病灶可使病情反复急性发作。

取尿道口或宫颈管脓性分泌物涂片，可作出初步诊断，分泌物培养出淋菌则为诊断淋病的金标准方法。采用聚合酶链法（PCR）检测淋病奈氏菌有较高的敏感性和特异性。

【对孕产妇、胎儿及新生儿的影响】

1. 对孕妇的影响 孕妇感染淋病约占 1%~8%。在妊娠早期，淋菌性宫颈管炎可导致感染性流产及人工流产后感染；妊娠晚期可使胎膜脆性增加，易发生胎膜早破，继而发生绒毛膜羊膜炎；分娩后，产妇抵抗力低下，可引起子宫内膜炎、输卵管炎，严重时可致播散性淋病。

2. 对胎儿的影响 妊娠合并淋病，早产发生率约为 17%，可引起胎儿宫内生长受限、胎儿宫内窘迫，甚至导致死胎、死产。

3. 对新生儿的影响 分娩时胎儿通过软产道时可感染淋病，还可发生新生儿淋菌结膜炎、肺炎，严重时出现淋菌败血症，使围产儿死亡率明显增加。

【处理原则】

对于淋病的治疗应当遵循及时、足量、规范的用药原则。首选药以三代头孢菌素为主。由于 20%~40% 淋病患者同时合并有沙眼衣原体感染，故治疗时应同时加用抗衣原体药物，首选头孢曲松钠联合红霉素治疗。孕妇禁用喹诺酮类及四环素类药物；性伴侣同时治疗。

【护理要点】

1. 心理护理 尊重患者，保护患者的隐私，消除患者的思想顾虑，劝其及时到正规医院治疗，以防转为慢性，或传染给更多人。治疗中帮助患者树立治愈疾病的信心，为患者提供优质、耐心的服务。

2. 指导随访 指导患者随访以判定疗效。患者治疗结束后 2 周内在无性接触史前提下符合下列标准方为治愈：①临床症状和体征完全消失；②治疗结束后 4~7 日取宫颈管分泌物作培养，连续 3 次阴性。

3. 急性淋病患者的护理 嘱患者注意休息，做好床旁隔离，患者使用后的物品应消毒灭菌，污染的手应用消毒液浸泡，避免交叉感染。

4. 孕妇护理 在淋病高发区，孕妇最好于妊娠早、中、晚期各作一次宫颈分泌物涂片查找淋菌，或进行淋菌培养，以便尽早确诊并及时治疗。

5. 新生儿护理 淋病孕妇分娩的新生儿应预防性使用 1% 硝酸银滴眼，预防性使用头孢曲松钠 25~50mg/kg 肌注或静脉注射，单次用药。同时注意新生儿播散性淋病，如淋菌性脑膜炎、败血症等的发生，如治疗不及时可致新生儿死亡。

6. 健康教育 教育患者尽量避免不洁的性生活，正确使用避孕套，可预防多种性传播疾病的发生；患者的内裤、浴巾等应煮沸消毒 5~10 分钟，其他用物可用 1% 石炭酸溶液浸泡。

二、梅毒患者的护理

【病因】

梅毒（syphilis）是因感染苍白密螺旋体引起的慢性全身性性传播疾病。苍白密螺旋体在体外干燥环境中不易生存，一般消毒剂及肥皂水均可杀灭。

【传播途径】

1. 直接传播　是最主要的传播途径，占95%。未经治疗的患者在感染后1年内传染性最强。随着病期延长，传染性渐减弱，4年后基本无传染性。

2. 间接传播　接触患者污染衣物、浴具、被褥或接触患者的皮肤黏膜而间接感染，个别人因输入被污染的血液而感染。

3. 垂直传播　患梅毒的孕妇，其螺旋体可通过胎盘感染胎儿，引起胎儿先天梅毒；新生儿可在分娩通过软产道时被感染，不属于先天梅毒。

【临床表现与诊断】

梅毒潜伏期约为2~4周。早期梅毒主要表现为皮肤黏膜损害，晚期梅毒则侵犯心血管、神经系统等重要脏器，产生各种严重症状和体征，以致劳动力丧失或死亡。

通过病原学检查及梅毒血清学检查可确诊。

【对胎儿及婴幼儿的影响】

患有梅毒的孕妇能将梅毒螺旋体通过胎盘传染给胎儿，引起流产、早产、死产或分娩先天性梅毒患儿。先天性梅毒儿出生后病情较重，早期表现为皮疹、皮肤大疱、肝脾肿大、淋巴结肿大、鼻炎等；晚期先天梅毒多出现在患儿两岁以后，表现为楔状齿、鞍鼻、骨膜炎、间质性角膜炎、神经性耳聋等，致死率及致残率极高。

【处理原则】

治疗原则是早期诊断、及时治疗、用药足量、疗程规范。

【护理要点】

1. 心理护理　尊重患者，注意保护患者隐私；为患者提供优质的服务，鼓励患者建立治愈的信心，到正规医院接受正规治疗。

2. 消毒隔离　患梅毒孕产妇在住院期间按血液-体液隔离措施作好隔离消毒，避免交叉感染。

3. 孕妇护理　建议孕妇在初次产检时作梅毒血清学筛查，必要时妊娠晚期重新复查，以免延误治疗。对于患梅毒的孕妇应给予正规治疗及提供相应的护理，孕妇应了解治疗方案、用药目的、注意事项，取得配合。目前首选青霉素类治疗，如青霉素过敏，可选用红霉素、多西环素等，但疗效不及青霉素。治疗过程中，尽量取得患者的配合，及时、足量、规范完成治疗方案。

4. 健康教育 治疗期间应尽量避免性生活或使用安全套，性伴侣应积极进行检查和治疗。治疗后随访，治愈标准为临床治愈和血清学治愈。临床治愈是各种损害消退及症状消失。血清学治愈是抗梅毒治疗 2 年内，梅毒血清学试验由阳性转为阴性，脑脊液检查为阴性。治疗后 2 年内避孕。

三、尖锐湿疣患者的护理

【病因】

尖锐湿疣（condyloma acuminate）是由人乳头瘤病毒（HPV）感染引起的生殖器官鳞状上皮的疣状增生性病变，是性传播疾病的一种，仅次于淋病，居第二位。多个性伴侣、早年性交、免疫力低下、吸烟和高性激素水平等是其发病的高危因素。

【传播途径】

1. 经性交直接传播。
2. 间接传播 可通过污染衣物、浴巾、浴盆等传播。
3. 垂直传播 新生儿分娩时经软产道时吞咽含 HPV 的羊水、分泌物等可传染。

【临床表现】

1. 潜伏期 3 周~8 个月，平均3 个月。
2. 临床症状 部分表现为外阴瘙痒，灼痛感或性交后疼痛不适。病变初起为微小呈簇状的柔软的粉色疣状丘疹；病灶逐渐增大增多，呈鸡冠状或菜花状，表面易发生溃烂、渗液，可有异味。女性好发于大小阴唇内侧、肛周、阴道口、尿道口等部位。

【对孕产妇、胎儿及婴幼儿的影响】

1. 巨大尖锐湿疣病灶可阻塞产道，且尖锐湿疣组织在妊娠期脆弱，阴道分娩时易导致大出血。
2. 胎儿宫内感染尖锐湿疣罕见，多数系分娩经软产道时感染，幼儿期有可能发生喉乳头瘤。

【处理原则】

目前尚无方法根除 HPV，治疗原则是去除外生疣状赘生物，改善症状及体征。

1. 妊娠 36 周前 若病灶小、位于外阴时，可用局部药物治疗，为减轻疼痛，用药前可局部表面麻醉（1% 盐酸丁卡因），药物可用安息香酸酊、5% 氟尿嘧啶、50% 三氯醋酸或 0.5% 足叶草毒素酊局部涂擦。若病灶大时，可行物理及手术治疗，如激光、电灼等。巨大病灶可先行手术切除湿疣主体，待愈合后再行药物局部涂擦治疗。性伴侣应同时治疗。

2. 妊娠近足月或足月 如病灶较小且局限于外阴，可电灼或手术切除病灶，届时可经阴道分娩；如病灶广泛，可行剖宫产。

【护理要点】

1. 心理护理 尊重患者，消除患者的思想顾虑，并保护患者的隐私，为患者提供耐心、优质的服务。

2. 消毒隔离　患者在门诊或住院治疗期间，应按接触隔离措施做好隔离消毒，避免交叉感染。

3. 健康教育　预防为主，保持外阴清洁，注意性生活卫生，尽量避免不洁的性生活，正确使用避孕套能预防多种性传播疾病；勿与尖锐湿疣患者共用浴巾、坐便器及衣物等，患者与家庭成员间应做好消毒隔离，避免相互传播；患病后应及时到正规医院治疗，性伴侣应同时治疗。

本章小结

1. 女性生殖系统由于外阴阴道与尿道、肛门邻近，且外阴阴道又是分娩、性交及宫腔操作的通道，较易受到损伤及外界病原体的感染，常见的病原体有细菌、阴道毛滴虫、白假丝酵母菌等。传播途径有沿生殖道黏膜上行蔓延、经血液循环途径蔓延、经淋巴系统扩散及直接蔓延。其临床表现有：阴道分泌物增多、瘙痒、下腹部坠痛及腰骶部疼痛及女性不孕等。

2. 阴道炎症主要包括滴虫阴道炎、外阴阴道假丝酵母菌病、萎缩性阴道炎和细菌性阴道病等。滴虫阴道炎致病菌为阴道毛滴虫，典型症状为阴道分泌物增多，为稀薄泡沫状分泌物，伴外阴瘙痒；外阴阴道假丝酵母菌病致病菌为假丝酵母菌，典型症状为白色稠厚豆渣样或凝乳样阴道分泌物伴外阴及阴道瘙痒；萎缩性阴道炎系主要因卵巢功能减退所致，典型症状为绝经后女性出现外阴瘙痒、灼热感及阴道分泌物增多，伴性交痛；细菌性阴道病是阴道内正常菌群失调所导致的一种混合性感染，阴道内乳酸杆菌减少，厌氧菌居多。主要症状为阴道内分泌物增多，有鱼腥味，可伴有外阴瘙痒及灼热感。

3. 子宫颈炎症常见的病原体有支原体、淋病奈瑟氏双球菌和沙眼衣原体。临床表现主要有阴道黏液脓性分泌物增多、外阴不适。妇科检查可见：宫颈充血、水肿、触之易出血，有黏液脓性分泌物附着。处理原则是在排除早期宫颈癌后，针对病原体给予足量抗生素治疗。宫颈相关疾病包括宫颈糜烂样改变、宫颈息肉、宫颈腺囊肿和宫颈肥大，一般除外宫颈病变后不需特殊治疗。

4. 盆腔炎性疾病是指女性上生殖道及其周围组织的一组感染性疾病，以输卵管炎、输卵管卵巢炎常见。常见症状为下腹疼痛、发热、阴道分泌物增多。处理原则主要为抗生素治疗，应及时、足量，必要时可手术治疗。盆腔炎性疾病后遗症时，患者可有低热、乏力等，临床多表现为不孕、慢性盆腔痛、异位妊娠等。多采用综合方案治疗，同时应嘱患者增强机体抵抗力。

5. 性传播疾病指以性行为为主要传播途径及可通过性行为传播的一组传染性疾病，主要的性传播性疾病有淋病、梅毒及尖锐湿疣等。其传播方式主要有性行为传播、间接接触患者的衣物等用品传播、医源性传播、母儿垂直传播、职业性传播等。淋病及梅毒治疗原则是早期诊断、及时治疗、用药足量、疗程规范。淋病治疗以三代头孢菌素为主，梅毒则以青霉素类药物为主；尖锐湿疣治疗原则是去除外生疣状赘生物，改善症状及体征。

（李晋琼）

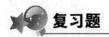 **复习题**

1. 女性生殖系统的自然防御功能有哪些?

2. 女性生殖系统炎症常见的传染途径有哪些?

3. 滴虫阴道炎、外阴假丝酵母菌病和细菌性阴道病的鉴别要点有哪些?

4. 女性生殖系统炎症患者常见的护理诊断/问题有哪些?

5. 盆腔炎性疾病的高危因素有哪些?

6. 生殖系统性传播疾病的传播途径主要有哪些?

第十三章

妇科腹部手术患者的护理

学习目标

1. 掌握腹部手术患者术前、术后的护理措施。
2. 熟悉女性生殖系统肿瘤的护理评估、护理诊断；熟悉子宫颈癌、子宫内膜癌常用的辅助检查方法。
3. 了解女性生殖系统肿瘤的病因、病理；了解子宫肌瘤的分类。

　　手术是妇科常用的治疗手段。它具有双重性，既有去除疾病、修复组织的功能，也有损伤组织、器官及机体的可能性，患者可因恐惧手术而产生比较剧烈的生理与心理应激反应，不仅对神经、内分泌及循环系统产生影响，并且会干扰手术、麻醉的顺利实施，影响患者的治疗效果。因此，术前对受术者进行正确的身心评估，并采取相应的护理措施，术后仔细观察，给予及时、正确的整体化护理，可促进患者的及时康复。

第一节　妇科腹部手术患者的一般护理

【概述】

（一）腹部手术的适应证

子宫本身或（及）附件有病变，性质不明的下腹部包块、急腹症等。

（二）手术的范围、时间、目的

　　1. 妇科腹部手术范围按部位可分为全子宫切除术、次全子宫切除术、子宫肌瘤剥除术、附件切除术、输卵管切除术、卵巢肿瘤剥出术、子宫全切加附件切除术、子宫根治手术、肿瘤细胞减灭术、输卵管再通术等。

　　2. 按手术的时限将手术分为择期手术、限期手术和急诊手术三种。如子宫肌瘤手术多数为择期手术，而宫外孕的手术一般是急诊手术。

　　3. 按手术的目的分为诊断性手术、治疗性手术、姑息性手术等。

（三）围手术期患者的心理

　　围手术期也称手术全期（术前、术中及术后），指护士从迎接患者进入病房到患者术后痊愈回家这段时期。妇科许多手术患者，除具有普通腹部围手术期患者共有的不良应激反应如焦虑恐惧、忧郁孤独、被动依赖、过度敏感与疑心等以外，由于解剖部位的特殊性，患者缺乏相应的解剖、生理学知识，对手术的危险性、术后可能发生的并发症、术后能否康复、尤其是术后能否影响夫妻生活等缺乏必要的心理准备，常出现有别于普通腹部手术的特殊心理反应。

1. 羞怯心理　患有生殖系统疾病的女性患者，尤其年轻未婚患者，出于羞怯心理，往往不愿在众人面前谈及自身疾病，或出于某些隐私，易出现隐瞒病史，讲话遮遮掩掩、含糊不清，体格检查不合作等表现。有些患者因此贻误了治疗。

2. 自卑心理　妇产科疾病患者，尤其妇科癌症晚期，时常有一种孤独的心理状态，表现为淡漠、不愿与外人接触，忧郁不安。随着患者病情的恶化，患者体质虚弱，疼痛难忍，对治疗技术持怀疑态度，加之生活上不能自理，感到死亡威胁逐步逼近，从而产生一种悲观厌世自卑自怜的心理状态。

3. 焦虑心理　由于对病情的忧虑，如附件、子宫手术患者，担心手术后可能会影响到生育、夫妻生活、甚至卵巢功能丧失而使自己失去女性特征等，从而产生极大的精神压力，影响食欲与睡眠，有的患者血压波动也很大，对手术会产生不利的影响。尤其是癌症患者，疾病初期，患者只是猜疑，存有侥幸心理，甚至有的并不在意，但当确诊为癌变后，患者精神出现反常，表现为极大震惊和十分痛苦，产生焦虑与不安。

【围手术期患者的护理】

（一）手术前护理

1. 心理护理　手术前护理人员要了解患者的心理状态，针对患者的需要有目的地进行心理护理，如提醒家属关心患者、给患者讲解相关手术的知识、手术室的护士术前访视患者等，都有利于消除患者的紧张情绪。

2. 配合术前检查　手术前护士要协助医生为患者准备各项实验室及辅助检查。

3. 手术前合并症护理　术前对患者要进行全面的身体评估，如合并内科疾病要细致观察，协助医生积极纠正，以防手术或麻醉加剧病情或引起严重并发症。

4. 皮肤准备　患者入院后，护理人员要加强卫生宣教，嘱其保持外阴清洁。手术前一日进行皮肤准备。手术野准备范围包括上至剑突，下达耻骨联合，旁至腋中线以及外阴与大腿内侧上 1/3 皮肤，并注意脐部的清洁。备皮时要轻柔，防止损伤皮肤，发现皮肤有感染、破损等，应及时处理。如皮肤准备超过 24 小时，应重新准备。

5. 阴道准备　经腹子宫切除术，于术前 3 天开始阴道冲洗。有阴道炎者，冲洗后阴道上药，每日一次。术前当日为患者冲洗阴道，阴道流血及未婚者不做阴道冲洗。阴道冲洗时护士动作要轻柔，注意遮挡患者。

6. 肠道准备

（1）妇科一般手术如子宫全切术、附件切除术等，肠道准备于术前一日开始。手术前一日中午口服 20% 甘露醇或番泻叶导泻，排便至少在三次以上或排出的灌肠液中无粪便残渣，术日晨再用 1% 肥皂水清洁灌肠，术前一日晚进流食，术前 8 小时禁食，术前 4 小时禁水。

（2）妇科恶性肿瘤患者，如卵巢癌肿瘤细胞减灭术，估计手术有可能涉及肠道时，肠道准备应从术前 3 天开始：术前 3 日进无渣半流食，口服肠道消炎药，术前 2 日患者进流食，其他内容同术前3日。护士在给体质虚弱患者清洁灌肠时，应由护士或家属陪伴，注意防止患者因虚脱而跌倒，如腹泻严重时，应从静脉补充液体，以防虚脱。

7. 膀胱准备　术前无菌导尿并留置导尿管。

8. 其他　手术日晨了解患者有无不宜手术的情况发生，如月经来潮、体温突然升高、手术部位皮肤感染等。术前半小时遵医嘱给麻醉辅助剂，如阿托品0.5mg肌肉注射。进入手术室前协助患者取下义齿、发卡及首饰等交家属或给予妥善保管，核对患者姓名、床号、手术带药及手术名称，将患者及病历交手术室人员。

（二）手术后护理

手术结束后由参加手术的护士及麻醉师护送患者回病室，并与值班护士做好床头交接班。值班护士要书写护理病程记录，详细记录手术名称、是否有引流管、引流管是否通畅、引流量及颜色，并标明日期，以便及时更换引流袋。记录患者回到病房时的血压、神志等情况，并做好以下护理：

1. 体位　按医嘱为患者摆好体位。如蛛网膜下腔麻醉，去枕平卧12小时；全麻患者未清醒前取平卧位，将头偏向一侧，防止呕吐物吸入气管，麻醉清醒后按疾病部位不同取侧卧位，次日晨可取半卧位。在患者清醒后应鼓励多活动下肢，有利血液循环，防止术后深静脉血栓形成。

2. 生命体征观察及护理　患者回病房后立即测血压、脉搏、呼吸，血氧饱和度，或做心电监护，遵医嘱给予氧气吸入。并准确记录生命体征变化。

（1）血压：一般术后每0.5~1小时测血压1次，至平稳后，每4小时1次，术后24小时每天测量2次，当发现低血压和心动过速、与休克及失血相关体征、呼吸急促、呼吸困难等应立即报告医生。

（2）体温：手术后24小时体温往往升高，但不超过38℃，多为手术创伤反应，称"吸收热"，无须处理。若24小时后体温仍较高，间隔4小时以上有两次体温>38℃，应注意是否有手术切口、泌尿系统或呼吸系统等部位的感染、脱水或输液反应等。

3. 尿量的观察及护理

（1）保留尿管的时间：附件切除术12~24小时，子宫全切除术24~48小时，子宫广泛性切除术需7~14天。术后尿量至少每小时在50毫升以上，如尿量过少，应检查导尿管是否堵塞、脱落、打折、受压，排除上述原因后，要考虑患者是否入量不足或有内出血休克的可能，及时通知医生及早处理。

（2）导尿的护理：注意保持外阴清洁，每日用0.2%碘伏棉球清洁外阴1~2次。保留尿管时间较长者，在拔除尿管前的2~3天，将尿管夹闭，每2~3小时开放一次，拔出尿管后，督促患者1~2小时排尿，必要时测残余尿量。如残余尿量在100ml以上，需继续保留导尿管。

4. 引流管的观察及护理

（1）引流液的量及性质：一般24小时负压引流液不超过200ml，若术后24小时内引流液每小时大于100毫升并为鲜红色时，应考虑有内出血；如发现引流液为脓性且患者体温升高，则考虑有感染；如引流量逐渐增加，色淡黄要分析是否有漏尿。

（2）拔除引流管时间：一般情况下24小时引流液小于10毫升且患者体温正常可考虑拔除引流管。一般引流管保留不超过72小时。

5. 术后疼痛护理　一般术后 4～6 小时患者都会出现伤口剧痛。术后 24 小时内可用曲马多等止痛药物或镇痛泵，可有效的缓解伤口疼痛；个别患者术后 48 小时仍疼痛较重者，应仔细分析查找原因并做相应处理。术后 12～24 小时患者应取半坐卧位，可减轻伤口疼痛。

6. 恶心、呕吐及腹胀的观察和护理

（1）恶心、呕吐：一般术后呕吐不需要处理，嘱患者头偏向一侧，及时吐出、清理呕吐物，清洁口腔，保持床单干净整齐，待药物作用消失后症状会自行缓解。严重的呕吐要通知医生相应处理。对由于低钾、低钠电解质平衡紊乱引起的呕吐，要及时补钾、补钠予纠正。

（2）腹胀：一般情况下手术后肠蠕动于术后 12～24 小时开始恢复，48 小时恢复正常肠蠕动，一经排气，腹胀即可缓解。如果术后 48 小时肠蠕动仍未恢复正常，应及时查找原因，如排除肠梗阻，可选择以下促进肠蠕动措施：①用新斯的明 0.5mg 肌注；②肛管排气；③用肥皂水或 1、2、3 灌肠液低位灌肠；④热敷下腹部等。未排气之前不要食用奶制品及甜食，以免增加肠内积气，并鼓励、帮助患者早期活动，以促进肠蠕动恢复，防止肠粘连。

7. 伤口观察及护理　手术后 24 小时内观察伤口有无渗液、渗血，以后应注意有无感染，敷料湿透时应及时更换，保持伤口清洁、干燥。

（三）手术后健康指导

1. 手术后住院期间健康指导

（1）心理指导：及时了解患者的心理状态，如因伤口的疼痛不适造成的不良情绪，应及时给予解除。

（2）饮食：一般手术 24 小时后可进流质饮食，但禁奶类和糖类，饮食量不可过多。待自行排气后，再改半流质，术后 3 天肠蠕动完全恢复后可进普食。涉及肠道的手术则需禁食 3 天后进流质饮食 3 天，再改半流质和普通饮食。进行胃肠减压的患者均应禁食。术后患者注意加强营养，增加蛋白质及维生素的摄入，促进伤口愈合。

（3）呼吸：对实施全麻、手术时间长，尤其老年、肥胖患者，术后鼓励患者深呼吸，第一个 12 小时，每小时一次，以后的 12 小时，每 2～3 小时一次。咳嗽、咳痰时，用双手压住伤口的两侧，以胸式呼吸用力咳出。

（4）活动：术后因有各种导管或体弱不能下床活动者，鼓励患者活动肢体，每 15 分钟进行一次腿部运动，防止下肢静脉血栓形成。每 2 小时翻身一次，有助于改善循环。术后无高热、贫血、心血管疾患等禁忌证时，撤出尿管后应协助并鼓励患者早期下床活动，高危患者穿弹力袜或绷带促进血液循环，避免久坐。

2. 出院后健康指导

（1）休息：经腹全子宫切除术后休息并禁止性生活及盆浴 3 个月。子宫肌瘤剥除术、卵巢囊肿剥除术及宫外孕手术后休息并禁止性生活及盆浴 1 个月，活动要适当，避免过度劳累。

（2）饮食：选择高蛋白、多维生素饮食，如瘦肉、蛋类及新鲜水果、蔬菜等。

（3）症状的观察：注意伤口愈合情况。若伤口出现红肿、硬结、疼痛或发热等症状及时来院就医。伤口拆线 1 周后可淋浴。妇科手术患者出院后应在 1 个月至 1 个半月来医院复查。

（四）妇科常见急腹症及患者的护理要点

1. 常见妇科急腹症　妇科急腹症是指因妇科疾病引起的剧烈的急性腹痛。一般需要急诊手术的情况有：异位妊娠流产或破裂、卵巢肿瘤蒂扭转或破裂、子宫内膜异位囊肿破裂、子宫肌瘤嵌顿、变性、外伤性子宫及卵巢破裂等。

2. 急腹症的临床特点　患者急性下腹部疼痛，可有明显的腹膜刺激征：如异位妊娠，可因腹腔内出血而引起失血性休克及相应临床表现；患者可因疼痛而紧张及恐惧，家属明显焦虑和急躁。

3. 护理要点　急症患者因情况紧迫，护士应特别沉着、冷静应对：

（1）快速接诊，立即通知医生，使患者及家属消除恐惧感及焦虑心理。

（2）进行简要的病史采集，迅速评估病情，同时给予吸氧、心电监护等紧急救治措施。

（3）详细记录接诊时患者的神志、呼吸、脉搏、血压、采取的措施及救治效果。

（4）如患者处于休克状态，给患者迅速开放静脉通道、补液、备血，同时注意保暖。

（5）需手术者，迅速配合做好术前准备，尽快送往手术室。急症患者不必灌肠。

第二节　宫颈癌患者的护理

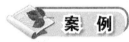 案　例

患者，48 岁，因接触性出血一年，阴道异常排液半年入院。妇科查体：阴道壁光滑，穹隆软，宫颈外口下唇突出一菜花状肿物，直径 3cm，子宫体正常大小，双附件未触及异常，行宫颈活检组织检查病理报告为宫颈低分化鳞状细胞癌。于入院第 5 天在全麻下行广泛性子宫切除术及盆腔淋巴结清除术，术中置盆腔引流管。现术后第 1 天，患者诉腹部胀痛，夜眠差。查体：T37.8℃，P88 次/分，R22 次/分，BP120/80mmHg，心肺正常，腹部伤口敷料清洁，肠鸣音未闻，尿管引流通畅，色清，量正常，盆腔引流液呈淡红色，约 30ml。

问题：1. 入院时如何对患者进行正确的护理评估？

　　　2. 术后如何对该患者进行护理？

【概述】

宫颈癌（cervical cancer）是女性生殖器官最常见的恶性肿瘤之一，在女性恶性肿瘤中发病率仅次于乳腺癌。平均发病年龄为 52.2 岁，原位癌高发年龄为 30~35 岁，浸润癌为 50~55 岁。近年来，随着宫颈脱落细胞学筛查的普遍开展，使疾病在癌前病变阶段即得到了诊断和治疗，因此宫颈癌的发病率及死亡率已呈下降趋势。目前认为宫颈癌是一个可以预防的肿瘤。

（一）病因

1. 主要病因　目前研究显示高危型人乳头瘤病毒（human papilloma viruses，HPV）的持续感染是子宫颈上皮内瘤变和宫颈癌的主要病因，宫颈鳞状细胞癌中 HPV16 型最多见，其次是 HPV18、45、31 和 33 型；宫颈腺癌中 HPV18 和 45 亚型较常见。

2. 高危因素　其他与宫颈癌的发生有关的高危因素还有：

（1）过早开始性生活，多个性伴侣。

（2）早婚，早育，多产。

（3）性传播疾病导致的宫颈炎症对宫颈的长期刺激。

（4）其他病毒感染如疱疹病毒Ⅱ型（HSV-Ⅱ）感染。

（5）吸烟、长期服用口服避孕药等。

（二）病理

子宫颈癌好发部位于子宫颈移行带即鳞-柱交界区。在某些致癌因素的影响下，移行带区活跃的未成熟细胞或增生的鳞状上皮可向非典型方向发展形成宫颈上皮内瘤样病变（cervical intraepithelial neoplasia，CIN），并继续发展成为镜下早期浸润癌和浸润癌。

1. 宫颈上皮内瘤变（CIN）　CIN是与宫颈浸润癌密切相关的一组癌前病变，包括宫颈不典型增生与宫颈原位癌。根据宫颈上皮细胞异常的程度将宫颈上皮内瘤变分为Ⅲ级：①CINⅠ：为轻度不典型增生；②CINⅡ：即中度不典型增生；③CINⅢ：包括重度不典型增生及原位癌。

2. 宫颈浸润癌　根据肿瘤的组织来源，宫颈浸润癌80%～85%为鳞状细胞癌，腺癌占10%～15%，极少数为鳞腺癌，仅占3%～5%。

微小浸润癌早期单凭肉眼很难与慢性宫颈炎的某些类型相鉴别。当发展到一定阶段可出现以下四种类型（图13-1）。

（1）外生型：又称菜花型，最常见。癌组织向外生长，最初呈息肉样或乳头状隆起，继而发展为向阴道内突出的菜花样赘生物，质脆，易出血。

（2）内生型：癌组织向宫颈深部组织浸润，宫颈肥大、质硬，宫颈表面光滑或仅有表浅溃疡。

（3）溃疡型：无论外生型或内生型病变进一步发展时，癌组织坏死脱落，可形成凹陷性溃疡。严重者宫颈为空洞所代替，形如火山口。

（4）颈管型：癌灶隐蔽于宫颈管，侵入宫颈及子宫下段供血层，并转移到盆壁的淋巴结。

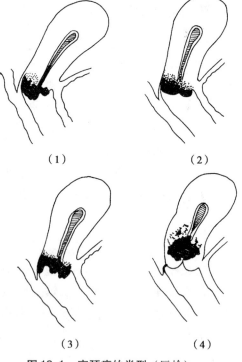

（1）　　　　　　（2）

（3）　　　　　　（4）

图13-1　宫颈癌的类型（巨检）

（三）转移途径

1. 直接蔓延　为最常见的扩散方式。癌灶可向阴道、宫体、宫旁组织、主韧带、阴道旁组织以及输尿管、骨盆壁、膀胱、宫骶韧带、直肠蔓延。

2. 淋巴转移　是浸润癌的主要转移途径。癌瘤可经宫旁组织中的小淋巴管转移到闭孔、髂内、髂外、髂总淋巴结，进而腹主动脉旁淋巴结和腹股沟深浅淋巴结，晚期可转移到左锁骨上淋巴结。

3. 血行转移　少见，晚期可经血行转移至肺、肾或脊柱等。

（四）临床分期

按国际妇产联盟（FIGO）2009修订的临床分期标准分期如下（表13-1，图13-2）：

表13-1　子宫颈癌的临床分期

期别	肿瘤范围
Ⅰ期	病灶严格局限在子宫颈（扩展至宫体将被忽略）
ⅠA	镜下浸润癌。间质浸润深度≤5mm，水平扩散≤7mm
ⅠA1	间质浸润深度≤3mm，水平扩散≤7mm
ⅠA2	间质浸润深度>3mm，且≤5mm，水平扩散≤7mm
ⅠB	肉眼可见病灶局限于宫颈，或临床前病灶>IA期
ⅠB1	肉眼可见病灶最大径线≤4cm
ⅠB2	肉眼可见病灶最大直径>4cm
Ⅱ期	癌灶超过子宫颈，但未达骨盆壁或未达阴道下1/3
ⅡA	无宫旁浸润
ⅡA1	肉眼可见病灶最大径线≤4cm
ⅡA2	肉眼可见病灶最大直径>4cm
ⅡB	有宫旁浸润
Ⅲ期	癌灶扩展至骨盆壁和（或）累及阴道下1/3和（或）引起肾盂积水或肾无功能者
ⅢA	癌累及阴道下1/3，没有扩展至盆壁
ⅢB	癌扩展到骨盆壁和（或）引起肾盂积水或肾无功能者
Ⅳ期	癌灶播散超出真骨盆或（活检证实）侵犯膀胱或直肠黏膜，泡状水肿者不列入Ⅳ期
ⅣA	癌播散至邻近器官
ⅣB	癌播散至远处器官

【护理评估】

（一）健康史

了解患者的婚育史、性生活史以及月经情况，有无阴道不规则流血史及异常白带，特别是接触性阴道出血；有无慢性宫颈炎及HPV感染史，是否进行过检查及治疗等。

（二）身体评估

1. 症状　宫颈癌早期常无明显症状，随病情进展，可出现不规则阴道出血、阴道分泌物增多和疼痛。这些症状的轻重与临床分期、肿瘤的生长方式、组织病理类型、患者的身体状况有关。

（1）阴道流血：最典型的早期症状为接触性出血。随病情进展，可表现为不规则阴道出血。如晚期癌侵犯间质内大血管时，可引起致命性大出血。

（2）阴道排液：多发生在阴道出血之前。阴道排液增多，白色或血性，稀薄如水样或米汤样，早期可没有任何气味。晚期因癌组织破溃，组织坏死，继发感染时则有大量脓性或米汤样恶臭白带。

（3）疼痛：因癌组织浸润宫旁组织或压迫血管、神经，引起坐骨神经痛或腰骶部持续性

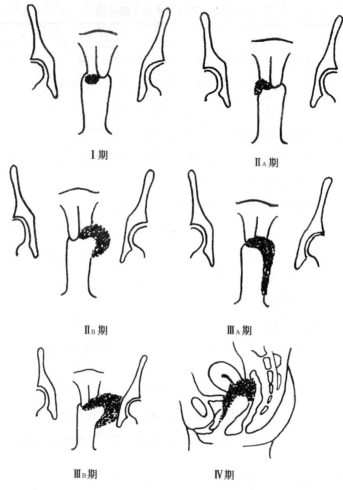

Ⅰ期   ⅡA期

ⅡB期   ⅢA期

ⅢB期   Ⅳ期

图 13-2　宫颈癌临床分期示意图

疼痛，淋巴系统受侵可引起淋巴回流受阻，从而出现下肢水肿等。

（4）其他：晚期癌组织压迫或侵犯膀胱，可有尿频、排尿困难及血尿。侵犯直肠可有肛门坠胀、大便秘结、里急后重等。到疾病末期，患者可出现消瘦、发热、恶病质等全身衰竭状况。

2. 体征　妇科检查早期局部无明显病灶，随着病程的发展，宫颈浸润癌可表现为不同的局部体征。外生型宫颈癌可见有息肉状、乳突状或菜花状赘生物突出于宫颈；内生型宫颈癌可见子宫颈肥大成桶状、质硬，晚期癌组织破溃、感染，表面可形成凹陷性溃疡，或覆盖灰褐色坏死组织、恶臭，侵犯阴道壁可见赘生物或局部组织弹性消失，侵犯宫旁组织时可触及两侧增厚呈结节状，侵及盆壁，可形成冰冻骨盆。

（三）心理社会评估

当患者被确定癌症后，常表现为恐惧和绝望，迫切希望能采取各种方法减轻痛苦，延长生命；宫颈癌手术范围大、留置尿管时间长、恢复慢，使患者较长时间不能正常地生活、工作，常出现担心、焦虑情绪。

（四）辅助检查

1. 宫颈癌筛查　目前临床采用薄层液基细胞学（Thinprep cytologic test，TCT）与高危型人乳头瘤病毒（HPV）联合检测，作为筛查和早期发现宫颈癌的主要方法。

2. 阴道镜检查 多用于筛查异常的患者。阴道镜检查同时进行醋白试验和碘试验，根据检查所见确定活组织检查部位，以提高活检的准确率，常用的碘溶液为卢戈（Lugol）液。

3. 宫颈活组织检查 是确诊宫颈癌前病变和宫颈癌的最可靠和不可缺少的方法。一般应在阴道镜指导下，在醋白上皮和碘试验不着色区域肉眼观察到的可疑癌变部位行多点活检，送病理检查。

（五）治疗原则

目前国内外对宫颈癌的治疗强调治疗的个体化，常采用以手术和放疗为主，化疗为辅的综合治疗。手术范围根据患者的临床分期、年龄和生育要求、全身情况、经济状况等综合考虑。

1. 宫颈上皮内瘤样病变

（1）CIN Ⅰ：60%~85% 的 CIN Ⅰ 会自然消退，故对活检证实的 CIN Ⅰ 并能每 6 个月复查一次细胞学或高危型 HPV-DNA 者可仅观察随访。若在随访过程中病变发展或持续存在 2 年，应进行治疗。治疗方法有冷冻和激光治疗等。

（2）CINⅡ和 CINⅢ：约 20% 的 CINⅡ 会发展为原位癌，5% 发展为浸润癌，故所有的 CINⅡ 和 CINⅢ 均需要治疗。较好的治疗方法是 LEEP（loop electrosurgical excisional procedure）手术或冷刀锥切。经宫颈锥切术确诊、年龄较大、无生育要求的 CINⅢ 也可行全子宫切除术。

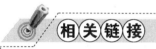

相关链接

LEEP 刀治疗

LEEP（loop electrosurgical excisional procedure，LEEP）刀亦称超高频电波刀，是一种先进的微创型电外科切除术。可用于治疗宫颈糜烂样改变、宫颈息肉、宫颈肥大、宫颈湿疣、宫颈癌前病变（CINⅠ、CINⅡ）切除等。LEEP 刀治疗具有以下优点：①手术效果较传统电刀精细；②对临近组织伤害小，产生炭化现象少，较少影响病理检查结果；③没有电流通过身体及不会发生灼伤；④患者痛苦小，疤痕小，较少发生出血和感染等并发症。

1. 器械准备 高频电波治疗仪、高频电波刀、无菌手套、无影灯、氧气、吸引器、止血药等。

2. 手术方法 患者取膀胱截石位，电极板贴敷一侧大腿内侧，连接好仪器设备，将治疗仪功率选择 30~60W，采用电凝或电切混合挡 2 或 3，常规消毒外阴、阴道，铺消毒洞巾，置窥器，暴露宫颈，碘或醋酸涂宫颈表面，确定病变范围，根据病灶面积选择合适的三角形高频电刀头，在病变范围边缘外 0.3cm 处顺时针旋转 360° 切除病灶组织。

3. 术中配合 协助对患者进行消毒，贴好电极板，一定要和患者大腿严密接触，检查仪器设备功能是否正常，调节好切割、凝结功能；注意监测患者的生命体征。

4. 护理要点

（1）术前患者准备：阴道分泌物检查，除外妇科炎症；心理疏导，解除紧张情绪，老年患者除外内科合并症。

（2）手术时间：选择月经干净 3~7 天进行。

5. 术后指导 嘱患者一周内避免骑车等剧烈活动；术后服用抗生素 3~5 天；术后禁性生活直至创面愈合；注意阴道出血情况，如出血多随时就诊；定期妇科检查。

2. 宫颈浸润癌

（1）手术治疗：适用于早期浸润癌（ⅠA～ⅡA 期）。ⅠA1 期多行全子宫切除术，年轻患者保留正常卵巢，有生育要求的年轻患者可行宫颈锥形切除术；ⅠA2 选用改良根治性子宫切除术及盆腔淋巴结清扫术；ⅠB～ⅡA 期作根治性子宫切除术及盆腔淋巴结清扫术。

（2）放射治疗：适用ⅡB～Ⅳ宫颈癌患者；不能耐受手术患者；宫颈大块病灶的术前放疗；手术治疗后病理检查发现有高危因素的辅助治疗。

（3）化疗：多用于晚期子宫颈癌的姑息治疗或手术的辅助治疗。

理论与实践

本文患者接触性出血一年，阴道排液半年入院。检查发现宫颈外口下唇突出直径 3cm 大小菜花状肿物，应行宫颈活组织病理学检查确诊。病理证实为宫颈低分化鳞状细胞癌。但癌肿没有侵犯到阴道壁和宫旁组织，可考虑临床诊断为宫颈癌ⅠB 期。评估该患者可以手术治疗，术式采用广泛性子宫切除术及盆腔淋巴结清扫术。

【护理诊断/问题】

1. 焦虑　与子宫颈癌可危及生命或子宫颈癌手术有关。
2. 营养失调　与长期的阴道流血及癌症的消耗及术后营养不当有关。
3. 舒适的改变　与宫颈癌浸润转移、异常的阴道排液、流血及手术创伤有关。
4. 排尿异常　与子宫颈癌侵犯膀胱及输尿管或子宫颈癌根治术干扰膀胱正常功能有关。
5. 潜在的并发症：感染、下肢血栓性静脉炎。

【预期目标】

1. 提高患者对肿瘤疾病的认识，消除心理恐惧，增强治疗信心。
2. 营养失调得到改善。
3. 患者能描述促成不适的因素，最大限度地促进舒适。
4. 患者恢复或接近本人健康时排尿状态，排尿后有舒适感。
5. 感染得到控制或消除。

【护理措施】

（一）心理护理

加强护患之间的沟通，建立良好的护患关系。向患者及家属做好宣传解释工作，介绍各种诊治过程中可能出现的不适及有效的应对措施，以帮助其消除顾虑。

（二）一般护理

提供舒适环境。指导患者保持外阴清洁，同时加强会阴护理，鼓励患者摄入高蛋白、高维生素饮食，改变营养状态。

（三）医护配合

1. 手术患者术前每天可冲洗外阴 1～2 次。行阴道冲洗时，动作要轻柔，以免损伤子宫颈癌组织引起阴道大出血。

2. 术后注意观察病情，促进舒适，预防并发症。①遵医嘱给予抗生素，以预防感染。②有淋巴囊肿形成时，遵医嘱给予湿热敷，以促使消散防止感染。③术后注意观察患者有无如疼痛、发热、腹胀等症状，及时采取相应的护理措施。④注意预防下肢血栓性静脉炎的发生，可采取术后初期指导患者进行床上肢体活动，协助患者翻身，定时间断压迫患者的下肢。⑤有明显伤口疼痛者，遵医嘱给予止痛药物。

3. 保持引流管的通畅，一般引流管于手术后 48～72 小时取出。

4. 促进膀胱功能的恢复，预防泌尿系感染。术后尿管需留置 7～14 天，术后第二天指导患者进行骨盆底肌肉群的训练，以强化膀胱外括约肌的张力。

5. 术后需接受放化疗患者，按有关护理程序护理。

（四）健康教育

1. 保健知识宣传　实行晚婚，提倡少育；开展性卫生教育，积极治疗性传播疾病，发现宫颈上皮内瘤样病变者，及时治疗；重视高危因素及高危人群，如有月经异常或性交后出血者，应及时去医院就诊。

2. 大力提倡宫颈癌筛查　预防宫颈癌正确的做法是坚持定期筛查。2012 年 NCCN 发布的宫颈癌筛查指南提出：

（1）21～29 岁的妇女，单独进行细胞学筛查，每 3 年一次。

（2）30～65 岁的妇女，进行细胞学和 HPV 联合检测，其间隔定为 5 年，或每 3 年单独的细胞学检查。如果两者均阳性，则行阴道镜检查及病理检查，根据结果进行相应治疗；但如果细胞学检查结果为阴性，但 HPV 阳性，可选择：①在 1 年后重复测定细胞学和 HPV；②直接测 HPV 型别，如果 HPV16 型或 HPV18 型阳性，建议阴道镜检查。如果 HPV16/18 均阴性，可在 12 个月再次复查。但如果细胞学检查结果为阳性，但 HPV 阴性，可按细胞学异常的结果进行处理。

（3）65 岁以上者，既往筛查结果连续阴性，并且没有 CINII 或更高病变的历史，就可以停止筛查。如果曾经有过 CINⅡ，CINⅢ 或原位腺癌，则常规筛查应持续至其后 20 年，即使超过 65 岁也应该进行。

（4）如果女性在任何年龄切除了子宫和宫颈，没有 CINⅡ 及以上的病变，则不需要再进行筛查。

3. 出院指导

（1）嘱患者加强营养，促进身体恢复：手术后 3～6 个月内避免体力劳动和性生活，康复以后应逐步增加活动强度，适当地参加社交活动及正常的工作等。

（2）定期随访：治疗后 2 年内每 3 个月随访 1 次；第 3～5 年，每 6 个月 1 次，第 6 年开始，每年复查 1 次。如有症状随时到医院检查。

实践与理论

　　本患者行广泛性子宫切除术及盆腔淋巴结清除术。术后第一天，生命体征平稳，尿色尿量正常。患者诉腹胀痛，夜眠差，情绪低落。护理措施：①促进肠功能及早恢复，进不胀气流食，床上翻身，协助定时活动下肢；②减轻疼痛，遵医嘱给予曲马多 100mg 肌注，嘱患者取半卧位；③心理护理。

【结果评价】

1. 患者已解除顾虑，主动配合治疗。
2. 患者采用合理的膳食，体重增长。
3. 患者已能列举减轻症状促进舒适的具体措施。
4. 膀胱功能已恢复正常。
5. 子宫颈癌根治术后恢复良好，无感染征象。

第三节 子宫肌瘤患者的护理

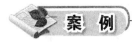 案 例

患者，39 岁，因"月经量增多、经期延长 3 年，加重伴心慌、心悸 2 个月"入院。无痛经史。孕₁产₁。查体：贫血貌，心肺正常，下腹稍膨隆，于耻上可触及一肿物边缘，表面光滑，质硬，无压痛。阴道检查：外阴已婚已产型，阴道畅，内有血，宫颈光滑，子宫前位，增大如孕 3 个月大小，后壁突出，质硬，活动度可，双附件阴性。辅助检查：血红蛋白 71g/L。收住院后患者顾虑重重。

问题：1. 入院后如何对患者进行护理评估？
　　　2. 针对该患者的护理问题采取的护理措施？

【概述】

子宫肌瘤（myoma of uterus）是由子宫平滑肌和少量结缔组织形成的肿瘤，故又称子宫平滑肌瘤，是女性生殖器中最常见的一种良性肿瘤。子宫肌瘤多见于 30～50 岁妇女，因临床表现不一，故一些无症状带瘤者易被忽略。

（一）病因

发病原因目前仍不清楚。因子宫肌瘤好发于生育年龄，20 岁以前少见，绝经后萎缩或消退，提示子宫肌瘤的发生可能与性激素（包括雌激素和孕激素）有关。

（二）病理

1. 巨检　子宫肌瘤为实性肿瘤，可单个或多个生长在子宫的任何部位。大小不一。压迫周围的肌壁纤维可形成假包膜，与肌瘤间有一层疏松的网状间隙，使肌瘤易从假包膜中剥出。

2. 镜检　子宫肌瘤多由梭形的平滑肌细胞和不等量的纤维结缔组织构成。平滑肌细胞大小均匀，排列成栅栏状或旋涡状结构。

3. 变性　当肌瘤生长快，局部供血不足时，肌瘤失去原来的典型结构，称为肌瘤变性，常见的变性有玻璃样变、囊性变、红色样变、钙化及少见的肉瘤样变。

（三）分类

子宫肌瘤按肌瘤所在部位分为子宫体肌瘤（占 90%）和宫颈肌瘤（占 10%）。肌瘤原发

于子宫肌层，随之向不同方向生长，根据肌瘤与子宫肌壁的关系而分为三种类型：

1. 肌壁间肌瘤　最常见，占总数的60%~70%。
2. 浆膜下肌瘤　约占总数的20%。可形成带蒂的浆膜下肌瘤或突入阔韧带内，形成阔韧带内肌瘤。
3. 黏膜下肌瘤　约占总数的10%~15%。黏膜下肌瘤易形成蒂，蒂部较长时肌瘤可堵子宫颈口或突出于阴道内。

各种类型的肌瘤发生在同一个子宫，称为多发性子宫肌瘤（图13-3）。

【护理评估】

（一）健康史

护士应了解并记录发病后月经的变化、是否接受过治疗，经过、疗效如何；有无伴随的其他症状。了解婚育情况，有无不孕或流产史，有无长期服用雌激素药物史。

（二）身体评估

1. 症状　患者的症状与肌瘤生长部位、大小、数目和生长速度及肌瘤的变性有关，其中肌瘤生长的部位对患者的症状影响较大。

（1）月经异常：为最常见的症状。常表现为月经量增多，经期延长，周期缩短。以黏膜下肌瘤出血最早，其次为大肌壁间肌瘤，小肌壁间肌瘤及浆膜下肌瘤很少影响月经。

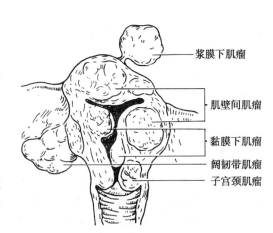

图13-3　各型子宫肌瘤示意图

（2）下腹包块：当肌瘤增大超出盆腔时，患者在下腹部能摸到质硬、形态不规则的包块，尤其当膀胱充盈时明显。

（3）白带增多：黏膜下肌瘤合并感染时，可排出脓性或血性白带。

（4）腹痛、腰酸、下腹坠胀：一般患者无腹痛，常见的症状是下腹坠胀，腰背酸痛等。浆膜下肌瘤发生蒂扭转时可出现急性腹痛。肌瘤发生红色变性时，腹痛剧烈且伴发热。

（5）压迫症状：子宫前壁下段肌瘤压迫膀胱出现尿频、尿急、排尿障碍、尿潴留等，后壁压迫直肠可致便秘、大便不畅等，阔韧带肌瘤压迫输尿管可致肾积水。

（6）不孕：因肌瘤压迫输卵管使之扭曲或子宫腔变形，妨碍卵子受精和受精卵着床，不孕率可占25%~40%。

（7）继发性贫血：患者长期月经过多可导致继发性贫血。严重时有全身乏力、面色苍白、气短、心慌等症状。

2. 体征

（1）肌瘤较大在腹部扪及质硬、不规则、结节状块物。妇科检查子宫呈均匀或不规则增大，表面可扪及单个或多个结节状突起，质硬。

（2）黏膜下肌瘤如突出子宫颈口或脱出在阴道内，则可见到瘤体，一般呈红色，表面光滑，质实；如伴感染，瘤体表面有渗出液覆盖或溃疡形成。

（三）心理社会评估

子宫和月经是女性的特征。她们担心术后丧失女性特征，影响夫妻感情；对肿瘤的性质疑虑、迫切想了解手术方式、年轻未育患者担心以后的生育问题，因此而产生不同程度的焦虑、紧张以及对手术的恐惧心理。

（四）辅助检查

B 型超声波检查是最常见的辅助检查方法，还可以通过诊断性刮宫、宫腔镜、腹腔镜等协助诊断。

理论与实践

　　评估该患者存在：①有月经改变：月经量增多、经期延长；继发性贫血：心慌、心悸；②体征：子宫增大如孕 3 个月大小，后壁突出；③辅助检查：检测血红蛋白 71g/L。尚需协助患者做 B 超进一步证实；④心理评估：患者对自身病情不了解，存在紧张、焦虑心理。综合该患者症状、体征，评估该患者需手术治疗。

（五）治疗原则

根据患者年龄、生育要求、症状、肌瘤大小等情况全面考虑，可采用：

1. 随访观察　若肌瘤小、无症状或已近绝经期患者。可每 3～6 个月复查 1 次。

2. 药物治疗　凡症状轻，近绝经年龄及全身情况不能手术者，可给药物治疗。

（1）促性腺激素释放激素类似物（GnRH-a）：如曲普瑞林，适用于：①缩小肌瘤以利于妊娠；②控制症状，纠正贫血（血红蛋白含量 <80g/L）；③术前子宫肌瘤的预处理：为便于内窥镜手术和经阴道手术需缩小肿瘤大小；④近绝经妇女，通过用药提前过渡到自然绝经。治疗可在月经周期的前 5 天开始，每 4 周注射一次，每次 1 支，疗程 3 个月。

（2）米非司酮：12.5mg，口服，每日一次，作为术前用药或提前绝经用，不宜长期使用。

3. 手术治疗　适用于①症状明显以致继发性贫血，药物治疗无效；②浆膜下肌瘤蒂扭转；③有压迫症状；④因肌瘤引起的不孕或反复流产；⑤肌瘤生长速度快，怀疑有恶变者。手术方式有：

（1）子宫肌瘤剥除术：适用于有保留生育要求的患者。肌壁间肌瘤多经腹或腹腔镜，黏膜下肌瘤经阴道或宫腔镜切除。

（2）子宫切除术：不需保留生育功能，或疑有恶变者，可行子宫次全切除术或子宫全切术。

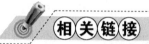

相关链接

子宫动脉栓塞术（UAE）

　　UAE 是指在医学影像设备指导下，经子宫动脉运用导管等器材，根据子宫动脉的直径大小及病灶血供分布情况，通过双侧子宫动脉内注入适量的栓塞剂，使子宫的病灶血管床被永久栓塞，以达到对疾病治疗的目的。UAE 技术要求较高，操作应由放射科导管室医生进行，栓塞剂现多选用聚乙烯醇颗粒，是目前较为理想的栓塞剂。

UAE 的适应证：经妇科检查，确属子宫肌瘤引起的出血（月经过多，经期延长）；子宫肌瘤引起的慢性下腹部疼痛，腰腿痛；子宫肌瘤引起的膀胱、输尿管压迫症状；子宫肌瘤剥除术后复发。单发肌瘤效果好，多发肌瘤需要多次栓塞，易复发。

UAE 的禁忌证：存在血管造影检查的禁忌证，包括心、肝、肾等重要器官功能障碍，出凝血机制异常；妇科急、慢性炎症未能得到控制，可疑恶性肿瘤，子宫内膜异位症者；碘过敏试验阳性；相对禁忌证包括绝经后严重动脉硬化及高龄患者。

【护理诊断/问题】

1. 焦虑　与知识缺乏、手术切除子宫有关。
2. 组织灌注量异常　与出血过多有关。
3. 疼痛　与肌瘤变性、扭转、压迫盆腔神经有关。
4. 有感染的危险　与失血过多、机体抗病能力减弱或子宫口长期扩张致上行性感染和手术有关。

【预期目标】

1. 患者焦虑减轻，主动与医务人员配合，完成治疗。
2. 出血减少或停止，贫血得到纠正，无头晕等症状。
3. 疼痛减轻或消失，能采取应对措施。
4. 能明确与感染有关的临床症状并能列举预防措施，维持正常体温。

【护理措施】

（一）心理护理

主动与患者交谈，了解患者存在的疑虑，耐心向患者及其家属讲解疾病的有关知识，指出子宫肌瘤是良性肌瘤，子宫全切或次全切除术如保留了卵巢，术后仍有激素分泌，可维持女性的体貌特征。

（二）一般护理

1. 注意阴道分泌物的观察，指导患者保持外阴部的清洁干燥。
2. 注意观察阴道出血量，嘱急性出血期患者减少活动，卧床休息，注意保暖，鼓励加强营养，注意含铁食物的摄入。注意观察患者的生命体征，正确估计出血量。
3. 了解患者疼痛的具体部位、程度以及疼痛的性质，帮助患者选择舒适体位。如浆膜下肌瘤者出现剧烈腹痛，应考虑肌瘤蒂扭转，并立即通知医生，作好急诊手术准备。

（三）医护配合

1. 对子宫全切或肌瘤切除的患者，术前、术后除按妇科腹部手术患者的护理以外，也应特别注意观察阴道有无流血。
2. 密切观察患者的体温、腹痛、手术切口及血象变化，发现感染征象及时报告医生；按医嘱保证抗生素的有效使用；加强会阴护理，保持会阴清洁。

(四) 健康教育

1. 健康知识宣传 宣传月经的有关常识，增强妇女的自我保健意识，促使妇女定期接受盆腔检查，做到预防为主，有病早治。

2. 用药指导 对应用激素治疗的患者，应指导患者正确服药并说明服药过程中可能出现的副作用。如促性腺激素释放激素类似物的副作用为潮热、出汗、阴道干燥等围绝经期症状，长期使用可导致骨质疏松，故不可滥用。

3. 定期随访 采取随访观察者应 3～6 个月定期复查。在随访观察中，要教育患者保持精神舒畅，注意加强营养。如出现症状严重，随时就诊更改治疗方案。

4. 出院指导 指导手术患者出院 1 个月后到门诊复查，全子宫切除术者术后 3 个月内应避免重体力劳动和性生活。有不适或异常症状，需及时随诊。子宫肌瘤剥除术后如有妊娠意愿，需根据医师指导，一般需避孕 2 年以上，另外，子宫肌瘤有 50% 复发几率，约 1/3 患者需再次手术。

实践与理论

入院后根据患者要求准备实施子宫次全切除术。

护理诊断：①组织灌注量不足；②焦虑；③有感染的危险。

护理措施：①与患者进行心理沟通，消除思想顾虑，使其积极配合治疗；②遵医嘱给予止血、补血药，纠正贫血，使血色素升至 80g/L 以上再手术；③嘱患者保持会阴清洁，预防感染；④术前 3 天行阴道擦洗，1 次/天，术前 1 天及术日按腹部手术要求进行准备。

【结果评价】

1. 患者能接受子宫切除术，表现为主动配合诊治的过程；术后恢复正常生活方式。
2. 患者具有子宫肌瘤的有关诊治常识及术后保健措施。
3. 患者面色红润，血色素恢复正常。
4. 患者无感染征象，维持正常体温。

第四节　子宫内膜癌患者的护理

案 例

患者，56 岁，因绝经 2 年后阴道不规则出血 3 个月入院。既往有高血压、糖尿病史 8 年。长期口服降压药、降糖药。查体：BP：150/100mmHg，矮胖体形，心肺正常，腹软，肝脾未触及。阴道检查：外阴已产型，阴道畅，内有暗红色血，量多，宫颈光，子宫前位，如孕 40^+ 天大小，质中，轻压痛，双附件未触及异常。辅助检查：血常规正常，空腹血糖 9.8mmol/L，B 超示子宫内膜增厚 2.0cm，并有团块状低回声区范围 3.3cm×2.5cm，宫底浅肌层回声不均。行分段诊断性刮宫，病理报告：子宫内膜高分化腺癌。建议患者行手术治疗，患者认为自己已患绝症，对生活失去信心，拒绝治疗。

问题：该患者护理评估中的特点有哪些？确诊的方法是什么？

【概述】

子宫内膜癌（carcinoma of endometrium）是指原发于子宫内膜的一组上皮性恶性肿瘤，是女性生殖器常见的三大恶性肿瘤之一。该病约占女性生殖道恶性肿瘤的 20%~30%，占女性全身恶性肿瘤的 7%。近年来该病的发病率呈上升趋势。

（一）病因

本病确切的病因不清，目前研究发现子宫内膜癌的发病类型可能有两种：

1. 雌激素依赖型　可能是子宫内膜长期接受内、外源性的雌激素刺激而无孕激素拮抗，进而发生子宫内膜增生症，甚至癌变。此类患者多较年轻，常伴肥胖、糖尿病、高血压、未育、少育、绝经延迟等，20% 有家族内膜癌史，预后较好。

2. 非雌激素依赖型　常见于老年、体弱的妇女，癌周围子宫内膜多萎缩，肿瘤恶性度高，预后差。

（二）病理

1. 大体　子宫内膜癌可呈局限性生长或弥漫性侵犯子宫内膜的大部或全部，多见于宫腔底部或宫角部。

2. 镜下　子宫内膜癌 80%~90% 为腺细胞癌，少数为腺癌伴鳞状上皮分化、浆液性腺癌或透明细胞癌。

（三）转移途径

子宫内膜癌多数生长较慢，发生转移较晚。但是，少数病变如浆液性乳头状腺癌、鳞腺癌、低分化癌则发生快，短期内可发生转移。其主要的转移途径有直接蔓延、淋巴转移、晚期可发生血行转移。

（四）临床分期

根据 FIGO 2009 标准，子宫内膜癌分期见表 13-2。

表 13-2　子宫内膜癌分期

分期	肿瘤范围
Ⅰ期	肿瘤局限于宫体
ⅠA	肿瘤浸润深度 <1/2 肌层
ⅠB	肿瘤浸润深度 ≥1/2 肌层
Ⅱ期	肿瘤侵犯宫颈间质，但无宫体外蔓延
Ⅲ期	肿瘤局部或（和）区域扩散
ⅢA	肿瘤累及浆膜层和（或）附件
ⅢB	阴道和（或）宫旁受累
ⅢC	盆腔淋巴结和（或）腹主动脉旁淋巴结转移
ⅢC1	盆腔淋巴结阳性
ⅢC2	腹主动脉旁淋巴结阳性和（或）盆腔淋巴结阳性
Ⅳ期	肿瘤侵及膀胱和（或）直肠黏膜，和（或）远处转移
ⅣA	肿瘤侵及膀胱和（或）直肠黏膜
ⅣB	远处转移，包括腹腔内和（或）腹股沟淋巴结转移

【护理评估】

（一）健康史

详细询问患者的年龄，评估有无与子宫内膜癌发病相关的高危因素，记录发病经过，有无阴道出血、异常的阴道排液，是否进行过检查治疗及机体反应如何等情况。

（二）身体状况

1. 症状　早期症状不明显，晚期主要表现为阴道出血、异常的阴道排液、宫腔积液或积脓为子宫内膜癌的主要症状。

（1）阴道流血：不规则阴道流血为常见的症状。常出现绝经后阴道流血，生育年龄妇女的月经量增多、经期延长或月经紊乱。

（2）阴道排液：少数患者表现为白带增多，早期往往为水样或浆液血性白带。晚期合并感染时可出现脓性或脓血性排液，并有恶臭。

（3）下腹疼痛：疼痛发生于晚期。当癌瘤浸润周围组织或压迫神经时可出现下腹及腰骶部疼痛，并向下肢及足部放射。当癌瘤侵犯宫颈、堵塞宫颈管，导致宫腔积脓时，可表现下腹胀痛及痉挛样疼痛。

（4）全身症状：晚期患者常伴全身症状，可表现为贫血、消瘦、恶病质、发热及全身衰竭等。

2. 体征　妇科检查早期多无异常发现。当疾病逐渐发展，子宫可增大，质稍软。晚期时癌灶向周围浸润，子宫固定，在宫旁或盆腔内可触及转移结节和肿块。

（三）心理社会评估

当患者被确诊患子宫内膜癌后，常表现为恐惧和绝望，尤其晚期癌症患者，迫切希望能采取各种方法减轻痛苦，延长生命，常出现焦虑、烦躁情绪。

（四）辅助检查

1. 分段诊断性刮宫　是确诊子宫内膜癌最常用、最可靠的方法。术中先刮宫颈管，再探宫腔，然后刮取宫腔内膜。刮出物分瓶标记送病理，可明确诊断。

2. B型超声检查　典型内膜癌声像图为子宫增大或绝经后子宫相对增大，宫腔内见实质不均回声区，形态不规则，宫腔线消失，有时可见肌层内不规则回声紊乱区。

3. 宫腔镜检查　可直接观察子宫内膜的形态，有如癌灶生长，并可取内膜组织送病检。

4. 癌血清标记物如 CA_{125} 检测、CT、MRI 等均可协助诊断。

（五）治疗原则

1. 手术治疗　为首选方案。根据子宫内膜癌的期别决定手术的范围：①Ⅰ期患者应行筋膜外全子宫切除及双附件切除术，必要时进行盆腔或腹主动脉旁淋巴切除或取样。②Ⅱ期患者行广泛性子宫切除术及盆腔淋巴结、腹主动脉旁淋巴结清扫术。③Ⅲ、Ⅳ期患者应行肿瘤细胞减灭术。

2. 放疗　目前认为子宫内膜癌是放射敏感性肿瘤。可根据患者身体状况采用：①单纯放疗：适用于老年有严重的合并症不能耐受手术或晚期不宜手术的患者；②术后放疗：对有淋巴结转移、深肌层浸润、盆腔及阴道残留病灶者，进行术后放疗是最主要的辅助治疗手段。

3. 化疗　适用于晚期不能手术或治疗后复发者，可单独或联合应用。

4. 孕激素治疗　适用于①晚期或癌症复发、不能手术；②早期、要求保留生育功能者。常用药物：口服醋酸甲羟孕酮200mg～400mg/d，已酸孕酮500mg，肌注，2次/周。

理论与实践

对本案例患者护理评估：①绝经后老年妇女有阴道不规则出血；②查体子宫增大如孕40$^+$天大小，质中；③B超示子宫内膜增厚2.0cm，并有团块状低回声区范围3.3cm×2.5cm；④有肥胖、糖尿病、高血压高危因素，首先考虑子宫内膜癌。

确诊方法：分段诊断性刮宫、病理学检查。

【护理诊断/问题】

1. 焦虑　与担忧肿瘤可危及生命或需接受手术会产生后遗症等有关。
2. 舒适的改变　与癌组织破溃、感染、癌瘤浸润周围组织或压迫神经有关。
3. 潜在感染和损伤　与失血过多、机体抵抗力降低、肿瘤并发症和放射治疗有关。
4. 营养失调　与出血、化疗或恶性肿瘤慢性消耗有关。

【预期目标】

1. 患者的焦虑减轻。
2. 疼痛减轻，不适感降到最低限度。
3. 患者不存在感染的征象。
4. 营养得到改善，贫血得到纠正。

【护理措施】

（一）心理护理

护士应主动与患者交谈，使用通俗的语言给患者讲解疾病的相关知识，使其了解子宫内膜癌虽是一种恶性肿瘤，但转移晚，预后较好；并解释治疗过程中可能出现的不适反应及应对措施，为患者提供安静舒适的环境，缓解其心理应激，减轻紧张、焦虑的心理状态。

（二）一般护理

1. 增加营养，纠正一般状况　如患者合并有贫血、糖尿病、高血压者，术前要注意纠正，鼓励患者进高蛋白、高维生素、足够矿物质、易消化饮食。进食不足或全身营养状况极差者，应遵医嘱从静脉补充营养。

2. 促进舒适，防止感染　阴道排液多时，嘱患者可取半卧位，指导患者勤换会阴垫，便盆及床旁要注意消毒，防止交叉感染。每日用0.1%苯扎溴铵溶液冲洗会阴1～2次。

（三）医护配合

1. 需要手术治疗者，严格按腹部及阴道手术护理进行术前准备。

2. 激素及其他药物治疗的护理　对于采用孕激素治疗者，要向患者说明：①一般用药剂量大，至少10～12周才能初步评价有无效果，所以患者要有耐心。②在治疗过程中可能出现副反应，如可引起水钠潴留，出现水肿，药物性肝炎。一般副反应轻，停药后会逐步好转。

3. 晚期病例考虑化疗或放疗者，按化疗或放疗患者护理内容提供护理活动。

（四）健康教育

1. 健康知识宣教

（1）对生育期、绝经期的女性，宣传定期防癌普查的重要性，一般1~2年1次。尤其对合并有内科疾病，如肥胖、糖尿病、高血压者，增加检查次数。

（2）用雌激素替代治疗的女性必须严格遵医嘱用药，加强监护及严密随访。

（3）凡出现绝经后阴道流血或不规则阴道流血的患者均应进行有关检查，如分段诊断性刮宫或宫腔镜下活组织送病理检查，以便明确诊断、及早治疗。

2. 用药指导　需用孕激素治疗者应严格按医嘱执行，定期进行肝肾功能检查和超声检查；要建立定期随访制度，及时发现有无复发，以便制定进一步的治疗方案

3. 出院指导　对于手术治疗后的患者，应做好出院指导。

（1）生活指导：休息1个月后适当做家务，注意饮食，加强营养；保持会阴部清洁，术后3个月禁止性生活及盆浴。

（2）术后随访：术后2~3年内每3个月随访1次，3年后每6个月1次，5年后1年1次。随访检查内容包括①盆腔检查（三合诊）；②阴道细胞涂片；③胸片（6个月至1年）；④晚期患者，根据情况选用CT、MRI等。采用放、化疗的患者，嘱咐按疗程进行治疗，每一疗程结束，根据情况制定随访计划。

【结果评价】

1. 患者能陈述疾病的性质，消除精神忧虑，主动参与诊治过程。
2. 列举减轻症状、促进舒适的有效措施。
3. 患者如期恢复体能并能生活自理。
4. 出院时，患者不存在感染的征象。

第五节　卵巢肿瘤患者的护理

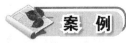 案　例

患者，44岁，已婚。发现下腹部包块半年，伴消瘦、腹胀4个月余入院。患者于半年前因下腹隐痛做B超提示"双侧卵巢肿物"，未治疗。查：营养差，神清，贫血貌。浅表淋巴结未触及肿大。心肺正常。腹部膨隆，无压痛及反跳痛，移动性浊音明显，下腹部可触及不规则包块，上极达脐上3指，界清，质硬，表面凹凸不平，无压痛，肝脾未触及。妇查：经产型外阴，阴道畅，宫颈光，子宫轮廓不清。三合诊：可触及双肿物，分别为13cm×12cm×15cm以及8cm×7cm×8cm，实性感，不平，不活动，与盆壁紧密粘连，直肠受压，但肠壁软，无出血。患者因病情进展迅速，异常紧张。

问题：1. 如何对该患者进行护理评估？

2. 应当采取哪些护理措施？

【概述】

卵巢肿瘤（ovarian tumor）是妇科常见肿瘤，可发生于任何年龄，有良性、交界性与恶性之分。卵巢恶性肿瘤是女性生殖器官三大恶性肿瘤之一。高胆固醇饮食、未产、不孕、初潮早、绝经迟是卵巢癌的高危因素，5%～10%卵巢上皮性癌有家族史。由于卵巢位于盆腔深部，不易被扪及或查到，早期无明显症状，又缺乏完善的早期发现和诊断方法，一旦发现为恶性肿瘤，往往已属晚期病变，加之疗效不佳，5年存活率至今只有25%～30%，故其死亡率居妇科恶性肿瘤之首，已成为严重威胁妇女健康的一种肿瘤。

（一）常见的卵巢肿瘤类型及病理特点

1. **卵巢上皮性肿瘤**　是卵巢肿瘤中最常见的一种，约占所有原发性卵巢肿瘤的50%～70%，分为浆液性肿瘤和黏液性肿瘤，有良性、恶性和交界性。

（1）浆液性肿瘤：①浆液性囊腺瘤：较常见，约占卵巢良性肿瘤的25%。多为单侧，也可为双侧，球型，大小不一，表面光滑。囊内充满淡黄清澈液体。分为单纯性及乳头状两型。②交界性浆液性囊腺瘤：占卵巢浆液性囊腺瘤的10%。常为双侧，镜下细胞轻度异型，无间质浸润，预后好。③浆液性囊腺癌：是最常见的卵巢恶性肿瘤，占卵巢上皮性癌75%。多为双侧，体积较大，囊实性。肿瘤生长速度快，预后差。

（2）黏液性肿瘤：①黏液性囊腺瘤：约占卵巢良性肿瘤的20%。多为单侧多房性，体积较大或巨大，肿瘤表面光滑，囊液呈胶冻样。如囊壁破裂，黏液性上皮可种植在腹膜上继续生长，并分泌黏液，形成腹膜黏液瘤。②交界性黏液性囊腺瘤：一般较大，多为单侧，多房，镜下细胞轻度异型，无间质浸润，预后好。③黏液性囊腺癌：占卵巢上皮性癌的20%。多为单侧，瘤体较大，囊壁可见乳头或实质区，囊液混浊或为血性。

（3）卵巢子宫内膜样肿瘤：良性肿瘤，较少见。交界性瘤很少见。卵巢子宫内膜样癌占卵巢上皮性癌的2%，多为单侧，中等大，囊性或实性。

2. **卵巢生殖细胞肿瘤**　为来源于原始生殖细胞的一组卵巢肿瘤，占卵巢肿瘤20%～40%，好发于儿童及青少年，青春期前发病率占60%～90%，绝经后期仅占4%。

（1）畸胎瘤：①成熟畸胎瘤：又称皮样囊肿，是最常见的卵巢良性肿瘤，以20～40岁居多。肿瘤多为单侧、单房，中等大小，表面光滑，壁厚，囊内充满油脂和毛发，有时可见牙齿或骨质。肿瘤恶变率为2%～4%，多发生于绝经后妇女。②未成熟畸胎瘤：属于恶性肿瘤。占卵巢畸胎瘤的1%～3%，常为实性瘤，多发生于青少年，其转移及复发率均高。

（2）无性细胞瘤：属中等恶性的实性肿瘤，占卵巢恶性肿瘤的5%。主要发生于青春期及生育期妇女。多为单侧，右侧多于左侧，中等大小，包膜光滑。对放疗特别敏感。

（3）内胚窦瘤：又名卵黄囊瘤，属高度恶性肿瘤，多见于儿童及青少年。多数为单侧、体积较大，易发生破裂。瘤细胞可产生甲胎蛋白（AFP），故测定患者血清中AFP浓度可作为诊断和治疗监护时的重要指标。内胚窦瘤生长迅速，易早期转移。

3. **卵巢性索间质肿瘤**　来源于原始性腺中的性索及间质组织，约占卵巢肿瘤4.3%～6%。该类型的肿瘤常有内分泌功能，故又称功能性卵巢肿瘤。

（1）颗粒细胞-间质细胞瘤：①颗粒细胞瘤：是最常见的功能性肿瘤，属于低度恶性肿瘤。肿瘤能分泌雌激素，青春期前可出现假性性早熟。在生育年龄引起月经紊乱，绝经后妇女则有子宫内膜增生过长。肿瘤表面光滑，圆形或卵圆形，多为单侧性，大小不一。②卵泡膜细胞瘤：恶性少见。大小不一，质硬，表面光滑。常与颗粒细胞瘤并存，可分泌雌激素。③纤维瘤：较常见的卵巢良性肿瘤，多见于中老年妇女。肿瘤多为单侧性，中等大小，表面光滑或结节状，切面灰白色、实性、坚硬，中等大小时易发生蒂扭转。若患者伴有胸水及腹水，称梅格斯综合征（Meigs syndrome），手术切除肿瘤后，胸腹水自行消失。

（2）支持细胞-间质细胞瘤：又称为睾丸母细胞瘤。罕见。具有男性化作用。高分化者属良性，中低分化为恶性。

4. 卵巢转移性肿瘤　占卵巢肿瘤的5%~10%。原发于体内任何部位如乳腺、肠、胃、生殖道等的癌均可能转移到卵巢。常见有库肯勃瘤（Krukenberg tumor），恶性程度高，预后极差。

（二）卵巢恶性肿瘤的转移途径

主要转移途径为直接蔓延及腹腔种植。癌细胞可直接侵犯包膜，累及邻近器官，并广泛种植于腹膜及大网膜表面，晚期也经淋巴和血行转移。

（三）临床分期

原发性卵巢恶性肿瘤的分期，见表13-3。

表13-3　卵巢恶性肿瘤的分期

分期	肿瘤范围
Ⅰ期	肿瘤局限于卵巢
ⅠA	肿瘤限于一侧卵巢，包膜完整，表面无肿瘤；腹水或腹腔冲洗液中未找到恶性细胞
ⅠB	肿瘤限于两侧卵巢，包膜完整，表面无肿瘤；腹水或腹腔冲洗液中未找到恶性细胞
ⅠC	肿瘤限于一侧或双侧卵巢肿瘤并伴如下任何一项：包膜破裂；卵巢表面有肿瘤；腹水或腹腔冲洗液中有恶性细胞
Ⅱ期	肿瘤累及一侧或双侧卵巢，伴盆腔内扩散
ⅡA	扩散和（或）种植至子宫和（或）输卵管；腹水或腹腔冲洗液中未找到恶性细胞
ⅡB	扩散到其他盆腔器官；腹水或腹腔冲洗液中未找到恶性细胞
ⅡC	ⅡA或ⅡB，腹水或腹腔冲洗液中找到恶性细胞
Ⅲ期	肿瘤侵犯一侧或双侧卵巢，并有显微镜证实的盆腔外有腹膜种植和（或）局部淋巴结转移
ⅢA	显微镜下证实的盆腔外腹膜转移
ⅢB	肉眼盆腔外腹膜转移灶最大径线≤2cm
ⅢC	肉眼盆腔外腹膜转移灶最大径线>2cm和（或）区域淋巴结转移
Ⅳ期	超出腹腔外的远处转移

【护理评估】

（一）健康史

询问患者的年龄，了解发病的时间、经过、有无腹部不适、膀胱直肠的压迫症状、进行性消瘦等特征。评估与发病密切相关的高危因素如有无卵巢恶性肿瘤家族史；是否常进食富含高胆固醇食物；自身有无其他恶性肿瘤，如子宫内膜癌、乳腺癌等，了解生育情况。通过全面收集病史，综合年龄、病程进展的快慢、局部特征及伴随症状，推测是否为卵巢肿瘤及肿瘤的性质。

（二）身体状况

1. 症状

（1）卵巢良性肿瘤：发展缓慢，初期无症状，常于妇科检查时发现。若肿瘤增大至占满盆、腹腔即出现压迫症状，如尿频、便秘、气急、心悸等。

（2）卵巢恶性肿瘤：早期多无症状，但肿瘤生长迅速，多数患者在短期内可有腹胀、腹部肿块及腹水等。肿瘤向周围组织浸润或压迫神经，可引起腹痛、腰痛或下肢疼痛，压迫盆腔静脉，可出现下肢水肿；若为功能性肿瘤，可产生相应的雌激素或雄激素过多的症状。晚期时表现消瘦、严重贫血等恶病质现象。

2. 体征

（1）卵巢良性肿瘤：妇科检查在子宫一侧或双侧触及球形肿块，囊性或实性。表面光滑，与子宫无粘连，蒂长者活动良好。当肿瘤增大超出盆腔时，下腹部能扪及活动性肿块，边界清楚。无移动性浊音。

（2）恶性卵巢肿瘤：三合诊检查在阴道后穹隆触及盆腔内散在质硬的结节，肿块多为双侧，实性或半实性，表面高低不平，固定不动，常伴有腹水。有时在腹股沟、腋下或锁骨上可触及肿大的淋巴结。

3. 卵巢肿瘤的并发症

（1）蒂扭转：为卵巢肿瘤最常见的并发症，亦为妇科常见的急腹症（图13-4）。好发于瘤蒂长、中等大小、活动度大、重心偏于一侧的肿瘤（如皮样囊肿）。常发生于突然改变体位或妊娠期、分娩期。其典型症状是突然发生一侧下腹剧痛，常伴恶心、呕吐甚至休克。妇科检查扪及肿块，张力较大，有压痛，以瘤蒂部位明显，并有肌紧张。一经确诊，应尽快手术。

（2）破裂：分为自发和外伤两种。患者常表现为腹痛、恶心呕吐，有时导致腹腔内出血、腹膜炎及休克。

（3）感染：较少见。多因肿瘤蒂扭转或破裂后引起。表现为腹膜炎的征象。

（4）恶变：卵巢良性肿瘤可以发生恶变。若发现肿瘤生长迅速，尤其是双侧性，应考虑恶变的可能。若出现腹水，则已属晚期（表13-4）。

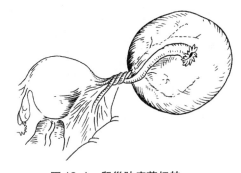

图13-4　卵巢肿瘤蒂扭转

表13-4　卵巢良、恶性肿瘤的鉴别

	卵巢良性肿瘤	卵巢恶性肿瘤
病史	逐渐长大，病程长	迅速长大，病程短
一般情况	良好	常有腹胀、腹痛、晚期贫血、消瘦，出现恶病质
体征	单侧多，包膜完整，活动好，囊性，表面光滑，一般无腹水	双侧多，固定，实性或半实性，表面结节状，凹凸不平，囊内有乳头，有腹水，且多为血性，可查到癌细胞
B超	肿块边缘清晰，内为液性暗区	肿块界限不清，液性暗区内有杂乱光团、光点可有间隔光带

（三）心理社会评估

在判断卵巢肿瘤性质的阶段，对患者及其家属而言，是一个艰难而恐惧的时刻，护理对象迫切需要相关信息的支持，并渴望及早得到确切的诊断结果。当患者得知为卵巢癌并面临手术、有可能改变以往的生活方式时，会产生各种各样的恐惧和担心。护理人员要通过年龄、文化程度、职业等评估可能的心理反应、焦虑程度，协助缓解心理压力。

（四）辅助检查

1. 细胞学检查　腹水或腹腔冲洗液查找癌细胞。

2. B型超声检查　对直径>2cm盆腔肿块，可测知肿块的部位、大小、形态及性质，彩色多普勒超声扫描，能够显示新生组织的血流情况。

3. 放射学诊断　腹部平片可显示卵巢畸胎瘤的牙齿及骨骼；CT、MRI检查可显示盆腔肿块与周围脏器的关系，肝、肺等脏器及腹膜后淋巴结有无转移结节。

4. 腹腔镜检查　可直接观察到盆、腹腔情况，并行多点活检，鉴别盆腔肿块的性质。

5. 肿瘤标志物　目前常用的肿瘤标志物有 CA_{125}、CA_{199}、AFP、HCG 等。

（五）治疗原则

卵巢肿瘤一经确诊，即应及时手术治疗。

1. 良性卵巢肿瘤　若患者年轻、有生育要求应尽量保留正常卵巢组织，可行患侧卵巢切除或卵巢肿瘤剥除术；绝经后期妇女可行全子宫及双侧附件切除术。

2. 交界性肿瘤　主要采用手术治疗。参照卵巢癌手术方法进行全面的手术分期或肿瘤细胞减灭术。年轻希望保留生育功能的 I 期患者可保留正常的子宫和对侧卵巢。

3. 恶性肿瘤　治疗原则是以手术为主，辅以化疗、放疗的综合性治疗。手术范围一般作全子宫及双侧附件切除术，尽可能的切除肉眼可见的病灶，并作大网膜及盆腔、腹主动脉旁淋巴结切除。对手术不彻底、术后复发或转移者，可采用化疗。

▌▌理论与实践 🖊️

　　该患者护理评估：①女性患者，有下腹部包块并伴消瘦、腹胀食欲不振，体重下降，且肿物增长迅速，腹胀明显。②一般营养差，贫血貌。腹部膨隆，移动性浊音明显，下腹部可触及不规则包块，界清，质硬，表面凹凸不平。妇查：子宫轮廓不清，三合诊可触及双侧附件肿物，实性感，不平，不活动，与盆壁紧密粘连，直肠受压，但肠壁软，无出血。应首先考虑为卵巢恶性肿瘤，可进一步检测血清 CA_{125} 等肿瘤标志物和 B 超检查，必要时行腹水穿刺作细胞学检查协助诊断。

【护理诊断】

1. 焦虑　与个体健康受到威胁、担心手术产生后遗症等有关。

2. 舒适的改变　与肿瘤压迫、肿瘤并发症、手术有关。

3. 营养失调　与摄入不足、肿瘤慢性消耗、化疗副反应有关。

4. 潜在的并发症：感染、出血，与化疗、手术有关。

【护理目标】

1. 患者能正确对待疾病并积极配合治疗。
2. 腹胀、腹痛减轻或消失。
3. 营养供给能满足机体需要。
4. 患者体温、血色素、白细胞计数正常。患者无全身或局部感染病灶。

【护理措施】

（一）心理护理

为患者提供表达情感的机会和环境，了解患者应对压力的方式方法。对患者提出的疑问给予明确、有效的答复，向患者介绍有关的疾病知识，说明手术治疗的必要性和安全性。讲解手术及化疗对肿瘤的效果，安排与已康复的病友见面，增强其信心，争取患者的主动配合。鼓励家属照顾患者，增强家庭的支持作用。

（二）一般护理

1. 促进舒适　对肿瘤过大，或伴有腹水、出现压迫症状严重者，指导患者采取感觉舒适的体位，如侧卧位、半卧位，对长期卧床的患者做好生活护理，注意观察患者的腹胀、腹痛的程度和性质，如发现卵巢肿瘤的并发症及时报告医师，及早做好手术准备，如为感染，遵医嘱给予抗感染治疗，不要盲目使用止痛剂，以免掩盖病情，贻误治疗。

2. 加强营养　鼓励患者进食高蛋白、富含维生素、高热量、易消化的食物，必要时静脉补充营养品。

（三）医护配合

1. 需放腹水者　①备好腹腔穿刺用物，协助医师完成操作过程；②在放腹水中，要严密观察患者有无头晕、心悸、气促、恶心、脉搏加快及面色苍白等不良反应；③记录腹水性质。④一次放腹水3000ml左右，不宜过多，以免腹压骤降发生虚脱。放腹水速度宜缓慢，一般不超过1000ml/h；⑤抽毕用腹带包扎腹部；⑥协助送检标本；⑦观察穿刺口有无引流液外渗，敷料浸湿时及时更换。

2. 手术护理　①按腹部手术的要求，进行术前、术后的各项护理；②注意巨大肿瘤或大量腹水患者，术后腹压骤降易出现虚脱，术后应准备沙袋加压或腹带包裹腹部；③疑为恶性肿瘤患者，术前一天协助联系术中快速病理、并遵医嘱备血、准备化疗药带入手术室，以备术中置于腹腔；清洁灌肠，做好肠道准备。

▮▮ 理论与实践 🖊

　　此患者拟行卵巢癌根治术。术前护理措施包括：①做好术前宣教，缓解紧张情绪，术前晚可口服安定2片，以助睡眠；②协助完成各项化验检查；纠正贫血，使其能够耐受手术；③术前3天肠道准备，无渣半流饮食，庆大霉素8万U，口服2次/日，并行阴道灌洗，1次/日；④术前一天备皮、备血，术前晚及术日晨清洁灌肠，嘱患者术前晚流质饮食，术前8小时禁食，术前4小时禁水；⑤术日晨置尿管保留，并消毒阴道，注意患者有无阴道出血、发热等变化，如有异常及时报告医生，可遵医嘱准备铂类化疗药以备术中用。

（四）健康教育

1. 健康知识宣教

（1）加强高危妇女的监测：高危人群不论年龄大小最好每半年接受一次检查，以排除卵巢肿瘤，必要时配合辅助检查，以提高阳性检出率。提倡高蛋白、富含维生素 A 的饮食，避免高胆固醇饮食，高危妇女口服避孕药有利于预防卵巢癌的发生。

（2）正确处理卵巢肿物：①卵巢实性肿瘤或囊肿直径 >5cm 者，应及时手术切除；②青春期前、绝经后或生育年龄口服避孕药的妇女，若发现卵巢肿大，应考虑为卵巢肿瘤；③对于查体中发现卵巢小囊肿直径 <5cm，疑为卵巢瘤样病变者（卵泡囊肿、黄体囊肿、黄素囊肿）暂行观察或口服避孕药，如为非赘生性肿物，一般追踪观察 1~2 个月，无需特殊治疗，囊肿会自行消失；④有盆腔肿物诊断不清或治疗无效者，应及早行腹腔镜或剖腹探查。

（3）凡乳癌、胃肠癌等患者，治疗后应严密随访，定期作妇科检查。

2. 出院指导

（1）生活指导：嘱患者术后两个月内应避免持重，要逐渐增加运动量，不可操之过急；根据术后恢复情况指导性生活。

（2）随访指导：良性肿瘤手术后的患者，术后 1 个月常规检查。恶性肿瘤患者应遵医嘱长期随访和监测，一般术后 1 年内，每月 1 次；术后第 2 年，每 3 月 1 次，术后第 3 年，每 6 个月 1 次，3 年以上，每年 1 次。向患者说明卵巢切除术后出现的潮热、阴道分泌物减少等属正常现象，可在医生指导下进行药物治疗。如有阴道分泌物异常、阴道流血等异常情况，随时就诊。

（3）手术后需加化疗或放疗者，应按医务人员的要求按时到医院进行各种治疗，并遵医嘱及时复查血常规、肝、肾功能。

【结果评价】

1. 患者能描述引起焦虑的原因，并能正确面对现实健康问题，积极配合各种诊治过程。
2. 患者能列举促进舒适的各项措施。
3. 患者饮食合理，摄入量高于机体需要量，营养失调得到改善。

第六节　妇科腔镜手术及护理

根据人体内脏器官的特点，采用不同腔镜下的手术属于微创手术，是医学发展的重大进步，已经广泛应用于临床诊断和治疗，目前妇科常用的腔镜主要有腹腔镜、宫腔镜和阴道镜。

一、腹腔镜手术及护理

腹腔镜手术是利用冷光源照明，将腹腔镜镜头插入患者腹腔内，运用数字摄像技术使镜头拍摄到的图像能实时显示在专用监视器上。医生可通过监视器屏幕上所显示的图像，对患者病情进行分析判断，并且运用特殊的器械实施手术。

妇科腹腔镜手术已从单纯诊断发展到治疗多种妇科疾病，目前几乎每一种需要开腹手术的妇科疾患都可以在镜下进行手术。腹腔镜手术的突出优点是手术创伤小，病人痛苦少，术后恢复快、恢复早，治疗效果好，但同时要求的设备和技术水平也比较高。

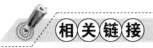

相关链接

妇科腹腔镜的发展史

1944 年法国的 Raoul Palmer 应用腹腔镜对大量的不孕症患者作了检查，开始实施输卵管通气、通液术，简单的脏器粘连分离术，囊肿穿刺吸液术，子宫内膜异位灶电凝电灼术，活检术等手术。20 世纪 70 年代之后，器械的改进、冷光源、玻璃纤维内窥镜的发明，人工气腹监护装置的问世以及电凝术的进一步完善，使更复杂的手术有可能在镜下完成。1989 年美国报道了第一例经腹腔镜全子宫切除术。20 世纪 90 年代之间国内以腹腔镜诊断为主，90 年代后腹腔镜发展很快进入镜下手术阶段。

（一）适应证

1. 诊断性腹腔镜　①不孕症；②原因不明的盆腔疼痛；③盆腔包块性质的鉴别；④子宫内膜异位症的诊断；⑤生殖系统畸形的诊断；⑥子宫穿孔诊断。

2. 手术性腹腔镜　目前国内外都将妇科腹腔镜手术按复杂程度由易到难分为 4 级：

Ⅰ级　①囊肿穿刺；②活组织检查；③黄体破裂时局部止血及清理腹腔；④局部注药；⑤Ⅰ～Ⅱ期子宫内膜异位症的治疗；⑥轻度盆腔粘连分离。

Ⅱ级　①输卵管妊娠线型切开取胚囊；②切除输卵管或卵巢良性肿瘤；③附件切除；④输卵管绝育；⑤卵巢囊肿剔除、子宫浆膜下肌瘤或小型壁间肌瘤挖出术；⑥中重度盆腔粘连分离术；⑦子宫穿孔修补术；⑧配子输卵管移植；⑨Ⅲ～Ⅳ期子宫内膜异位症的治疗。

Ⅲ级　①较大壁间肌瘤（肌瘤直径 >5cm）挖出术；②子宫切除术。

Ⅳ级　盆腔淋巴结清除术。盆腔恶性肿瘤是否经腹腔镜下手术目前仍有争议。

（二）禁忌证

严重心肺功能不全、腹腔内大出血、弥漫性腹膜炎、凝血功能障碍、腹腔内广泛粘连、膈疝等患者禁忌行腹腔镜手术。

（三）护理要点

1. 心理护理　术前对准备实施腹腔镜手术的病人进行术前宣教，配合医师向患者介绍腹腔镜手术的优点：手术切口小、盆腔粘连发生率低、术后痛苦小、恢复快、住院时间短。再耐心细致地向患者讲解麻醉方式、手术步骤、治疗效果以及术后注意事项。并可请已通过腹腔镜手术治愈的患者现身说法，消除患者的思想顾虑，使患者能够积极配合医师进行手术治疗。

2. 患者术前准备　基本同腹部手术，注意脐部清洁。

3. 手术配合

（1）准备腹腔镜器械：腹腔镜最基本的设备包括：①光源、传导系统及内镜；②电视摄像系统；③充气装置；④止血设备如电凝器（单极电凝、双极电凝、内凝器）；⑤冲洗器；⑥各种手术器械如气腹针、穿刺套管、转换器、举宫器、阴道拉钩、分离器、抓状钳、各种剪刀、活检钳、缝合器、肌瘤粉碎器、打结器等。在患者进入手术室前均应逐一检查，以确保各种装置及手术器械工作情况良好。器械的消毒灭菌常用方法可用甲醛熏蒸法和液体消毒液浸泡。

（2）熟悉手术步骤，做好术中配合：按腹腔镜手术的过程分为4个步骤：

1）人工气腹：患者取平卧位，用布巾钳提起腹壁，于脐轮下缘或上缘切开皮肤1cm，由切口处与腹部皮肤呈90°插入气腹针进入腹腔，回抽无血后接一针管，若生理盐水顺利流入，说明穿刺成功，针头在腹腔内。接 CO_2 充气机，以1~2L/min进气速度充气，总量以2~3L为宜。使腹腔内压力达12mmHg，拔去气腹针。气腹机的压力设定不应超过15mmHg。

2）连接光学系统，置入腹腔镜：先将腹腔镜与冷光源、电视摄像系统、录像系统连接。提起脐两侧腹壁，将套管针先斜后垂直慢慢插入腹腔，置入腹腔镜，调整患者体位成头低臀高并倾斜15°~25°，并继续缓慢充气。

3）建立手术通道：根据手术需要做2~3个5~10mm的手术切口，置入鞘管。

4）进行手术：根据光学数字转换系统反映在屏幕上的图像，经鞘管插入腹腔镜手术器械进行手术操作。

5）取出腹腔镜：检查无内出血及脏器损伤，取出腹腔镜，关闭光源及气体，排出腹腔内气体后拔除套管，缝合腹部切口，覆以无菌纱布，胶布固定。

4. 术后护理

（1）体位：患者术后安全返回病房取去枕平卧位，头偏向一侧，以免呕吐物阻碍呼吸道，持续低流量给氧气2小时，氧流量为2~3L/min，6小时后改半卧位，并指导患者适当在床上翻身活动，拔出尿管后鼓励患者下床活动。

（2）生命体征观察：心电监护6小时，注意观察患者的面色及精神状况。

（3）保持导尿管通畅和会阴部清洁：置尿管时间视手术大小而定，一般附件及子宫肌瘤剥除术于术后24小时拔除，子宫切除者可适当延长导尿管留置时间至48小时，尿管留置期间应用0.25%碘伏行会阴擦洗，2次/天。注意观察尿色、尿量有无异常。

（4）饮食指导：腹腔镜手术术后排气时间较腹部手术患者短，肠蠕动功能恢复较快，术后8小时即可进流质饮食，其原则同腹部手术后。

（5）并发症的观察与护理

1）与气腹相关的并发症：包括皮下气肿、气胸、气体栓塞等。轻微的皮下气肿一般可自行吸收，无需处理；如术中发现胸壁上部及颈部皮下气肿，应立即停止手术。如术后出现肩部酸痛，是腹腔内残留 CO_2 刺激膈神经反射所致。术后持续低流量吸氧2~8小时可减少该症的发生率。

2）腹腔出血：可因术中穿刺损伤血管或手术部位止血不彻底引起。术后2小时内若生命体征发生明显变化，尤其是血压，必须立即报告医师，及时处理。

3）脏器损伤：术中可发生膀胱、输尿管、肠管等脏器损伤，尤其盆腹腔有粘连时，术中如发现，需及时修补。术后注意观察尿量、尿色，患者有无腹胀、发热等不适，如有异常，及时报告医师。

4）咽喉部不适：由于全麻气管插管损伤气管黏膜以及麻醉未清醒前咳嗽反射较弱，易发生咽喉部疼痛、咳嗽、痰多。护理重点是鼓励患者早下床活动、深呼吸，协助患者翻身、拍背，及时清除呼吸道分泌物。

5）术后呕吐：术后呕吐原因较多，多因麻醉药物所致及 CO_2 人工气腹引起催吐中枢兴奋性增高。护理中对于发生呕吐的患者应头偏向一侧，防止误吸，及时清理呕吐物，术后可预防性使用止吐药物。

5. 出院指导

（1）注意休息，避免劳累，手术后 2 周内应避免提超过 5kg 的物品、骑马、骑脚踏车、久坐，以免盆腔充血，造成术后不适。

（2）加强营养，多食蔬菜、水果防止便秘。避免食用产气的食物如豆类、元葱等，以减少术后腹胀引起不适。

（3）保持外阴清洁，勤换会阴垫，防止上行性感染。

（4）禁盆浴、性生活 1 个月，镜下子宫全切者应在手术后 3 个月复查，经医生指导后再行性生活。

（四）腹腔镜器械管理

1. 腹腔镜器械清洗　器械清洗彻底是保证消毒和灭菌成功的关键。腹腔镜手术器械比普通手术器械的构造复杂、精细，有细小的管腔，极易残留污物和细菌。故必须掌握清洗灭菌的原则，先用流水擦洗器械外表污物，用注射器或高压水枪冲洗腔道，拆卸器械各关节及部件，将擦干后的器械置于多酶洗液中浸泡或超声清洗机洗 10～30 分钟，然后用流水冲洗并精细地刷洗各个关节缝隙。

2. 腹腔镜器械灭菌方法

（1）台式高压灭菌：台式高压灭菌器的灭菌原理是利用重力置换原理，使热蒸汽在灭菌器中从上而下将冷空气由下排气孔排出，排出的冷空气由饱和蒸汽取代，利用蒸汽释放的潜热使物品达到灭菌。主要适用于耐高温、耐高湿的医疗器械和物品的灭菌。在使用台式高压灭菌器灭菌过程中，装载容量不得超过柜内容量的 80%，器械的各个关节部件及其附件拆开，管腔不要扭曲，灭菌物品必须裸露。灭菌时温度达到 134℃，时间为 10 分钟。每次灭菌时应监测灭菌效果。

（2）浸泡消毒：用 2% 强化戊二醛浸泡 10 小时灭菌。使用前必须在戊二醛液中加入激活剂（碳酸氢钠），制成 pH 为 6～8 的强化戊二醛，再加一袋缓蚀剂防锈。因未经碱化的戊二醛并无杀芽孢的作用，当用碳酸氢钠将戊二醛消毒液调至 pH 为 8.0 时，则可出现强大的杀芽孢作用。激活后的溶液连续使用 2 周。浸泡时，必须把器械清洗干净和擦干，避免水和有机物带入戊二醛溶液中，导致戊二醛稀释或溶解，影响灭菌效果。激活后的戊二醛若不密闭保存，或灭菌器械取用频繁，或环境温度过高、存放时间较长，均可使戊二醛浓度降低，颜色由浅黄渐变为深褐色。当溶液呈微黄时，不影响杀菌效果，若颜色过深，应废弃更新。在戊二醛使用过程中，应用戊二醛浓度指示卡进行测定，以便及时监测使用期限。

3. 腹腔镜器械保养

（1）腹腔窥镜应注意保护目镜，镜面用 95% 的酒精棉花棒清洁后再用软布擦干，保护帽套住，避免碰撞致使镜片模糊不清，影响清晰度。

（2）摄像头、冷光源电源线需用柔软、吸水的布擦干，电源线不可折叠，应无角度盘旋，放在盘内。

（3）保护穿刺锥，防止碰擦影响其锋利性，穿刺锥鞘的侧孔，清洗时应按压打开通口，冲洗干净内腔，用卷绵子擦干，关节活动部位擦干上油，保持其开关及关节部位的灵活性。

（4）各种器械使用及清洁时，应轻拿、轻放，不得投掷或互相碰撞，不可一手拿多样器械，以免滑掉损坏。

（5）各类有内腔的导管，器械必要时用通条冲、通，防止血痂、腹腔冲洗残物阻塞，洗净后用长卷绵子将内腔擦干上油。

（6）气腹针应保持针的锋利性，最好用95%酒精冲洗，术毕洗净晾干后上油。

（7）穿刺器、转换器的橡皮帽清点保存，防止遗失。

（8）术毕，清水洗净各种器械，钳夹部分如有血渍、血痂应用多酶或过氧化氢浸泡10～20分钟，然后用纱块在流动水下轻轻抹干洗净，再用软布擦干上油，以备下次手术使用。

（9）做好使用登记，详细认真填写每日仪器运转情况、时间、操作医生签名、配合护士签名以及患者姓名、年龄及手术名称。

4. 注意事项

（1）腹腔镜仪器、器械精密，昂贵，需专人专柜保管存放。保管者要求熟悉仪器构造、工作原理及器械性能，能熟练安装连接各种仪器，熟练掌握器械技术性能用途，了解正确的消毒方法，以及使用保养过程中的注意事项。

（2）使用前应认真检查器械及其附件是否完整，特别注意细小的零件是否完好、配套，管型器械严禁敲击，从而保证手术的顺利进行。

（3）每次手术操作完毕后，器械要及时浸泡在手术台上的无菌注射用水盆内，以免血块、残物干燥，难以清洗。各种仪器、器械每周彻底清洁1次。每次使用后，均需检查机器的性能运转情况，及时补充耗品，发现问题及时登记，送检修。

（4）建立登记记录制度，对常用器械及仪器应进行每天小检查，每月大检查。检查仪器、器械有无缺损及损坏，如零配件损耗及时送检修理。

（5）建立精密仪器器械卡，一式2份，一份存留设备科，一份附于仪器上，做好使用情况登记。

（6）电视显示器、录像机、气腹机、电凝器在术毕后应保存在可锁式移动箱内，防止遗失。

二、宫腔镜手术及护理

宫腔镜是通过宫腔镜系统对宫颈管及宫腔内疾病进行检查和治疗的内镜技术。1869年Pantaleoni首次采用宫腔镜检查子宫异常出血，而我国从20世纪50年代末开始研制宫腔镜。随着光纤仪器及手术设备的改进和技术的提高，宫腔镜应用的范围不断在扩大。

（一）适应证

1. 诊断性宫腔镜　①异常子宫出血；②原发或继发不育；③反复流产；④评估异常的B超或子宫输卵管造影；⑤宫腔内异物诊断、宫内节育器定位；⑥宫腔畸形及粘连的诊断；⑦宫腔镜手术前检查、手术后随访。

2. 治疗性宫腔镜　①疏通输卵管口；②选择性输卵管插管通液试验；③取出宫腔内残留片状碎骨、断裂或嵌顿的宫内节育器等；④宫腔镜下注药治疗输卵管妊娠；⑤其他节育及助孕技术。

3. 手术性宫腔镜　①子宫内膜切除术；②子宫内膜息肉切除术；③子宫肌瘤切除术；④子宫纵隔切除术；⑤子宫腔粘连分解术；⑥宫颈管内赘生物切除术。

（二）禁忌证

①体温≥37.5℃；②活动性子宫出血；③急性或亚急性生殖道炎症；④近期子宫穿孔修补术后；⑤宫内妊娠；⑥宫颈恶性肿瘤；⑦子宫内膜癌；⑧子宫颈管或宫腔过窄；⑨生殖道结核未经抗结核治疗；⑩严重心、肺、肝、肾疾患。

（三）护理要点

1. 患者术前准备

（1）常规检查：术前必须按常规作妇科检查、阴道分泌物滴虫、假丝酵母菌检查和白带常规检查、宫颈/阴道细胞学检查、心电图和血常规等。宫腔镜手术患者还需作血型鉴定、尿常规、大便常规、肝、肾功能、肝炎病毒抗体、电解质、胸片、盆腔B超等。

（2）时间选择：①一般选择在月经干净后3~5天，此时子宫内膜处于增殖期，内膜薄，为宫腔镜检查或手术的理想时期；②欲做子宫内膜电切术者，术前已做子宫内膜预处理，非经期亦可手术；③较大的子宫黏膜下肌瘤，术前做最后一次药物预处理后3~6周内手术。

（3）子宫颈准备：需宫腔镜手术者，手术前晚行宫颈扩张术：消炎痛栓100mg塞肛，30分钟后置宫颈扩张棒或海藻棒。亦可于术前12小时在后穹隆放置米索前列醇200μg。

（4）术晨禁食，可不排尿，以便于术中B超监护。

（5）心理护理：术前讲解宫腔镜手术的必要性，取得患者理解及配合。

2. 宫腔镜器械准备

（1）宫腔镜器械有：①光源、传导系统及内镜（分检查镜与手术镜）；②电视成像系统；③膨宫及灌流系统；④管鞘器械（分检查管鞘与手术管鞘）；⑤动力设备：宫腔电切镜、双电极治疗系统、Nd：YAG激光电凝器；⑥各种手术器械如剪刀、活检钳、异物钳、取环钳等。

（2）宫腔镜及其器械的消毒：一般采用2%戊二醛浸泡15~20分钟。

（3）正确调试各项手术设备：护理人员应提前做好准备工作。调节好所有手术设备，连接冷光源光导纤维，根据需要连接高频电刀连线，再连接套有保护套的宫腔镜镜子，按顺序打开仪器的开关，调节好膨宫仪所需的压力并设定最高压力值（一般水压力设定80~100mmHg，流速200~400ml/min），调节好电凝电极所需功率值，一切检查齐全并准备好后等待手术医生上台操作。

3. 手术配合　手术步骤如下：

（1）麻醉成功后，患者取膀胱截石位，助手戴消毒手套取出宫颈扩张棒，常规消毒外阴阴道。在患者臀部或大腿部贴好电刀负极板，打开电源发生器开关，将电切调至80W，电凝调至60W。

（2）术者铺巾，置尿管。如需B超监测，可充盈膀胱。

（3）安装灌流液导管、电缆导线、光源、适配器，排尽灌流液导管中气体，并依次安装在操作手柄上，调节摄像机的焦距、色彩、清晰度。检查负极板，打开进出水开关，置镜。开始手术。

4. 加强患者生命体征监测，及时发现术时并发症

（1）损伤：主要指宫颈管内膜擦伤、颈管裂伤、子宫内膜擦伤、子宫穿孔等。

（2）出血：由于宫缩不良、止血不彻底、凝血机制障碍等引起。可通过宫缩剂、止血药、

明胶海绵塞入宫腔内或重新电凝止血等处理。出血量一般很少，通常于术后 1 周内干净。

（3）心脑综合征：宫腔镜术时扩张宫颈和膨宫时均可引起迷走神经功能亢进，而出现头晕、胸闷、流汗、脸色苍白、恶心、呕吐、脉搏和心率减慢等症状称为心脑综合征。因此，在作宫腔镜手术前 30 分钟应肌注阿托品 0.5mg，以免发生心脑综合征。术中一旦发生上述症状应暂停手术，予以吸氧及对症治疗，待一般情况好转后再继续操作。

（4）过度水化综合征：因大量灌流液被吸收入血循环，导致血容量过多及低钠血症，故又称水中毒。术中应采用有效的低压灌流、控制手术时间约在 1 小时内，如需延长手术时间，则需作中心静脉压测定。密切观察患者有无出现血压下降、疲倦感、头晕、头痛、恶心、呕吐、反应迟钝、精神恍惚、神志淡漠等低钠血症症状，一旦发生应立即停止手术，积极利尿、纠正低钠血症、水电解质失平衡等。

5. 术后护理

（1）宫腔镜检查后常规卧床休息 30 分钟；禁性生活、盆浴 2 周；必要时予以抗生素预防感染；根据检查结果作进一步的处理，或拟定进一步的治疗方案。

（2）宫腔镜手术后：①应常规观察病人的血压、脉搏、心率，每 30 分钟观察一次，连续观察 6 次；②禁食 6 小时；因麻醉反应常可引起恶心、呕吐；③注意阴道流血及腹痛等情况；④注意水电解质、酸碱平衡；⑤适当应用抗生素预防感染；⑥一时性发热可予解热药。

6. 出院指导

（1）提醒患者手术可能引发的远期并发症：①出血：术后患者可有少量阴道流血并持续 3~5 天，若出血超过 1 周或出血量大于平时月经量、腹痛加剧等，应及时复诊；②盆腔感染；③宫腔粘连；④宫颈管粘连。

（2）1 个月后来院复查，平时要保持外阴清洁，4 周内禁止性生活、盆浴，保持会阴洁净干燥，并嘱咐患者注意休息及饮食，适量活动。

三、阴道镜手术及护理

阴道镜检查是利用阴道镜在强光源照射下将宫颈阴道部上皮放大 10~40 倍直接观察，以观察肉眼看不到的微小病变，在可疑部位做定位活检，以提高宫颈疾病的确诊率。阴道镜分为光学阴道镜和电子阴道镜两种。

阴道镜检查的目的在于：①及时诊断下生殖道的癌前病变，以降低癌症的发生率；②及时诊断原位癌、镜下早期浸润癌，使患者能得到早期诊断及早期治疗，从而提高恶性肿瘤患者的生存率；③避免盲目地对下生殖道进行创伤性的多点活检，在阴道镜下仅对可疑病变处活检，既减少损伤，又提高阳性检出率；④提高对生殖道湿疣的亚临床型的诊断阳性率，以提高治疗效果，有效地控制性病的传播，进而达到预防下生殖道恶性肿瘤发生的目的；⑤确定病变范围，制定正确的治疗方案。

（一）适应证

1. 宫颈细胞学检查巴氏 Ⅲ 级以上或 TBS 提示上皮细胞异常和（或）高危型 HPV 阳性者。

2. 有接触性出血，肉眼观察宫颈无明显病变者。

3. 肉眼观察可疑病变，可疑病灶行定位活检。

4. 可疑下生殖道尖锐湿疣。

5. 可疑阴道腺病、阴道恶性肿瘤。

6. 宫颈、阴道及外阴病变治疗后复查和评估。

（二）禁忌证

阴道镜检查无绝对禁忌证，其相对禁忌证即镜下活检的禁忌证：

1. 外阴、阴道、宫颈、盆腔急性炎症。

2. 大量阴道流血。

3. 宫颈恶性肿瘤。

（三）手术时间选择

1. 怀疑宫颈癌或癌前病变无时间限制。

2. 了解子宫颈管内病变宜于接近排卵期或排卵期。

3. 其他疾病则宜于月经净后 2 周内。

（四）护理要点

1. 病史评估

（1）常规询问病史、月经史，以选择合适的检查时间。

（2）阴道分泌物涂片检查正常。

（3）术前 24 小时内禁行阴道上药、冲洗并避免性生活。

2. 术前宣教　应告知病人阴道镜检查的目的，检查中可能有的不适感，并签署知情同意书。

3. 物品准备

（1）器械：阴道镜、窥阴器、活检钳、刮匙、纱布钳、拉钩、纱球、棉签等。

（2）必备的试剂：3% 醋酸溶液和复方碘溶液。

4. 手术配合

（1）患者排空膀胱，协助取膀胱截石位，用窥器暴露阴道、子宫颈。

（2）需要取宫颈活组织检查时，配合做好病理瓶标记及登记。

（3）术后嘱患者及时随诊、禁性生活及盆浴 1 个月。

（五）结果判定

1. 正常宫颈阴道部鳞状上皮　上皮光滑呈粉红色。涂 3% 醋酸后上皮不变色。碘试验阳性。

2. 宫颈阴道部柱状上皮　宫颈管内的柱状上皮下移，取代宫颈阴道部的鳞状上皮，临床称转化区外移。肉眼见表面绒毛状，色红。涂 3% 醋酸后迅速肿胀呈葡萄状。碘试验阴性。

3. 转化区　即鳞状上皮与柱状上皮交错的区域。阴道镜下见树枝状毛细血管；由化生上皮环绕柱状上皮形成的葡萄岛；开口于化生上皮之中的腺体开口及被化生上皮遮盖的潴留囊肿（宫颈腺囊肿）。涂 3% 醋酸后化生上皮与圈内的柱状上皮明显对比。涂碘后，碘着色深浅不一。病理学检查为鳞状上皮化生。

4. 异常的阴道镜图像　碘试验均为阴性，包括：①白色上皮；②白斑；③点状血管；④镶嵌；⑤异型血管。

5. 早期宫颈浸润癌　醋白上皮增厚，呈云雾、脑回、猪油状，表面稍高或稍凹陷。局部血管异常增生，管腔扩大，失去正常血管分支状，相互距离变宽，走向紊乱形态特殊，可呈蝌蚪形、棍棒形、发夹形、螺旋形或绒球等改变。涂3%醋酸后表面呈玻璃样水肿或熟肉状，常并有异形上皮。碘试验阴性或着色极浅。

本章小结

1. 对需腹部手术的患者进行正确的术前护理评估，如合并内科疾病，应先纠正，评估能够耐受手术后再行手术。术前遵医嘱协助患者完成各项检查及化验，术前一日完成肠道、阴道准备及备皮、药物皮试等护理工作，同时对患者进行饮食指导。术后注意监测患者的生命体征，注意保留尿管及引流管的护理，正确指导患者饮食、活动，患者出现如恶心、呕吐、腹胀、疼痛等不适症状时正确应对。

2. 子宫颈癌是最常见的妇科恶性肿瘤，其发病与HPV感染有关。接触性出血为宫颈癌早期表现。宫颈脱落细胞学联合HPV检测是宫颈癌筛查的有效方法，阴道镜下宫颈及颈管活体组织检查是确诊子宫颈癌最可靠的方法，护理措施中注意对宫颈癌根治术后患者促进膀胱功能的恢复。

3. 子宫肌瘤是女性生殖系统最常见的良性肿瘤，其发病可能与性激素有关。根据肌瘤与子宫肌壁的关系分为肌壁间肌瘤、黏膜下肌瘤和浆膜下肌瘤三类，可有月经改变、腹部包块、压迫症状、不孕、继发贫血等症。黏膜下肌瘤对月经影响最早，其次是肌壁间肌瘤，浆膜下肌瘤很少影响月经。可根据患者情况选择手术治疗、随访观察、药物治疗等。注意对阴道出血患者的观察和护理。

4. 子宫内膜癌易发生在肥胖、高血压、糖尿病、未婚、少育的妇女，以内膜样腺癌为主，表现以绝经后出血为常见。分段诊断性刮宫是确诊子宫内膜癌最常用的诊断方法。对高危人群的进行健康宣教，以减少此病的发生。

5. 卵巢肿瘤以上皮性肿瘤最常见，其次是生殖细胞肿瘤、卵巢性索间质肿瘤和卵巢转移性肿瘤。卵巢良性肿瘤的主要症状是下腹包块，一旦确诊应当手术治疗。其并发症有卵巢囊肿蒂扭转、破裂、感染和恶变，其中蒂扭转是最常见的并发症，一般好发于成熟的畸胎瘤。卵巢癌早期无明显症状，也无早期发现和诊断方法，其死亡率居妇科恶性肿瘤之首；高胆固醇饮食、未产、不孕、初潮早、绝经迟是卵巢癌的高危因素。其治疗原则是以手术为主，辅以化疗、放疗的综合性治疗。临床上应注意良性卵巢肿瘤和恶性卵巢肿瘤的鉴别。对有巨大卵巢肿瘤或大量腹水患者，术后注意腹部压沙袋，防止腹压骤降诱发虚脱。

6. 妇科腔镜下的手术属于微创手术，主要包括腹腔镜、宫腔镜和阴道镜，已经广泛应用于临床诊断和治疗。目前几乎每一种需要开腹手术的妇科疾患都可以在腹腔镜下完成，其手术的突出优点是手术创伤小，病人痛苦少，术后恢复快、治疗效果好，宫腔镜是通过宫腔镜系统对宫颈管及宫腔内疾病进行检查和治疗的内镜技术。阴道镜检查是利用强光源照射下将宫颈阴道部上皮放大10~40倍直接观察，在可疑部位做定位活检，以提高宫颈疾病的确诊率。要注意对所有实施腔镜患者的术前护理及术后指导。

（陈梦香）

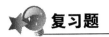 **复习题**

1. 简述妇科手术术前、术后留置导尿管的目的。

2. 简述子宫肌瘤的临床表现及与分类的关系。

3. 简述卵巢囊肿蒂扭转的肿瘤特点、典型症状及处理原则。

4. 简述腹部手术术后腹胀的护理措施。

5. 如何帮助宫颈癌手术后病人恢复膀胱功能?

6. 腹腔镜手术后可出现哪些并发症? 如何护理?

第十四章

阴式手术患者的护理

学习目标 ▌▌

1. 掌握阴式手术患者手术前后的护理评估及措施。
2. 熟悉外阴癌、子宫脱垂患者的症状、体征、治疗原则及护理要点。
3. 了解外阴癌、子宫脱垂患者的病因。

妇科将经过外阴、阴道实施手术的方式称为阴式手术，在妇科应用比较广泛。阴式手术与腹部手术相比有其特殊性，而且手术涉及身体的隐私部位。护理人员在护理阴式手术的患者时，要了解阴式手术的特点，熟悉阴式手术治疗的常见病，清楚术前准备、术后护理与腹部手术的不同之处，运用护理程序为患者提供整体化护理。

第一节　阴式手术患者的一般护理

【概述】

（一）手术种类

阴式手术按手术范围区分有外阴手术和阴道手术。

1. **外阴手术**　是指女性外生殖器部位的手术，包括外阴癌根治术、前庭大腺脓肿或囊肿切开引流术、处女膜切开术、阴蒂过长切除术、外阴肿瘤切除术。

2. **阴道手术**　是指阴道手术及经阴道的手术，包括宫颈手术和阴道成形术、陈旧性会阴裂伤修补术、阴道前后壁修补术、尿瘘修补术、子宫黏膜下肌瘤摘除术、阴式子宫切除术等。

（二）阴式手术特点

1. **阴式手术的优点**　阴式手术利用阴道自然腔隙施行手术，与开腹手术相比，阴式手术具有手术创伤小、对腹腔脏器干扰小、手术后疼痛轻、康复快、外表不留瘢痕等优点，更符合微创观念。

2. **阴式手术的缺点**

（1）由于阴道解剖特点，阴式手术视野小，暴露差，操作困难，技术要求高，尤其子宫大、活动度差、盆腔有粘连时，易导致手术失败和并发症增加。

（2）由于会阴部血管、神经丰富，与尿道、肛门和直肠邻近，暴露于易污染部位，因此，容易出现疼痛、出血、感染等并发症。

（3）阴式手术涉及身体的隐私部位，患者常担心手术能否彻底根治疾病、术后能否保持女性特征、对性生活以及工作和劳动有无影响等，易出现自我形象紊乱等心理问题。

【术前准备】

（一）心理护理

因阴式手术涉及患者的隐私部位，会加重患者的心理负担，患者常担心手术可能导致将来性生活不和谐等，对阴式手术患者的心理护理尤为重要。

1. 护士应关心理解患者，在取得患者信任的基础上，让患者充分表达内心感受，耐心地倾听，并以亲切和蔼的语言解答患者的疑问。

2. 为患者讲解疾病和手术知识，纠正其不正确的认知，让患者理解：唯有手术治疗才能彻底治愈疾病，手术不会影响女性特征，并且经过一段时间的恢复，有些完全可以过正常的性生活，对工作和劳动也不会造成影响，且由于疾病得到根治，体力还可能增强等。

3. 详细地向患者交代术前术后注意事项，帮助患者选择积极的应对措施，使其参与到治疗过程，主动配合手术，增加其康复的信心。

4. 进行术前准备和检查时用屏风遮挡患者，尽量减少暴露部位，减轻患者的羞怯感。

5. 应做好家属的工作，让患者的家属了解患者的身体状况，理解患者的感受和反应。家属的理解和支持，对患者负性情绪的缓解有积极的作用。

（二）身心状况评估

1. 了解全身重要脏器的功能，评估患者对手术的耐受力，有异常给予纠正。

2. 观察患者的生命体征，注意有无月经来潮，有异常及时通知医生。

（三）皮肤准备

1. 外阴皮肤有损伤或感染者，局部涂抗生素软膏，每日消毒液坐浴，保持局部清洁干燥，待治愈后手术。

2. 术前1日行皮肤准备，备皮范围上至耻骨联合上10cm，下至会阴部、肛门周围、腹股沟及大腿内侧上1/3。

（四）肠道准备

由于阴道与肛门邻近，术后排便易污染外阴切口，不利于愈合，因此外阴、阴道手术前应作好肠道准备。

1. 术前3天进无渣饮食。

2. 遵医嘱给予肠道抗生素，常用庆大霉素、甲硝唑等。

3. 术前8小时禁食，4小时禁饮。

4. 术前1天口服番泻叶30g代茶饮，术前日晚及术晨行清洁灌肠。

（五）阴道准备

由于阴道不是无菌环境，为防止术后感染，应在术前3日开始阴道准备。

1. 一般行阴道冲洗或坐浴，每日2次，常用1∶5000的高锰酸钾、1∶20的聚维酮碘溶液等。

2. 术晨用消毒液行阴道消毒，消毒时应特别注意阴道穹隆，尤其是阴道后穹隆，擦洗消毒要彻底。

（六）膀胱准备

嘱患者术前排空膀胱，不必留置导尿，根据手术需要，术中或术后留置导尿管。

（七）术前训练

外阴癌等手术的患者，术后卧床时间长，需要训练患者习惯床上使用便盆大小便等。

（八）其他

其他术前准备同妇科腹部手术前准备。

【术后护理】

（一）体位

根据不同手术采取相应的体位。

1. 处女膜闭锁及有子宫的先天性无阴道患者，术后应采取半卧位，有利于经血的流出。

2. 行外阴癌根治术的患者术后应采取平卧位，双腿外展屈膝，膝下垫软枕，减少腹股沟及外阴部的张力，有利切口的愈合。

3. 阴式子宫切除术、阴道前后壁修补或盆底修补术后的患者应以平卧位为宜，3天内尽量不取坐位，以降低外阴阴道张力，促进切口的愈合。

4. 膀胱阴道瘘患者术后应相对瘘口位置采取健侧卧位，减少尿液对修补瘘口处的浸泡，以利于愈合。

（二）切口护理

外阴、阴道肌肉组织少，切口张力大，不易愈合，要求：

1. 护士要随时观察会阴切口的情况，注意有无渗血、红肿等炎性反应，有异常及时通知医生。

2. 注意阴道分泌物的量、性质、颜色及有无异味。

3. 注意保持外阴清洁、干燥，嘱患者勤更换内衣内裤，保持床单位清洁，每天行外阴擦洗2次，患者排便后用同法清洁外阴以防止感染。

4. 手术时阴道内填塞纱条一般在术后12~24小时内取出，取出时注意核对数目。

5. 有引流管时要保持引流管通畅，严密观察引流物的量及性质，定时更换引流袋。

6. 会阴部切口一般术后5~6天拆线，阴阜部切口术后7~10天拆线。

（三）导尿管的护理

外阴、阴道手术后保留尿管时间较长，根据手术范围及病情导尿管分别留置2~10日。

1. 注意观察尿液的颜色、尿量及气味，鼓励多饮水，保持通畅。

2. 每日消毒尿道口周围2次，加强尿管及尿袋衔接处的消毒，每日更换尿袋1次，保持尿袋的位置低于膀胱。

3. 拔管前应训练膀胱功能，夹管定时开放，每2~3小时1次，共2天。

4. 拔除尿管后应嘱患者尽早排尿，注意观察患者自解小便情况。如有排尿困难，给予诱导、热敷等措施帮助排尿，必要时重新留置尿管。

（四）肠道护理

阴式手术术后一般不禁食，根据手术的范围指导患者的饮食。

1. 涉及肠道手术如直肠或膀胱阴道瘘修补术、阴道前后壁修补、外阴根治术，术后给予无渣流食或半流食 3～5 天，患者排气后可每天给予鸦片酊 0.5ml 或复方樟脑酊 4ml，每天 3 次抑制肠蠕动，以控制首次大便的时间在术后 5～7 天；5 天后给予液状石蜡油 30ml，每晚一次，以软化大便。

2. 乙状结肠阴道成形术，术后 3 天禁食，排气后无渣流食 3 天，半流食 3 天，逐步过渡到普通饮食。

【出院指导】

1. 嘱患者术后注意休息，半年内避免重体力劳动，积极预防咳嗽、久蹲等增加腹压的动作，多吃蔬菜、水果，预防便秘。

2. 出院后 1 个月来院检查术后恢复情况。

3. 保持会阴清洁，术后 3 个月内禁止盆浴，若发现盆腔疼痛、会阴部有不正常的出血及分泌物等，应及时就诊。

4. 术后 3 个月内禁止性生活，3 个月时来院复查，经医生检查确定伤口完全愈合后方可恢复性生活。手术后，对女性性功能产生影响的主要是社会及心理因素，此外，丈夫的态度是决定日后性生活质量的另外一个主要因素。因而术后应对夫妻双方进行必要的解释和指导，对女性性功能的保护尤为重要。

第二节　外阴癌患者的护理

案　例

患者，66 岁，外阴皮肤瘙痒 10 余年，发现外阴右侧肿物 2 年余。查体：一般情况较好，心、肺、腹部未发现异常。妇科检查：右侧大阴唇中段有一硬结，3cm×3cm×2cm 大小，表面破溃，有血性分泌物，基底宽，不活动，腹股沟淋巴结未触及。

问题：1. 该患者最可能的临床诊断是什么？如何进一步确诊？

2. 应采取何种治疗方法？

【概述】

外阴鳞状细胞癌是最常见的一种外阴恶性肿瘤，占外阴恶性肿瘤的 80% 以上，多见于 60 岁以上妇女。

（一）病因

外阴鳞状细胞癌的病因尚不完全明确，可能与下列因素有关：

1. 病毒感染　如人乳头瘤病毒（HPV）、巨细胞病毒（CMV）、单纯疱疹病毒 Ⅱ 型

（HSV-Ⅱ）、尖锐湿疣、淋病、梅毒感染等。

2. 外阴的慢性皮肤疾病 如外阴上皮内非瘤样病变等。

（二）转移途径

以直接浸润、淋巴转移为主，血行转移常发生于晚期。

1. 直接浸润 癌组织沿皮肤黏膜向周围及深部组织浸润生长，侵及阴道、尿道，晚期可累及肛门、直肠和膀胱等。

2. 淋巴转移 外阴淋巴管丰富，两侧互相交织成网，所以外阴癌极易出现淋巴转移，而且多向同侧淋巴结转移，最初转移到腹股沟浅淋巴结，再至股深淋巴结，并经此进入盆腔淋巴结，最后转移至腹主动脉旁淋巴结。

3. 血行转移 晚期可血行播散至肺、肝、骨等器官。

（三）临床分期

根据国际妇产科联合会（FIGO）2000 年的临床分期法分 4 期（表 14-1）。

表 14-1 外阴癌的分期

分期	肿瘤范围
0 期	原位癌
Ⅰ 期	癌灶局限于外阴和（或）会阴，肿瘤最大直径≤2cm
Ⅰ A	肿瘤直径≤2cm 伴间质浸润≤1cm
Ⅰ B	肿瘤直径≤2cm 伴间质浸润 >1cm
Ⅱ 期	癌灶局限于外阴和（或）会阴，肿瘤最大直径 >2cm
Ⅲ 期	肿瘤浸润尿道下端或阴道或肛门
Ⅳ期	
Ⅳ A	肿瘤侵犯尿道上段、膀胱黏膜、直肠黏膜、骨盆
Ⅳ B	任何远处转移，包括盆腔淋巴结

【护理评估】

（一）健康史

评估患者有无长期外阴瘙痒史、性传播疾病或感染性疾病史等。因患者大多为老年，还应注意评估全身各系统的健康状况等。

（二）身体评估

1. 症状 最常表现为顽固的外阴瘙痒、不同形态的外阴肿物。肿物常继发感染，晚期可出现疼痛、渗液和出血。

2. 体征 癌灶大多生长在大阴唇，其次可发生与于小阴唇、阴蒂、会阴、尿道口、肛周等部位。早期表现为局部丘疹、结节或小溃疡，晚期呈不规则肿块，可能伴有破溃或呈乳头样肿瘤。癌组织已转移至腹股沟淋巴结时，腹股沟淋巴结可肿大变硬、固定。

（三）心理社会评估

1. 评估患者对疾病的认知情况及情绪状态等，外阴癌患者可能因为对疾病认识不足，加之面临切除外阴，害怕失去女性的外表标志，担心术后性生活等，容易出现焦虑、恐惧、自我形象紊乱等心理问题。

2. 评估患者的社会功能、人格特点和社会支持情况等。

（四）辅助检查

外阴活体组织病理学检查是确诊的金标准。为了提高活检阳性率，可采用1%甲苯胺蓝染色外阴可疑病变部位，再用1%醋酸擦洗脱色，在蓝染部位作活检，也可借助阴道镜做定位活检。

（五）治疗原则

以手术治疗为主，辅以放射治疗与化学药物治疗。

1. 手术治疗　是外阴癌的主要治疗手段，手术的范围取决于临床分期、病变的部位、患者的身体状况等。

2. 放射治疗　适用于不能手术的患者、晚期患者或复发可能性大的患者。

3. 化学药物治疗　可作为较晚期或复发癌的综合治疗手段。

理论与实践

根据此患者有外阴皮肤瘙痒史10余年，现在外阴有结节、疼痛、破溃，很可能是外阴癌，局部活检是唯一确诊的方法。活检病理报告为外阴鳞状细胞癌。结合查体情况，无尿道、直肠症状，一般情况好，全身淋巴结未触及肿大，肿物3cm，属于外阴癌Ⅱ期，可行手术治疗。

【护理诊断/问题】

1. 疼痛　与晚期癌肿侵犯神经、血管和淋巴系统有关。
2. 焦虑　与知识缺乏、面临外阴广泛切除术有关。
3. 自我形象紊乱　与外阴广泛切除术有关。
4. 有感染的危险　与手术创面大、邻近肛门及留置导尿管等有关。

【预期目标】

1. 患者疼痛程度逐渐减轻。
2. 患者对疾病、治疗及预后有良好的认知，无过度焦虑情绪。
3. 患者能接受和适应手术后身体的变化。
4. 患者住院治疗期间无感染发生。

【护理措施】

（一）心理护理

1. 给患者讲解外阴癌的相关知识，鼓励患者表达自己的疑惑，耐心给予解释，消除患者对手术及其预后的忧虑和恐惧，帮助其建立对手术治疗的信心，积极配合治疗。

2. 鼓励患者表达自己的忧虑，宣泄负性情绪，与患者共同制订康复计划。

3. 做好家属的工作，让其了解疾病及治疗方法，理解支持患者。

（二）术前护理

1. 皮肤、肠道及阴道的准备 按外阴手术的要求进行皮肤、肠道及阴道的准备。

2. 术前训练 指导患者练习深呼吸、咳嗽、床上排大、小便及床上翻身等。

（三）术后护理

1. 术后按外阴手术患者的护理要求，进行切口、引流管、尿管及肠道的护理，注意观察患者的生命体征情况，指导患者在床上进行上半身及上肢的活动，正确地评估患者的疼痛程度，根据其严重程度可采取精神放松、转移注意力等方法，必要时应用麻醉镇痛剂。

2. 促进切口愈合 利用支架支撑被盖，避免压迫、接触切口，减少感染的机会；术后2日起，会阴部、腹股沟部可用红外线照射，每日2次，每次20分钟，利于切口愈合。

3. 放、化疗者按相关的护理程序对患者进行护理。

（四）健康教育

1. 加强卫生宣传教育 注意外阴部清洁卫生，每日清洁外阴部；积极治疗外阴瘙痒，定期进行防癌普查。如发现外阴结节、溃疡或色素减退性疾病，应及时就医，对症治疗。

2. 指导患者定期复查 第1年：1~6个月每月1次；7~12个月每2个月1次。第2年：每3个月1次。第3~4年：每半年1次。第5年及以后，每年1次。

【结果评价】

1. 患者无明显的疼痛。

2. 患者情绪稳定，积极配合治疗。

3. 患者接受和适应手术后身体的变化。

4. 无感染征象，切口愈合良好。

第三节 子宫脱垂患者的护理

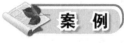 案 例

患者，65岁，G₅P₅，近5年自觉阴道有肿物脱出，休息后能自行回缩，近半年休息后也不消退，伴腰背酸痛。妇科检查：阴道前后壁膨出，宫颈糜烂样改变，有一破溃面，覆有脓苔，有异味，宫颈及部分宫体已脱出阴道口外。

问题：1. 此患者的临床诊断？

2. 对该患者应采取什么治疗原则及护理措施。

【概述】

（一）定义

子宫从正常位置沿阴道下降，子宫颈外口达坐骨棘水平以下，甚至子宫全部脱出于阴道口外，称为子宫脱垂（uterine prolapse），常伴发阴道前、后壁脱垂。近年来，随着新法接生的普及和妇女产褥期保健工作的加强，其发病率已显著下降。

（二）病因

1. 分娩损伤　是子宫脱垂最主要原因。在分娩过程中，特别是阴道助产或第二产程延长者，盆底组织极度伸展、张力降低，甚至发生裂伤；产后过早从事重体力劳动，损伤组织尚未复原，过高的腹压将子宫推向阴道；多次分娩使盆底组织受损。

2. 盆底组织发育不良或退行性变　子宫脱垂偶见于未产妇或处女，多因先天性盆底组织发育不良或营养不良所致；一些年老患者，由于雌激素水平的下降导致盆底组织萎缩、退化，也可导致子宫脱垂或加重子宫脱垂的程度。

3. 长期腹压增加　长期慢性咳嗽、习惯性便秘、经常超重负荷、腹部巨大肿瘤、大量腹水等，使腹腔内压力增大，导致子宫向下移位。

（三）临床分度

以患者平卧用力向下屏气时子宫下降的最低点为分度标准，将子宫脱垂分为 3 度（见图14-1、图 14-2）：

Ⅰ度　轻型：宫颈外口距处女膜缘 <4cm，但未达到处女膜缘。

　　　重型：子宫颈外口已达到处女膜缘，在阴道口能见到子宫颈。

Ⅱ度　轻型：子宫颈已脱出阴道口外，但宫体仍在阴道内。

　　　重型：子宫颈及部分宫体已脱出于阴道口外。

Ⅲ度　子宫颈及子宫体全部脱出于阴道口外。

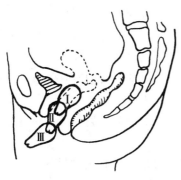

图 14-1　子宫脱垂的分度

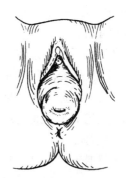

图 14-2　子宫脱垂

【护理评估】

（一）健康史

了解患者分娩情况；产后有无过早从事重体力劳动史；有无营养不良及慢性疾病病史（如咳嗽、便秘、肝硬化）；了解阴道脱出物的时间及伴随症状。

（二）身体评估

1. 症状　Ⅰ度患者大多无自觉症状，随着脱垂程度加重出现以下症状：

（1）下坠感及腰骶部疼痛：患者常出现程度不同的腹部下坠及腰骶部酸痛，月经期或劳动后更加严重。

（2）肿物自阴道脱出：轻者仅于腹压增加时有块状物自阴道口脱出，卧床休息后可变小或消失。严重者脱出的肿物休息后不能自行回纳，甚至用手协助都无法还纳。患者行动极为不便，脱出物长期受摩擦，可引起宫颈溃疡、出血，继发感染。

（3）二便异常：子宫脱垂Ⅲ度患者多伴有阴道前壁脱垂，容易出现尿潴留，还可能发生压力性尿失禁；如果伴阴道后壁脱垂、直肠膨出时可引起便秘、排便困难等。

2. 体征

（1）盆腔检查：嘱患者向下屏气增加腹压，可以显示宫颈逐渐下降至阴道下 1/3 或宫颈下降超过阴道口，甚至整个子宫脱出于阴道口外，常伴有直肠膨出和膀胱膨出。

（2）张力性尿失禁的检查：患者不解小便，取膀胱截石位，嘱患者咳嗽，如有尿液溢出，检查者用食、中两指伸入阴道内，分别轻压阴道前壁尿道两侧，再嘱患者咳嗽，如尿液不再外溢，证实患者有张力性尿失禁（图 14-3）。

（三）心理社会评估

由于长期的子宫脱出，患者行动不便，不能从事体力劳动，常出现焦虑、抑郁情绪；因保守治疗效果不佳、性生活受到影响而易悲观失望。

（四）治疗原则

无症状者不需治疗，有症状者可采用保守或手术治疗，以安全、简单和有效为原则。

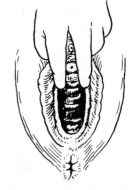

图 14-3　张力性尿失禁
检查方法

1. 非手术治疗

（1）一般支持疗法：加强营养，注意适当休息，保持大便通畅，避免增加腹压和重体力劳动，治疗慢性咳嗽、习惯性便秘等长期腹压增加疾病。

（2）子宫托：子宫托是使子宫和阴道壁维持在阴道内不脱出的工具，适用于各度子宫脱垂及阴道前后壁脱垂者，有喇叭形、环形和球形三种。Ⅲ度子宫脱垂伴盆底肌肉明显萎缩以及宫颈、阴道壁有炎症、溃疡者不宜使用，经期和妊娠期停用。

（3）盆底肌肉锻炼：通过锻炼可以增加盆底肌肉群的张力，减轻压力性尿失禁症状，但对Ⅲ度子宫脱垂无效。

（4）补充雌激素：可以达到增加肌肉筋膜组织张力，减轻脱垂的目的。

2. 手术治疗　可根据患者的年龄、生育要求及全身情况选择术式：如阴道前后壁修补术、阴道前后壁修补术加主韧带缩短术及宫颈部分切除术、经阴道子宫全切及阴道前后壁修补术经阴道纵隔形成术等。

【护理诊断/问题】

1. 焦虑　与长期子宫脱垂影响生活及对手术有顾虑等有关。
2. 疼痛　与子宫脱垂牵拉韧带、宫颈、阴道壁溃疡等有关。

3. 组织完整性受损　与宫颈、阴道前后壁膨出暴露在阴道外有关。

【预期目标】

1. 患者能有效地应对，无过度焦虑情绪。

2. 患者疼痛减轻或消失。

3. 患者经治疗后组织完整性功能恢复。

【护理措施】

（一）心理护理

利用模型、录像等向患者讲解有关子宫脱垂的知识，帮助患者理解自己的症状，教会其应对不适的措施。若需手术治疗，解释手术的必要性及预后、可能出现的护理问题及应对措施，帮助患者树立战胜疾病的信心，缓解患者的焦虑情绪。

（二）非手术治疗的护理

1. 保持外阴清洁　勤换内裤，每日用 1:5000 高锰酸钾溶液坐浴，坐浴后用己烯雌酚、鱼肝油涂抹溃疡面。

2. 教会患者进行盆底肌锻炼　指导患者有意识地对肛提肌为主的盆底肌肉进行锻炼，如缩肛运动：每收缩 5 秒钟放松，然后再收缩，即上提肛门-放松-再上提，如此反复练习 15 分钟，每日 3 次。

3. 加强营养和休息，避免重体力劳动。

4. 教会患者使用子宫托（图 14-4）。以喇叭形子宫托为例，其使用方法为：

（1）放托：半卧位或蹲位，两腿分开，手持托柄，托面向上，将托盘后缘沿阴道后壁推入，直至托盘达子宫为止。若阴道松弛，可用丁字带支持固定。

（2）取托：姿势与放置时相同，以手指捏住托柄轻轻摇晃，待托盘松动负压消除后取下。

（3）使用子宫托应注意选择合适大小，以放置后既不脱出又无不适感为宜。

（4）子宫托应在每晨起床后放入，睡前取出，并洗净放置于清洁杯内，以备次日晨再用。久置不取可发生托嵌顿，甚至引起压迫坏死性尿瘘和粪瘘。

（5）放托后 1、3、6 个月应各随访一次，以后每 3~6 个月复查一次。

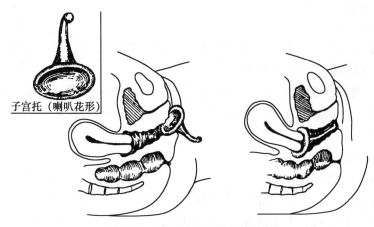

子宫托（喇叭花形）

图 14-4　喇叭形子宫托及其放置

（三）手术治疗的护理

1. 术前护理 除按阴道手术的护理要求进行术前准备外，同时让患者尽量卧床休息，使脱垂的子宫回纳。

（1）Ⅰ度子宫脱垂患者术前 5 天用 1：5000 的高锰酸钾坐浴。对伴有阴道炎症、阴道涂片清洁度Ⅱ级者，坐浴后用甲硝唑片 0.4mg，1 次/日，阴道置入。

（2）对Ⅱ、Ⅲ度子宫脱垂患者尤其出现溃疡者，还应遵医嘱行阴道冲洗，冲洗后局部用氯霉素 + 鱼肝油混合液或 40% 紫草油涂擦，待治愈后再手术。冲洗液的温度一般在 41 ~ 43℃，以免烫伤；冲洗后戴上无菌手套将脱垂的子宫还纳于阴道内，让患者平卧于床上半小时。

（3）用清洁的卫生带或丁字带支托下移的子宫，避免子宫与内裤摩擦，减少异常分泌物，并嘱患者勤换内裤。

（4）术前晚及术日晨清洁灌肠时，由于多数患者年龄偏大，易发生虚脱，护士应严密观察病情变化。对盆底组织严重松弛的患者，因控制能力差，可采用少量多次灌洗，并备好便器。

理论与实践

　　此患者宫颈及部分宫体已脱出阴道口外，应诊断为子宫脱垂Ⅱ度重（型）。患者 65 岁，症状明显，以安全、简单和有效为原则，拟行阴式全子宫切除术加阴道前后壁修补术。护理措施：①遵医嘱给予阴道灌洗，1 次/日，并行阴道及宫颈上药，连用 5 天；②指导患者无渣半流 3 天，术前晚及术日晨清洁灌肠，并按医嘱作阴道手术准备。

---

2. 术后护理 术后应卧床休息 7 ~ 10 天，禁止半卧位，按阴式手术术后护理常规进行会阴、尿道、手术切口、肠道的护理，注意阴道填塞纱布有无渗血，预防会阴切口感染、泌尿系感染、阴道残端感染等并发症。

（四）健康教育

1. 出院指导

（1）嘱患者术后休息 3 个月，半年内避免重体力劳动及增加腹压的动作，如久站、久蹲、慢性咳嗽、便秘等，避免提重物。

（2）若发现骨盆腔疼痛不适，会阴部有不正常的出血及分泌物，应及时就诊。

（3）术后 2 个月到医院复查切口愈合情况；3 个月后再到门诊复查，医生确认完全恢复以后方可有性生活。

2. 普及预防知识

（1）防止生育过多、过密。

（2）正确处理产程，避免产程过长，提高助产技术。

（3）提倡产后保健操，避免产褥期从事重体力劳动。

（4）积极治疗便秘、咳嗽等增加腹压的慢性疾病。

【结果评价】

1. 患者能有效应对，不形成过度焦虑情绪。
2. 患者能叙述减轻疼痛的方法，疼痛减轻或消失。
3. 患者了解恢复正常盆底功能的方法，盆底功能得到恢复。

（邱萍萍）

第四节　妇科常用护理技术

【阴道灌洗】

（一）目的

通过阴道灌洗改善阴道壁血液循环，清洁阴道，排出阴道内分泌物，减轻阴道局部组织充血，有利于阴道内炎症的消退。阴道灌洗常用于治疗女性阴道炎的治疗和妇科手术前的阴道准备。

（二）用物准备

橡胶单1张、一次性治疗巾1张、一次性手套1副、一次性冲洗袋（或灭菌冲洗筒1个）、一次性冲洗头1个、冲洗液、弯盘1个、便盆1个、灭菌大棉签若干。

（三）操作方法

1. 患者排空膀胱，取膀胱截石位，暴露外阴，臀下垫好橡胶单、治疗巾，放好便盆。
2. 把冲洗筒挂在高于床面60～70cm处，放入温度为41～43℃的冲洗液500～1000ml，排空气体。
3. 操作者戴手套，右手持冲洗头，先缓慢冲洗外阴，让患者感到温度适合，再用左手分开小阴唇，将冲洗头沿阴道壁稍向下、向后缓缓插入阴道达穹隆部。冲洗时应将冲洗头围绕宫颈轻轻上下左右移动，边移动边冲洗，使冲洗液能到达阴道各部。当冲洗液只剩下100ml左右时，抽出冲洗头，再次冲洗外阴。协助患者坐在便盆上，使阴道内存留的冲洗液流出。
4. 取下便盆，用消毒的大棉签擦干外阴及臀部，协助患者穿好裤子。

（四）注意事项

1. 冲洗过程中应做好遮挡，注意患者保暖，动作轻柔。
2. 冲洗筒高度不宜超过距阴道口70cm，以免压力过大冲洗液进入阴道过快，在阴道停留时间太短，达不到预期目的，并能够导致患者不适；同时压力过大，容易使阴道内分泌物随冲洗液进入子宫腔，引起逆行感染。
3. 月经期、产褥期、人工流产术后、阴道手术后、阴道不规则流血等患者应禁止冲洗。
4. 必要时可在窥阴器直视下冲洗，但冲洗时应边洗边轻轻转动窥阴器，使冲洗液到达阴道壁各部。

【阴道或宫颈上药】

（一）目的

阴道或宫颈上药可由门诊护士操作，也可教会患者自己在家操作。常用于阴道炎、宫颈炎或手术后阴道残端炎症的治疗。

（二）用物准备

窥阴器、有线棉球、长镊子、长棉签、敷料钳、各种治疗用药、一次性手套等。

（三）操作方法

1. 上药前，患者应排空膀胱，行阴道冲洗，冲洗完毕后，用无菌纱布或干净小毛巾擦干外阴。

2. 各种剂型上药方法

（1）栓剂、片剂：阴道窥器扩张阴道，用棉签擦净分泌物后，用长镊子夹持所用药片轻轻送至阴道后穹隆，再将阴道窥器取出。若是患者自行上药，最好在临睡前，洗净双手，清洗外阴并用干净小毛巾擦干后，左手分开大小阴唇，右手食指戴手套将药片向阴道后壁推送至食指完全伸入为止。

（2）粉剂：用阴道窥器扩开阴道，暴露宫颈，用敷料钳将蘸药粉的有线棉球轻轻塞至阴道后穹隆，将线头露 1~2cm 于阴道外，嘱患者于 12~24 小时后牵引线头自行取出棉球。

（3）油膏：用阴道窥器扩开阴道，暴露宫颈及阴道，将所需要的油膏挤在长棉签上适量，涂于宫颈及阴道表面。

（四）注意事项

1. 操作过程中应注意关心患者，保护患者。
2. 上药前，根据不同的疾病选用不同的冲洗液冲洗阴道。
3. 月经期、阴道流血时禁止上药。
4. 嘱患者上药期间避免性生活。

【阴道填塞术】

（一）目的

阴道填塞术常用于宫颈出血、妊娠滋养细胞肿瘤患者阴道转移结节破溃出血、子宫切除术后阴道断端出血、阴道壁血肿挖除术后、阴道手术后。

（二）用物准备

无菌包（内有纱球、消毒环钳、消毒杯、阴道纱条数根、敷料钳、阴道窥器或阴道拉钩、宫颈钳、弯盘）、一次性治疗巾、一次性洞巾、消毒液（如碘伏）、灭菌油纱、无菌手套、橡胶单，必要时备吸引器、一次性吸引管和吸引头。

（三）操作方法

1. 协助患者取膀胱截石位，臀下垫橡胶单和治疗巾，戴好无菌手套。
2. 将纱球置于消毒杯中，倒入碘伏，用消毒环钳夹住纱球常规消毒外阴及阴道，铺洞巾。

3. 用阴道窥器或阴道拉钩扩开阴道，用纱球蘸干血及血凝块，暴露出血点。如出血量多，可用吸引器吸引。

4. 用碘伏浸湿阴道纱条，并拧干，用敷料钳夹住阴道纱条一端，放入阴道内达后穹隆处，阴道纱条在阴道内呈 Z 形折叠放置，压迫出血点止血。边放阴道纱条，边向外退出阴道窥器或阴道拉钩。

5. 对一些小出血点，如活检后出血，可用纱球填塞压迫出血。而阴道手术后应用灭菌油纱包裹纱条或纱球填塞阴道，以利于取出。

（四）注意事项

1. 阴道纱条一般放置 24 小时应取出，最长不超过 72 小时，放置时间过长易导致感染。

2. 阴道填塞纱条可影响排尿，通常应安置保留尿管，术后注意观察尿管是否通畅。

3. 术后注意观察阴道分泌物的性质、颜色、量、味道，注意有无继续出血或感染。如有感染，应及时取出纱条。

（张新宇）

本章小结

1. 阴式手术因涉及阴道而且与肛门比邻，术后排便易污染外阴切口，术前准备需要特别注意肠道、阴道等准备。术后护理应特别加强外阴部的护理，需要根据不同手术采取相应的体位，随时观察会阴切口的情况，保持外阴清洁、干燥。外阴、阴道手术术后保留尿管时间较长，需要注意尿管的护理，拔尿管前训练膀胱功能。

2. 外阴鳞状细胞癌多见于60岁以上妇女，最常表现为顽固的外阴瘙痒、不同形态的外阴肿物，明确诊断需做外阴活体组织病理检查，确诊后以手术治疗为主。术后按外阴手术患者的护理要求，进行切口、引流管、尿管及肠道的护理，出院时指导患者定期复查。

3. 子宫脱垂是指子宫从正常位置沿阴道下降，子宫颈外口达坐骨棘水平以下，甚至子宫全部脱出于阴道口外，常伴发阴道前、后壁脱垂。分娩损伤是子宫脱垂最主要原因。子宫脱垂分为Ⅰ、Ⅱ、Ⅲ度，随着脱垂程度加重出现下坠感及腰骶部疼痛、肿物自阴道脱出、大小便异常等症状。有症状者可采用保守或手术治疗，以安全、简单和有效为原则。对非手术治疗的患者，需要教会其进行盆底肌锻炼、使用子宫托；对手术治疗的患者，术前除按阴道手术的护理要求进行术前准备外，需要进行遵医嘱进行坐浴、阴道冲洗，同时让患者尽量卧床休息，使脱垂的子宫还纳。术后嘱患者卧床休息 7~10 天，禁止半卧位，按阴式手术术后护理常规进行会阴、尿道、手术切口、肠道的护理，预防并发症的发生。

（邱萍萍 张新宇）

复习题

1. 如何指导阴式手术术后患者的饮食？
2. 外阴癌术后第一天采取何种体位较好？
3. 如何指导患者使用子宫托？
4. 对准备实施阴式手术的患者，如何进行肠道准备和阴道准备？
5. 子宫脱垂的临床分度？

第十五章

妊娠滋养细胞疾病患者的护理

学习目标

1. 掌握葡萄胎患者的护理评估和健康教育；掌握化疗患者的护理措施。
2. 熟悉妊娠滋养细胞肿瘤的转移特点和治疗原则；熟悉化疗常见的毒副反应及医护人员防护。
3. 了解葡萄胎、侵蚀性葡萄胎、绒癌三者之间的关系及病理区别。

妊娠滋养细胞疾病（gestational trophoblastic disease，GTD）是一组来源于胎盘滋养细胞的疾病。主要包括葡萄胎、侵蚀性葡萄胎、绒毛膜癌（简称绒癌）及胎盘部位滋养细胞肿瘤。葡萄胎属于滋养细胞良性病变；侵蚀性葡萄胎为葡萄胎发展而来；绒癌则可发生在葡萄胎、流产、异位妊娠或足月妊娠以后，侵蚀性葡萄胎和绒毛膜癌合称为妊娠滋养细胞肿瘤（gestational trophoblastic neoplasia，GTN）。

第一节 葡萄胎患者的护理

案例

患者，28 岁，停经 90 天，阴道不规则出血 5 天，伴恶心、呕吐入院。护理评估：该患者一般情况良好，Bp130/80mmHg；既往月经规则，无其他疾病史；患者表现焦虑。妇科检查：外阴、阴道正常，子宫颈紫蓝着色，宫底脐下 1 横指，如妊娠 5 个月大小，未闻及胎心。辅助检查：血 β-hCG 130 000U/L；B 超检查见子宫腔内"落雪状"改变，未见胎儿。

问题：1. 该患者的临床诊断、诊断依据及治疗原则是什么？
　　　2. 提出该患者主要的护理问题及针对性的护理措施。

【概述】

葡萄胎（hydatidiform mole，HM）是由于妊娠后胎盘绒毛滋养细胞异常增生、终末绒毛形成水泡并相连成串，形似葡萄而得名，也称为水泡状胎块。葡萄胎分为完全性葡萄胎和部分性葡萄胎，以前者较为多见。显微镜下病理组织学特点为：①滋养细胞不同程度增生；②绒毛间质水肿；③间质内血管消失。葡萄胎的发病原因尚不明确，可能与妊娠年龄、地域、种族、营养、社会经济状况等有关。

【护理评估】

（一）健康史

1. 既往史 了解患者及其家族既往有无葡萄胎病史。

2. 现病史 询问患者的月经史、生育史、停经史、本次妊娠早孕反应发生的时间及程度、是否有水泡状物排出、阴道流血量的情况等。

（二）身体评估

1. 停经后阴道流血 是最常见的症状，多数患者在停经 8～12 周左右发生不规则阴道流血，出血反复发作，可导致贫血。

2. 子宫异常增大、变软 约半数患者子宫大于停经月份，质地变软，不能触及胎体，听不到胎心。

3. 妊娠呕吐 出现时间早，症状严重且持续时间长，严重者可导致水、电解质紊乱。

4. 子痫前期征象 可在妊娠早期出现高血压、蛋白尿、水肿等子痫前期症状。

5. 卵巢黄素化囊肿 一般无症状，多通过 B 型超声检查发现，常在葡萄胎清除后 2～4 个月自行消退。

6. 腹痛 因葡萄胎增长迅速，子宫快速扩张，患者多有阵发性下腹痛；黄素化囊肿扭转时也可出现急性腹痛。

7. 甲状腺功能亢进征象 约7%患者出现轻度甲状腺功能亢进。

（三）心理社会评估

患者常因不能正常分娩而自责、痛惜，也常表现出对清宫手术的恐惧和担心，为是否会对今后的生育产生影响而担忧。由于疾病可能会出现恶变，患者需要定期随访，这更会加重患者的焦虑。

（四）辅助检查

1. B 型超声检查 是重要的辅助检查方法。B 超下可见增大的子宫腔内充满不均质密集状或短条状回声，呈"落雪状"，无妊娠囊或胎儿。

2. 血 β-hCG 测定 血 β-hCG 测定多在 100 000U/L 以上，甚至达 1 000 000U/L，且持续不降。

3. 多普勒胎心测定 无胎心音，仅能听到子宫血流杂音。

（五）治疗原则

葡萄胎一旦确诊应及时行清宫术。对随访有困难且有高危因素的葡萄胎患者可采取预防性化疗；对年龄较大、无生育要求的患者可行子宫切除术，手术后定期随访。

▌▌ 理论与实践 📝

　　本案例出现停经后阴道流血、恶心、呕吐，子宫明显大于正常妊娠月份，血 β-hCG 值异常增高，B 型超声显示子宫腔内呈"落雪状"改变。该患者可初步诊断为葡萄胎。治疗原则应立即行清宫术，并严密观察病情变化。

【护理诊断/问题】

1. 功能障碍性悲哀　与分娩期望不能满足及担心将来的妊娠有关。
2. 焦虑　与担心清宫术及疾病的预后有关。
3. 有感染的危险　与反复阴道不规则流血，免疫力下降有关。
4. 知识缺乏：缺乏对葡萄胎治疗及随访的相关知识。

【预期目标】

1. 患者能接受流产及葡萄胎的结局，能主动参与治疗。
2. 患者能掌握减轻焦虑的方法，配合清宫手术和其他治疗。
3. 及时发现和治疗感染等并发症。
4. 患者明确葡萄胎随访的意义，能正确进行自我监测，积极配合随访。

【护理措施】

（一）清宫前护理

1. 心理护理　针对患者的主要心理问题给予心理支持，鼓励其表达不能正常妊娠的悲伤，向其讲解葡萄胎的疾病知识和清宫手术的必要性及过程，告诉患者葡萄胎治愈2年后可正常生育，消除患者的焦虑情绪，取得患者的积极配合。

2. 术前指导　清宫前应完善各项检查，如血常规、血型、出凝血时间、肝肾功能等。如有贫血、休克、水电解质紊乱、子痫前期、甲状腺功能亢进等，应先对症处理，稳定病情。护士应指导患者正确留取尿标本送检，注意保持外阴部清洁，防止逆行性感染。

（二）清宫中护理

1. 手术准备　清宫术宜在手术室进行，应先建立静脉通道，并配血备用以防止术中大出血。为防止葡萄胎组织堵塞吸管，应准备大号吸管负压吸引，并准备好抢救药品及物品。

2. 术中配合　术中密切观察患者，当宫颈管充分扩张和大部分葡萄胎组织被吸出后，为减少出血和防止子宫穿孔，可按医嘱加缩宫素10U于输液中滴注。如患者出现咳嗽、呼吸窘迫等肺栓塞表现，应立即协助医生给予循环及呼吸功能支持。

3. 术后送检　术后将宫腔吸出物选取靠近宫壁的葡萄状组织送病理检查；对于子宫大于妊娠12周或术中一次清宫有困难者，可于1周后再次清宫并送病理检查。

（三）清宫后护理

1. 病情观察　严密观察和评估患者腹痛及阴道流血情况，如腹痛剧烈、持续时间较长，应考虑是否存在子宫穿孔；注意观察阴道排出物，发现有水泡状组织要送病理检查；密切观察患者生命体征的变化；注意患者有无咳嗽、呼吸急促等肺栓塞表现。

2. 其他护理　清宫手术后指导患者注意休息，适当活动，保持心情愉快。清宫手术后禁止性生活及盆浴1个月，并注意保持外阴清洁，以防感染，对于行子宫切除术的患者按照妇科腹部手术患者实施相应护理。

（四）健康教育

1. 出院指导　葡萄胎的恶变率约10%~25%，因此必须向患者说明随访的重要性，鼓励患者和家属参与制定书面随访日程表，建立随访计划。随访的内容包括：①询问症状：注意月经是否规则，有无咳嗽、咯血，异常阴道流血等；②妇科检查；③B 型超声、胸部 X 线摄片等，必要时行 CT 检查；④血 β-hCG 测定：葡萄胎清宫后每周检测 1 次，直至连续 3 次正常，此后每月检测 1 次，持续半年后可每 6 个月测 1 次，共随访 2 年。

2. 知识宣教　葡萄胎患者随访期间应避孕 1 年，避孕方法首选避孕套。再次妊娠后在早孕期间做 B 型超声和血 β-hCG 测定，确定是否为正常妊娠，分娩后需随访血 β-hCG 测定直至阴性。

> **实践与理论**
>
> 　　该患者的主要护理问题：焦虑和有感染的危险。护理措施：加强心理护理，严密观察患者阴道出血及生命体征变化，配合医生尽快行清宫术，并将清出组织送病理检查。术后注意观察阴道出血及腹痛情况，保持会阴清洁，向患者宣传有关滋养细胞疾病的知识，指导患者做好避孕及随访。

【结果评价】

1. 患者和家属对葡萄胎有一定的了解，能够积极配合医护人员完成清宫术。
2. 患者增加治愈疾病的信心，减轻焦虑情绪。
3. 患者术后能正确进行自我护理，不发生感染等并发症。
4. 患者了解随访的重要性，能正确自我监测，按规定时间进行随访。

第二节　妊娠滋养细胞肿瘤患者的护理

案　例

　　患者，32 岁，因葡萄胎行清宫术后 14 个月，有少量阴道流血 10 天就诊。患者表现焦虑，反复询问疾病的预后。查体：外阴经产型，阴道壁见直径 1cm 紫蓝色结节，子宫较正常略大，质软，活动度差。右侧附件处扪及直径约 6cm 囊性的包块，活动度好。辅助检查：血 β-hCG 为 1 000 000U/L。

　　问题：1. 该患者可能的临床诊断是什么？

　　　　　2. 对该患者的护理措施有哪些？

【概述】

　　妊娠滋养细胞肿瘤包括侵蚀性葡萄胎和绒毛膜癌，可以继发于葡萄胎、流产、足月妊娠或异位妊娠。继发于葡萄胎排空后半年内的多为侵蚀性葡萄胎（invasive mole），1 年以上的多为绒毛膜癌（choriocarcinoma），葡萄胎排空后半年至 1 年发病者，绒毛膜癌和侵蚀性葡萄胎均有可能；间隔时间越长，绒毛膜癌可能性越大。继发于流产、足月妊娠或异位妊娠者，组织学诊断应为绒毛膜癌。

侵蚀性葡萄胎恶性程度不高，多数只侵犯局部，预后较好。显微镜下病理组织学检查与葡萄胎相似，可见绒毛结构及滋养细胞增生和分化不良。

绒毛膜癌恶性程度极高，显微镜下病理组织学特点为大量滋养细胞高度增生，排列紊乱，并侵入子宫肌层破坏血管，造成出血坏死，无绒毛结构。

【护理评估】

（一）健康史

1. 既往史　询问患者既往有无滋养细胞疾病史，若有葡萄胎史，应具体了解清宫时间、清宫次数以及清宫后阴道流血的情况，注意收集随访资料、检查结果等。了解患者是否接受过化学治疗，治疗的方案和疗效、化疗后的机体反应等。

2. 现病史　采集患者阴道不规则流血的病史，询问有无转移灶相应症状发生，如咳嗽、咯血、上腹部或肝区疼痛等。

（二）身体评估

1. 无转移妊娠滋养细胞肿瘤　大多为侵蚀性葡萄胎。

（1）不规则阴道流血：常发生在葡萄胎清宫后半年内，为持续不规则阴道流血，量多少不定。也可表现为月经恢复正常数月后停经，又出现不规则阴道流血。长期流血者可继发贫血。

（2）子宫复旧不全或不均匀增大：常见于葡萄胎排空后 4~6 周，子宫未恢复到正常大小，质地偏软，也可表现为子宫不均匀增大。

（3）卵巢黄素化囊肿：由于血 HCG 持续作用，一侧或双侧卵巢出现黄素化囊肿，可持续存在。

（4）腹痛：滋养细胞侵犯子宫肌层穿透浆膜层、卵巢黄素化囊肿扭转、破裂或子宫病灶感染，均可引起急性腹痛。

（5）假孕症状：患者可有乳房增大，乳头及乳晕着色，甚至有初乳样分泌等症状；检查可见外阴、阴道及宫颈着色，质地变软。

2. 转移性妊娠滋养细胞肿瘤　大多为绒癌，肿瘤主要经血行转移，而且发生早，范围广，各转移部位症状的共同特点是局部出血。

（1）肺转移：最常见（约80%），可有胸痛、咳嗽、咯血及呼吸困难等症状。

（2）阴道转移：转移灶常位于阴道前壁，为蓝紫色结节，转移灶破溃时可有大量出血，需要紧急处理。

（3）肝转移：多同时伴有肺转移，可出现上腹部或肝区疼痛。

（4）脑转移：预后极差，是患者主要的致死原因，可分为瘤栓期、脑瘤期、脑疝期。

（5）其他转移：如脾、肾、消化道等，其症状视转移部位而异。

（三）心理社会评估

当患者知道自己的病情后，大多数会产生不同程度的恐惧，常见的心理状况有：

1. 因需要进行多次化疗导致经济困难、担心化疗副作用而表现出焦虑不安。

2. 由于转移症状的出现，患者往往感到悲哀，对疾病的预后产生无助感，不能接受现实。

3. 如需施行手术，生育过的患者可能因切除子宫产生心理负担，未生育过的患者则因生育无望而产生绝望。

上述问题扰乱了患者原有的家庭生活，影响到患者及其家属的社会角色，因此应充分评估患者及家属对疾病的反应、对化疗的了解状况以及对生育的态度。

（四）辅助检查

1. 血 β-hCG 测定　血 β-hCG 水平是监测滋养细胞肿瘤诊断和治疗效果的主要依据。

2. 胸部 X 线摄片　肺转移典型 X 线表现为棉球状或团块状阴影，转移灶较常见于右侧肺及中下部。

3. 超声检查　主要观察子宫大小、肌层和子宫腔内是否有病变，彩色多普勒超声主要显示血流信号。

4. CT 和磁共振成像　主要用于发现肺、脑、肝等部位的转移病灶。

5. 组织学检查　侵蚀性葡萄胎在子宫肌层或转移灶中可见到绒毛结构或退化的绒毛阴影；绒毛膜癌仅能见到大量滋养细胞浸润及坏死出血，无绒毛结构。

（五）治疗原则

葡萄胎的治疗主要采取以化疗为主，手术和放疗为辅的综合治疗。可根据患者的临床分期、预后评分、年龄、生育要求及全身情况等因素综合分析，制定合适的、个体化的治疗方案。低危患者首选单一药物化疗；高危患者首选联合化疗。手术治疗作为辅助治疗手段，仅在特定情况下应用。肝、脑转移和有肺部耐药病灶的重症患者可加用放射治疗。

理论与实践

本案例患者葡萄胎行清宫术后 14 个月出现阴道流血，阴道壁见紫蓝色结节；子宫较正常略大，质软，活动度差；右侧附件处扪及囊性包块，活动度好；血 β-hCG 值异常增高。该患者可初步诊断为妊娠滋养细胞肿瘤，阴道转移。

【护理诊断/问题】

1. 恐惧　与担心疾病会危及生命、丧失生育能力有关。
2. 角色紊乱　与长时间住院和接受化疗有关。
3. 潜在并发症：肺转移、阴道转移、肝转移以及脑转移。

【预期目标】

1. 患者能正视病情，积极配合治疗，恐惧感减轻或消失。
2. 患者逐渐适应角色改变，安心接受治疗。
3. 患者发现转移灶症状时能识别并及时就医。

【护理措施】

（一）心理护理

护士应与患者及家属建立良好的护患关系，鼓励其接受现实，帮助患者分析可利用的支持系统。介绍最新治疗进展相关信息，让患者看到生存的希望，帮助患者及家属树立战胜疾病的信心，以良好的心态配合治疗及护理。

（二）病情观察

护士应严密观察患者腹痛及阴道流血情况，记录出血量，识别转移灶症状，配合医生做好抢救工作。

（三）治疗配合

接受化疗者按化疗护理（见本章第三节），手术治疗者按妇科腹部手术前后护理常规实施护理（见第十五章）。

（四）转移灶患者的护理

1. 阴道转移患者的护理

（1）指导患者严格卧床休息，减少活动，保持外阴清洁。

（2）密切观察阴道出血情况，禁止做不必要的阴道检查。

（3）配血备用，准备好抢救物品、药品，如：输液、输血用物、无菌长纱条、照明灯、氧气、止血药等。

（4）转移灶破溃出血时，需立即建立静脉通路，做好输血准备。配合医生做阴道填塞并安慰患者，给予保暖。阴道填塞后，严密观察患者生命体征变化，按医嘱输液、输血、应用抗生素；每24~48小时需将阴道填塞纱条取出，如出血未止可更换无菌纱条重新填塞，应准确记录填入和取出的纱条数量。

2. 肺转移患者的护理

（1）患者应卧床休息，出现呼吸困难时，取半卧位并吸氧。

（2）按医嘱给予镇静剂及化疗药物。

（3）发生大咯血时，迅速通知医生，配合医生实施止血、抗休克治疗。协助患者取头低患侧卧位，保持呼吸道通畅，防止发生窒息。

3. 脑转移患者的护理

（1）严密观察病情：观察生命体征、瞳孔及意识的改变、颅内压增高的症状，记录出入量。如有异常应立即通知医生并配合处理。

（2）治疗配合：建立静脉通道，吸氧。按医嘱给予脱水剂、止血剂、化疗药物等，严格控制补液总量和补液速度。

（3）预防并发症：根据患者病情，采取必要的护理措施，预防跌倒、咬伤、压疮等并发症的发生；为防止瘤栓期一过性症状发生造成的意外损伤，患者需尽量卧床休息，离床活动时应有人陪伴。

（4）检查配合：做好血β-hCG测定、腰穿、CT等项目的检查配合。

（5）昏迷、偏瘫患者按相关的护理常规实施护理。

（五）健康教育

1. 讲解与妊娠滋养细胞疾病相关的知识，消除患者及家属的心理压力，发放与疾病有关的科普资料，指导其发生不适时，寻求正规的医疗机构咨询。

2. 给予饮食、活动及卫生指导。鼓励患者进食高蛋白、高维生素、易消化的饮食；指导患者注意休息，避免过劳，有转移灶症状时应卧床休息，待病情缓解后适当活动。告知患者进食前后漱口，避免刺激性食物，注意保护口腔黏膜；保持外阴清洁，节制性生活，做好避孕指导，化疗停止≥12个月方可妊娠。

3. 帮助建立随访计划，两年内随访时间同葡萄胎患者，两年后仍需每年随访一次，持续3～5年，随访内容同葡萄胎患者。

实践与理论

　　对该患者的主要护理措施：①加强心理护理，使患者增强信心，主动配合治疗；②严密观察患者病情变化，严格执行医嘱，正确使用止血剂及化疗药，不做不必要的阴道检查；③指导患者严格卧床休息，减少活动，准备好抢救物品、药品，若发生转移灶破溃出血，积极配合医生完成抢救处置；④向患者宣传有关滋养细胞肿瘤的疾病知识，加强基础护理，指导患者合理饮食及休息，保持个人卫生，做好避孕，指导患者按计划随访。

【结果评价】

1. 患者能信任医护人员，积极配合治疗方案和护理措施，树立战胜疾病的信心。
2. 患者逐渐适应角色改变，能主动寻求促进健康的信息，并配合实施。
3. 患者具有一定的疾病知识，发现转移灶症状时能识别并及时寻求正规的医疗机构就医。

第三节　化疗患者的护理

案　例

　　患者，35岁，因患绒毛膜癌，行第三次化疗。在治疗过程中，患者恶心呕吐，稀水样便2～3次/天，体重较第一次化疗时减轻2kg。检查口腔黏膜有散在出血点，明显脱发，患者情绪低落不愿与人交往，血常规检查，白细胞3.8×10^9/L。

　　问题：1. 该患者目前主要的护理诊断？

　　　　　2. 针对以上护理诊断，针对应采取哪些护理措施？

　　化学药物治疗（简称化疗）目前已成为治疗恶性肿瘤的主要方法之一。滋养细胞肿瘤是所有肿瘤中对化疗最为敏感的一种，在化疗药物问世以前，绒毛膜癌的死亡率高达90%以上，如今随着诊断技术的进步及化学治疗的发展，绒毛膜癌患者的预后已得到极大改善。

【化学药物作用机制】

　　化疗药物的主要作用机制：①直接干扰核糖核酸（RNA）复制；②影响去氧核糖核酸（DNA）合成；③干扰转录，抑制信使核糖核酸（mRNA）合成；④阻止纺锤丝形成；⑤阻止蛋白质合成。

【常用的化疗药物及方法】

化疗药物种类很多，可分为烷化剂、抗代谢药物、抗肿瘤抗生素、抗肿瘤植物药等。目前常用于妊娠滋养细胞肿瘤的一线化疗药物有：甲氨蝶呤（MTX）、氟尿嘧啶（5-Fu）、放线菌素-D（Act-D）或国产更生霉素（KSM）、环磷酰胺（CTX）、长春新碱（VCR）、依托泊苷（VP-16）等。

低危患者首选单一药物化疗，高危患者首选联合化疗，较常用的给药方法有静脉滴注、肌内注射，还可行腹腔内给药、靶向治疗、动脉插管局部灌注化疗等方法。

【化疗药物的常见毒副反应】

化疗药物主要作用于肿瘤细胞，但对患者身体的其他器官和组织也有杀伤作用，因此，化疗期间要高度重视化疗药物的毒副作用。

1. 骨髓抑制　是最严重、最常见的不良反应，主要表现为外周血白细胞和血小板计数减少，在停药后多可自然恢复。

2. 胃肠道反应　恶心、呕吐症状较常见，有些患者会有口腔溃疡或腹泻、便秘，一般于停药后可自然消失。

3. 皮肤等组织的损害和反应　皮肤色素沉着、皮疹、剥脱性皮炎，毛发脱落，组织坏死等。

4. 药物中毒性肝炎　表现为用药后血转氨酶值升高，偶有黄疸。

5. 泌尿系统损伤　环磷酰胺可引起膀胱损伤，顺铂、甲氨蝶呤对肾脏有一定毒性。

6. 神经系统损害　表现为指（趾）端麻木、复视等。

【化疗药物的危害及防护】

化疗药物对肿瘤患者有作用，同时也会对接触药物的正常人体产生影响。因此，化疗时不仅要尽量减少对患者正常组织的伤害，更应该注意加强医护人员的自我防护。

1. 减少化疗药物对患者的危害

（1）严格按照细胞周期用药、采取正规用药、采用个体化用药方案以及使用适当的防护措施等方式来减轻药物的毒性作用。

（2）化疗过程中应注意观察患者的不良反应，及时给予处理。

（3）静脉化疗时要避免药液渗漏到血管外的组织中，应保证用药剂量的准确性；腹腔化疗时要避免药液滴漏到患者的皮肤等处，防止对患者造成伤害。

2. 减少化疗药物对医护人员的危害　医护人员长期接触化疗药物，若防护措施不当，可能对自身健康造成危害。

（1）医院应设置配制抗肿瘤药物的专用房间，采用专用的化疗药物配制台（生物危险防护台），在专用生物安全柜内由专人集中完成药物配制。

（2）医护人员必须掌握正确的操作规程，正确使用防护设备如防护服、手套、防溅护目镜、一次性帽子、口罩及鞋套。防护手套应为双层，即在聚乙烯手套外加戴一层乳胶手套，注意手套须盖住袖口。配药结束后需洗手或沐浴，手套和工作服若被污染应立即更换。

（3）护士在更换药瓶时也要注意防护，防止药液外渗。如不慎皮肤接触化疗药物，应立即用清水冲洗至少3分钟，然后用肥皂清洗。

（4）医护人员应定期体检，并建立体检档案，孕期及哺乳期需调离。一旦出现化疗毒副反应征象，应立即进行人员调整。

3. 减少化疗药物对环境、社会的危害

（1）在配制过程中产生的医疗废物如安瓿、密封瓶、一次性注射器及多余的药液等如处理不当，将对环境造成污染，危害社会。应及时将其放入化疗专用厚垃圾袋的防漏防刺容器内（注射器无需分离针头和毁型），弃于密闭式化疗专用医疗垃圾箱内。

（2）所有一次性个人防护用具脱卸后直接弃入化疗专用医疗垃圾箱，箱上有化疗专用警示标志。

（3）所有化疗废弃物最终转运至医疗废物定点处理单位进行1200℃的高温焚化处理，使细胞毒药物灭活。

【护理评估】

（一）健康史

1. 既往史　评估患者的既往化疗史和药物过敏史；了解既往化疗中出现的药物毒副反应及应对情况；评估患者有关造血系统、肝、肾、消化系统疾病史。

2. 现病史　评估患者的肿瘤疾病史，发病的时间，治疗的方法、经过及疗效，目前的病情状况。

（二）身体评估

1. 一般情况　测量体温、脉搏、呼吸、血压等生命体征，了解患者意识状态、发育、营养、面容及观察皮肤黏膜有无异常。

2. 评估患者原发肿瘤的症状、体征，了解患者对化疗的反应。

3. 了解患者的日常生活规律，如睡眠形态、饮食形态、嗜好、自理能力等。

（三）心理社会评估

患者往往容易对化疗效果产生怀疑、焦虑、悲观情绪，也可因长期治疗所导致的经济困难而心情沉重，对化疗的副反应有恐惧、自卑感。因此应充分评估患者的社会心理因素，了解患者对化疗的感受。

（四）辅助检查

测血常规、尿常规、血小板计数、肝肾功能、心电图、影像学等检查。及时了解各项检查的结果，如有异常及时联系医生，可考虑暂缓用药或停止用药。

【护理诊断/问题】

1. 焦虑/恐惧　与化疗引起的副反应有关。

2. 营养失调：低于机体需要量　与化疗所导致的消化系统反应有关。

3. 有感染的危险　与化疗所引起的白细胞减少有关。

4. 自我形象紊乱　与化疗所导致的脱发、皮肤色素沉着有关。

【预期目标】

1. 患者情绪稳定，积极配合治疗，能说出应对毒副作用的方法。

2. 患者的摄入量能满足机体的营养需要，能列举应对消化系统反应的措施。

3. 患者未发生严重感染，并能叙述避免感染的自我防护措施。

4. 患者能正视自身形象的改变，维持良好自尊。

【护理措施】

（一）心理护理

详细讲解化疗对治疗妊娠滋养细胞肿瘤的重要性、国内外治疗的治愈率，帮助其树立治愈的信心，配合完成化疗。向患者及其家属介绍治疗效果较好的患者相互认识，提供交流机会，使其减轻心理压力。倾听患者诉说恐惧、不适及疼痛，主动关心、问候患者，帮助其顺利度过脱发等因素造成的心理危险期。

（二）病情观察

经常巡视病房，按时测量生命体征，及早发现化疗的不良反应并报告医生。

1. 骨髓抑制的观察 注意观察患者有无鼻出血、牙龈出血、皮下淤血或阴道活动性出血的倾向，密切观察血常规的变化。

2. 消化道反应的观察 观察患者口腔黏膜完整性；恶心、呕吐发生的时间、程度；如有腹痛、腹泻症状，需严密观察次数及性状，正确收集大便标本。

3. 其他系统损害的观察 观察患者有无肝损害的症状和体征，如上腹部疼痛、恶心等；有无尿频、尿急、血尿等膀胱炎症状的出现；观察皮肤反应，如皮疹、色素沉着；观察神经系统的副作用，如肌肉无力、肢体麻木、偏瘫等。

（三）化疗时的特殊护理

1. 化疗药物配制与使用

（1）根据体重计算用量：应于清晨空腹、排空大小便后准确测量患者体重，并减去所穿衣服的重量，以便于正确计算和调整药量，一般在用药前及疗程期过半时各测体重一次。

（2）配制方法：①严格遵医嘱使用化疗药物，做到现用现配，常温下不应超过 1 小时；②需要避光的药物（如更生霉素、顺铂），使用时采用避光的输液器和遮光套；③需要缓慢静滴的药物（如氟尿嘧啶、阿霉素）或快速注入的药物（如环磷酰胺），应利用输液泵或注射泵严格控制用药速度。

（3）减轻或避免毒副作用：①对肾脏损害严重的药物，需在给药前、后水化，同时鼓励患者多饮水并监测尿量，要保持每天尿量 >2500ml；②联合用药时，应根据药物的性质排出先后顺序，以增强效果；③腹腔内化疗时应注意指导患者变动体位以增强疗效。

2. 合理使用并保护静脉血管

（1）有计划地选择静脉穿刺，遵循长期补液的原则，从远端静脉开始，力争使穿刺损伤减少到最小。

（2）先用生理盐水建立静脉通路，确认输液通畅后再输入化疗药物，用药中加强巡视。

（3）化疗结束前，使用生理盐水冲管，待化疗药物完全进入血管后再拔针，以免针头处的化疗药物渗漏到血管外，起到局部保护作用。

（4）若怀疑或发现药物外渗应重新穿刺。遇到局部刺激性较强的药物如氮芥、长春新碱、更生霉素等外渗，应立即停止滴入并给予局部冷敷，同时用生理盐水或普鲁卡因局部封闭，以后用黄金散外敷，防止局部组织坏死，减轻疼痛和肿胀。

（5）经外周静脉植入中心静脉导管（PICC）化疗，可以减轻患者因反复穿刺造成的痛苦，减少因长期化疗引起的静脉炎、化疗药物外渗造成的组织损伤或坏死。

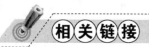

相 关 链 接

化疗方法的改进

静脉滴注化疗是妇科恶性肿瘤患者主要的治疗方法之一，临床传统的给药途径为浅静脉穿刺，由于化疗药物的毒副作用，血管遭到破坏，患者常常要承受静脉炎及化疗药物渗漏造成组织损伤或坏死的痛苦，这直接影响到患者的生活质量和下一周期的化疗。因此，建立一条良好的静脉通道是减少患者痛苦，保证化疗全过程顺利进行的前提条件。

PICC（peripherally inserted central catheter）是经皮外周静脉插管，即利用导管从外周手臂的静脉（贵要静脉、肘正中静脉、头静脉）进行穿刺，置入中心静脉导管，使导管头端到达上腔静脉的下1/3处或上腔静脉和右心房交界处。

PICC于九十年代被引进中国，在肿瘤化疗、静脉营养治疗、长期静脉输液治疗、刺激性药物输注的患者中得到广泛应用。目前，在美国已使用PICC置管专用超声仪和微插管鞘技术进行上臂PICC置管。微插管鞘技术（microintroducer technique，MST），又称为赛丁格技术，是通过导丝先置入微血管鞘，再置入导管的方法，它提高了PICC置管的成功率并且减少了操作中出血。PICC置管专用超声仪是专门用于PICC置管的二维黑白血管超声加上特殊的引导系统，机器便于移动，护士可携带至病房操作。在超声探头上有导针装置，护士按导针系统的角度进针可以直接进入靶向血管，准确率高。采用MST微插管鞘穿刺技术，在血管超声引导下直视穿刺置入PICC导管，这种方法称为超声引导下"直视法"，具有以下优点：①实时引导，增加了穿刺的准确性，解决了血管条件差患者的难题；②全程可见，降低了导管异位导致的堵塞、静脉血栓、血栓性静脉炎的发生；③和传统的PICC置管比较，超声引导可实现上臂穿刺置管，由于穿刺部位由肘下移到上臂，减少了患者肢体活动时对导管的摩擦和牵拉所导致的静脉炎的发生；④成功率高。

（四）化疗药物毒副反应患者的护理

1. 消化道反应的护理

（1）化疗期间提供高热量、高蛋白、易消化清淡食物，鼓励患者少量多餐，创造良好进餐环境。

（2）在化疗前后给予止吐剂。

（3）化疗给药期间采取有效措施分散患者的注意力，减轻消化道症状。

（4）加强护理，为呕吐、腹泻的患者及时清除排泄物，清洁皮肤，必要时更换衣被；呕吐严重时，应补充液体，防止水电解质紊乱。

2. 骨髓抑制的护理

（1）按医嘱定期检测白细胞计数，低于 $3.0 \times 10^9/L$ 时应停止化疗。

（2）白细胞计数低于 $1.0 \times 10^9/L$ 的患者应进行保护性隔离，谢绝探视，病室内用高效低臭氧循环风消毒机消毒，每日三次，每次 1 小时。

（3）按医嘱使用抗生素，输新鲜血或白细胞浓缩液、血小板浓缩液等。

3. 口腔护理

（1）指导患者保持口腔清洁，使用软毛刷刷牙，进食前后用消毒溶液漱口，预防口腔炎症。

（2）避免坚硬、油腻及刺激性食物，鼓励患者进温凉软食或流食。

（3）如口腔局部有黏膜溃疡，进食前 15 分钟用地卡因溶液涂敷溃疡面，进食后漱口，用龙胆紫散或冰硼散等局部涂抹。

（4）根据溃疡面分泌物培养和药敏试验结果，选用敏感的抗生素和维生素 B_{12} 液混合涂于溃疡面促进愈合。鼓励患者进食，促进咽部活动，减少咽部溃疡引起的充血水肿。

4. 其他

（1）指导患者适当化妆、正确使用假发和眉笔以增强自信，逐渐接受自己形象的改变，能够坦然接受别人的眼光和与他人交流。

（2）应用对肾功能有损害的化疗药物时，需记录 24 小时尿量。

（3）患者一旦出现严重呕吐、腹泻或有血性黏液便、鼻衄、血尿、肢端麻木和复视等情况时，应立即向医生汇报，严重时要停止化疗。

（五）健康教育

1. 向患者及家属讲解化疗药物的相关知识，使其学会识别化疗的一些毒副作用症状以及预防措施，动员家庭支持系统给予患者帮助和鼓励，增强治愈信心。

2. 指导患者学会自我护理的技巧：注意个人清洁卫生，坚持进行口腔护理，理解饮食要点，保证充足睡眠，化疗后免疫力下降时应卧床休息。保证室内空气流通，及时消毒，减少去公共场所的次数。外出需戴口罩、加强保暖，防止发生感染。定期复查血常规。

3. 鼓励患者面对现实，逐渐适应脱发的现象，正视当前身体外表的改变。告知其化疗结束停药后可重新长出新发，色素沉着会减轻。

理论与实践

1. 该患者目前主要的护理诊断　有：①焦虑：与化疗引起的副反应有关；②营养失调（低于机体需要量）：与化疗所导致的消化系统反应有关；③有感染的危险：与化疗所引起的白细胞减少有关；④自我形象紊乱：与化疗所导致的脱发、皮肤色素沉着有关。

2. 针对性护理措施　主动关心患者，讲解化疗对治疗的重要性，帮助其树立治愈的信心；鼓励患者少量多餐，及时清除排泄物，清洁皮肤，必要时按医嘱补充液体，防止水电解质紊乱；按医嘱定期检测白细胞计数，加强保暖，防止发生感染，控制家属探视人数；指导患者适当修饰、使用假发，正视当前身体外表的改变等。

【结果评价】

1. 患者情绪稳定，积极配合治疗。

2. 患者能坚持进食，摄入量能满足机体的营养需要。

3. 患者在化疗期间无感染发生，体温正常。

4. 患者能接受并正视当前身体外表的改变。

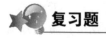

本章小结

1. 葡萄胎最主要的临床表现为停经后阴道流血、子宫异常增大、妊娠呕吐严重、腹痛、卵巢黄素化囊肿和早期出现子痫前期症状等。葡萄胎一经确诊应在准备好抢救药品及物品的条件下迅速清宫。对葡萄胎患者应当做好清宫术前、术后的护理，认真做好健康教育，尤其需确保患者掌握随访计划（第一次葡萄胎清宫术后，每周1次血β-hCG检测，直至连续3次正常；然后每月检测1次，持续半年后每6个月1次，共随访2年。随访时应注意询问患者月经是否规则，有无转移灶症状，需做胸部X线摄片和妇科检查；随访期间应避孕1年，方法首选避孕套）。

2. 侵蚀性葡萄胎、绒毛膜癌合称为妊娠滋养细胞肿瘤，是滋养细胞的恶性病变。前者多数继发于葡萄胎清宫后半年之内，后者多数继发于葡萄胎排空后1年以上，也可继发于各种妊娠之后。绒癌恶性程度高，主要经血行转移，而且发生早，范围广，肺部转移最常见；阴道转移时容易发生大出血；脑转移是患者致死的主要原因。血β-hCG、B型超声检测和胸部X线摄片检查是主要的辅助诊断方法，治疗原则以化疗为主、手术和放疗为辅。

3. 滋养细胞肿瘤是所有肿瘤中对化疗最为敏感的一种。但化疗药物不仅具有杀灭肿瘤细胞的作用，同时也会对正常人体细胞产生影响，常见的毒副反应有骨髓抑制、胃肠道反应、组织坏死、脱发、肝肾及神经系统损害。因此，化疗时不仅要尽量减少对患者正常组织的伤害，更应该注意加强医护人员的自我防护。本章还对化疗时的护理措施做了详细介绍，要求全面掌握。

（董 蔷）

复习题

1. 葡萄胎患者可有哪些临床表现？

2. 葡萄胎患者出院后随访的内容有哪些？

3. 转移性妊娠滋养细胞肿瘤有哪些转移特点？

4. 化疗时怎样做到合理使用并保护静脉血管？

5. 如何为化疗的患者进行口腔护理？

第十六章

生殖内分泌疾病患者的护理

学习目标

1. 掌握功能失调性子宫出血、闭经、绝经综合征的概念及主要护理措施。
2. 熟悉功能失调性子宫出血、闭经、绝经综合征患者的护理评估和治疗原则。
3. 了解闭经的检查方法。

第一节　功能失调性子宫出血患者的护理

案　例

案例1：患者15岁，因持续阴道流血20多天伴头晕就诊。11岁初潮，月经周期40~60天。前次月经70天前，此次行经后阴道出血不止，现已持续20多天，血量多，伴头晕，患者情绪低落。检查：患者面色苍白，贫血貌，肛腹诊子宫较正常略小，两侧附件未及包块。

案例2：患者46岁，因停经40多天，不规则出血半月余就诊。既往月经正常，末次月经40多天前，近半月不规则阴道流血持续至今，有血块。妇科检查子宫、附件无异常，B超下见子宫内膜增厚。

问题：1. 两位患者的诊断分别是什么？

2. 两位患者应分别采取什么治疗原则？有何护理措施？

【概述】

（一）定义

功能失调性子宫出血（dysfunctional uterine bleeding，DUB）简称功血，是由于调节生殖的神经内分泌机制失常引起的异常子宫出血，而全身及内外生殖器官无明显器质性病变存在。根据有无排卵可分为无排卵性和排卵性功血两类，其中无排卵性功血约占85%。50%功血患者发生于绝经前期，30%的患者发生于育龄期，青春期患者占20%。

（二）发病机制及病理变化

无排卵性功血多见于青春期和围绝经期妇女，少数生育期妇女有时也会因应激、营养不良等因素干扰，一段时间内发生无排卵性功血。排卵性功血多发生于育龄期妇女。两种功血的主要病理变化均在子宫内膜，其具体的发病机制及病理变化见表 16-1。

表 16-1　两种功血的发病机制和病理变化

类型		常见患病人群	发病机制	病理变化
无排卵性功血		青春期妇女	下丘脑-垂体-卵巢轴的反馈调节尚未成熟，大脑中枢对于雌激素的正反馈作用存在缺陷，致使卵巢不能正常排卵	子宫内膜无分泌期改变
		围绝经期妇女	卵巢功能衰退，卵巢对垂体激素敏感性降低，卵泡发育受阻而不能排卵	
排卵性功血		育龄期妇女	黄体功能不足：黄体孕激素分泌不足或过早衰退，导致子宫内膜分泌反应不良	分泌期子宫内膜，腺体呈分泌不良
			子宫内膜不规则脱落：黄体发育正常，但萎缩过程延长，导致子宫内膜脱落不规则	分泌期内膜、出血坏死组织和新增生的内膜混合共存

【护理评估】

（一）健康史

1. 询问患者年龄、月经史、婚育史及避孕措施等；了解全身性慢性疾病史，如肝脏疾病、血液系统、循环系统及代谢性疾病等，帮助患者回顾病程，如发病时间、流血前有无停经史、诊治经历及其诊断结果、所用激素名称和剂量、效果等。

2. 了解患者子宫出血特点　了解患者是否存在：①月经过多：经期延长（长于 7 天）或经量过多（多于 80ml）；②子宫不规则过多出血：周期不规则，经期延长，经量过多；③子宫不规则出血：周期不规则，经期延长，但经量正常；④月经过频：周期缩短，少于 21 天。

（二）身体评估

1. 评估患者的营养状态，尤其注意有无贫血症状和感染迹象。

2. 评估患者目前流血情况，初步评估子宫出血的类型：

（1）无排卵性功血：最常见的症状是子宫不规则出血。表现为月经周期紊乱，出血间隔长短不一，短者数日，长者数月。出血量多少不一，少者仅为点滴出血，多者可表现为大量出血。有时可表现为先有数周或数月停经，然后出现阴道流血，血量往往较多；也可表现为淋漓不净的阴道不规则的少量流血。

（2）排卵性功血：黄体功能不足时一般表现为月经周期缩短，可表现为月经频发，患者不易受孕或在孕早期流产；子宫内膜不规则脱落时表现月经周期正常，但经期延长，可达 9 ~ 10 日。

（三）心理社会评估

1. 了解患者发病前有无精神紧张、剧烈情绪变化、过度劳累及环境改变等引起月经紊乱的诱发因素。

2. 青春期患者可因对疾病的认识不够而忽视治疗或者因害羞不愿就医而延长病程，并最终并发贫血，需要评估患者是否因疾病而出现过度焦虑和恐惧情绪。

3. 生育期的患者需要评估其精神压力，因为疾病导致的不孕或流产可能会给患者造成心理负担，而精神压力过大往往加重下丘脑-垂体-卵巢轴功能的紊乱，导致病程迁延不愈。

（四）辅助检查

1. 诊断性刮宫　简称诊刮，是对于药物治疗无效的已婚患者最重要的辅助检查方法。通过诊刮既可达到止血又能明确子宫内膜病理诊断。不规则出血者可随时刮宫止血；若需要了解排卵或黄体功能时，应选择在经期前或月经来潮6小时内刮宫。凡是刮出的组织都应当送病理检查，以便确诊。

2. 宫腔镜检查　可直接观察子宫内膜的情况，并选择性地进行病变区活检，提高宫腔病变的诊断率（详见第十三章第六节）。

3. 基础体温测定（BBT）　是测定排卵简易可行的方法。正常有排卵的妇女基础体温由于受孕激素的作用，是双相型，无排卵妇女的体温呈单相型（图16-1）；黄体功能不全患者基础体温呈双向型，但排卵后体温上升缓慢，升高时间较短，约9~11天下降（图16-2）；子宫内膜不规则脱落时，基础体温呈双相，但下降缓慢，超过14天（图16-3）。

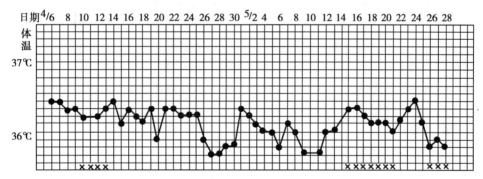

图16-1　基础体温单相型（无排卵性功血）

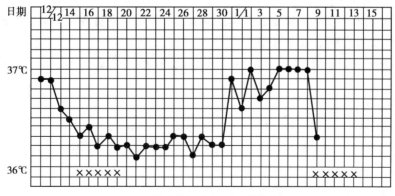

图16-2　基础体温双相型（黄体期短）

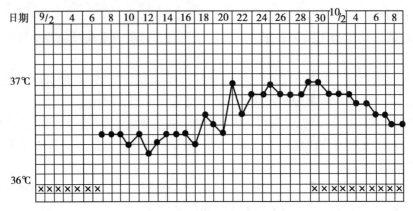

图16-3　基础体温双相型（黄体萎缩不全）

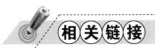

基础体温测定

【目的】

1. 协助诊断早期妊娠。

2. 了解有无排卵，协助功能性子宫出血的诊断及临床治疗观察。

3. 初步了解卵巢功能，帮助不孕妇女寻找不孕原因。

4. 掌握安全期及易孕期。

【操作准备】

1. 详细询问患者病史、月经史，疑为妊娠者应仔细询问末次月经。

2. 教会患者准确地测温和记录的方法。

3. 环境安静。

4. 备好体温计、体温记录单、笔。

【操作方法】

1. 每晚睡前将体温计水银柱甩至35℃以下，置于床旁或枕下伸手可以取到的位置。

2. 早晨醒后不活动，也不讲话，每晨醒来后立即取体温计斜放于口腔舌下3分钟。

3. 每日将测定的体温记录在基础体温表上，划实心圈并连成曲线。月经期在体温表最下一格中记上"X"，表示月经来潮。

4. 如有性生活、失眠、感冒、发烧等情况，均应分别记在体温表中，作为诊断和治疗的参考。

【注意事项】

1. 测温前严禁起床大小便、活动、说话等。

2. 每日在晨起固定时间测量，夜班工作者应在休息6~8小时后测量。

3. 测量一般要连续测3个月经周期以上。

4. 生活不规律或睡眠失调者不适宜进行。

4. 激素测定 经前测定血清孕酮值确定有无排卵，测定血催乳激素水平及甲状腺功能可排除其他内分泌疾病。

5. 宫颈黏液结晶检查 经前出现羊齿植物叶状结晶提示无排卵。

6. 阴道脱落细胞涂片检查 判断雌激素影响程度。

7. 血液常规及凝血功能检查 可进一步了解患者贫血及凝血系统状况。

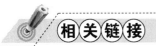

相关链接

诊断性刮宫术

【目的】

刮取宫腔内容物做病理检查协助诊断。若怀疑同时有宫颈管病变，需对宫颈管及宫腔分步进行刮宫，称分段诊刮。

【适应证】

1. 子宫异常出血或阴道排液，需证实或排除子宫内膜癌或其他病变者。

2. 功能失调性子宫出血或闭经，需了解子宫内膜的变化者。

3. 女性不孕症需了解有无排卵及子宫内膜病变者。

【禁忌证】

急性、亚急性生殖道炎症；术前体温 >37.5℃。

【操作方法】

1. 患者排尿后取膀胱截石位，常规消毒外阴、阴道。

2. 双合诊了解子宫大小、位置。

3. 阴道窥器暴露宫颈，消毒阴道、宫颈。

4. 宫颈钳夹持宫颈前唇，探宫颈管长度，刮匙刮宫颈管一周，并收集刮出物。

5. 子宫探针探测子宫方向及深度，酌情扩张宫颈。

6. 用刮匙由内向外按前壁、侧壁、后壁、宫底等部位刮取组织。

7. 将宫颈和宫腔刮出物分别装瓶、送检。

【护理要点】

1. 术前向患者讲解操作的目的和过程，教会患者做深呼吸等放松技巧。

2. 告知患者术前 5 天禁止性生活，了解卵巢功能时，术前至少 1 个月停用性激素。

3. 检查卵巢功能者应在月经来潮前或月经来潮 12 小时内刮宫；可疑黄体萎缩不全者应于月经周期第 5 天诊刮。

4. 术中密切观察患者有无出现面色苍白、出冷汗症状，帮助患者转移注意力，减轻患者疼痛与不适。

5. 协助医生收集组织、固定、送检并记录。

理论与实践 ✏️

　　案例 1 是刚进入青春期的女性，月经明显紊乱，伴有贫血，检查未发现其他器质性病变，考虑患者为青春期无排卵性功血，原因为内分泌轴发育不健全。

　　案例 2 是围绝经期女性，不规则流血半月余，检查也未见子宫、附件异常。诊断为围绝经期无排卵性功血，原因为卵巢功能减退。

（五）治疗原则

　　1. 无排卵性功血的治疗原则因患者不同而异，青春期患者的治疗原则是止血、调整周期、促使卵巢排卵；对围绝经期的患者止血后以调整周期、减少经量为治疗原则。

　　（1）止血：可选用性激素治疗，对大量出血患者要求在性激素治疗 6 小时内见效，24 ~ 48 小时内出血基本停止，如果超过 96 小时仍不能止血，应考虑有器质性病变存在。对围绝经期功血或病程长的育龄期患者等还可采用刮宫术止血。

　　1）孕激素：适用于体内已有一定水平雌激素的患者。孕激素可使处于增生期或增生过长的子宫内膜转化为分泌期，停药后内膜彻底脱落形成"药物性刮宫"。常选用炔诺酮（妇康片）5 ~ 7.5mg 口服，每 6 小时一次，出血量明显减少或停止后，改为 8 小时一次，再逐渐减量，每 3 日递减 1/3 量，直至维持量每日 5.0mg，维持至血止后 20 天左右停药。停药后 3 ~ 7 日发生撤药性出血。

　　2）雌激素：适用于内源性雌激素不足者，主要用于青春期功血。通过给予大剂量的雌激素促使子宫内膜迅速增长，在短期内修复创面而止血。如：妊马雌酮 1.25 ~ 2.5mg，每 6 小时一次，血止后每 3 天递减 1/3 量直至维持量 1.25mg/d，维持至血止后 20 天停药。

　　3）雄激素：雄激素有拮抗雌激素作用，可增强子宫平滑肌及子宫血管张力，减轻盆腔充血从而减少出血量，但大出血时单独应用雄激素效果不佳。

　　4）联合用药：性激素联合用药的止血效果优于单一用药，所以青春期功血在孕激素止血的同时配伍小剂量雌激素，可减少孕激素用量，并防止突破性出血；围绝经期功血则可在孕激素止血基础上配伍雌、雄激素。

　　5）刮宫术：可迅速止血，同时又具有诊断价值。围绝经期期出血患者激素治疗前宜常规刮宫，但对未婚、无性生活史的青少年一般不采用刮宫术。

　　（2）调整月经周期：使用性激素止血后必须通过药物建立有规律的月经周期，以暂时抑制患者本身的下丘脑-垂体-卵巢轴，便于其恢复正常月经的分泌调节，同时还可直接作用于生殖器官，使子宫内膜发生周期性变化，不至于导致大量出血。

　　1）雌、孕激素序贯疗法：适用于青春期功血或育龄期功血内源性雌激素水平较低者。通过模拟自然月经周期中卵巢的内分泌变化，将雌、孕激素序贯应用，从而使子宫内膜发生相应变化，形成人工周期。此法一般连续应用 3 个周期。用药 2 ~ 3 个周期后，患者常可自发排卵。

　　2）雌、孕激素联合法：适用于育龄期功血内源性雌激素水平较高者。雌激素使子宫内膜再生修复，孕激素限制雌激素的促内膜生长作用，一般连用 3 个周期。

　　3）后半周期疗法：适用于围绝经期功血患者。于月经周期后半期服用甲羟孕酮或肌注黄体酮，连用 10 日为一个周期，共三个周期为一疗程。

（3）促进排卵：适用于青春期和育龄期功血患者，尤其适用于不孕患者。常用的药物有氯米芬、人绒毛膜促性腺激素等。

（4）手术治疗：经量多的绝经过渡期患者和经激素治疗无效且无生育要求的患者可行子宫内膜切除术或子宫切除术。

2. 排卵性功血　应针对其发生原因，采用相应治疗。对于黄体功能不全者，应促进和支持黄体功能。对于子宫内膜不规则脱落者，调节下丘脑-垂体-卵巢轴的反馈功能，使黄体及时萎缩，内膜及时完整脱落。

【护理诊断/问题】

1. 组织灌注不足　与短期内大量子宫出血有关。
2. 有感染的危险　与长期阴道流血、机体抵抗力低有关。
3. 活动无耐力　与长期阴道流血导致继发性贫血有关。
4. 焦虑　与疾病长期迁延不愈、知识缺乏有关。
5. 潜在并发症：贫血。

【预期目标】

1. 患者能够了解自身疾病和治疗的相关知识和信息。
2. 患者血容量维持正常。
3. 患者不发生感染现象。
4. 患者活动耐受力能够提高，可以完成日常活动。
5. 患者不发生贫血或者贫血状态能够得以纠正。

【护理措施】

（一）心理护理

鼓励患者表达内心感受，并耐心倾听患者的诉说，帮助患者保持良好的情绪状态。注意不同年龄段的患者的心理特点及心理需要，对于青春期的患者，需要纠正其因害羞不愿接受治疗的心理；对于生育期妇女应减少其对生育影响的过分担忧；对于围绝经期患者最重要的是明确诊断，排除恶性肿瘤的可能性，避免其产生恐惧情绪。

（二）观察病情变化

监测患者的生命体征，记录患者出血量、补充液体量，如有大量出血时一方面应及时通知医生，另一方面做好输液、输血的准备。

（三）预防感染

做好会阴部护理，保持局部清洁，防止感染。同时严密观察与感染有关的征象，一旦发现感染，及时通知医生，并遵医嘱进行治疗。

（四）支持疗法

指导患者加强营养，补充铁剂、钙剂、维生素 C 和蛋白质，尤其注意指导患者从饮食中摄取足够的铁。指导患者保持适当的活动，流血期间避免过度劳累，保证充分休息，增强患者活动耐力。

（五）用药指导

功血主要用药物治疗，止血后应继续用药以控制周期，使无流血期延长至 20 天左右，但应将止血时所用较高剂量的激素，逐渐减量，而且减量不能过快，更不能骤然停药，否则子宫内膜可再次发生撤药性出血，此时再欲止血，则所需药量较出血前会更大而且效果也差。所以严格执行医嘱用药，并指导患者正确服药至关重要。

1. 让患者了解维持血药浓度的重要性，严格按照医嘱按时、按量服用性激素，避免随意停服或漏服。

2. 血止后按照医嘱每 3 天递减原来药量的 1/3，直至维持量，不得自行增减剂量。

3. 告知患者严格遵从医嘱服药，血止住并不代表治疗的完成，必须坚持服完维持量。

4. 在用药期间如发生不规则阴道流血应及时告知医护人员。

实践与理论

　　对青春期患者可以给与激素止血、调整月经周期和促进排卵，同时纠正贫血治疗；对于围绝经期的患者应首先行诊断性刮宫术，病理学检查以达到止血和鉴别诊断的目的，然后用激素调整月经周期和减少血量。

　　在护理两位患者时都首先应当考虑到其心理状态，尽可能消除其焦虑紧张情绪。在患者使用激素的治疗过程中，应当指导患者正确用药，同时注意营养和饮食以纠正贫血。

【结果评价】

1. 患者了解有关功血的知识以及相关治疗信息，无过度焦虑情绪。
2. 患者生殖道及全身未发生感染。
3. 患者活动耐受力提高，可以完成日常活动。
4. 患者未发生贫血或者贫血状态得以纠正。

第二节　闭经患者的护理

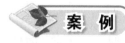 **案　例**

　　患者，22 岁，月经不规则 3 年，闭经 1 年。初潮 14 岁，5 天/30 天。近 3 年因学习压力较大，情绪不稳定出现月经紊乱，周期 2～3 个月，经量明显减少，近 2 年需用药方能行经。现停药 1 年未行经。妇科及 B 超检查子宫、附件无异常。

　　问题：该患者属于何种闭经？如何对该患者进行护理？

【概述】

（一）定义

闭经（amenorrhea）是指无月经或月经停止，是妇科的常见症状。闭经分为原发性和继发性两种类型：原发性闭经指年龄超过 16 岁、第二性征已发育、月经尚未来潮，或年龄超过 14 岁尚无第二性征发育者；继发性闭经指曾建立正常月经，后因某种原因导致月经停止 6 个月，或按自身原来月经周期计算停经 3 个周期以上者。

（二）病因

正常月经周期的建立与维持依靠下丘脑-垂体-卵巢轴的神经内分泌调节和子宫内膜对卵巢性激素的周期性反应，其中任何一个环节出现异常，都可能发生闭经。

1. 原发性闭经 患者较少见，主要见于遗传性因素或先天性发育缺陷，如米勒管发育不全综合征、雄激素不敏感综合征、对抗卵巢综合征、生殖道闭锁等。

2. 继发性闭经

（1）下丘脑性闭经：是最常见的一类闭经，下丘脑功能失调或病变可影响促性腺激素释放激素（GnRH）分泌，导致闭经。

1）精神性因素：精神创伤、环境改变、过度劳累、紧张、忧虑、恐惧等应激状态，可以抑制功能而导致闭经。

2）运动性闭经：长期剧烈运动，如运动员、舞蹈演员，由于其机体肌肉/脂肪比率增加或总体脂肪减少而影响月经，同时急剧增加的运动可抑制下丘脑激素的分泌而导致闭经。

3）体重下降和神经性厌食：当体重下降至正常体重的 85% 以下时即可发生闭经。神经性厌食症是一种精神神经内分泌紊乱性疾病，可导致下丘脑功能失调，相应的激素水平低下，表现为厌食、严重消瘦和闭经。

4）药物性闭经：长期应用某些药物，如抗精神病药、抗结核药及避孕药等，由于药物抑制下丘脑导致闭经。此类闭经常常是可逆的，一般在停药后 3~6 个月自然恢复。

5）颅咽管瘤：增大的瘤体压迫下丘脑和垂体而引起肥胖、闭经、生殖器官萎缩等症状。

（2）垂体性闭经：垂体前叶器质性病变如垂体肿瘤、垂体梗死或损伤、垂体的功能性病变，如原发性垂体促性腺功能低下，可影响促性腺激素的分泌，继而影响卵巢功能而引起闭经。

（3）卵巢性闭经：由于卵巢发育异常或卵巢的功能异常而导致卵巢分泌的性激素水平低落，不能作用于子宫内膜发生周期性变化而导致闭经。常见疾病如卵巢功能早衰、卵巢功能性肿瘤、多囊卵巢综合征和先天性卵巢发育不全等。

（4）子宫性闭经：由于子宫内膜受损或对卵巢激素不能产生反应引起的闭经。常见的疾病如产后大出血导致的 Asherman 综合征，子宫内膜损伤、子宫内膜炎、子宫腔内放射治疗后等。

（5）其他：先天性下生殖道发育异常，如处女膜闭锁、先天性无阴道，由于经血排出障碍而发生闭经。其他内分泌如肾上腺、甲状腺、胰腺等功能异常也可引起闭经。

【护理评估】

（一）健康史

详细询问患者的月经史，包括初潮年龄、月经周期、经期、经量、婚育史、有无痛经，生长发育史、家族史、子宫手术史、服药史及可能的发病诱因如精神因素、环境改变和各种疾病及用药等，重点了解闭经期限及伴随症状，以区分原发性或继发性闭经。

（二）身体评估

1. 一般状况　应注意观察并记录患者全身发育状况，有无畸形，测量身高、体重、躯干和四肢的比例，有无多毛表现等；观察五官生长特征，智力发育情况，营养及健康状态。

2. 妇科检查　注意内外生殖器官是否发育正常，观察患者的第二性征发育是否正常，如音调、毛发分布、乳房发育，是否有乳汁分泌，骨盆是否具有女性体态等。

（三）心理社会评估

闭经虽然没有外在的表现，但是对患者的自我形象有很大的影响。患者担心闭经影响到自己的健康、性生活和生育能力。病程过长及反复治疗效果不佳时会加重患者本人和家属的心理压力，表现为情绪低落、焦虑、紧张，这些精神因素反过来又会加重闭经，从而形成恶性循环，使疾病迁延不愈。

（四）辅助检查

1. 功能试验

（1）药物撤退试验

1）孕激素试验：每日肌注黄体酮注射液 20mg 或口服醋酸甲羟孕酮 10mg，连用 5 日。若停药后发生撤药性出血为阳性反应，说明体内存在一定水平雌激素，为Ⅰ度闭经。若停药后无撤药性出血者为阴性反应，应进行雌、孕激素序贯试验。

2）雌、孕激素序贯试验：口服妊马雌酮，每日 1.25mg，连续用 21 日，或口服戊酸雌二醇 1mg/d，连续用 21 日，最后 10 日加服醋酸甲羟孕酮 10mg/d，停药后出现撤药性出血提示子宫内膜功能正常，排除子宫性闭经，闭经是因体内雌激素水平低落引起，为Ⅱ度闭经，应进一步寻找病因。停药后无撤药性出血应重复试验一次，若仍无出血，提示闭经是子宫内膜病变所引起，应诊断为子宫性闭经。

（2）垂体兴奋试验：取黄体生成素释放激素（LHRH）100ug 于 0.9% 氯化钠注射液 5ml 中，于 30 秒内静脉注射完毕，分别在注射前及注射后 15、30、60、120 分钟采血测定黄体生成素（LH）含量。若注射后 15~60 分钟 LH 高峰值较注射前升高 2~4 倍，提示垂体功能正常，下丘脑功能异常；若反复重复试验 LH 值无升高或升高不明显，提示垂体功能减退，常见希恩综合征。

2. 激素测定

（1）血甾体激素测定：包括雌激素、孕激素和雄激素测定。血雌激素水平下降，提示卵巢功能异常或衰竭；血孕酮水平升高，提示排卵；血睾酮水平升高，提示多囊卵巢综合征或卵巢支持-间质细胞瘤。

（2）垂体促性腺激素测定：若月经周期中两次测定血 FSH > 25~40U/L，提示卵巢功能衰竭；若测定 LH > 25U/L 或 LH/FSH 比例 > 3，提示高度怀疑多囊卵巢综合征；若测定 FSH、LH 均 < 5U/L，提示垂体功能减退，可能存在垂体或下丘脑疾病。

3. 影像学检查

（1）B 型超声检查：了解有无子宫，观察子宫大小、形态及内膜厚度，卵巢大小、卵泡发育情况。

（2）子宫输卵管造影：了解宫腔形态、大小及输卵管情况。

（3）X 线摄片、CT 或磁共振显像：可明确垂体肿瘤、卵巢肿瘤、空蝶鞍及下丘脑病变。

4. 其他　血染色体检查可以明确性腺发育不全；宫腔镜下可发现子宫内膜病变及了解有无宫腔粘连；腹腔镜下可观察卵巢及子宫形态，对多囊卵巢综合征有诊断价值。

5. 闭经的诊断步骤

（1）原发性闭经：按下列诊断步骤进行（图16-4）。

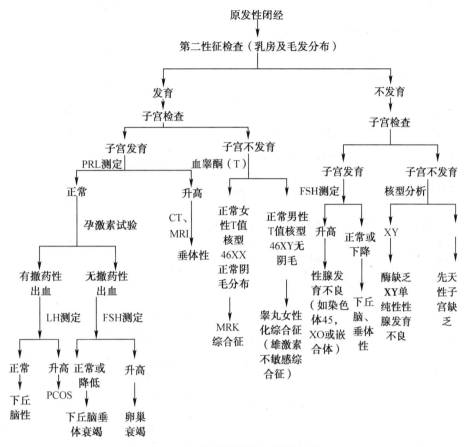

图16-4　原发性闭经的诊断步骤

（2）继发性闭经：按下列诊断步骤进行（图16-5）。

（五）治疗原则

1. 全身治疗　继发于精神心理和应激反应导致的闭经，要给予患者精神支持和医学咨询；因营养缺乏所致的闭经需要增加营养；体重过重者应加强锻炼，适当降低体重。

2. 心理指导　对于神经性厌食症的患者可提供精神心理方面的治疗，而对精神性闭经者则应行精神心理疏导疗法。

3. 性激素替代疗法　明确病因并且确定无激素用药的禁忌证时，可给予激素替代治疗，以补充机体激素不足或拮抗其过多（详见本章第一节）。

4. 手术治疗　如处女膜闭锁、阴道横隔及阴道纵隔可行手术切开或成形术；Asherman综合征行宫腔镜下宫颈-宫腔粘连分离术，术后放置宫内节育器；确诊垂体肿瘤者应采取相应手术治疗方案。

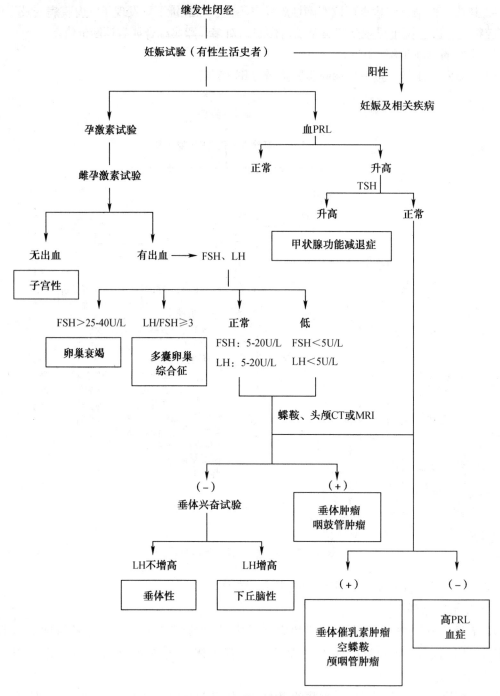

图 16-5　继发性闭经的诊断步骤

【护理诊断/问题】

1. 功能障碍性悲哀　与治疗效果短期内无明显变化和长期闭经有关。
2. 营养失调　与不合理饮食有关。
3. 焦虑：担心闭经影响性生活或生育。

【预期目标】

1. 患者能够以平和的心态对待闭经，积极配合治疗。
2. 患者能够认识到节食的危害性，接受科学、合理的饮食方案。
3. 患者能够了解闭经的相关知识，对疾病的治疗充满信心。

【护理措施】

1. 心理护理　向患者讲解有关闭经的常识，鼓励患者说出心里顾虑，增强其治愈疾病的信心。

2. 指导合理用药　让患者了解性激素的作用、副反应、正确按时按量服药的重要性。

3. 加强营养及锻炼　让患者知道维持标准体重可以治疗闭经，鼓励患者加强锻炼，合理摄入足够的营养，增强体质。

实践与理论

根据该患者情况，考虑为精神压力过大导致的继发性闭经。护理措施有：①教会患者自我放松的方法，例如听音乐，散步、慢跑等；②多参加各种活动，减轻焦虑情绪；③注意营养，加强身体锻炼；④指导正确用药。

【结果评价】

1. 患者能够了解闭经的相关知识，积极配合治疗。
2. 患者能够感受到家属的理解，能够正视自己的疾病。
3. 患者健康状况改善，月经恢复。

第三节　绝经综合征患者的护理

案　例

患者，48 岁，近 1 年来月经周期紊乱，3~4 个月来 1 次，伴有失眠，易怒，情绪不稳定，时常出现潮热、头晕、胸闷、心慌，并且有胃肠功能紊乱和性功能减退的表现。查体：外阴正常，阴道黏膜皱襞减少，子宫颈光滑，宫体前倾位，正常大，双侧附件区未触及包块。

　　问题：1. 该患者的护理诊断有哪些？

　　　　　2. 如何进行护理？

【概述】

（一）定义

1. 围绝经期（perimenopausal period）　指绝经前后的一段时期，一般始于 40 岁，可历时 10～20 年，即从出现卵巢功能衰退征象至绝经后 1 年内的时间。围绝经期综合征是指妇女在绝经前后由于卵巢激素减少，带来的一系列躯体和精神心理症状。

2. 绝经综合征（menopausal syndrome，MPS）　是妇女绝经后出现性激素波动、或减少导致的一系列躯体和心理方面的变化。

3. 自然绝经和人工绝经　绝经分为自然绝经和人工绝经两种。前者指生理状态下卵巢内卵泡耗尽，卵泡不再发育和分泌雌激素，不能刺激子宫内膜生长导致的绝经；后者指因疾病手术切除双侧卵巢或用其他方法，如放射治疗和化疗等，导致卵巢停止排卵和分泌激素。

4. 绝经年龄　一般在 40 岁以上，我国城市妇女平均绝经年龄 49.5 岁，农村 47.5 岁；美国妇女中位绝经年龄 51.3（48～55）岁。

（二）病因

绝经综合征主要病因为卵巢功能衰退，血中雌、孕激素水平降低，导致下丘脑-垂体-卵巢轴功能失调，从而出现了植物神经功能和自主神经功能失调，因而产生不同程度自主神经系统功能变化的临床症状。另外，症状的发生及轻重程度还与个体体质、健康状态、社会环境以及精神神经因素等密切相关。

（三）病理生理

1. 卵巢功能衰退　卵泡数量和质量下降，卵巢分泌的雌激素水平下降，垂体促性腺激素分泌增加，残存的卵泡对其反应性降低或丧失，最终导致卵泡不再发育。

2. 雌激素　卵巢功能衰退后，使雌激素水平减低，但同时使 FSH 的分泌量增加，进一步刺激了雌激素的分泌。随着卵泡对 FSH 的敏感性降低，卵泡生长发育逐渐停止，雌激素水平开始下降。

3. 孕激素　因卵巢排卵功能明显衰退，孕激素分泌减少。

4. 促性腺激素　绝经后雌激素水平的下降减弱了对下丘脑的负反馈，使 GnRH 的分泌量增加，进而使垂体释放 FSH 和 LH 增加。绝经后 2～3 年 FSH 和 LH 达最高水平，其中 FSH 升高较 LH 更显著。

5. 催乳激素　在绝经后随着雌激素水平的下降，下丘脑分泌 PIF 增加，催乳激素水平降低。

【护理评估】

（一）健康史

了解患者的年龄，月经史、月经改变史，伴随月经改变的有无外阴、阴道的萎缩和干燥，精神、神经、心理的异常变化。有无骨质疏松和既往妇科病史及放疗史。

（二）身体评估

1. 月经改变　是绝经综合征的常见症状，绝经前半数以上妇女出现月经紊乱，表现为月经周期不规则，时长时短，出血量或多或少，还有的患者表现为无排卵性功血或闭经。

2. 雌激素水平下降引起的症状

（1）血管舒缩症状：出现阵发性潮热，持续数秒至数分钟，伴有头痛、口干、心悸、烦躁等表现，在夜间或情绪变化后更易出现。此种血管舒缩症状可历时 1 年，有时长达 5 年之久。

（2）精神神经症状：雌激素的减少使患者出现情绪、记忆和认知功能障碍的症状，临床上可出现情绪烦躁、易激动、失眠、注意力不集中、多言多语等兴奋型表现，也有的患者出现抑郁表现如焦虑、内心不安、惊慌恐惧和记忆力减退等。

（3）心血管症状：雌激素水平降低导致血管舒缩功能失调，血压升高。同时由于雌激素减少可使血胆固醇水平升高，各种脂蛋白增加，而低密度脂蛋白增加的幅度高于高密度脂蛋白，使绝经综合征妇女患心脑血管疾病的风险增加。

（4）泌尿、生殖道症状：外阴、阴道萎缩、干燥、性交痛。因尿道黏膜萎缩，盆底组织松弛，约40%绝经后妇女出现压力性尿失禁。由于尿道变宽、上行感染的机会增加，容易并发泌尿道感染。

（5）骨质疏松：绝经综合征妇女由于雌激素的降低，约25%的妇女患有骨质疏松症，患者可出现急、慢性腰背部疼痛，身材变矮，容易发生骨折。

3. 妇科检查　外阴、阴道萎缩，阴道壁血管减少、黏膜变薄，分泌物减少，子宫颈及子宫均可萎缩变小，尿道口因萎缩而呈红色。

（三）心理社会评估

绝经综合征妇女通常负担工作、家庭等双重责任，因而容易产生焦虑或烦躁情绪，如果缺乏理解和关心，不能及时给予疏导和宽慰时，可发展为病态的焦虑症。有的妇女认为绝经是生命的衰退，从而产生悲观、忧郁的心理，孤独失落感也是此期妇女较普遍的心理状态。

（四）辅助检查

1. 血脂检查　主要了解血液胆固醇、甘油三酯等指标，以判断心血管状况。

2. 激素测定　测定血液中雌激素、孕激素、促性腺激素（FSH）和黄体生成素（LH）水平，以了解卵巢功能。

3. 骨密度检查　了解患者骨密度改变。

4. 心电图检查　了解心脏功能情况。

（五）治疗原则

1. 一般治疗　对于症状轻的妇女，可给予解释、安慰，消除其焦虑；对于出现精神症状较重者可进行心理治疗。谷维素能调节植物神经功能，可适量服用；对于严重睡眠紊乱的可适量服用镇静剂。

2. 激素替代治疗　性激素一方面可以保证性器官的发育及维持其功能，另一方面可以影响骨骼的代谢、自主神经系统的平衡。性激素还会通过影响情绪、体力和代谢，从而影响到妇女的身心健康。性激素补充的原则是：个体化处理、生理性补充和用最小剂量达到最好效果。性激素治疗适用于症状严重、生殖道萎缩和骨质疏松的妇女。

3. 治疗方案　包括单一激素用药和联合用药。可采取：①单一雌激素或单一孕激素治疗；②雌、孕激素联合或雌、雄激素联合治疗；③雌、孕、雄三种激素联合治疗。

4. 治疗时间　可通过短期用药减轻绝经综合征症状，也可通过长期用药来防治骨质疏松。

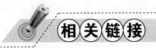

常用激素替代治疗方法及注意事项

1. 单一雌激素治疗

（1）倍美力：从妊娠的马尿中提取出来的天然雌激素，0.3mg～0.625mg，每日一次口服，连用28天。

（2）补佳乐（戊酸雌二醇）：1～2mg，每日一次，每月连用21天，停7天。适用于子宫切除后的妇女。

2. 连续序贯法　28天一个周期，雌激素连续服用，第15～28天加用安宫黄体酮（甲羟孕酮）10mg。适用于绝经3～5年妇女。

3. 周期序贯法　第1～21天每天服用雌激素，第11～21天加用安宫黄体酮10mg，28天一个疗程。适用于围绝经期和卵巢早衰的妇女。

4. 连续联合治疗　雌、孕激素合并每日连续服药。适用于绝经多年妇女。

采用激素替代治疗期间，患者可能出现异常出血、乳房胀痛、白带增多、头痛、水肿等副作用。长期单独使用雌激素，可以使子宫内膜异常增殖、发生子宫内膜癌的危险性增加。激素替代治疗的妇女应注意：①采用最低有效剂量，达到治疗目的；②对于有子宫的妇女，雌激素治疗时，适量应用孕激素以保护子宫内膜；③定期随访，以评估是否继续应用或调整方案。

【护理诊断/问题】

1. 自我形象紊乱　与精神负担加重，自卑心理有关。
2. 焦虑　与精神紧张、内分泌紊乱、失眠有关。
3. 有感染危险　与雌激素水平降低，阴道局部防御能力降低有关。

【预期目标】

1. 能够积极参与社会活动，正确评价自己。
2. 能够描述自己的情绪变化，以平和心态应对生理和心理变化。
3. 能够预防和治疗膀胱炎、阴道炎等感染。

【护理措施】

1. 心理护理　由于性激素变化而导致各种不适症状，使绝经综合征妇女陷入焦虑和恐惧中，帮助此期妇女理解这是正常生理过程，鼓励述说生理和心理的变化，家人和社会应关爱这个时期的妇女，使其消除紧张不安的情绪，通过卫生宣教使她们掌握必要的保健知识，以乐观积极态度应对生理和心理上的不适变化。

2. 指导用药　帮助妇女了解用药目的、药物剂量、适应证、禁忌证及用药时可能出现的反应等。对于长期使用性激素者必须为其制定相应的治疗和随访计划，并让妇女知道其重要性；对于服药后出现乳房胀痛、白带多、阴道出血、头痛、水肿等症状时告诉妇女不要太紧张，多能自行消退，如果症状不见好转时必须到医院就诊。

3. 健康教育 通过传媒、社区、社团等多种方法宣传绝经综合征的生理知识，介绍绝经发生的原因及绝经前后身体可能发生的变化，消除其恐惧心理，进行饮食和运动的指导。为预防骨质疏松，建议妇女增加钙质和维生素 D 的摄入。参加户外运动接受阳光照射，可以促进血液循环，有利于新陈代谢，延缓机体衰老。

理论与实践

该患者为绝经综合征，出现典型的卵巢功能减退的一系列症状，其护理诊断有：①自我形象紊乱；②焦虑；③有感染危险。

护理措施：首先要加强心理护理，使患者减轻心理负担与不适；可使用激素替代治疗，并应作好用药指导，督促妇女定期随访；积极向其宣传绝经综合征相关知识，鼓励其多参加社会活动和户外活动等。

【结果评价】

1. 妇女认识到绝经过渡期是女性正常生理过程，积极对待。
2. 与家人、亲戚及朋友关系融洽、互相理解。
3. 无并发症发生。

本章小结

1. 功血是由于调节生殖的神经内分泌机制失常引起的异常子宫出血。根据有无排卵分为无排卵性功血和排卵性功血两类。功血的治疗原则因功血类型和患者不同而异，青春期和生育期患者以止血、调经和促排卵为原则；围绝经期患者以止血、调整周期、减少经血量、防止子宫内膜病变为原则；排卵性功血需针对性地调整黄体功能。护理功血患者时应针对不同年龄段的患者的心理特点及心理需要给予不同的心理护理。

2. 闭经分为原发性和继发性两种类型，以后者多见。原发性闭经指年龄超过 16 岁、第二性征已发育、月经尚未来潮，或年龄超过 14 岁尚无第二性征发育者；继发性闭经指曾建立正常月经，后因某种原因导致月经停止 6 个月，或按自身原来月经周期计算停经 3 个周期以上者。继发性闭经主要原因为下丘脑性闭经、垂体性闭经、卵巢性闭经和子宫性闭经。根据不同原因，闭经的治疗有全身治疗、心理指导、激素替代疗法和手术治疗。护理措施主要包括心理护理、指导合理用药和加强营养和锻炼等。

3. 绝经综合征是妇女绝经后出现性激素波动或减少、导致的一系列躯体和心理方面的变化，包括出现月经紊乱、潮热、精神、神经症状，以及阴道黏膜萎缩、干燥、性交痛、压力性尿失禁、泌尿道感染、骨质疏松等症状。绝经综合征妇女容易产生焦虑或烦躁情绪，甚至产生悲观、忧郁的心理，孤独失落感也是此期妇女较普遍的心理状态。

（邱萍萍　张新宇　孙红军）

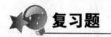 **复习题**

1. 对于使用激素治疗的功血患者如何进行有效的用药指导？
2. 何为继发性闭经？其主要原因有哪些？
3. 何谓围绝经期和绝经综合征？如何护理绝经综合征的妇女？

第十七章

妇科其他疾病患者的护理

学习目标 ▮▮▮

1. 掌握子宫内膜异位症、不孕症的概念及主要护理措施。
2. 熟悉子宫内膜异位症、不孕症的护理评估；熟悉辅助生殖技术的常见并发症及其护理要点。
3. 了解不孕症的主要病因及检查方法。

第一节　子宫内膜异位症患者的护理

案　例

患者，35 岁，G_2P_1，5 年前开始出现痛经，且逐渐加重。疼痛从月经来潮 1~2 天开始，经后缓解，月经期需服止痛药镇痛，并伴有经量增多。因恐惧痛经，在月经来潮前常有焦虑情绪。体格检查：体温、脉搏、血压均正常，轻度贫血貌。妇科检查：子宫正常大小，后倾位，活动欠佳，于子宫后壁、宫骶韧带处可触及数个结节，明显触痛，质韧，左侧附件区触及囊性包块约 5cm，有明显粘连感。辅助检查：B 超见子宫肌层不规则，左附件区见直径 5cm 大包块，其内呈毛玻璃样；血清 CA_{125} 87×10³U/L。

问题：1. 该患者的主要护理诊断有哪些？

2. 针对该患者应采取哪些护理措施？

【概述】

（一）定义

子宫内膜异位症（endometriosis），简称内异症，是指具有生长功能的子宫内膜组织（包括间质和腺体）出现在子宫腔以外的部位。本病是育龄期妇女的高发疾病，以 25~45 岁多见。异位的子宫内膜可侵犯全身任何部位，常见的部位为盆腔脏器，以侵犯卵巢最常见，其次是宫骶韧带、直肠子宫陷凹，也可出现在脐、膀胱、肾、肺、乳腺等部位（图 17-1）。子宫内膜异位症虽为良性疾病，但具有类似恶性肿瘤的种植、浸润及远处转移及复发等恶性行为。

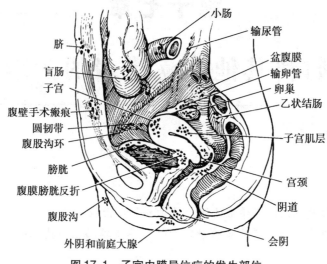

图 17-1 子宫内膜异位症的发生部位

（二）病因

本病的发病机制尚未完全清楚，目前主要有 3 种学说。

1. 子宫内膜种植学说

（1）经血逆流：月经期脱落的子宫内膜碎片，随着经血逆流，通过输卵管进入腹腔种植于卵巢表面或盆腔其他部位，形成盆腔内异症。剖宫产手术时子宫内膜可被带至切口种植。

（2）淋巴及静脉播散：有的学者认为子宫内膜可通过淋巴或静脉播散至肺、手、大腿等处，导致远离盆腔部位的内异症。

2. 体腔上皮化生学说　卵巢表面生发上皮、盆腔腹膜是由具有高度化生潜能的体腔上皮分化而来，在反复受到慢性炎症、经血、持续卵巢激素刺激后，可被激活转化为子宫内膜样组织而形成内异症。

3. 诱导学说　在内源性生化因素诱导下，未分化的腹膜组织可发展成为子宫内膜组织。

此外，子宫内膜异位症的形成还可能与遗传因素、炎症及免疫因素有关。

（三）病理

1. 卵巢　卵巢内异症最多见，生长于卵巢内的异位内膜组织可因反复出血而形成单个或多个囊肿，内含暗褐色糊状陈旧血液，状似巧克力液体，称卵巢子宫内膜异位囊肿，又称卵巢巧克力样囊肿。

2. 宫骶韧带、子宫直肠陷凹和子宫后壁　这些部位处于盆腔后部较低处，与经血中的内膜碎屑接触较多，故为内异症的好发部位。在病变早期，局部有散在的紫褐色斑点或颗粒状结节，宫骶韧带增粗或结节样改变。随着病情的发展，子宫后壁与直肠前壁粘连，直肠子宫陷凹变浅甚至消失，严重者病灶向阴道直肠膈发展，可形成包块并向阴道后穹隆或直肠腔凸出。

【护理评估】

（一）健康史

了解有无痛经、性交不适和不孕，有无剖宫产、流产、多次妊娠分娩或过度刮宫史，评估是否有宫颈狭窄、阴道闭锁等引起经血潴留的因素。

（二）身体评估

1. 症状

（1）痛经和下腹痛：继发性痛经、进行性加重是内异症的典型症状。疼痛多位于下腹部及腰骶部，常于月经前 1~2 天出现，可持续至整个月经期。痛经程度与病灶发生部位有关，与病灶的大小不一定成正比。

（2）不孕：内异症导致不孕率高达 40%，原因可能是盆腔环境改变影响精子与卵子结合、受精卵的输送等。

（3）月经失调：15%~30% 患者出现月经量增多、经期延长，少数患者可有经前点滴出血。

（4）其他特殊症状：身体任何部位病灶均可引起周期性疼痛、出血和肿块，并出现相应症状。累及肠道者可出现经期腹痛、腹泻或便秘、便血；侵犯膀胱者出现周期性膀胱刺激症状；卵巢巧克力样囊肿破裂可出现急性腹痛。

2. 体征

（1）子宫后倾固定；直肠子宫陷凹、子宫后壁下段及宫底韧带可扪及触痛性结节。

（2）一侧或双侧附件区明显增厚，有时可触及囊性包块，活动度差；若卵巢内异症囊肿破裂，囊内液体流入腹腔，可导致腹膜刺激征。

（3）阴道壁或宫颈有病变时，可见紫蓝色斑点。

（三）心理社会评估

由于逐渐加剧的痛经，影响患者日常生活、工作及性生活；尚未生育的患者担心不能生育；药物治疗的患者担心药物的不良反应；手术治疗的患者担心手术效果。患者反复就医容易出现抑郁、烦躁，缺乏治愈疾病的信心。

（四）辅助检查

1. 超声检查　可确定卵巢子宫内膜异位囊肿的位置、大小和形状，诊断准确性可达 96% 以上。

2. 血清 CA_{125} 测定　内异症患者血清 CA_{125} 值可升高，但一般不超过 200U/ml。CA_{125} 浓度与临床程度正相关，反映内膜异位病变活动情况。若药物治疗有效，CA_{125} 值可下降，复发时又升高。

3. 腹腔镜检查　是确诊内异症的最好方法，特别是对一些不明原因的不孕或腹痛患者，实施腹腔镜检查是明确诊断的唯一手段，同时还可以在腹腔镜下直接手术治疗病灶。

（五）治疗原则

内异症的治疗原则是缩减和消除病灶、缓解疼痛、改善和促进生育、减少和避免复发。具体措施强调个体化治疗，要根据患者年龄、症状、病变部位及范围、生育情况等因素综合考虑。

1. 期待治疗　适用于病变轻微、无明显症状者。对患者进行定期随访，一般每 3~6 个月检查一次，如发现症状或体征加剧时应改用其他治疗方法。对于有生育要求者，应促使其尽早受孕。

2. 药物治疗 采用性激素治疗可使患者较长时间闭经，最终导致异位内膜萎缩退化。常用的激素类药物有：达那唑、甲羟孕酮、炔诺酮、孕三烯酮等。但对较大的卵巢子宫内膜异位囊肿，特别是性质未明确者不宜用性激素治疗。

3. 手术治疗 对于药物治疗后症状不缓解，或局部病变加剧，或卵巢子宫内膜异位囊肿直径 >5cm 者，采取手术治疗。目前腹腔镜下确诊及手术、术后辅助药物是内异症的金标准治疗。

（1）保留生育功能手术：适用于年轻、有生育要求的患者，但术后复发率约40%。

（2）保留卵巢功能手术：适用于年龄在 45 岁以下且无生育要求的重症患者。

（3）根治性手术：适用于年龄在 45 岁以上的重症患者。

4. 药物与手术联合治疗 可先用药物治疗 3 个月，使病灶缩小、软化后再实施手术，有利于手术操作的彻底性；对于手术不彻底或术后疼痛不能缓解者，应在术后给予 3～6 个月的药物治疗。

▌ 理论与实践

　　根据上述病例：该患者为经产妇，有继发性且逐渐加重痛经，经量增多，轻度贫血，月经前情绪焦虑。该患者的主要护理诊断有：①疼痛；②焦虑；③营养失调（低于机体需要量）。

【护理诊断/问题】

1. 疼痛 与经血潴留、痛经、下腹部疼痛有关。
2. 焦虑 与长期不孕、周期性痛经、担心治疗效果有关。

【预期目标】

1. 痛经症状缓解，心理、生理舒适感增加。
2. 能进行自我心理调整，坚定治愈疾病的信心。

【护理措施】

（一）心理护理

护士应当关心、理解患者的不良情绪，倾听其述说，耐心解答提出的问题。鼓励家属与患者多沟通，理解和支持患者，减轻来源于家庭的压力。协助患者建立治愈疾病的信心，接受并配合治疗，从而达到康复目的。

（二）疼痛护理

1. 月经期调整好情绪，保持心情愉快，注意休息、保暖，可用热水袋外敷下腹部。
2. 子宫后倾者通过俯卧位可以减轻疼痛；按摩、穴位疗法等物理治疗也有缓解疼痛作用。

3. 疼痛较重者可遵医嘱给予前列腺素合成酶抑制剂或其他止痛剂以缓解疼痛。

（三）用药护理

1. 药物治疗　治疗前应向患者介绍服药方法、用量、注意事项及可能出现的药物副作用，如恶心、食欲缺乏、乏力、闭经或体重增加等，使其做好充分的心理准备，坚持规范治疗。应特别强调治疗中途不能停药，否则可能出现子宫出血，月经紊乱等异常。

2. 注意事项　治疗期间需要定期检查肝功能，若发现异常应及时停药。对于患有高血压、心力衰竭、肝、肾功能不全等疾病的患者以及妊娠后患者均不宜用药。

（四）健康教育

1. 保持月经通畅，发现有生殖道异常，如阴道闭锁、宫颈狭窄应尽早治疗，防止经血逆流。月经期避免性生活、妇科检查及盆腔手术。

2. 鼓励产妇在产后尽早离床活动，防止子宫后倾。做好避孕指导，减少人工流产手术机会。

3. 指导患者加强营养，安排好休息与活动，进行适当的体育锻炼，保持心情舒畅，有利于缓解疼痛。

4. 家属要关心体贴患者，协助其坚持按医嘱用药，树立治愈疾病的信心。

实践与理论

　　对该患者应采取的护理措施：①向患者介绍本病的特点，增加其治愈疾病的信心；②指导经期注意休息、保暖，可用热水袋外敷下腹部，休息时采取俯卧位。必要时可遵医嘱服用镇痛剂；③如患者选择使用孕三烯酮治疗，详细说明用药方法和该药物的副作用，告知治疗期间需要定期检查肝功能；④饮食中要增加铁、维生素，口服铁剂以纠正贫血。

【结果评价】

1. 患者自述疼痛减轻，日常生活、工作、性生活恢复正常。

2. 患者情绪稳定，焦虑、沮丧的不良心理状况得到改善。

第二节　不孕症患者的护理

案　例

　　患者，30 岁，结婚 6 年，夫妻同居，性生活正常，未避孕，至今未孕。平素月经不规则，7～20/35～120 天。使用黄体酮有撤退性出血。双乳房发育好。妇科检查：外阴阴道正常，分泌物稀薄蛋清状，子宫前倾位，正常大小，稍硬，双侧卵巢稍增大，附件区软，无压痛。

　　问题：1. 该患者属于何种不孕？请协助选择合适的检查方法以查找不孕的病因。

　　　　　2. 若选用促排卵药物治疗，如何进行护理？

【概述】

（一）定义

不孕症（infertility）是指凡婚后有正常性生活未采取避孕措施，同居 1 年未受孕者。婚后未避孕而从未妊娠者，称原发性不孕；以往曾有过妊娠而后未避孕连续 1 年不孕者，称继发性不孕。

（二）原因

导致不孕有女方因素占 60%，男方因素占 30%，男女双方因素占 10%。

1. **女性不孕因素**　主要是排卵障碍和输卵管因素。

（1）排卵障碍：约占 25%，主要原因有：下丘脑-垂体-卵巢轴功能紊乱，卵巢病变，如：先天性卵巢发育异常、卵巢早衰等，肾上腺、甲状腺功能异常可影响卵巢功能。

（2）输卵管因素：占女性不孕因素的 1/3，慢性输卵管炎可使伞端闭锁，输卵管黏膜炎症粘连引起输卵管阻塞；此外，输卵管发育不全、盆腔粘连均影响输卵管蠕动而致不孕。

（3）子宫因素：子宫发育不全，如子宫畸形，子宫内膜炎，子宫黏膜下肌瘤，子宫内膜结核等。

（4）宫颈因素：宫颈炎症、宫颈免疫功能异常，使精子不能通过宫颈。

（5）阴道因素：外阴阴道炎症，影响精子活力；外阴阴道发育异常如处女膜闭锁、阴道横膈等；外阴阴道瘢痕，可影响性生活阻碍精子进入阴道或精子不能在阴道内停留。

2. **男性不育因素**　主要是精子生成障碍和精子输运障碍。

（1）精液异常：先天性睾丸发育不全、双侧隐睾等妨碍精子生成，腮腺炎并发睾丸萎缩、睾丸结核、生殖道感染、精神过度紧张等可影响精子的产生及精子的质量。

（2）性功能异常：外生殖器发育不良、阳痿、早泄、不射精、逆射精及生殖道创伤等。

（3）免疫因素：若男性生殖道免疫屏障被破坏，机体可产生对抗自身精子的抗体，即抗精子抗体，使射出的精液发生自凝而不能穿过宫颈黏液。

3. **男女双方因素**

（1）免疫因素：精子、精浆、受精卵作为抗原物质，可刺激女性机体产生抗体物质，妨碍精子与卵子的结合或受精卵着床。

（2）夫妇双方急切盼望妊娠，导致精神过度紧张。

（3）因缺乏性生活基本知识而造成不正确性生活导致不孕。

【护理评估】

（一）健康史

1. **婚姻生育史**　询问结婚年龄、生育史、性生活情况、烟酒嗜好等。

2. **女方情况**　询问月经史，了解有无其他疾病如结核史、内分泌疾病、生殖器官炎症等，若以往有过妊娠者，应了解流产或分娩及产后情况。

3. **男方情况**　询问有无结核史、腮腺炎、睾丸炎、前列腺炎等病史，了解个人生活习惯、嗜好、工作及生活环境等。

（二）身体评估

1. **男方检查**　全面体格检查，重点检查第二性征发育及外生殖器有无畸形、炎症或损伤等病变。

2. 女方检查　除全身体检外，注意检查第二性征及内外生殖器发育情况，有无畸形、炎症、包块、乳房泌乳等。

（三）心理社会评估

1. 由于传统观念和生育知识的缺乏，通常把不孕的责任更多的归结为女性因素，一旦女方被确认为患不孕症后，会出现"不孕危机"的情绪状态，表现为震惊、悲伤和失望。不良的心理状态会导致夫妇交流障碍，降低性生活快乐，造成婚姻的紧张。

2. 不孕夫妇经历漫长而繁杂的检查和治疗，在希望与失望中反复受到波折，巨额的费用，均造成很大的心理压力。

3. 社会支持系统的缺乏，可造成不孕妇女自卑、抑郁等心理反应，有时来自家庭成员及社会的压力，会影响夫妻感情甚至造成婚姻危机。

理论与实践

本案例夫妻结婚 6 年未孕，应属于原发性不孕。女方平素月经不规则，阴道分泌物稀薄蛋清状，双侧卵巢稍增大。

根据患者以上表现，为明确不孕的病因，这对夫妇应选择的检查：①男方进行全面体格检查，注意第二性征发育及外生殖器情况，精液常规检查；②女方应首先选择卵巢功能检查，观察卵巢排卵情况，如行 B 型超声检查监测卵泡发育及排卵、基础体温测定、宫颈粘液检查、经前子宫内膜活组织检查、女性激素测定等。

（四）辅助检查

1. 男方检查　精液常规检查：正常精液量为 2～6ml，平均为 3ml；pH 值为 7.0～7.8；在室温中放置 5～30 分钟内液化；精子密度为 $20～200×10^9/L$；精子活率 >50%；正常形态精子占 66%～88%。

2. 女方检查

（1）卵巢功能检查：①B 型超声监测卵泡发育及排卵；②基础体温测定；③阴道细胞涂片；④宫颈黏液检查；⑤经前期子宫内膜活组织检查；⑥女性激素测定。

（2）输卵管通畅检查：①输卵管通液术；②子宫输卵管碘油造影术等。

（3）宫腔镜检查：直接观察宫腔内情况，了解有无粘连、肌瘤、息肉、子宫畸形等。

（4）腹腔镜检查：必要时行腹腔镜检查，可以进一步了解盆腔情况，明确子宫、输卵管、卵巢有无病变或粘连，直接确定输卵管是否通畅。

（5）性交后试验：应选择排卵期进行，在试验前 3 日禁止性交。受试者在性交后 2～8 小时内吸取宫颈黏液涂于玻片上，在显微镜下每高倍视野有 20 个活动精子为正常。

（6）宫颈黏液、精液相合试验：在排卵期取宫颈黏液和液化的精液各一滴置于玻片上，两者相距 2～3mm，轻晃玻片使两滴液体贴近，在显微镜下观察精子穿透能力。

（五）治疗原则

1. 改善全身状况，纠正营养不良及贫血；戒烟、戒毒、不酗酒；注意休息，适当锻炼，养成良好的生活习惯；有内科疾病应积极治疗。

2. 掌握性知识，学会预测排卵期，性交次数应适度，以增加受孕机会。

3. 针对不孕的病因进行处理，根据具体情况如治疗生殖器官炎症，输卵管通畅治疗，诱发排卵及调整卵巢功能，还可选择辅助生殖技术。

【护理诊断/问题】

1. 知识缺乏　与缺乏生育和不孕的知识有关。

2. 自尊紊乱　与多年不孕，经历长期而繁杂的检查，治疗无效有关。

3. 社交孤立　与缺乏家庭和社会的支持，缺少人际沟通有关。

【预期目标】

1. 患者能说出生育的基本知识，了解不孕症检查和治疗的常用方法。

2. 对不孕症有客观认识，消除挫败、内疚及自卑感，正确评价自我能力。

3. 能够表达对不孕的内心感受，主动与他人进行情感交流。

【护理措施】

（一）心理护理

1. 精神紧张、焦虑及抑郁，可以影响妊娠的概率，护理人员应帮助其进行认知调整，教会如何放松，鼓励情感表达。

2. 当采取多种治疗措施而无效时，护理人员应做好患者心理疏导工作，解除其焦虑、自卑感，提高自我评价。

3. 充分发挥家庭和社会支持系统的作用，帮助不孕夫妇进行沟通，正确对待生育问题，共同渡过心理难关，增进夫妻感情和家庭的稳定。

（二）特殊检查护理

1. 卵巢功能检查　了解卵巢的排卵功能，内分泌功能及卵巢储备能力。常用方法有：基础体温测定、子宫颈黏液评分、血清激素的检测及超声检测卵泡发育、排卵情况等。向不孕症妇女介绍卵巢功能检查的重要性，教会其如何测定基础体温，告知子宫颈黏液评分、检测血清激素和超声检测卵泡发育、排卵的时间及注意事项。

2. 输卵管通畅检查　主要有子宫输卵管通液术、子宫输卵管碘油造影、腹腔镜直视下输卵管通液。向不孕症妇女说明检查的必要性，做好检查的准备工作，并协助医生实施检查，检查过程中应注意观察患者的变化，有异常情况及时采取应对措施，检查后需监测患者的生命体征和不适反应，安排好休息。

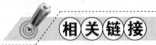 相关链接

子宫输卵管碘油造影

子宫输卵管碘油造影是通过导管向子宫腔和输卵管注入造影剂，通过 X 线透视和摄

片显示造影剂在输卵管和盆腔内的分布情况，以分析输卵管的通畅程度、阻塞的部位和宫腔的形态。

适应证：主要适用于女性不孕症患者。通过造影可以观察子宫腔形态，确定有无子宫畸形、有无子宫腔粘连、子宫粘膜下肌瘤、子宫内膜息肉及异物等，也可以用于输卵管结扎后欲再通，了解子宫输卵管情况，判断是否能够手术。

禁忌证：患有急性和亚急性内外生殖器炎症。严重全身性疾病不能忍耐手术者。妊娠期、月经期。产后、流产、刮宫术后6周内。碘过敏者。

术前准备：选择自月经净后3~7日；无急性或亚急性盆腔炎，体温在37.5℃以下者；白带检查无滴虫或霉菌感染。造影前3日及造影后2周内，忌性交及坐浴。

手术步骤：取膀胱截石位，常规消毒外阴及阴道，铺无菌巾，再次检查子宫位置及大小。用窥器扩张阴道，暴露宫颈，用碘伏消毒宫颈和穹隆部，用子宫颈钳固定子宫颈前唇，探查宫腔。将碘油充盈宫颈导管，并排除管内空气，然后顺子宫腔方向插入子宫颈管，在X线透视下徐徐注入碘油。第一次为3~5ml，观察其进入子宫及流经输卵管的情况，此时摄片一张，继续推入碘油3~5ml，5~10分钟后摄片，24小时后再摄片一张。

（三）药物治疗护理

对于排卵功能障碍的不孕症患者，常用的促排卵药物有：

1. 氯米芬（枸橼酸克罗米芬）　促使卵泡发育、成熟、排卵。指导不孕症妇女正确用药方法，注意用药的副反应如血管舒缩性潮红、腹部不适、视物模糊、恶心、呕吐、头痛、疲乏等，按时到医院复诊。

2. 绒毛膜促性腺激素　大剂量（5000~10 000IU）可促使卵泡成熟、排卵，小剂量（1000~2000IU）可支持黄体功能。提示不孕症妇女按时监测卵泡发育、排卵情况以及最易受孕时间，发现妊娠后进行保胎治疗。

（四）介绍辅助生殖技术常识

经过多种、反复治疗而无效时，可以帮助患者分析和比较各种辅助生殖技术，综合考虑其不孕的原因、身体状况及经济条件等因素，选择妊娠率高、安全、费用较低的辅助生殖技术。

（五）健康教育

1. 向不孕症妇女讲解性知识，使其学会预测排卵期，选择排卵前2~3日至排卵后24小时内性交，性交次数不能过频或过稀，在性交前、后和过程中勿使用润滑剂或进行阴道灌洗，性交后应卧床并抬高臀部，保持20~30分钟，有利于精子进入宫颈。

2. 宣传经期卫生知识，经期禁止坐浴、性交、行盆腔检查等，内衣应清洁，使用消毒的卫生垫，减少生殖道感染的机会。

3. 指导不孕夫妇应养成良好的生活习惯，戒烟、不酗酒，避免过度精神紧张和劳累，注意饮食均衡，加强营养，锻炼身体。

4. 宣传避孕知识，尽量避免计划外妊娠，减少人工流产手术，以防止发生盆腔感染导致继发性不孕。

实践与理论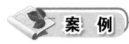

　　该妇女选用促排卵药治疗时，要指导其正确用药方法，注意用药的副反应如血管舒缩性潮红、腹部不适、视物模糊、恶心、呕吐、头痛、疲乏等，按时到医院复诊。提示按时监测卵泡发育、排卵情况，最易受孕时间，发现妊娠后进行保胎治疗。

【结果评价】

1. 患者掌握基本性知识，了解不孕的原因，知道如何选择诊断性检查和治疗方法。
2. 患者能表达内心对不孕的感受，正确自我评价，具有良性应对不孕的态度。
3. 不孕夫妇能够很好沟通，并获得家庭和社会支持系统的理解及帮助。

第三节　辅助生殖技术及护理

案例

　　一对夫妇结婚8年，男35岁，女33岁。婚后5个月时妻子曾妊娠10周出现下腹痛并阴道流血10余日，后伴有发热而流产。1年后又因异位妊娠行右侧输卵管切除术，术中见左侧输卵管增粗变硬、粘连包裹，即行输卵管成形术。术后抗炎、输卵管通液治疗，至今未孕。3个月前行输卵管碘油造影检查发现左侧输卵管堵塞，夫妇希望采用辅助生殖技术，到生殖中心咨询。

　　问题：生殖中心的护士应如何帮助该夫妇选择适合的辅助生殖技术？

　　辅助生殖技术（assisted reproductive techniques，ART）也可称医学助孕，是生育调节的主要组成部分，是指在体外对配子和胚胎采用显微操作技术，以治疗不孕夫妇达到生育的一组方法，包括人工授精（artificial insemination，AI）、体外受精-胚胎移植（in vitro fertilization and embryo transfer，IVF-ET）、卵细胞内单精子注射以及其他衍生技术等。辅助生殖技术涉及社会、伦理、道德和法律等诸多问题，应严格掌握适应证与禁忌证。

【辅助生殖技术的种类】

（一）人工授精

　　人工授精是指通过非性交方式将男性精子注入女性生殖道内使其受孕的一种技术，现在临床上较常用的AI方法为宫腔内人工授精，可在自然周期和促排卵周期进行。按精液来源分两类：①丈夫精液人工授精（artificial insemination with husband，AIH）；②供精者精液人工授精（artificial insemination with donor，AID）。目前，AID精子来源必须由卫生部认定的人类精子库提供和管理。

（二）体外受精与胚胎移植

　　体外受精与胚胎移植又被称为"试管婴儿"，其具体方法有：

1. 体外受精-胚胎移植　是指从妇女卵巢内取出卵子，在体外与精子受精并培养一段时间，将发育到一定时期的胚泡移植到妇女的宫腔内，使其着床发育成胎儿的过程。

2. 胚胎植入前遗传学诊断　是指从体外受精的胚胎取部分细胞进行基因检测，排除带致病基因的胚胎后才移植。这种方法主要是解决带有严重遗传性疾病基因的夫妇优生问题。

3. 卵浆置换技术　主要适用于那些尚有排卵功能，但因健康状况差或年龄大而卵子质量不高、活力差的妇女。

（三）卵细胞浆内单精子注射

主要用于治疗重度少、弱和畸形精子症的男性不育患者。

（四）配子移植技术

人类配子是指男性的精子和女性的卵子。根据配子移植途径和部位的不同，配子移植技术包括：

1. 配子输卵管内移植　是直接将卵母细胞和洗涤后的精子移植到输卵管壶腹部的一种助孕技术。近年研究表明，此项技术妊娠成功率可高达20%～48%。

2. 配子宫腔内移植　是指将卵母细胞和洗涤后的精子直接移植入妇女宫腔内的技术。

3. 配子经阴道输卵管内移植　是将配子经阴道-宫腔-输卵管途径移植，是配子移植中具有发展趋向的一种助孕手术，既符合配子在自然生理状态下受孕，又无须经腹操作，并且妊娠成功率较高。

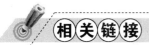

　　人类的生殖问题始终是全世界医学科学工作者关注的一个问题。1790年英国医生John Hunter成功地将一位尿道下裂病人的精液注入他妻子的阴道内，使之怀孕并生下一个正常的婴儿，由此人类开始了人工授精、体外受精和胚胎移植的不断探索。1978年7月25日英国学者采用人卵母细胞体外受精和胚胎移植技术，成功地诞生了世界第一例"试管婴儿"；1992年诞生了人类首例卵母细胞浆单精子注射法"试管婴儿"，在男性不育的治疗上取得了重大突破。

　　我国1983年湖南医科大学用冷冻精液人工授精成功，第一个辅助生殖技术婴儿诞生；1988年我国大陆第一例"试管婴儿"在北京诞生。同年6月国内首例供胚移植的"试管婴儿"在湖南诞生。1995年2月我国首例冷冻胚胎移植的"试管婴儿"在北京诞生。1996年我国首例应用卵母细胞浆内单精子显微注射技术助孕成功。

【辅助生殖技术的适应证与禁忌证】

辅助生殖技术涉及很多伦理、道德、法律等问题，应当严格掌握适应证与禁忌证。

（一）AI 的适应证与禁忌证

1. AI 的适应证

（1）AIH 适应证：①男性因少精、弱精、精液液化异常、生殖器畸形等不育；②男性因少精、弱精、液化异常、性功能障碍、生殖器畸形等不育；宫颈因素不育；③生殖道畸形及心理因素导致性交不能等不育；④免疫性不育；⑤原因不明不育。

（2）AID适应证：①无精子症、严重少精症、弱精症和畸精症；②男方患有不宜生育的严重遗传性疾病；③输精管绝育术后或损伤而复通术失败者；④射精障碍等。

2. AI 禁忌证 目前尚无统一标准。①女方因输卵管因素造成的卵子受精障碍；②夫妇一方患有生殖泌尿系统急性感染或性传播疾病；③夫妇一方患有遗传性疾病；④女方患有严重全身性疾病、精神心理障碍；⑤女方输卵管梗阻或无排卵。

（二）IVF-ET 的适应证与禁忌证

1. 适应证 ①女方因输卵管因素造成卵子与精子不能结合；②排卵障碍；③男方少精、弱精症；④女方免疫性不孕。

2. 禁忌证 ①提供配子的任何一方患有生殖、泌尿系统急性感染和性传播疾病，或具有酗酒、吸毒等不良嗜好；②提供配子的任何一方接触致畸量的射线、毒物、药品并处于作用期；③接受胚胎或卵子赠送的妇女患有生殖、泌尿系统急性感染或性传播疾病，或具有酗酒、吸毒等不良嗜好；④女方子宫不具备妊娠功能或严重躯体疾病不能承受妊娠。

理论与实践

此患者曾做过输卵管成形术，行子宫输卵管碘油造影检查发现左侧输卵管堵塞，所以该患者应采用 IVF-ET 辅助生殖技术辅助受孕。

【辅助生殖技术的常见并发症】

1. 卵巢过度刺激综合征 在接受促排卵药物的患者中约20%发生卵巢过度刺激综合征。轻度表现为腹部胀满、卵巢增大；重度表现为腹部膨胀、大量腹水、胸水，并可导致血液浓缩、肝功能损害、电解质紊乱。

2. 流产和异位妊娠 施行体外受精-胚胎移植技术妊娠后，早期和晚期流产率均较高，多发生在年龄较大的患者中；可能与胚胎质量有关的异位妊娠发生率约为3%。

3. 多胎妊娠 由于促排卵药物的应用及多个胚胎移植，使多胎妊娠发生率增高。体外受精-胚胎移植后多胎妊娠发生率22%。

【护理要点】

（一）心理护理

1. 心理准备 接受辅助生殖技术的夫妇往往经历了复杂而漫长的不孕症检查和治疗过程，通常会有焦虑、抑郁等不良情绪，对辅助生殖技术寄予过高期望，同时又担心失败。医护人员应对他们进行心理疏导，使其保持心态平和。

2. 技术选择 详细讲解各项辅助生殖技术的特点、适应证、所需费用等问题，应特别交代所选技术的效果，耐心解答他们提出的疑问，使他们在知情状态下谨慎选择适合的技术，并理解所选技术有成功和失败两种结果。

（二）身体准备

1. 询问病史 了解年龄、月经周期、流产史、分娩史、产褥情况、既往不孕症治疗情况，如促排卵治疗等。

2. **身体检查**　夫妇进行全身检查排除患有不宜妊娠的疾病，女方进行妇科检查，了解生殖器官的发育情况，排除畸形、炎症、肿瘤等病变。

3. **辅助检查**　血常规、凝血酶原时间、肝功能、肾功能、阴道超声检查等，以及卵巢功能检查、输卵管通畅试验、诊断性刮宫等特殊检查。

（三）用药过程中的护理

1. 遵守促排卵药物应用个体化的原则，严密监测卵泡发育，根据卵泡的数量、大小控制HMG 和 HCG 用量，适时进行取卵。

2. 对有卵巢刺激综合征倾向者，于采卵当日给予静脉滴注白蛋白，必要时可以放弃该周期，将取出的卵细胞进行体外受精，所获早期胚胎冷冻保存，待自然周期再行胚胎移植。

3. 对中、重度卵巢刺激综合征的患者，注意观察病情变化，每 4 小时测一次体温、脉搏、呼吸和血压，记录每日液体出入量，每天测量体重、腹围以及监测血细胞比容、白细胞计数、血电解质、肾功能情况等。

4. 遵医嘱对中、重度卵巢刺激综合征患者给予静脉滴注白蛋白、低分子右旋糖酐、前列腺素拮抗剂等治疗。

（四）术中及术后护理

1. 实施人工授精、卵巢取卵、胚胎移植、配子移植时，注意患者血压、脉搏、呼吸、心率等变化，发现异常及时采取应对措施。

2. 实施胚胎移植后，嘱患者卧床休息 6 ~ 8 小时，遵医嘱给予黄体酮或 HCG；移植后 14天，做尿妊娠试验或血 HCG 检测，判断是否妊娠；B 型超声检查确定宫内妊娠者，按高危妊娠监护。

3. 采用辅助生殖技术妊娠者，流产和异位妊娠发生率高，如发现疑似症状，及时就诊。

本章小结

1. 子宫内膜异位症是指具有生长功能的子宫内膜组织出现在子宫腔以外的部位，异位内膜以侵犯卵巢最常见。继发性痛经、进行性加重是内异症的典型症状，同时可伴有不孕及月经失调等症状。目前，腹腔镜检查是诊断内异症的最佳方法。治疗原则是缩小和消除病灶、缓解疼痛、改善和促进生育、减少和避免复发。腹腔镜下确诊、手术 + 药物是内异症治疗的金标准。在应用药物进行治疗期间，护士应做好各项用药指导，详细介绍服药方法、药物副作用及注意事项，以确保药物治疗效果。

2. 不孕症是指凡婚后有正常性生活未采取避孕措施，同居 1 年未受孕者。婚后未避孕而从未妊娠者，称原发性不孕；以往曾有过妊娠而后未避孕连续 1 年不孕者，称继发性不孕。导致不孕原因包括女性因素、男性因素及男女双方因素；其中以女性因素为主（主要是排卵障碍和输卵管因素）。对于不孕症的夫妇，护士应协助其完善各种辅助检查，明确病因；同时，加强心理评估并讲明病因，使其正确接受并配合今后的治疗。

3. 辅助生殖技术是生育调节的主要组成部分，包括人工授精（AI）、体外受精-胚胎移植（IVF-ET）、卵细胞内单精子注射和其他衍生技术等。辅助生殖技术涉及社会、伦理、道德和法律等诸多问题，应严格掌握其适应证与禁忌证。辅助生殖技术的常见并发症包括卵巢过度刺激综合征、流产、异位妊娠和多胎妊娠。对护理对象围手术期进行心理准备、选择适合的技术；指导各种检查等身体准备、促排卵药物等用药护理，术中与医师密切配合等护理措施。

（葛莉娜 孙红军 柳韦华）

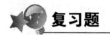 **复习题**

1. 如何对子宫内膜异位症患者进行有效的用药护理？

2. 何谓不孕症？不孕的病因有哪些？不孕夫妇可能出现哪些心理问题？

3. 简述常用辅助生殖技术的种类及其常见并发症？

第十八章

计划生育妇女的护理

学习目标 ▮▮

1. 掌握工具避孕方法及护理措施；掌握人工终止妊娠适应证、并发症及护理措施。

2. 熟悉计划生育的基本内容及药物避孕方法。

3. 了解女性绝育方法及护理。

计划生育（family planning）是妇女生殖健康的重要内容，是指采用科学的方法实施生育调节，控制人口数量，提高人口素质，实现人口增长与经济、资源和社会协调发展，实行计划生育是我国的基本国策。其基本内容包括提倡晚婚、晚育，节制生育和优生优育。①晚婚：按国家法定年龄推迟 3 年以上结婚；②晚育：按国家法定年龄推迟 3 年以上生育；③节育：包括避孕和绝育，应坚持以避孕为主的节育措施。人工流产为计划生育失败的补救措施；④优生优育：避免先天性缺陷代代相传，防止后天因素影响后天发育，提高人口素质。

第一节 计划生育妇女的一般护理

计划生育措施以避孕为主，包括避孕、绝育及避孕失败的补救措施。医护人员应根据每位妇女的具体情况，包括身体及家庭社会心理状况，协助其选择最佳的计划生育措施，对受术者提供优质的医疗护理服务及健康指导。

【护理评估】

（一）病史

详细询问要求采取计划生育措施妇女的目前情况、既往史、婚育史及月经状况等，了解有无采取计划生育措施的禁忌证，如对欲采用药物避孕者应询问有无严重心血管、内分泌和血栓性疾病及肿瘤等；如对欲采用宫内节育器避孕者应询问有无月经过多、过频史或生殖器官畸形、有无带器脱落史；对欲行输卵管结扎术者，应询问有无神经、精神疾病及盆腔炎后遗症等。

（二）身体状况

1. 一般情况：评估欲采取计划生育措施妇女的全身状况，包括生命体征、精神状况，有无贫血等。

2. 妇科检查：评估外阴、阴道有无潮红充血，白带性状，宫颈有无急性炎症及陈旧性损伤，子宫大小、位置、有无压痛及脱垂；附件有无肿块及触痛等。

（三）心理社会评估

术前必须全面评估受术者的生理和心理社会状态，提供正确的个体化的健康指导，自愿采取有效的计划生育措施。

1. 接受计划生育手术妇女在传统观念的影响下，易出现惧怕疼痛、担心手术后遗症、担心术后影响性生活及今后生育等心理活动。

2. 由于缺乏相关知识，妇女及配偶对不同计划生育措施可存在思想顾虑，如：采取药物避孕者担心药物产生的副反应及对今后正常生育的影响；采取阴茎套者担心其对性生活质量的影响；采取宫内节育器者担心节育器的脱落及带器妊娠等。

（四）辅助检查

1. 血、尿常规和出凝血时间检查。

2. 根据妇女的具体情况选择检查项目，如阴道分泌物检查，肝、肾功能检查、心电图检查及B超等。

【护理诊断/问题】

1. 知识缺乏：缺乏计划生育的相关知识。

2. 有感染的危险 与腹部手术切口及子宫腔创面有关。

3. 焦虑 与药物的副作用、害怕手术过程或担心避孕失败有关。

【预期目标】

1. 采取计划生育措施的妇女获得相关知识，减轻焦虑，以正常心态积极配合。

2. 采取计划生育措施的妇女未发生感染。

【护理措施】

1. 讲述计划生育常用避孕方法的种类、适应证、禁忌证及注意事项等，使育龄夫妇做到知情选择。并根据每对夫妇的具体情况和需求，协助选择最适宜的避孕方法。

（1）新婚夫妇：选择使用方便、不影响生育的避孕方法。短效口服避孕药使用方便，避孕效果好，列为首选；男用阴茎套也是较理想的避孕方法；由于尚未生育，一般不选用宫内节育器。

（2）有一个孩子的夫妇：应坚持长期避孕，首选宫内节育器；也可采用口服避孕药等其他避孕方法。一般不行绝育措施。

（3）有两个及两个以上孩子的夫妇：最好采取绝育措施。

（4）哺乳期妇女：可选用宫内节育器、避孕套，不宜选用药物避孕。

（5）围绝经期妇女：可选用阴茎套，原来使用宫内节育器无不良反应可继续使用，至绝经后半年取出。不宜选用复方避孕药及安全期避孕。

2. 接受计划生育手术妇女的护理

（1）减轻疼痛、促进舒适 医护人员应尽量减少受术者的疼痛，讨论分析疼痛原因，寻找缓解疼痛方法。术后为受术者提供舒适的休息环境。根据手术类型及受术者的身体状况卧床休息2~24小时，逐渐增加活动量。按医嘱给予止痛、镇静等药物。

（2）密切观察、预防感染：住院期间定时测量受术者生命体征，密切观察受术者的阴道流血、腹部切口和腹痛等情况。根据医嘱使用抗生素、督促其保持外阴部清洁，预防感染，促进康复。

3. 健康教育

（1）应与夫妇双方共同讨论并采取适宜的计划生育措施，告知其正确使用方法、如何观察副反应和一般应对措施。

（2）增强妇女的自我保护意识，告知计划生育措施应以避孕为主，人工流产手术等不是常规的避孕手段。

（3）人工流产手术、宫内节育器的放置和取出术等可在门诊进行，受术者可在术后稍事休息即可回家休养。医护人员须告知受术者手术的有关注意事项、预约复查时间，如宫内节育器放置及取出术后，受术者应禁止性生活及盆浴2周。早孕行钳刮术后妇女应休息3~4周，人工流产术后应禁止性生活及盆浴1个月等。

（4）拟行输卵管结扎术妇女需住院，术后应休息3~4周，禁止性生活及盆浴1个月。经腹腔镜手术绝育者术后静卧数小时方可下床活动，需观察有无腹痛、腹腔内出血或脏器损伤等征象。术后1个月到门诊复查。

【结果评价】

1. 夫妇双方能够获得计划生育知识，积极与医护人员共同讨论适宜的计划生育措施。
2. 受术者情绪稳定，积极配合手术。
3. 受术者离院时体温正常，白细胞计数及分类在正常范围内，切口愈合良好。

第二节　常用避孕方法及护理

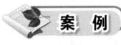 案　例

案例1：张女士，29岁，G_2P_1，既往体健，无腰痛史。2个月前放置宫内节育器，出现腰酸、腹坠，尤其在劳累后加重。查体：阴道、白带色量正常，宫颈光滑，子宫前位，正常大小无压痛。B超下见宫内节育器位置正常。

问题：门诊护士对该患者如何进行健康指导？

案例2：32岁经产妇，曾足月分娩1次。月经周期5~6天/23~25天，经量多，既往体健，无急、慢性肝炎病史。查宫颈Ⅲ度糜烂，宫口松，子宫后倾，正常大小，双附件未见异常。患者要求避孕，前来咨询。

问题：门诊护士对该患者如何进行避孕指导？为什么？

避孕（contraception）是指用科学的方法，使育龄妇女暂不受孕。主要通过以下3个环节达到避孕目的：①抑制精子和卵子的产生，如使用避孕药物；②阻止精子和卵子结合，如

使用避孕套、阴道隔膜或行输卵管结扎术等；③改变子宫环境，不利于精子获能与生存，或不宜受精卵的着床和生长发育。常用的避孕方法有工具避孕和药物避孕。

【工具避孕】

工具避孕是指利用工具防止精子进入阴道，阻止进入阴道内的精子进入宫腔或者通过改变宫腔内环境达到避孕的目的。目前常用的避孕工具有男用阴茎套、女用避孕套和宫内节育器。

（一）阴茎套

阴茎套（condom）俗称"避孕套"，为男性避孕工具。作为屏障阻止精子进入阴道达到避孕目的。阴茎套为筒状优质薄型乳胶制品，筒径有 29、31、33、35mm 四种，顶端呈小囊状，射精时精液储留于小囊内，容量为 1.8ml。每次性生活时均应更换新阴茎套，吹气检查证实确无漏孔，排去小囊内空气，套外涂以润滑膏后方可使用。射精后阴茎尚未软缩时，即捏住套口和阴茎一起取出。使用阴茎套经济方便，无副作用，既可避孕，又可防止艾滋病等性传播性疾病的作用（图 18-1）。正常使用者避孕成功率可达 93%~95%。

（二）女用避孕套

女用避孕套（female condom）是由聚氨酯（或乳胶）所制成的宽松、柔软的袋状物，长 15~17cm，又称阴道套（vaginal pouch）。开口处连接为直径 7cm 柔韧的"外环"，套内为游离直径 6.5cm 的内环，也具有防止性传播性疾病的作用。

（三）宫内节育器

宫内节育器（intrauterine device，IUD）是一种安全有效、经济简便且可逆，被广大妇女易于接受的节育器具，我国是世界上使用 IUD 最多的国家，目前已成为我国育龄妇女的主要避孕措施。

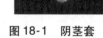

图 18-1　阴茎套

1. 种类　常用宫内节育器主要有两大类。

（1）惰性宫内节育器，为第一代 IUD，主要为金属单环及其改良产品，因其脱落率及带器妊娠率高，已于 1993 年停止生产

（2）活性宫内节育器，为第二代 IUD，其内含有活性物质如金属铜、孕激素、药物及磁性物质，可提高避孕效果，减少不良反应，主要类型有：

①带铜宫内节育器：T 字形 IUD、带铜 V 形 IUD、母体乐 IUD、含铜无支架 IUD（又称吉妮 IUD），这些节育器一般可放置 5~8 年（图 18-2）。

②药物缓释宫内节育器：含孕激素 T 形宫内节育器、含左炔诺孕酮 IUD，又称曼月乐（Mirena），有效期 5 年。

2. 避孕机理

（1）杀精作用：IUD 在宫腔内机械性压迫和摩擦，诱发子宫内膜慢性无菌性炎症，分泌的炎症细胞有吞噬精子和毒害胚胎的作用。

（2）干扰着床：IUD 作为宫腔内的长期异物刺激，导致子宫内膜损伤，产生前列腺素改变输卵管蠕动，使受精卵与子宫内膜周期发生不同步，从而影响着床。

（3）影响胚胎发育：IUD 刺激产生大量的巨噬细胞覆盖于子宫内膜，影响胚胎发育。

（4）带药 IUD 的作用：含孕激素 IUD 所释放的孕酮主要引起子宫内膜腺体萎缩和间质

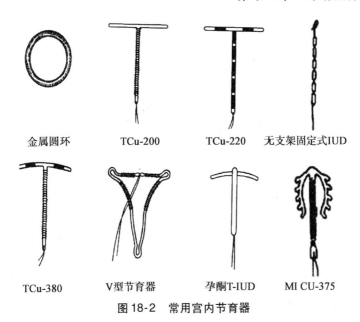

金属圆环　　　TCu-200　　　TCu-220　　无支架固定式IUD

TCu-380　　　V型节育器　　　孕酮T-IUD　　MI CU-375

图18-2　常用宫内节育器

蜕膜化，不利于受精卵着床，同时宫颈黏液变稠妨碍精子运行，并对精子的代谢，如氧的摄取和葡萄糖利用产生影响。

3. 宫内节育器放置术

（1）适应证：已婚育龄妇女无禁忌证自愿放置 IUD 者。

（2）禁忌证：①生殖道急性炎症；②月经过多过频或不规则阴道流血；③重度子宫脱垂、宫颈内口松弛、重度陈旧宫颈裂伤；④生殖器官肿瘤、子宫畸形；⑤严重全身性疾患；⑥妊娠或妊娠可疑者；⑦有铜过敏史者，禁止使用含铜 IUD；⑧宫腔 <5.5cm 或 >9.0cm 者。

（3）放置时间：①月经干净 3~7 天，近 3 日无性生活；②人工流产后立即放置；③产后 42 日；④剖宫产后半年放置；⑤含孕激素 IUD 在月经第 3 日放置；⑥自然流产于转经后，药物流产 2 次正常月经后放置；⑦哺乳期放置需排除早孕。

（4）物品准备：弯盘 1 个，阴道窥器 1 个，宫颈钳 1 把，子宫探针 1 个，卵圆钳 2 把，放环器 1 个，剪刀 1 把，洞巾 1 块，无菌手套 1 副，放环器各 1 个，小纱布 3~4 块，棉球数个，节育器 1 个，0.5% 聚维酮碘液。

（5）操作方法：向受术者讲解手术过程，消除其顾虑，嘱其排空膀胱取截石位。外阴部常规消毒铺巾，双合诊复查子宫大小、位置及附件情况。阴道窥器暴露宫颈后再次消毒，以宫颈钳夹持宫颈前唇，用子宫探针顺子宫屈向探测宫腔深度。一般不需扩张宫颈管，宫颈管较紧者应以宫颈扩张器顺序扩至 6 号。用放置器将节育器推送入宫腔，其上缘必须抵达宫底部，带有尾丝者在距宫口 2cm 处剪断。观察无出血即可取出宫颈钳及阴道窥器。

（6）护理要点

1）术前护理：①评估有关禁忌证。②做好手术者心理护理、解除对手术的恐惧心理。

2）术中配合：①仔细核对受术者姓名、手术名称、测量体温。嘱患者排空膀胱，取膀胱截石位，消毒外阴阴道；②检查器械包消毒有效期，并逐层铺开，取消毒溶液棉球放置弯盘内；③根据探测的宫腔深度或宽度，选择相应大小的节育器；④指导受术者配合手术。注意受术者的主诉，有无急性腹痛等症状，对于剖宫产术后和处于哺乳期的受术者应密切观察在术中情况，发现异常及时报告医生；⑤保证物品的供应，配合手术顺利完成。⑥宫内节育器放置前和取出后，均应给受术者确认。

3）术后护理：让受术者在观察室休息，无异常后方可离开。

4）健康教育：①告知受术者术后可出现少量阴道出血及下腹不适、腰酸等，流血期间应保持外阴清洁，若出现发热、下腹痛、阴道流血较多或有异味分泌物时应及时就诊。经治疗无效，则考虑取出节育器，改用其他方法避孕；②术后休息3日，1周内避免重体力劳动，2周内禁性生活及盆浴；③术后3个月内尤其在月经量较多时，应注意在经期或排便时有无IUD 脱落，定期进行随访；④术后1、6、12个月各复查1次，以后每年1次。出现异常情况随时复查。

4. 宫内节育器取出术

（1）适应证：①因不良反应治疗无效或出现并发症者；②拟改用其他避孕措施或绝育者；③带器妊娠者；④计划再生育者；⑤放置期限已满需更换者；⑥绝经过渡期停经一年内。

（2）禁忌证：生殖器官急性、亚急性炎症或患有严重全身性疾病。

（3）取器时间：①月经干净后3～7日为宜；②带器早期妊娠行人工流产时取出；③带器异位妊娠术前行诊断性刮宫时，或在术后出院前取出；④子宫不规则出血可随时取出。

（4）物品准备：基本同节育器放置术，将放环器更换为取环钩，外加血管钳1把。

（5）操作方法：取器前通过宫颈口尾丝或B超确定宫腔内是否存在节育器及其类型。常规外阴、阴道和宫颈消毒，双合诊妇科检查，有尾丝者，用血管钳夹住后轻轻牵引取出；无尾丝者，先用子宫探针查清IUD 位置，再以取环钩或长钳牵引取出。取器困难者可在B超监护下操作。

（6）护理要点：术后休息1天，术后2周内禁止性生活及盆浴，并保持外阴清洁，出血多时随时就诊。

5. 常见不良反应、并发症及其处理

（1）阴道流血：常发生在放置IUD 最初3个月内。主要表现为月经量增多、经期延长或少量点滴出血。一般不需处理，3～6个月后逐渐恢复。

（2）腰酸、下腹胀痛：节育器与宫腔大小或形态不符时，可引起子宫过度收缩，而致腰酸或下腹坠胀。轻者不须治疗，重者应待下次月经干净后更换合适的节育器。

（3）感染：多因放置时无菌操作不严格或因节育器尾丝导致上行性感染。表现为腹痛、白带增多等。抗生素积极治疗并取出节育器。

（4）节育器下移或脱落：多发生在放置后第1年，尤其在放置后前3个月。脱落原因可能因宫颈口松弛、节育器大小不合适、月经过多或操作不规范，节育器未放至子宫底部所致。放置IUD 在1年内应定期随访，及时发现节育器脱落。

（5）节育器嵌顿或断裂：由于节育器放置时损伤子宫壁或带器时间长，致IUD 部分或全部嵌入子宫肌壁或发生断裂。一经确诊应及时取出。

（6）节育器异位：子宫穿孔、发生率低但危害性大。多因操作不当、未查明子宫位置、哺乳期子宫软且壁薄等原因造成术中子宫穿孔，将节育器放置于子宫腔以外。确诊后应尽快经腹或在腹腔镜下将节育器取出。

（7）带器妊娠：多见于宫内节育器下移、脱落或异位，囊胚仍可着床于子宫底部而发生带器妊娠。一经确诊应行人工流产术，同时取出节育器。

理论与实践

　　此患者带节育器2个月出现明显腰酸、腹部坠痛。查体无炎症表现，B超下见节育器位置正常，考虑可能由于节育器与宫腔大小或形态不符所致。可嘱其适当休息，适当使用止痛药物观察，如无效，可在下次月经干净后3~7天取出节育器，改换其他方式避孕，或者下次月经净后3~7天更换合适节育器。

【药物避孕】

　　药物避孕也称激素避孕（hormonal contraception），是指用女性甾体激素避孕，是一种高效避孕方法。自20世纪60年代美国第一个复方口服避孕药Enovid上市以来，一直显示了可靠的避孕效果。甾体避孕的激素成分为雌激素和孕激素。包括口服避孕药、长效避孕针、缓释系统避孕药和避孕贴剂。常用药物种类见表17-1。

　　（一）甾体激素避孕药的作用机制

　　1. 抑制排卵　避孕药中雌、孕激素负反馈抑制下丘脑释放促性腺激素释放激素（Gn-RH），抑制垂体分泌促卵泡素（FSH）和黄体生成素（LH），同时直接影响垂体对GnRH的反应，不出现排卵前LH峰，排卵受到抑制。

　　2. 改变宫颈黏液性状　宫颈黏液受孕激素影响，分泌量减少而黏稠度增加，拉丝度降低，不利于精子穿透。

　　3. 改变子宫内膜形态与功能　避孕药中孕激素使子宫内膜增殖变化受抑制，子宫内膜与胚胎发育不同步，不适于受精卵着床。

　　4. 改变输卵管功能　在雌、孕激素作用下，输卵管上皮纤毛功能、肌肉节段运动和输卵管液体分泌功能均受到影响，改变受精卵在输卵管内正常运动，干扰受精卵着床。

　　（二）适应证和禁忌证

　　1. 适应证　健康育龄妇女均可服用。

　　2. 禁忌证

　　（1）严重心血管疾病。避孕药中孕激素对血脂蛋白代谢有影响，加速冠状动脉粥样硬化；雌激素使凝血功能亢进、增加血浆肾素活性，增加高血压患者脑出血发生率。

　　（2）急、慢性肝炎或肾炎。

　　（3）血液病或血栓性疾病。

　　（4）内分泌疾病，如糖尿病需用胰岛素控制者、甲状腺功能亢进者。

　　（5）恶性肿瘤、癌前病变、子宫或乳房肿块患者。

　　（6）哺乳期，因避孕药中雌激素抑制乳汁分泌，影响乳汁质量。

　　（7）精神疾病生活不能自理者。

　　（8）月经稀少或年龄大于45岁者。

　　（9）年龄大于35岁的吸烟妇女不宜长期服用，以免卵巢功能早衰。

理论与实践

　　案例 2 的妇女为 32 岁经产妇，因宫口松，不适合带宫内节育器；因宫颈Ⅲ度糜烂，不适合采用避孕套避孕；因月经周期偏短，23 ~ 25 天，安全期避孕不可靠。既往体健，无急慢性肝炎病史，无服避孕药禁忌证，建议采用口服避孕药避孕。

（三）药物不良反应及处理

　　1. 类早孕反应　服药后雌激素刺激胃黏膜引起食欲缺乏、恶心、呕吐，导致乏力、头晕等类早孕反应。轻症不需处理，数日后可减轻或自行消失。症状严重者给予对症处理，按医嘱口服维生素 B_6 20mg、甲氧氯普胺 10mg，每日 3 次，连服 1 周。

　　2. 月经影响

　　（1）闭经：约 1%~2% 妇女发生闭经，常发生于月经不规则妇女。原有月经不规则妇女使用避孕药应谨慎。停药后月经不来潮者需除外妊娠，停药 7 日后可继续服用，若连续停经 3 个月，需停药观察。

　　（2）阴道不规则流血：服药期间发生不规则少量出血，称突破出血，多发生在漏服避孕药后，少数人虽未漏服也能发生。若出血量稍多，可每晚增服炔雌醇 1 片（0.005mg），与避孕药同时服至第 22 日停药。若阴道出血量多如月经应停药，作为一次月经来潮，于流血第 5 日再开始下一周期用药或更换避孕药。

　　3. 体重增加　可能由于避孕药中炔诺酮兼有弱雄激素活性，促进体内合成代谢引起，也可因雌激素使水钠潴留所致。

　　4. 色素沉着　少数妇女颜面部皮肤出现蝶形淡褐色色素沉着如妊娠期所见，停药后多数可自然消退或减轻。

　　5. 其他影响　偶可出现皮疹、皮肤瘙痒、头痛和乳房胀痛等，可对症处理。

（四）甾体激素避孕药种类

　　甾体激素避孕药包括口服避孕药、长效避孕针、缓释系统避孕药及避孕药贴剂。目前常用避孕药物种类有：

　　1. 口服避孕药（oral contraception，OC）

　　（1）复方短效口服避孕药：以孕激素为主，辅以雌激素配伍而成的复方避孕药。雌激素成分为炔雌醇，孕激素成分各不相同，构成不同的制剂和配方。一般在停药后 2 ~ 3 日发生撤药性出血，犹如月经来潮。

　　1）复方炔诺酮片、复方甲地孕酮片，自月经周期第 5 日开始，每晚 1 片，连服 22 日，停药 7 日后服用第 2 周期。若漏服可于次晨补服 1 片。若停药 7 日尚无月经来潮，则当晚开始第 2 周期药物。

　　2）复方去氧孕烯片（妈富隆）、复方孕二烯酮片和炔雌醇环丙孕酮片，于月经第一日服药，连服 21 日，停药 7 日后服用第 2 周期。若漏服可于次晨补服 1 片。

　　3）三相片，模仿正常月经周期中内源性雌、孕激素水平变化而制成不同剂量，药盒内的每一相药物颜色不同，服药者按照箭头所示顺序服药，每日 1 片，连服 21 日。

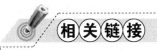

相关链接

　　妈富隆是近年来使用较多的一种口服避孕药，含有 0.15mg 去氧孕烯和 0.03mg 炔雌醇，其中去氧孕烯是一种高选择性孕激素，其活性代谢产物依托孕烯是强效排卵抑制剂，能有效抑制卵泡生长和排卵。妈富隆还增加宫颈黏液黏稠度，阻止精子穿透。妈富隆雌激素含量低，服用后恶心、呕吐、乳房胀痛等不良反应明显减少，对体重影响不大。此外妈富隆的雄激素活性极低，能显著改善痤疮、多毛等症状。

　　（2）长效口服避孕药：由长效雌激素和人工合成的孕激素配伍制成，这类药物主要是利用长效雌激素炔雌醇环戊醚（简称炔雌醚），胃肠道吸收后储存于脂肪组织内缓慢释放起长效避孕作用。因不良反应较多，临床已较少应用。

　　2. 长效避孕针　目前有单纯孕激素类和雌、孕激素复合制剂两种。单纯孕激素类优点是不含雌激素，可用于哺乳期妇女避孕，但易并发月经紊乱，故主要应用雌、孕激素混合类。

　　用法及注意事项：第一个月于月经周期第 5 日和第 12 日各肌注 1 支，以后在每次月经周期第 10～12 日肌注 1 支。一般于注射后 12～16 日月经来潮。肌注 1 次可避孕 1 个月，避孕有效率可达 98%。可能出现月经不规则或经量过多，可以应用止血剂或用雌激素或短效口服避孕药调整。月经频发或经量过多者不宜选用长效避孕针。

　　3. 探亲避孕药　这类药物为甾体化合物，除双炔失碳醋外均为孕激素类制剂或雌、孕激素复合制剂。服用时间不受经期限制，适用于短期探亲夫妇。避孕效果可达 98% 以上。

　　用法及注意事项：孕激素类制剂和雌、孕激素复合制剂的服用方法在探亲前一日或当天中午服用 1 片，以后每晚服 1 片，连续服用 10～14 天，若服 14 日而探亲期未满者，可改用口服短效避孕药至探亲结束。53 号避孕药为在第一次性交后立即服 1 片，次晨加服 1 片，以后每次性交后立即服用 1 片。

　　4. 缓释系统避孕药　是将避孕药（主要是孕激素）与具备缓慢释放性能的高分子化合物制成多种剂型，一次给药后在体内持续恒定进行缓慢释放，起长效避孕作用。

　　（1）皮下埋植剂：是一种缓释系统的避孕剂，有效率可达 99% 以上。第一代产品称 Norplant Ⅰ，有 6 个硅胶囊，每个含左炔诺孕酮（LNG）36mg。使用年限为 5～7 年。第二代称 Norplant Ⅱ，只需 2 根硅胶棒，每根含 LNG70mg，有效期为 5 年。国产皮下埋植剂称左炔诺孕酮硅胶棒Ⅰ型和Ⅱ型，Ⅰ型与国外相同。Ⅱ型有 2 根硅胶棒，每根含 LNG70mg，使用年限为 3～5 年。

　　用法：于月经周期第 7 日内在上臂内侧作皮下扇形插入。放置后 24 小时发挥避孕作用，每日释放 LNG30ug，优点是不含雌激素，可随时可取出，恢复生育功能快，不影响乳汁质量，使用方便。不良反应为不规则阴道流血或点滴出血，少数可闭经。

　　（2）缓释阴道避孕环：其原理同皮下埋植剂，通过载体携带甾体激素避孕药，制成环状放入阴道，阴道黏膜直接吸收产生避孕作用。我国研制的硅胶阴道环也称甲硅环，每日释放甲地孕酮 130ug，有效避孕率达 97.3%。

　　用法：月经干净后将甲硅环放入阴道后穹隆或套在宫颈上，有效期为 1 年，缓释阴道避孕环具有放、取方便的优点。

（3）微球和微囊避孕针：是一种新型缓释系统的避孕针。采用具有生物降解作用的高分子化合物与甾体避孕药混合或包裹制成的微球或微囊，通过针头注入皮下，缓慢释放避孕药。而高分子化合物自然在体内降解、吸收，不必取出。

用法：皮下注射微球和微囊避孕针，注射一次可避孕 3 个月。我国研制的复方甲地孕酮微囊，每月注射 1 次，妊娠率为 0.88%。

5. 避孕贴剂　是一种外用的缓释系统避孕药。贴剂中含人工合成雌激素和孕激素储存区，黏附皮肤后，药膜可按一定浓度及比例释放，通过皮肤吸收，效果同口服避孕药。

用法：美国研制成的 Ortho Evra 贴剂含有炔雌醇和 17-去酰炔诺肟酯，月经周期第一天使用，每周 1 贴，使其黏附皮肤，用药 3 周，停药 1 周。

【其他避孕方法】

（一）紧急避孕

紧急避孕（emergency contraception）是指无防护性性生活后或者避孕失败后 3 天内，妇女为防止非意愿性妊娠发生而采用的补救避孕方法。其避孕机制可通过阻止或延迟排卵、干扰受精或阻止受精卵着床。主要方法包括放置宫内节育器和口服紧急避孕药。

1. 适应证

（1）避孕失败者；包括阴茎套破裂、滑脱；IUD 脱落或移位、漏服避孕药等。

（2）未采取任何避孕措施者。

（3）遭遇性强暴者。

2. 禁忌证　已确定妊娠者。

3. 方法　放置宫内节育器和口服紧急避孕药。

（1）放置宫内节育器：在无保护性生活后 5 日（120 小时）内，放置带铜宫内节育器，其有效率可达 99% 以上，尤其适合希望长期避孕而无放置 IUD 禁忌证妇女。

（2）口服紧急避孕药：无保护性生活后 3 日（72 小时）内，口服紧急避孕药，包括：①激素类：如左炔诺孕酮片，首剂 1 片，相隔 12 小时再服 1 片。目前我国生产的左炔诺孕酮片有"毓婷"、"惠婷"和"安婷"，正确使用妊娠率仅 4%，②非激素类：如米非司酮（mifepristone），为抗孕激素制剂，无保护性生活后 5 日（120 小时）内服用，单次口服 25mg。

紧急避孕药品不是常规避孕药，只在一次避孕失败或未采取避孕措施时使用，且用药剂量大，副作用也大，不能替代常规避孕药。因此护士应加强避孕知识的宣教，保护妇女的生殖健康。

（二）安全期避孕

1. 原理　大多数育龄妇女月经周期为 28～30 天，排卵时间多数在月经来潮前 14 日左右，成熟卵子自卵巢排出后可存活 1～2 日，精子进入女性生殖道可存活 2～3 日，因此排卵期前后 4～5 日内为易受孕期，其余时间不易受孕故称为"安全期"。采用在"安全期"内性生活而达到避孕目的，称为安全期避孕法，又称自然避孕。

2. 方法　采用安全期避孕法一般根据月经周期，结合基础体温测量和宫颈黏液变化来推算安全期。育龄期妇女的基础体温可在排卵后上升 0.3～0.5℃，基础体温升高 3 昼夜后为安全期。观察宫颈黏液变化也有助于推算安全期，排卵期宫颈黏液稀薄且量多，黏液拉丝度达

10cm 以上。但妇女排卵受情绪、健康状况或外界环境等因素影响可提前或推后，还可发生额外排卵，因此，安全期避孕法并不十分可靠，失败率达 20%。

（三）外用避孕药

由阴道给药杀精或改变精子的功能达到避孕。目前常用的避孕药膜为非离子型表面活性剂，如以壬苯醇醚为主药制成的避孕药膜，具有高效快速杀精能力。性交前 10 分钟将药膜揉成团状，置阴道深处，待其溶解后即可性交。正确使用避孕率可达 95% 以上。

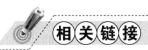

近年来，免疫法避孕越来越受到关注，主要有：①导向药物避孕，利用单克隆抗体将抗生育药物导向受精卵透明带或滋养层细胞，引起抗原抗体反应，干扰受精卵着床和抑制受精卵发育，达到避孕目的；②抗生育疫苗，筛选生殖过程的抗原成分制成疫苗，通过介导机体细胞或体液免疫反应，攻击相应的生殖靶抗原，以阻断正常生殖过程中的某一环节，起到避孕作用。

第三节　输卵管绝育术及护理

输卵管绝育术（tubal sterilization operating）是利用人工方法阻断受孕途径，是一种安全、永久性节育措施。通过手术对输卵管结扎或用药物粘堵等，阻断精子与卵子相遇而达到绝育；手术可经腹或经阴道操作。经阴手术目前开展极少，药物粘堵因输卵管吻合复通困难，输卵管再通率低，现已较少应用。

一、经腹输卵管结扎术

经腹输卵管结扎术是国内应用最广泛的绝育方法，具有操作简单、安全方便、切口小等优点。

（一）适应证

1. 要求接受绝育术且无禁忌证者。

2. 患严重全身疾病不宜生育者。

（二）禁忌证

1. 各种疾病的急性期，腹部皮肤感染灶，急、慢性盆腔感染等。

2. 24 小时内两次体温超过 37.5℃以上者

3. 全身状况不能耐受手术者，如心力衰竭、血液病等。

4. 患严重的神经官能症者。

（三）手术时间

1. 非妊娠妇女可在月经干净 3~7 天。

2. 人工流产后、中期妊娠引产或宫内节育器取出术后可立即实施手术；自然流产待一个月转经后实施手术。

3. 剖宫产术同时，或正常产后 24 小时内。

4. 哺乳期或闭经妇女应排除妊娠后再行手术。

（四）物品准备

甲状腺拉钩 2 个，中号无齿镊 2 把，短无齿镊 1 把，弯蚊钳 4 把，12cm 弯钳 2 把，鼠齿钳 2 把，巾钳 4 把，无齿小头卵圆钳 1 把，有齿卵圆钳 2 把，输卵管钩 1 个，持针器 1 把，组织剪及线剪各 1 把，刀片及圆刀片各 1 个，刀柄 2 把，弯盘 1 个，5ml 注射器 1 个，1 号及 4 号线各 1 团，9×24 弯三角针及弯圆针各 1 个，6×14 的弯圆针 1 个。

双层大包布 1 块、双层方包布 1 块、腹单 1 块、治疗巾 5 块、粗纱布 2 块、细纱布 10 块、手术衣 2 件、手套 2 副。

（五）麻醉：多用局部浸润麻醉，也可采用硬膜外麻醉。

（六）操作方法

1. 受术者排空膀胱，取臀高头低仰卧位，手术野常规消毒、铺单。

2. 切口 取下腹正中耻骨联合上方 3～4cm 处行 2cm 长纵切口，产妇则在宫底下方 2cm 处行纵切口，逐层切开进入腹腔。

3. 提取辨认输卵管 术者左手食指伸入腹腔，沿宫底后方宫角处滑向一侧，到达输卵管后方，右手持弯头无齿卵圆钳将输卵管夹住，轻轻提至切口外，并以两把无齿镊交替夹取输卵管直至露出伞端，确认输卵管无误，并检查卵巢情况。亦可用指板法提取输卵管。

4. 结扎输卵管 目前国内多采用抽心包埋法，在输卵管峡部背侧浆膜下注入 0.5% 利多卡因 1ml 将浆膜膨胀，用尖刀切开膨胀的浆膜层，再用弯蚊钳轻轻分离该段输卵管，剪除输卵管约 1cm 长，两端以 4 号丝线各作一道结扎，最后用 1 号丝线连续缝合浆膜层，将近端包埋于输卵管系膜内，远端留在系膜外。同法处理对侧输卵管。

5. 清点手术器械、敷料、纱布等后，分层关腹。

（七）术后并发症及预防

1. 出血或血肿 多因过度牵拉、钳夹损伤输卵管或其系膜，或因创面血管结扎不紧或漏扎引起腹腔内积血或血肿。术后严密观察伤口及敷料情况，及时发现出血。

2. 感染 多发生盆腔及腹壁切口的感染，甚至全身感染。体内原有感染灶未很好控制可致术后发生内源性感染；手术器械、敷料消毒不严或手术操作无菌观念不强造成外源性感染。预防措施是术前严格掌握适应证，术中严格无菌操作，术后严密观察伤口、体温及血象变化，发现有感染征兆及时处理。

3. 脏器损伤 多见膀胱及肠道损伤。因解剖关系辨认不清或操作粗暴。故术前应排空膀胱并做好肠道准备。术中操作应谨慎、细致，以免损伤其他脏器。

4. 绝育失败 绝育手术失败导致再次妊娠。可因绝育措施本身缺陷，也可因手术时操作技术失误引起。可发生宫内妊娠或输卵管妊娠。

（八）护理要点

1. 术前准备 做好受术者准备：①消除受术者思想顾虑，做好解释和咨询；②按妇科腹部手术前常规准备；③协助医师做好手术时间的选择。

2. 术时护理配合 ①器械护士熟悉手术步骤，与术者做好术中配合，按顺序递送器械和敷料。术前、术后清点用物，核对无误；②巡回护士注意受术者情况，如有异常及时向手术医生汇报。

3. 术后护理

（1）注意体温、脉搏变化，观察腹部伤口有无渗血、腹痛及内出血体征。

（2）如采用局部麻醉，术后4小时可进食，鼓励受术者术后及早排尿和下床活动。

（3）若发生脏器损伤等，按照医嘱给以药物。

（4）保持伤口清洁干燥，防止感染。

4. 健康教育　术后嘱患者休息3~4周，禁止性生活1个月，1个月后到医院复查。

二、经腹腔镜输卵管绝育术

随着医学科学技术的发展，腹腔镜的临床应用越来越广泛。腹腔镜技术实施绝育术对受术者损伤小、恢复快，易于广大妇女接受，但需要设备、费用较高，目前尚难推广。

（一）适应证

同经腹输卵管结扎术。

（二）禁忌证

主要为腹腔粘连、心肺功能不全和膈疝等，余同经腹输卵管结扎术。

（三）操作方法

采用局麻、硬膜外麻醉或全身麻醉，常规消毒腹部皮肤，于脐孔下缘作1~1.5cm横弧形切口，将气腹针插入腹腔，充 CO_2 2~3L，然后换置腹腔镜。在腹腔镜直视下将弹簧夹钳夹或硅胶环环套于输卵管峡部，以阻断输卵管通道。也可采用双极电凝烧灼输卵管峡部1~2cm。检查无出血、绝育部位无误后取出腹腔镜，缝合腹壁切口。

（四）术后护理

严密观察患者脉搏、血压变化，防止发生内出血，术后静卧4~6小时后可下床活动。

第四节　避孕失败补救措施及护理

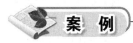 案　例

24岁妇女，停经50天，但不知已早孕，3天前感冒、高热，服用多种药物治疗。今来院测尿妊娠试验阳性，B超示宫内妊娠，要求行人工流产术。术前此妇女异常紧张，术中突然感觉胸闷、头晕，大汗淋漓，并有恶心呕吐。查体：血压70/50mmHg，脉搏48次/分，探宫腔深度未超过术前宫腔。

问题：1. 该患者的诊断是什么，为什么？

2. 如何护理该患者？

无论采取工具避孕、药物避孕或绝育术，均有一定的避孕失败率。因避孕失败所致的意外妊娠，可在妊娠早期采取人工流产和药物流产术补救措施终止妊娠。护士应协助育龄妇女

及早发现并及时采取适宜的避孕失败补救措施。

【人工流产术】

人工流产术（artificial abortion operating）是避孕失败的补救措施，指在妊娠14周内用手术方法终止妊娠，包括负压吸引术和钳刮术。一般在妊娠10周内采取负压吸引术，妊娠10～14周采用钳刮术。

（一）适应证

1. 妊娠14周内要求终止妊娠而无禁忌证者。

2. 因患某种疾病不能继续妊娠者。

（二）禁忌证

1. 各种急、慢性传染病急性发作期。

2. 急性生殖器官炎症。

3. 严重的全身性疾病或全身状况不佳，不能耐受手术者。

4. 术前相隔4小时两次体温均在37.5℃以上者。

（三）物品准备

弯盘1个，阴道窥器1个，宫颈钳1把，子宫探针1个，宫颈扩张器1套，不同型号吸管各1根，有齿卵圆钳2把，刮匙1个，长镊子2个，剪刀1把，洞巾1块，无菌手套1副，小纱布3～4块，棉球数个，0.5%聚维酮碘液，同时准备人工流产负压电动吸引器。

（四）操作方法

1. 负压吸引术　适用于妊娠10周内要求终止妊娠者。

（1）体位与消毒：受术者排空膀胱，取膀胱截石位。常规消毒外阴和阴道，铺消毒巾。作双合诊复查子宫位置、大小及附件情况。阴道窥器暴露宫颈并消毒。

（2）探测宫腔与扩张宫颈：宫颈钳夹持宫颈前唇，用探针探测宫腔方向和深度。宫颈扩张器以执笔式顺子宫位置方向扩张宫颈管，一般自5号开始，扩张至大于准备用的吸管半号或1号。扩张时用力要稳、准、轻，切忌强行伸入。

（3）吸管负压吸引：此前连接好吸引管，并已进行负压吸引试验无误。按孕周选择吸管粗细及负压大小，所用负压不宜超过500mmHg。一般按顺时针方向吸引宫腔1～2圈，即可将妊娠物吸引干净。当感觉宫腔缩小，宫壁粗糙、吸头紧贴宫壁、上下移动受阻时，慢慢取出吸管，仅见少量血性泡沫而无出血，表示已吸净。再用小号刮匙轻刮宫腔一圈，尤其宫底及两侧宫角部，检查是否吸刮干净。术前若经B超测知孕囊附着部位，将吸管开口处对准该处吸引，可迅速吸出妊娠物，使出血量减少。

（4）检查吸出物：全部吸出物用纱布过滤，检查有无绒毛及胚胎或胎儿组织，有无水泡状物，吸出量是否与孕周相符，若肉眼观察发现异常者，即送病理检查。

2. 钳刮术　适用于妊娠10～14周，因胎儿较大，需做钳刮及吸宫终止妊娠。

（1）宫颈扩张：为保证钳刮术顺利进行，做好宫颈扩张准备，在术前12小时将16号或18号导尿管慢慢插入宫颈，直至宫腔深度的1/2以上，而露在阴道内的一段导尿管则用消毒纱布包裹，置于后穹隆，次日行钳刮术时取出导尿管。

（2）钳刮方法：用胎盘钳夹破胎膜，使羊水流出，再钳取胎盘及胚胎组织，破膜后可酌情肌注缩宫素10U，然后用有齿卵圆钳（胎盘钳）伸入宫腔夹取胎盘及胚胎组织。应尽可能将组织大块夹出，胎儿肢体通过宫颈时应使其长轴与子宫纵轴一致，避免暴力牵拉造成宫颈损伤。钳夹完毕必须核对胎儿及胎盘是否完整。当大块组织钳夹出后，用中号钝刮匙搔刮宫壁，或用6～7号吸管低负压吸刮1圈，清除残留组织。观察宫腔有无活动性出血。

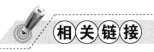
相关链接

无痛性人工流产术常用麻醉方法

1. 依托咪酯（etomidate）静脉注射法　是目前流产术较常用的麻醉方法。术前受术者禁食水6小时，术中首先开通静脉通道，将依托咪酯溶液10ml（20mg），于15～60秒内静脉推注完毕，待受术者意识消失后开始手术，术后数分钟内受术者清醒。此种麻醉法需由专职麻醉师负责，并在受术者麻醉清醒后方可离开。

2. 宫旁神经阻滞麻醉　术者行外阴、阴道常规消毒后，于宫颈旁4、8点处各注射1%利多卡因2.5ml，5分钟后开始手术。

3. 宫腔、宫颈表面麻醉　术者行外阴、阴道常规消毒后，用细导尿管分别向宫腔内和宫颈管内注入2%利多卡因3ml和1ml，约2～3分钟后开始手术。

（五）人工流产并发症及防治

1. 人工流产综合反应　指受术者在术中或手术结束时出现心动过缓、心律不齐、血压下降、面色苍白、出汗、头晕、胸闷，甚至发生昏厥和抽搐等。

（1）病因：本病主要由于宫颈和宫体遭受机械性刺激引起迷走神经兴奋所致，并与孕妇精神紧张，不能耐受宫颈扩张、牵拉和过高的负压有关。

（2）防治措施：术前对手术者精神安慰、操作力求轻柔，扩张宫颈不可施用暴力，吸宫时掌握适当负压，吸净后勿反复吸刮宫壁。一旦出现应立即停止手术，给予氧气吸入，重者静脉推注阿托品0.5～1mg，同时安慰受术者，消除紧张情绪，可有效控制症状。

2. 子宫穿孔

（1）病因：多发生在哺乳期子宫、瘢痕子宫和子宫过度倾屈或有畸形等情况。

（2）临床表现：当器械进入宫腔后，手术者突然感到"无底"的感觉，或其深度明显超过检查时子宫大小，术中受术者有剧烈腹痛，即可诊断为子宫穿孔。

（3）防治措施：停止手术，给予缩宫素和抗生素，严密观察患者的生命体征，有无腹痛、阴道流血及腹腔内出血征象。子宫穿孔后，若患者情况稳定，胚胎组织尚未吸净者，可在B超或腹腔镜监护下清宫；尚未进行吸宫操作者，则可等待1周后再清除宫腔内容物。发现内出血增多或疑有脏器损伤者，应立即剖腹探查修补穿孔处，如无明显内出血症状、穿孔小、流产已尽者，可协助患者卧床休息，并使用宫缩剂和抗生素，待病情稳定后出院。

3. 吸宫不全　手术流产后有部分胚胎组织或胎盘组织残留宫腔，主要由子宫过度屈曲或手术者操作技术不熟练所致。当患者术后流血超过10天，血量多或经一般对症处理（宫缩剂）无效时，应考虑吸宫不全，B超检查有助于诊断。若无明显感染征象应行刮宫术，刮出物送病理检查，术后加用抗生素。

4. 漏吸　已确定为宫内妊娠，但术中未吸到妊娠物。多因孕囊太小、子宫过度屈曲或子宫畸形造成。当吸出物过少时，需复查子宫位置及大小，重新探查宫腔以及时发现问题。将吸出物送病理检查还有助于排除异位妊娠。

5. 术中出血　多发生于妊娠月份较大的钳刮术，主要因组织不能迅速排出，影响子宫收缩。可在扩张宫颈后，宫颈注射缩宫素促使子宫收缩，同时尽快钳出或吸出胎盘及胎体，吸管过细或胶管过软时应及时更换。

6. 术后感染　多因吸宫不全或流产后过早性交引起，也可因器械、敷料消毒不严或手术消毒不严等所致。患者表现为体温升高、下腹疼痛、白带异常或不规则流血等。双合诊时子宫或附件区有压痛。一旦发生感染，应嘱患者多取半坐卧位休息，外阴保持清洁，积极使用抗生素控制感染。宫腔内有妊娠产物残留者，应按感染性流产处理。

7. 羊水栓塞　偶可发生在人工流产钳刮术，宫颈损伤、胎盘剥离使血窦开放，为羊水进入创造了条件，此时应用缩宫素更可促使发生。妊娠早、中期时羊水中有形成分极少，即使发生羊水栓塞，症状轻微，多迅速好转。

理论与实践

此患者在人工流产术中出现胸闷、头晕、大汗淋漓，并有恶心呕吐，无子宫穿孔征象，首先考虑人工流产综合反应，原因为受术者术前紧张，手术中刺激了宫颈部位的迷走神经，导致一系列迷走神经兴奋症状。

（六）护理要点

1. 术前护理

（1）术前向受术者简单介绍手术过程，告知孕妇，惧怕疼痛者，可选择无痛人流术，解除其对手术的恐惧心理，并主动配合手术。

（2）对受术者行全身检查及妇科检查，全面评估受术者的身心情况，子宫大小是否与停经月份相符。

（3）体温、血压，血常规、出凝血时间检查，必要时进行阴道清洁度和阴道分泌物的滴虫、白色念珠菌的化验。B超协助诊断明确早期宫内妊娠。

（4）评估有无禁忌证，无禁忌证时预约手术日期，嘱受术者清洗外阴，术前3天禁止性生活。

2. 术中配合

（1）陪伴受术者，随时提供心理支持。

（2）协助将吸管连接至负压瓶，及时供应术中所需器械、敷料、宫缩剂等。

（3）认真观察受术者的一般反应，及时发现并防止手术并发症的发生，如果出现异常情况，及时报告医师，并配合处理。

（4）配合手术者，认真检查人工流产吸出物，必要时送病理检查，排除宫外孕的可能性并避免流产不全情况。

> **实践与理论**
>
> 护理措施：当患者出现人工流产综合征的表现后，①立即停止手术，给予患者吸氧；②静脉推注阿托品 0.5～1mg；③对受术者实施心理护理，消除紧张情绪。一般情况好转后继续完成手术。

3. **术后护理** 受术者术后在观察室休息 1～2 小时，观察腹痛及阴道流血情况，如无特殊情况可离院。

4. **健康教育** 嘱受术者术后保持外阴清洁，1 个月内禁止盆浴及性生活。术后休假 3 周，1 个月后复查。术后阴道流血量多或持续流血达 10 天以上者，或有腹痛等异常情况，应随时就诊。术前宫腔插管进行宫颈准备者，术后按医嘱给抗生素预防感染。做好计划生育宣传，避免再次意外妊娠。

【药物流产】

药物流产（medical abortion or medical termination）是指用药物而非手术终止早期妊娠的一种避孕失败补救措施。其优点是方法简便、无创伤性。目前广泛应用于临床的抗早孕药物是米非司酮（mifepristone）配伍米索前列醇。经临床应用证实，完全流产率达 90% 以上。米非司酮是黄体酮受体拮抗剂，对子宫内膜孕激素受体的亲和力比黄体酮高 5 倍，因而能和黄体酮竞争结合蜕膜的孕激素受体，从而阻断黄体酮活性而终止妊娠；米索前列醇具有兴奋子宫肌和软化宫颈的作用。

（一）适应证

药物流产临床应用比较广泛。主要用于：

1. 年龄小于 40 岁，停经 49 天内，经 B 超证实为宫内妊娠，本人自愿要求使用药物终止早孕的健康妇女。

2. 人工流产术高危因素者，如瘢痕子宫、哺乳期、宫颈发育不良或严重骨盆畸形。

3. 多次人工流产史，对手术流产有顾虑或恐惧心理者。

（二）禁忌证

1. **禁忌应用米非司酮者** 如肾上腺及其他内分泌疾病、血液病、血管栓塞等病史者。

2. **禁忌应用前列腺素者** 如心血管疾病、青光眼、哮喘、癫痫、结肠炎等。

3. **其他** 如过敏体质、带宫内节育器妊娠、宫外孕、妊娠剧吐、长期服用抗结核、抗癫痫、抗抑郁、抗前列腺素药等。

（三）用药方法

空腹或进食 2 小时后口服米非司酮 25mg（1 片），每日 2 次，连用 3 日；第 4 日上午到门诊服米索前列醇 600ug（3 片）。

（四）护理要点

1. **用药指导** 告知孕妇正确的用药方法和可能的副作用，如出血、消化道症状：如恶心、呕吐、下腹痛、腹泻等，以便采取相应的应对措施，药物流产必须在正规有抢救条件的医疗机构开展。

2. 用药观察　在医院服用米索前列醇者，要注意以下几点：

（1）注意严密观察血压、脉搏、阴道出血和有无孕囊排出，观察有无药物的副反应，较重者可报告医师对症处理。

（2）口服米索前列醇后 3 小时若未发生流产，则可酌情加服 0.2～0.6mg。

（3）孕囊排出后认真检查，出血多时及时处理，继续留观 1 小时方可离开，并嘱 2 周后随诊。如离院后出血过多，或持续流血超过 2 周应及时就诊，必要时行清宫术，并送病理检查。

（4）观察期间未见孕囊排出的，需 6 小时后方可离开，嘱用药后第 8 天应到医院检查，经检查证实流产失败者必须行人工流产术。

3. 健康教育

（1）服药前要在医疗单位进行详细的检查，证实孕囊在宫腔内且无禁忌证时方可在医师指导下服用，需空腹或进食 2 小时后服药，服药期间忌用拮抗前列腺素的药物（消炎痛等），注意服药用水的温度不得超过 30℃，最好用凉开水服药。

（2）少数早孕妇女服用米非司酮后即发生自然流产；如出血量多，或有组织物排出应及时就诊。服用前列腺素类药物最好在医疗单位，用药者应按医嘱用药和随诊。在开始阴道出血后，大小便应使用专用便器，以便观察有无组织物排出，如有应及时送医疗单位检查。

（3）流产后保持会阴清洁，并口服抗生素，如突然发生大量活动性阴道出血、发热、持续或剧烈腹痛，应立即就诊。

（4）药物流产后在月经恢复前应禁止性生活；月经来潮结束后应采取避孕措施。

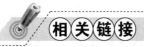

相关链接

中期妊娠补救措施可采取中期妊娠引产术，是指妊娠满 13 周而不足 28 周，因某种原因如孕妇患有严重疾病不宜继续妊娠或防止先天性畸形儿出生，需人工终止妊娠者。目前常用方法有药物引产（利凡诺）及水囊引产。因胎儿较大，子宫处于不敏感状态，易于并发出血、感染等，故引产术不能作为计划生育措施，更不宜多次实施，以免影响妇女的生殖健康。

本章小结

1. 计划生育包括晚婚、晚育、节制生育和优生优育，其措施：包括避孕、绝育和避孕失败的补救措施人工终止妊娠。

2. 节育措施的选择：①新婚夫妇短期避孕者可选择避孕套或女性外用避孕药；②已生育需长期避孕者首选 IUD；③哺乳期妇女应选用工具避孕，不宜选用药物避孕；④已经有 2 个及 2 个以上子女的夫妇可以选择绝育措施；⑤围绝经期可选用工具避孕或外用避孕药。

3. 避孕的主要措施有：①工具避孕，包括阴茎套和宫内节育器。IUD 是目前我国育龄妇女主要的避孕措施，具有安全、有效、简便、经济、可逆等优点；②药物避孕，由雌、孕激素配伍制成；③紧急避孕：在无保护性生活后或避孕失败后的 3～5 日内，为防止非意愿妊娠而采取的避孕方法。包括放置宫内节育器和服用紧急避孕药；④安全期避孕：排卵前后 4～5 日内为易受孕期，其余时间不易受孕为安全期，但失败率高。

4. 输卵管绝育术通过结扎、电凝或用药物粘堵输卵管管腔，使精子和卵子不能相遇而达到永久不孕的目的。

5. 避孕失败补救措施主要有人工流产和药物流产两种方法。①人工流产术适于妊娠 10 周内采用负压吸引术，妊娠 10～14 周采用钳刮术。人工流产并发症包括人工流产综合反应、子宫穿孔、吸宫不全、术后感染以及漏吸、术中出血和羊水栓塞。②药物流产适于妊娠 49 日内，采用米非司酮（mifepristone）配伍米索前列醇。

（柳韦华）

 复习题

1. 计划生育的基本内容包括什么？
2. 何谓避孕？我国常用避孕方法的种类？
3. 人工流产术的并发症及处理措施是什么？

附　　录

复习题参考答案

第二章　女性生殖系统基础知识

1. 简述子宫韧带及其作用。

子宫依靠其周围的 4 对韧带维持其在盆腔中的正常位置。

（1）圆韧带：起于子宫角的前面，终止于大阴唇前端，具有维持子宫前倾位置的作用。

（2）阔韧带：是子宫体两侧延伸至骨盆壁的一对翼型双层腹膜皱襞，保持子宫在盆腔正中位置。

（3）主韧带：也叫子宫颈横韧带，是从子宫颈两侧伸向骨盆侧壁的一对坚韧的纤维结缔组织，在固定子宫颈位置，防止子宫脱垂中起重要作用。

（4）宫骶韧带：从子宫颈后面向两侧绕过直肠达第 2、3 骶椎前面的筋膜，将宫颈向后、向上牵引，间接维持子宫前倾位置。

2. 简述雌、孕激素的生理功能。

雌激素的主要功能：

（1）生殖系统：①促进子宫发育，增加子宫平滑肌对缩宫素的敏感性；促进子宫内膜增殖及修复；使宫颈黏液量增加并稀薄。②促进输卵管发育及加强收缩。③促进阴道上皮增生角化。

（2）乳腺：促进乳腺腺管增生，使乳头着色。

（3）代谢作用：促进钙盐和磷盐在骨质中的沉积；促进水钠潴留。

孕激素的主要功能：

（1）生殖系统：①抑制子宫收缩，降低妊娠子宫对缩宫素的敏感性；使子宫内膜从增殖期转化为分泌期；使宫颈黏液减少并变稠。②抑制输卵管收缩。③促进阴道上皮细胞的脱落。

（2）乳房：促进乳腺腺泡发育。

（3）代谢作用：促进水钠排泄。

（4）体温调节：兴奋下丘脑体温调节中枢，使女性在排卵后体温升高 $0.3 \sim 0.5℃$，可以作为检测卵巢是否排卵的重要指标。

3. 子宫内膜和宫颈黏液的周期性变化有哪些?

子宫内膜的变化：

（1）增生期：月经周期的第 5~14 天，在雌激素的影响下，子宫内膜逐渐生长变厚，形成增殖样改变。

（2）分泌期：月经周期第 15~28 天，此时卵巢黄体形成，分泌大量雌、孕激素，使子宫内膜继续增厚并出现分泌样变化。

（3）月经期：月经周期第 1~4 天，体内雌、孕激素水平降低，子宫内膜螺旋小动脉收缩，痉挛，内膜因缺血坏死而脱落，表现为月经来潮。

宫颈黏液的变化：

（1）月经周期前半期随雌激素水平逐渐增高，子宫颈黏液量增多，变得稀薄透明，至排卵前黏液拉丝度可长达 10cm 以上，子宫颈黏液涂片干燥后在显微镜下呈现羊齿叶状结晶状态。

（2）月经周期后半期受孕激素影响，子宫颈黏液分泌量减少，变黏稠，拉丝易断，涂片在镜下可见成排的椭圆体。

4. 简述胎盘的功能。

胎盘的功能包括：①气体交换；②营养物质供应；③排出胎儿代谢产物；④防御功能；⑤合成功能：主要合成人绒毛膜促性腺激素、人胎盘生乳素、雌激素和孕激素。

第三章　妊娠期妇女的护理

1. 早期妊娠的临床表现及辅助诊断方法？

（1）早期妊娠的临床表现

1）病史、症状与体征：有停经史，出现早孕反应、尿频及乳房的变化。

2）妇科检查：阴道黏膜和宫颈充血，呈紫蓝色，子宫球形增大；双合诊检查发现黑加征现象。

（2）辅助诊断方法

1）妊娠试验：用放射免疫法检测孕妇血、早早孕诊断试纸法检测孕妇尿液，如血中或尿中含有 hCG，可以协助诊断早期妊娠。

2）超声检查：B 型超声显像最早在妊娠 5 周时子宫内可见妊娠囊，超声多普勒能听到胎心音 150~160 次/分。

3）基础体温测定　基础体温双向型的妇女，如停经后高温相持续 18 日不见下降，早孕可能性大。

2. 妊娠中晚期常见不适有哪些？

妊娠中晚期常见不适有水肿、便秘、痔、下肢及外阴静脉曲张、腰背痛、下肢痉挛、仰卧位低血压、失眠、贫血等。

3. 如何定期进行产前检查？

产前检查从确认早孕时开始。应于妊娠 20 周起定期进行产前检查，于妊娠 20~36 周期间每 4 周检查一次，自第 36 周起每周检查一次。凡属高危孕妇，应酌情增加产前检查次数。

4. 怎样推算预产期？

推算预产期的方法是按末次月经第一日算起，月份加 9 或减 3，日数加 7，即为预产期。例如，末次月经为阳历 2012 年 1 月 15 日，预产期应为 2012 年 10 月 22 日。

5. 如何指导早孕的妇女做到安全？

妊娠早期应避免接触有害物质和放射线；须戒烟、戒酒、戒毒，避免过量饮咖啡；也应避免噪声刺激，尽量避免到人员集中的公共场所。

6. 不同妊娠时期孕妇的心理变化有哪些？如何进行心理护理？

（1）妊娠早期多数孕妇会产生惊讶、震惊、矛盾、焦虑和情绪不稳定等心理变化；妊娠中期孕妇情绪波动较大，往往表现为易激惹，容易生气和哭泣；妊娠晚期对分娩出现恐惧和害怕，对胎儿及自身健康有忧虑。

（2）护理人员要充分了解孕妇的心理状态，了解孕妇对妊娠的心理适应程度，让孕妇获得孕期保健知识，给孕妇提供心理支持，维持母婴处于健康状态，帮助孕妇顺利度过整个妊娠期。

第四章 分娩期妇女的护理

1. 影响分娩的四大因素有哪些？

影响分娩的四大因素包括产力、产道、胎儿及待产妇的精神心理因素。

2. 简述临产开始的标志。

临产开始的标志为有规律且逐渐增强的子宫收缩，持续 30 秒或以上，间歇 5~6 分钟，同时伴随进行性宫颈管消失、宫口扩张和胎先露下降。

3. 简述产程的分期。

产程共分为 3 期：

第一产程（宫口扩张期）：从有规律宫缩开始至宫口开全。初产妇约需 11~12 小时；经产妇约需 6~8 小时。

第二产程（胎儿娩出期）：从宫口开全至胎儿娩出。初产妇约需 1~2 小时；经产妇约需数分钟，但也有长达 1 小时者。

第三产程（胎盘娩出期）：从胎儿娩出至胎盘胎膜娩出。约需 5~15 分钟，不超过 30 分钟。

4. 在分娩第一产程中，如何促进产妇舒适？

（1）提供良好的环境：待产室温馨安静，护理人员态度温和、声音平静，产妇可以放松休息。

（2）补充液体和热量：鼓励产妇在两次宫缩间歇期少量多次饮水、进食，以保证精力和体力充沛。

（3）活动和休息：宫缩不强且未破膜者，产妇可在室内走动，有助于加速产程进展。初产妇宫口近开全或经产妇宫口扩张 4cm 时应卧床。

（4）排尿与排便：鼓励产妇每 2~4 小时排尿 1 次，以免膀胱充盈影响宫缩及胎头下降。因胎头压迫引起排尿困难者，必要时导尿。产妇有便意上厕所时，需有人陪伴。

（5）保持床单元整洁，维持身体舒适：护理人员应帮助产妇擦汗，经常更换产垫和床单，大小便后行会阴清洁，以促进产妇舒适并预防感染。

5. 简述胎盘剥离征象。

（1）子宫体变硬呈球形，宫底升高达脐上。

（2）外露于阴道口的一段脐带自行延长。

（3）阴道少量流血。

（4）在产妇耻骨联合上方向下轻压子宫下段时，子宫底上升而脐带不回缩。

6. 简述新生儿 Apgar 评分及其意义。

新生儿 Apgar 评分，以新生儿出生后 1 分钟内的心率、呼吸、肌张力、喉反射及皮肤颜色 5 项体征为依据，每项为 0～2 分，满分为 10 分，判断有无新生儿窒息及窒息严重程度。

Apgar 评分 8～10 分属正常新生儿；4～7 分为轻度窒息，需清理呼吸道、人工呼吸、吸氧、用药等措施才能恢复；0～3 分为重度窒息，需紧急抢救，喉镜直视下气管内插管给氧。缺氧严重的新生儿，出生后 5 分钟、10 分钟时再次评分，直至两次评分均≥8 分。

第五章　产褥期管理

1. 产后如何评估子宫复旧？

产后每天在同一时间评估产妇子宫复旧情况，评估的方法是检测子宫底高度、位置及软硬度。检查前产妇先排空膀胱，仰卧床上，双膝屈曲，腹部放松，检查者先按摩子宫使其收缩，正常产后子宫圆而硬，位于下腹部中央，产后当日宫底平脐或脐下一横指，以后每日下降 1～2cm，产后 10 天耻骨联合上触不到子宫底。如宫底上升，宫体变软，可能有宫缩乏力或宫腔积血；子宫偏向一侧应考虑膀胱充盈。

2. 简述三种恶露的特点。

（1）血性恶露：色鲜红，含大量血液；量多，有时有小血块，有少量胎膜及坏死蜕膜组织。

（2）浆液恶露：色淡红，含少量血液。有较多的坏死蜕膜组织、子宫颈黏液、阴道排液并含有细菌。

（3）白色恶露：色较白，黏稠，含大量白细胞、坏死蜕膜组织、表皮细胞及细菌等。

3. 简述母乳喂养的优点。

（1）母乳所含蛋白质、脂肪、乳糖、无机盐、维生素和液体等主要成分的比例，最适合婴儿机体的需要，有利于消化吸收，没有过敏；

（2）母乳有免疫作用；

（3）母乳温度适宜，不污染，喂哺方便，经济；

（4）母亲通过喂哺促进泌乳和子宫收缩，避孕和预防产后出血；

（5）通过喂哺，增进母子感情。

4. 简述母乳喂养常见问题预防与处理。

（1）乳房胀痛护理：产后应半小时内开始哺乳；确保正确的含接姿势，按需哺乳；哺乳前热敷、按摩乳房；两次哺乳期间冷敷；乳房过度肿胀，婴儿无法吸吮时应将乳汁挤出喂哺婴儿。

（2）乳汁不足：早吸吮、早开奶，按需哺乳，同时保证母亲有足够的睡眠、丰富的营养和稳定的情绪，实行母婴同室。

（3）漏奶：可用一块小毛巾或卫生巾垫在胸罩内，经常更换。

（4）乳头平坦或凹陷：做乳头伸展练习和牵拉练习；配置乳头罩；必要时用针筒抽吸乳头。

（5）乳头皲裂：应纠正婴儿的含接姿势，注意乳头的清洁卫生，先喂健侧乳房，再喂患侧。哺乳前先湿热敷乳房和乳头 3～5 分钟，并按摩乳房；增加哺乳的次数，缩短每次哺乳的时间；如果母亲因疼痛不能哺乳时，应将乳汁挤出在一消毒容器内，用小勺喂哺婴儿，每 3 小时 1 次，直至好转；每次哺乳后，再挤出数滴乳汁涂于皲裂的乳头、乳晕上，并将乳房暴露在新鲜的空气中，有利于伤口愈合。

（6）乳腺炎：轻度时，在哺乳前湿热敷并按摩乳房 3～5 分钟，轻轻拍打和抖动乳房，先哺喂患侧。每次哺乳时均应充分吸空乳汁，增加哺乳次数，每次哺乳最少 20 分钟，哺乳后充分休息，饮食要清淡。脓肿形成者切口引流，停止哺乳，并遵医嘱应用抗生素治疗。

第六章　妊娠期并发症妇女的护理

1. 对于先兆流产患者的护理措施有哪些？

①加强生活护理，嘱患者卧床休息，减少刺激；②观察病情变化，重点观察阴道流血量及腹痛情况；③遵医嘱给予镇静剂、孕激素等；④保持会阴清洁，防止感染；⑤加强心理护理，鼓励患者面对现实，主动配合治疗和护理。

2. 输卵管妊娠破裂患者出现休克表现，应采取哪些有效的护理措施？

①应做好急救护理，迅速建立静脉输液通路，备血，按医嘱输液、输血，补充血容量，纠正休克；②做好急诊手术准备；③让患者平卧位，注意保暖、吸氧；④密切监测生命体征及腹痛的变化；⑤做好心理护理，减轻其恐惧，使其配合治疗及护理。

3. 前置胎盘患者发生阴道大流血并出现早期休克表现，如何进行救护？

①护士迅速建立静脉通路，做好配血及输血准备。遵医嘱快速输注药液，尽快恢复血容量，纠正休克。②监测孕妇的生命体征、阴道流血和血氧饱和度的动态变化。③保持呼吸通畅，给予持续吸氧。④做好各项术前及抢救新生儿的准备。

4. 胎盘早剥患者，术前及术后病情观察的重点是什么？

①护士应密切观察患者的生命体征并及时记录。②观察阴道流血量、腹痛情况及伴随症状。③检查宫高、子宫压痛、子宫壁紧张度及宫缩间歇期有无缓解。④监测胎心、胎动。⑤术后观察子宫收缩、阴道出血量，及时发现 DIC 倾向。⑥观察尿量、尿色，防止发生肾功能损伤。

5. 子痫发生抽搐时处理的重点是哪些？

①控制抽搐，首选硫酸镁，必要时给予镇静药物。②加强基础护理，安置于单间，避免声、光刺激；治疗护理操作尽可能集中。③密切观察病情变化。④专人护理，防止受伤。

⑤子痫控制后 2 小时可考虑终止妊娠。

第七章　妊娠期合并症妇女的护理

1. 妊娠合并心脏病妇女在哪些时期最易发生心力衰竭？为什么？

妊娠 32~34 周、分娩期和产后最初 3 天是心脏病孕妇最易发生心衰的时期。原因：

（1）妊娠 32~34 周孕妇的血容量增加达高峰，引起心排出量增加，同时随子宫增大，横膈上升等因素，增加了心脏负担，易诱发心力衰竭。

（2）在整个分娩过程中，由于产妇能量及氧消耗增加，加重了心脏负担。在第一产程中，子宫收缩增加了周围血液循环阻力和回心血量，使心脏负担增加。第二产程中，在子宫收缩、腹肌、膈肌等骨骼肌收缩的共同作用下，使肺循环压力和腹压升高，促使血液涌入心脏，进一步加重心脏负担。在第三产程中，胎盘循环中断；同时子宫收缩，血液从子宫挤入体循环中，都可使心脏负担增加。

（3）产后 3 天内，由于子宫缩复，血液继续进入体循环，又因组织内潴留的体液亦回流入血液循环，使血容量再度增加，故心脏负担仍然很重。

2. 试述妊娠合并糖尿病孕妇的护理诊断及妊娠期的护理措施。

护理诊断：

（1）知识缺乏：缺乏饮食控制及胰岛素治疗的相关知识。

（2）有感染的危险：与糖尿病抵抗力下降有关。

（3）焦虑：与担心身体状况、胎儿预后有关。

妊娠期护理措施：

（1）加强产前检查：根据病人情况确定产前检查的时间。

（2）饮食护理：包括学会控制饮食、制定膳食计划、指导进食方法。

（3）运动指导：适当的运动可降低血糖，提高机体对胰岛素的敏感性，有利于糖尿病的控制和正常分娩。

（4）用药护理：包括用药常识、用药方法、不良反应的观察和处理及监测血糖。

（5）预防感染：指导孕妇注意个人卫生，避免皮肤、黏膜破损。尤其要加强口腔、皮肤、会阴部的清洁。

（6）心理护理：建立良好的护患关系，给予耐心细致的解释，消除各种顾虑，使孕妇具有安全感，积极配合治疗及护理。

3. 妊娠合并乙肝的母婴传播途径有哪些？如何对患乙肝的孕妇实施健康教育？

（1）妊娠合并乙肝的母婴传播方式有：①垂直传播，HBV 通过胎盘引起宫内传播。②产时传播，是 HBV 母婴传播的主要途径；通过接触母血、阴道分泌物或羊水感染胎儿。③产后传播，与接触母亲乳汁和唾液有关。

（2）健康教育：①重视高危人群，加强卫生宣教，普及防病知识；②重视围婚期保健，提倡生殖健康，夫妇一方患有肝炎者应使用避孕套以免交叉感染；③已患肝炎的育龄妇女应避孕、不宜妊娠；④患急性肝炎应于痊愈后半年，最好 2 年后在医师指导下妊娠。

4. 如何对妊娠合并贫血的孕妇实施健康教育？

（1）孕前应积极治疗慢性失血性疾病，改变长期偏食等不良饮食习惯，适度增加营养。必要时补充铁剂，以增加铁的储备。

（2）饮食护理

1）纠正偏食、挑食等不良饮食习惯。

2）制定合理的膳食计划：鼓励孕妇进高蛋白及含铁丰富食物。如：黑木耳、海带、紫菜、猪（牛）动物肝脏、蛋类、绿叶蔬菜、海带、紫菜、红枣、豆制品、芝麻酱等。

（3）正确服用铁剂：首选口服补铁，建议妊娠4个月后所有孕妇常规补铁，如硫酸亚铁0.3g，一日3次口服，同时服维生素C 300mg及10%稀盐酸0.5ml~2ml；深部肌肉注射适用于口服胃肠道反应较大及妊娠末期重度缺铁性贫血。

第八章　异常分娩妇女的护理

1. 子宫收缩过强对母儿有何危害？如何预防急产？

（1）子宫收缩过强可导致急产造成软产道裂伤，或形成子宫痉挛性狭窄环使产程停滞、胎盘嵌顿，增加产后出血、产褥感染和手术产的机会；易发生胎儿窘迫和新生儿窒息，严重者可导致死胎或死产。

（2）有急产史的孕妇，在预产期前1~2周提前住院待产；临产后不应灌肠，提前做好接产和抢救新生儿窒息的准备；胎儿娩出时，可指导产妇于每次宫缩时张口呼气，不要向下屏气，减缓分娩速度，为消毒会阴、做好接生准备赢得时间。

2. 简述异常产程的8个概念。

（1）潜伏期延长：从临产规律宫缩开始至宫颈口扩张3cm，初产妇超过16小时。

（2）活跃期延长：从宫颈口扩张3cm至宫口开全，初产妇超过8小时。

（3）活跃期停滞：进入活跃期后，宫颈口不再扩张达2小时以上。

（4）第二产程延长：第二产程初产妇超过2小时，经产妇超过1小时。

（5）第二产程停滞：第二产程中胎头下降无进展达1小时。

（6）胎头下降延缓：活跃期晚期至宫口扩张9~10cm，胎头下降速度每小时<1cm。

（7）胎头下降停滞：活跃期晚期胎头停留在原处不下降达1小时以上。

（8）滞产：总产程超过24小时。

3. 简述协调性宫缩乏力护理措施中，如何进行缩宫素点滴？

（1）方法：将2.5U的缩宫素加于5%葡萄糖液500ml内，从8滴/分钟开始，然后，根据宫缩的强弱进行调节缩宫素滴数，每分钟不超过40滴。

（2）观察：缩宫素静脉滴注过程中，必须专人守护，密切观察胎心音、血压、宫缩、宫口扩张及先露下降情况，宫缩最好保持40~60s/2~3min。如出现过频或胎心率有变化，应立即停止滴注。

4. 简述不协调性子宫收缩过强的护理措施。

（1）认真寻找导致子宫痉挛性狭窄环的原因，及时纠正。

（2）若无胎儿窘迫征象，遵医嘱给予镇静剂如哌替啶100mg或吗啡10mg肌注，也可给予宫缩抑制剂等待异常宫缩自然消失。宫缩恢复正常后，可行阴道助产或等待自然分娩。

（3）经上述处理子宫痉挛性狭窄环不能缓解，宫口未开全，胎先露部高，或伴有胎儿窘迫征象，均应尽早行剖宫产术。

（4）若胎死宫内，应先缓解宫缩，随后阴道助产处理死胎，以不损害母体为原则。

5. 简述子宫收缩乏力的护理诊断/问题。

（1）疼痛：与子宫收缩过强和不协调性子宫收缩有关。

（2）疲乏：与产妇产程延长和体力消耗有关。

（3）有体液不足的危险：与产程延长和过度疲乏有关。

（4）焦虑：与产程进展缓慢，担心自身与胎儿安危有关。

（5）有感染的危险：与产程延长、多次阴道检查和肛门检查有关。

（6）有母儿受伤的危险：与产程延长、子宫收缩乏力或过强以及宫内缺氧等因素有关。

第九章　分娩期并发症妇女的护理

1. 子宫破裂妇女的急救护理措施有哪些？

（1）产程中发现宫缩过强，下腹部压痛或腹部出现病理缩复环时，应立即报告医师，立即停止使用缩宫素，给予抑制宫缩的处理。

（2）做好剖宫产术前准备。

（3）迅速建立静脉通道，输血、输液，补充血容量。

（4）保暖、给予氧气吸入，协助产妇取头低足高位或中凹位。

（5）观察病情变化，记录宫缩、胎心音、产妇生命体征、液体出入量，估计出血量。

2. 如何预防羊水栓塞的发生？

（1）加强产前检查，及时发现前置胎盘，胎盘早剥等并发症且早期处理。

（2）严密观察产程进展，正确掌握缩宫素的使用方法，防止宫缩过强。

（3）严格掌握破膜时间，宫缩间歇期行人工破膜，破口要小并控制羊水流出的速度。

（4）中期引产者，羊膜穿刺次数不应超过3次；钳刮时应先刺破胎膜，羊水流出后再钳夹胎块。

3. 产后出血妇女的护理诊断是什么？

（1）组织灌注量改变：与阴道大量流血，血容量减少有关。

（2）有感染的危险：与失血过多，抵抗力下降有关。

（3）恐惧：与阴道大出血担忧生命安危有关。

（4）失血性休克：与大量失血有关。

4. 如何进行胎儿窘迫的评估？

（1）了解病史，包括孕妇年龄、生育史、有无高血压、慢性肾炎、心脏病等，妊娠经过、分娩经过、胎儿情况、胎盘功能等。

（2）身心状况评估，胎动变化：胎动过频或减少；胎心率变化：缺氧早期胎心率>160次/分，严重缺氧胎心率<100次/分，评估羊水量和性状。孕产妇有无情绪焦虑、忧郁及无助感。

5. 新生儿窒息的护理措施有哪些？

（1）按 ABCDE 程序进行复苏：A 清理呼吸道，B 建立呼吸，C 维持正常循环，D 药物治疗，E 评价。

（2）保暖：在抢救过程中注意保暖，在 30～32℃ 抢救床上进行抢救，出生后立即擦干新生儿体表羊水和血迹。

（3）氧气吸入：人工呼吸同时给予氧气吸入。

（4）复苏后保证新生儿呼吸道通畅，密切观察新生儿变化，预防感染，延迟哺乳，静脉补液。

（5）给予产妇情感支持，避免不良精神刺激，预防产后出血。

第十章　异常产褥期妇女的护理

1. 何谓产褥感染？何谓产褥病率？

产褥感染是指在分娩期及产褥期，因生殖道受病原体侵袭，引起产妇的局部或全身感染；产褥病率是指分娩 24 小时后至 10 日内，用口表每日测量体温 4 次，有 2 次达到或超过 38℃。产褥病率常由产褥感染所致，也可以由生殖道以外部位感染而引起，如呼吸道感染、泌尿系感染、乳腺感染等。

2. 产褥中暑如何护理？

产褥中暑的护理：①心理护理；②降温护理；③病情观察；④健康教育。

3. 简述对产褥期抑郁症妇女的护理。

产褥期抑郁症妇女的护理：①心理护理；②创造安静、舒适的环境；③帮助产妇适应母亲角色；④争取良好的家庭氛围；⑤注意安全保护；⑥健康教育。

第十一章　妇科护理评估及病历书写

1. 在进行妇科检查前有哪些基本要求？

①环境及用物准备：门诊应准备屏风，病房设专门的检查室，配备妇科检查床；②向患者做好解释工作；③为避免交叉感染，检查时应在臀部下垫一次性臀垫，做到一人一用一更换；④协助患者取膀胱截石位；⑤经期应避免妇科检查。

2. 何谓双合诊？其检查目的是什么？

双合诊是盆腔检查中最主要的部分。检查者食指和中指放入阴道，另一手在腹部作配合检查，称为双合诊，其目的是检查阴道、宫颈、宫体、输卵管、卵巢及宫旁结缔组织以及骨盆腔内壁有无异常。

3. 妇科常用的辅助检查主要包括哪几项？

（1）阴道分泌物检查：包括分泌物涂片检查和分泌物培养。

（2）宫颈癌筛查：包括宫颈薄层液基细胞学（TCT）检查和高危型人乳头瘤病毒

（HPV）检测。

（3）盆腔 B 型超声检查：有经腹部和经阴道两种途径。

（4）子宫输卵管碘油造影。

（5）其他：如阴道镜检查、宫腔镜检查等。

4. 一份完整的护理病历包括哪些内容？

一份完整的护理病历包括：首次入院评估记录、护理诊断/问题列表以及护理记录。

第十二章 女性生殖系统炎症患者的护理

1. 女性生殖系统的自然防御功能有哪些？

女性生殖系统的自然防御功能有：①两侧大阴唇自然合拢，可遮盖阴道口和尿道口，防止外界微生物的污染；②阴道口闭合，阴道壁前后紧贴，可防止外界污染；③在雌激素作用下，阴道上皮增生变厚，并含有丰富糖原，在乳杆菌作用下被分解成乳酸，使阴道维持正常的酸性环境，增强对病原体的抵抗力，即阴道的自净作用；④宫颈内口紧闭，子宫颈管分泌的黏液形成胶冻状黏液栓，可防止上生殖道感染；⑤子宫内膜的周期性剥脱，有利于消除宫腔内感染；⑥黏膜上皮细胞的纤毛向宫腔的方向摆动及输卵管的蠕动，可阻止病原体的侵入。

2. 女性生殖系统炎症常见的传染途径有哪些？

女性生殖系统炎症常见的传染途径有：①沿生殖道黏膜上行蔓延；②经血液循环途径蔓延；③经淋巴系统扩散；④直接蔓延。

3. 滴虫阴道炎、外阴假丝酵母菌病和细菌性阴道病的鉴别要点有哪些？

	细菌性阴道病	滴虫阴道炎	外阴、阴道假丝酵母菌病
致病菌	厌氧菌、支原体等	阴道毛滴虫	假丝酵母菌
症状	阴道分泌物多，可有瘙痒	分泌物多，可有瘙痒	严重瘙痒，局部灼热感
阴道黏膜	外观正常	充血，散在出血点	红肿，可有糜烂及浅表疡
白带特点	白色、均匀、腥臭味	泡沫状稀薄带，可呈脓性	白色稠厚、凝乳样
阴道酸碱度	>4.5	>5	<4.5
胺试验	阳性	阴性	阴性
显微镜检查	有线索细胞，白细胞极少	阴道毛滴虫，大量白细胞	芽生孢子及假菌丝，少量白细胞
常用治疗药物	甲硝唑或克林霉素	甲硝唑或替硝唑	唑类抗真菌药或制霉菌素

4. 女性生殖系统炎症患者常见的护理诊断/问题有哪些？

①焦虑：与治疗效果欠佳、可能不孕等有关；②知识缺乏：缺乏预防生殖系统发生炎症

的知识及相关护理技巧；③组织完整性受损：与局部瘙痒不适、疼痛有关。

5. 盆腔炎性疾病的高危因素有哪些？

盆腔炎性疾病的高危因素有：①年轻，宫颈防御功能差；②性活动频繁；③宫腔操作后感染；④下生殖道感染；⑤月经期卫生不良；⑥盆腔炎性疾病再次急性发作；⑦临近器官炎症直接蔓延。

6. 生殖系统性传播疾病的传播途径主要有哪些？

生殖系统性传播疾病的传播途径主要有：①直接传播：是最主要的传播途径，占95%；②间接传播：接触患者污染衣物、浴具、被褥或接触患者的皮肤黏膜而间接感染，个别人因输入被污染的血液而感染；③垂直传播：通过胎盘传染给胎儿或分娩时经产道传染给新生儿。

第十三章　妇科腹部手术患者的护理

1. 简述妇科手术术前、术后留置导尿管的目的。

①术前留置尿管：避免术中损伤充盈的膀胱并较好暴露手术野。②术后留置尿管：有利于休息；观察尿色、尿量，利于观察病情变化及有无膀胱、输尿管损伤。

2. 简述子宫肌瘤的临床表现及与分类的关系。

①月经改变，黏膜下肌瘤对月经影响最早、最重，其次是肌壁间肌瘤，浆膜下肌瘤很少影响月经。②腹部包块。③压迫症状。④白带增多。⑤不孕或流产。⑥继发性贫血。

3. 简述卵巢囊肿蒂扭转的肿瘤特点、典型症状及处理原则。

①好发于瘤蒂长、活动度大、中等大小、重心偏于一侧的肿瘤。②典型症状为突然出现的一侧下腹剧痛，伴有恶心、呕吐，甚至休克。③一经确诊，立即手术切除。

4. 简述腹部手术术后腹胀的护理措施。

排出肠梗阻后可采用：①热敷下腹部；②肛管排气；③针灸；④肌肉注射新斯的明；⑤鼓励病人早期下床活动；⑥必要时给缓泻剂或开塞露。

5. 如何帮助宫颈癌手术后病人恢复膀胱功能？

尿管一般保留7～14天，甚至21天。从术后第2日鼓励病人开始锻炼盆底肌肉；在拔尿管的前三天开始夹尿管，每2小时开放一次，以锻炼膀胱肌肉，促使排尿功能恢复；拔尿管后，嘱病人1～2小时排尿一次，排尿后测残余尿，若残余尿三次少于100ml，说明膀胱功能恢复，若残余尿超过100ml，应给病人再置尿管，保留3～5日后，再行拔管测残余尿，直至残余尿少于100ml。

6. 腹腔镜手术后可出现哪些并发症？如何护理？

可能的并发症及护理：①皮下气肿一般可自行吸收，无需处理。肩部酸痛：术后持续低流量吸氧2～8小时可减少该症的发生率；②腹腔内出血：术后2小时内若生命体征发生明显变化，尤其是血压，必须立即报告医师，及时处理；③咽喉部不适：鼓励患者早下床活动、深呼吸，协助患者翻身、拍背，及时清除呼吸道分泌物；④腹腔脏器损伤：术后注意观察尿量、尿色，患者有无腹胀、发热等不适，如有异常，及时报告医师；⑤术后呕吐：对于发生呕吐的患者应头偏向一侧，防止误吸，及时清理呕吐物，术后可预防性使用止吐药物。

第十四章 阴式手术患者的护理

1. 如何指导阴式手术术后患者的饮食?

阴式手术术后一般不禁食,根据手术的范围指导患者的饮食。

(1) 涉及肠道手术如直肠或膀胱阴道瘘修补术、阴道前后壁修补、外阴根治术,术后给予无渣流食或半流食 3~5 天,患者排气后可每天给予鸦片酊 0.5ml 或复方樟脑酊 4ml,每天 3 次,抑制肠蠕动,以控制首次大便的时间在术后 5~7 天,5 天后给予液状石蜡油 30ml,每晚一次,以软化大便。

(2) 乙状结肠阴道成形术,术后 3 天禁食,排气后无渣流食 3 天,半流 3 天,逐步过渡到普通饮食。

2. 外阴癌术后第一天采取何种体位较好?

行外阴癌根治术的患者术后应采取平卧位,双腿外展屈膝,膝下垫软枕,减少腹股沟及外阴部的张力,有利切口的愈合。

3. 如何指导患者使用子宫托?

(1) 放托:半卧位或蹲位,两腿分开,手持托柄,托面向上,将托盘后缘沿阴道后壁推入,直至托盘达子宫为止。若阴道松弛,可用丁字带支持固定。

(2) 取托:姿势与放置时相同,以手指捏住托柄轻轻摇晃,待托盘松动负压消除后取下。

(3) 使用子宫托应注意选择合适大小,以放置后既不脱出又无不适感为宜。

(4) 子宫托应在每晨起床后放入,睡前取出,并洗净放置于清洁杯内,以备次日晨再用。久置不取可发生托嵌顿,甚至引起压迫坏死性尿瘘和粪瘘。

(5) 放托后 1、3、6 个月应各随访一次,以后每 3~6 个月复查一次。

4. 对准备实施阴式手术的患者,如何进行肠道准备和阴道准备?

肠道准备:

(1) 术前 3 天进无渣饮食。

(2) 遵医嘱给予肠道抗生素,如庆大霉素、甲硝唑等。

(3) 术前 1 天口服番泻叶 30g 代茶饮,术前日晚及术晨行清洁灌肠。

(4) 术前 8 小时禁食,4 小时禁饮。

阴道准备:

(1) 术前 3 日开始采用 1∶5000 的高锰酸钾或 1∶20 的聚维酮碘溶液阴道冲洗或坐浴,每日 2 次。

(2) 术晨用消毒液行阴道消毒,消毒时应特别注意阴道后穹隆,擦洗消毒要彻底。

5. 子宫脱垂的临床分度?

子宫脱垂共分为 3 度:

Ⅰ度 轻型:宫颈外口距处女膜缘 <4cm,但未达到处女膜缘。

重型:子宫颈外口已达到处女膜缘,在阴道口能见到子宫颈。

Ⅱ度　轻型：子宫颈已脱出阴道口外，但宫体仍在阴道内。

重型：子宫颈及部分宫体已脱出于阴道口外。

Ⅲ度　子宫颈及子宫体全部脱出于阴道口外。

第十五章　妊娠滋养细胞疾病患者的护理

1. 葡萄胎患者可有哪些临床表现？

临床表现包括：①停经后阴道不规则流血是最常见的症状，出血反复发作，可导致贫血；②子宫异常增大、变软，不能触及胎体，听不到胎心；③妊娠呕吐出现时间早，症状严重且持续时间长；④可在妊娠早期出现高血压、蛋白尿、水肿等子痫前期征象；⑤卵巢黄素化囊肿；⑥腹痛；⑦甲状腺功能亢进征象。

2. 葡萄胎患者出院后随访的内容有哪些？

随访的内容包括：①询问症状：注意月经是否规则，有无咳嗽、咯血，异常阴道流血等；②妇科检查；③B型超声、胸部X线摄片等，必要时行CT检查；④血β-hCG测定：葡萄胎清宫后每周检测1次，直至连续3次正常，此后每月检测1次，持续半年后可每6个月测1次，共随访2年。

3. 转移性妊娠滋养细胞肿瘤有哪些转移特点？

转移性妊娠滋养细胞肿瘤大多为绒癌，主要经血行转移，最常见转移部位为肺转移；发生阴道转移时，转移灶常位于阴道前壁，为蓝紫色结节，转移灶破溃时可有大量出血，需要紧急处理；肝转移者多同时伴有肺转移；脑转移预后极差，是患者主要的致死原因。各转移部位症状的共同特点是局部出血。

4. 化疗时怎样做到合理使用并保护静脉血管？

（1）可有计划地选择静脉穿刺，从远端静脉开始，力争使穿刺损伤减少到最小。

（2）先用生理盐水建立静脉通路，确认输液顺畅后再输入化疗药物。

（3）化疗结束前，使用生理盐水冲管，待化疗药物完全进入血管后再拔针。

（4）若怀疑或发现药物外渗应重新穿刺。遇到局部刺激较强的药物外渗，应立即停止滴入并给予局部冷敷，同时用生理盐水或普鲁卡因局部封闭，以后用黄金散外敷，防止局部组织坏死，减轻疼痛和肿胀。

（5）有条件者可建议使用经外周静脉植入中心静脉导管（PICC）化疗。

5. 如何为化疗的患者进行口腔护理？

（1）指导患者保持口腔清洁，使用软毛刷刷牙，进食前后用消毒溶液漱口，预防口腔炎症。

（2）避免坚硬、油腻及刺激性食物，鼓励患者进温凉软食或流食。

（3）如口腔局部有黏膜溃疡，进食前15分钟用地卡因溶液涂敷溃疡面，进食后漱口，用龙胆紫散或冰硼散等局部涂抹。

（4）根据溃疡面分泌物培养和药敏试验结果，选用敏感的抗生素和维生素 B_{12} 液混合涂于溃疡面促进愈合。鼓励患者进食，促进咽部活动，减少咽部溃疡引起的充血水肿。

第十六章　生殖内分泌疾病患者的护理

1. 对于使用激素治疗的功血患者如何进行有效的用药指导？

（1）让患者了解维持血药浓度的重要性，按时、按量服用性激素，避免随意的停服或漏服。

（2）血止后按照医嘱每3天递减原来药量的1/3，直至维持量，不得自行增减剂量。

（3）告知患者，血止住并不代表治疗的完成，必须坚持服完维持量。

（4）在用药期间如发生不规则阴道流血应及时告知医护人员。

2. 何为继发性闭经？其主要原因有哪些？

（1）继发性闭经指曾建立正常月经，后因某种原因导致月经停止6个月，或按自身原来月经周期计算停经3个周期以上者。

（2）继发性闭经主要原因为下丘脑性闭经、垂体性闭经、卵巢性闭经和子宫性闭经。

3. 何谓围绝经期和绝经综合征？如何护理绝经综合征的妇女？

（1）围绝经期指妇女自生殖年龄过渡到无生育能力年龄的生命阶段。包括从出现与绝经有关的内分泌、生物学及临床特征变化开始至最后一次月经后一年。也称绝经过渡期。

（2）绝经综合征是指妇女绝经后出现性激素波动或减少而导致的一系列躯体和心理方面的变化。

（3）对于绝经综合征的患者要加强心理护理，动员家人和社会应关爱这个时期的妇女；通过卫生宣教使她们掌握必要的保健知识，以乐观积极态度面对现实；进行指导用药，帮助患者了解用药目的、药物剂量、适应证、禁忌证及用药时可能出现的反应等。对于长期使用性激素者必须为其制定相应的治疗和随访计划；重视健康教育。

第十七章　妇科其他疾病患者的护理

1. 如何对子宫内膜异位症患者进行有效的用药护理？

（1）治疗前应向患者介绍服药方法、用量、注意事项及可能出现的药物副作用使其做好充分的心理准备，坚持规范治疗。

（2）定期检查肝功能，若发现异常应及时停药。

（3）高血压、心力衰竭、肝、肾功能不全、妊娠患者等不宜应用。

（4）特别强调治疗中途不能停药。

2. 何谓不孕症？不孕的病因有哪些？不孕夫妇可能出现哪些心理问题？

（1）不孕症是指凡婚后有正常性生活未采取避孕措施，同居1年未受孕者。

（2）不孕的原因有女方因素、男方因素及男女双方因素。女性不孕因素有排卵障碍、输卵管因素、子宫因素、宫颈因素、宫颈炎症、宫颈免疫功能异常、阴道因素等。男性不育因素有精液异常、性功能异常、免疫因素等。男女双方因素有免疫因素、精神过度紧张、缺乏性生活知识等。

（3）不孕妇女自卑、抑郁等心理反应，自尊紊乱，社交孤立，交流障碍，缺少人际沟通等。

3. 简述常用辅助生殖技术的种类及其常见并发症？

（1）常用辅助生殖技术的种类：主要包括人工授精、体外受精与胚胎移植、卵母细胞内单精子注射和配子移植技术。

（2）常见并发症：①卵巢过度刺激综合征；②流产和异位妊娠；③多胎妊娠。

第十八章　计划生育妇女的护理

1. 计划生育的基本内容包括什么？

计划生育的基本内容包括：提倡晚婚、晚育、节育和提高人口素质。

2. 何谓避孕？我国常用避孕方法的种类？

避孕是通过采用药物、器具以及妇女的生殖生理自然规律，使妇女暂时不受孕。我国常用的避孕方法有工具避孕和药物避孕。

3. 人工流产术的并发症及处理措施是什么？

（1）人工流产综合反应：指受术者在人工流产术中由于遭受机械性刺激引起迷走神经兴奋，出现心动过缓、心律紊乱、血压下降、面色苍白、出汗、头晕、胸闷，甚至发生昏厥和抽搐。一旦出现立即停止手术，给予氧气吸入，重者静脉推注阿托品 0.5～1mg，可有效控制症状。

（2）子宫穿孔：应立即停止手术，住院观察。

（3）吸宫不全：术后流血超过 10 日，流血量过多，按不全流产处理。

（4）感染：多因吸宫不全、器械敷料消毒不严格、无菌操作不严格或流产后过早性生活引起，以子宫内膜炎多见。

（5）其他：漏吸、术中出血、羊水栓塞和宫颈或宫腔粘连。